Erste-Hilfe-Handbuch

Wissen · Ratschläge · Selbsthilfe

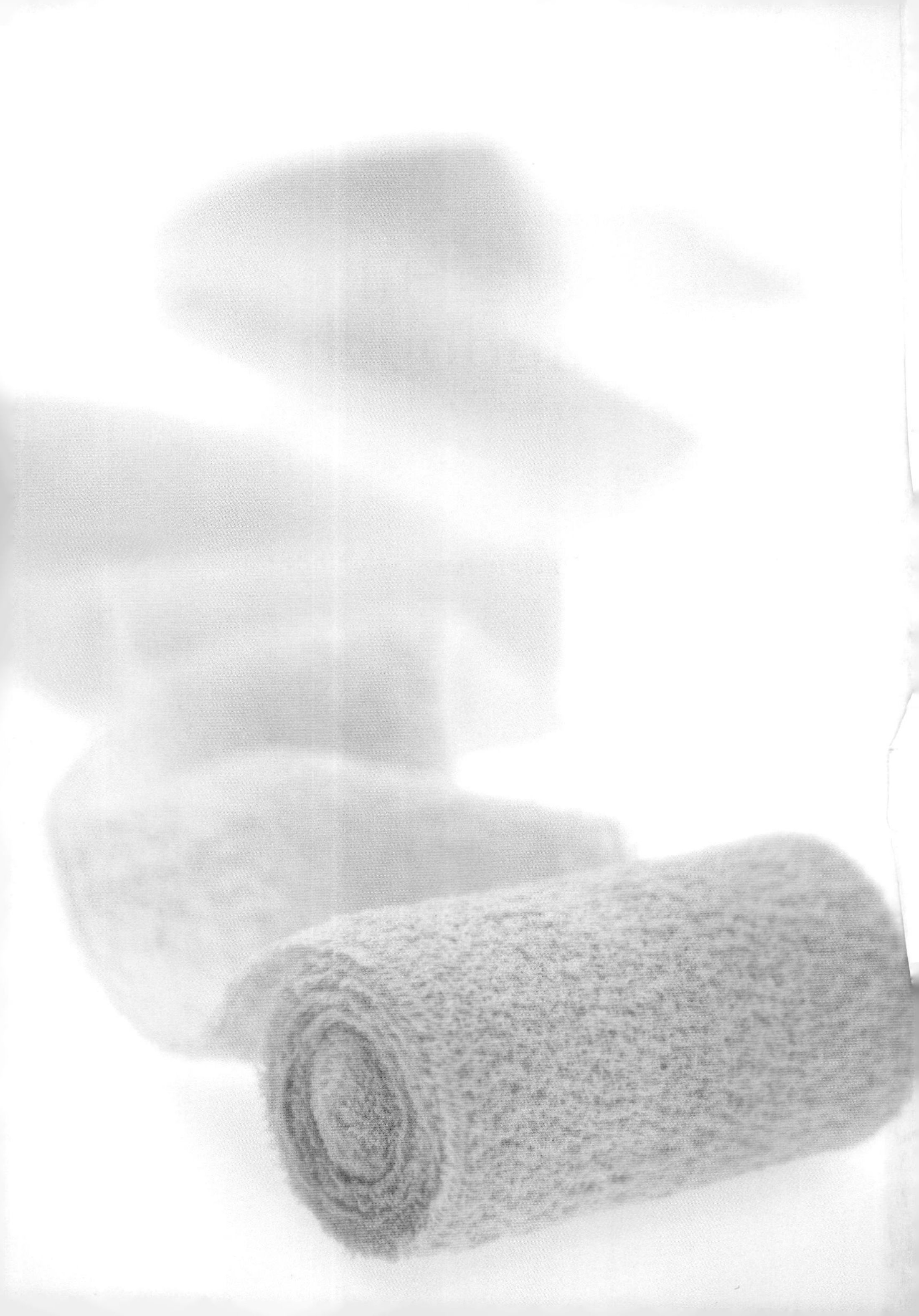

Erste-Hilfe-Handbuch

Wissen · Ratschläge · Selbsthilfe

DK

London, New York, Melbourne, München und Delhi

Beratende Redakteurin Jemima Dunne
Projektbetreuung Nicola Hodgson
Herstellung Phil Sergeant, Alice Holloway
Cheflektorat Julie Oughton
Programmleitung Jonathan Metcalf, Liz Wheeler
Bildredaktion Vicky Short, Louise Dick
Gestaltung Paul Drislane
Art Director Fotos Bev Speight und Nigel Wright/XABDesign
Fotos Gerard Brown
Art Director Bryn Walls

Für die deutsche Ausgabe:
Programmleitung Monika Schlitzer
Projektbetreuung Kathrin Nord
Herstellungsleitung Dorothee Whittaker
Covergestaltung Gerd Wiechcinski

Bibliografische Information Der Deutschen Bibliothek
Die Deutsche Bibliothek verzeichnet diese Publikation in der Deutschen Nationalbibliografie; detaillierte bibliografische Daten sind im Internet über http://dnb.ddb.de abrufbar.

Titel der englischen Originalausgabe:
First Aid Manual

Übersetzung Ina Baaken (Malteser Hilfsdienst), Tobias Immenroth, Stefan Markus (Malteser Hilfsdienst), Dr. Sybille Tönjes
Fachliche Beratung Stefan Markus für den Malteser Hilfsdienst
ISBN 978-3-8310-2243-4

Printed and bound in Slovakia by TBB

Besuchen Sie uns im Internet
www.dorlingkindersley.de

VORWORT

Jedes Jahr verunglücken mehrere Millionen Bundesbürger. Entgegen der landläufigen Meinung geschieht dies nur zu einem kleineren Teil im Bereich des Straßenverkehrs. Freizeit, Haushalt und Arbeitsplatz sind die eigentlichen Schwerpunkte der Unglücksbilanz. Hinzu kommen ungezählte Fälle plötzlicher Erkrankungen, die ebenfalls zu medizinischen Notfällen führen können. So erleiden in der Bundesrepublik allein 100 000 Menschen jährlich den plötzlichen Herztod.

Notfälle sind damit insgesamt zwar an der Tagesordnung, für Betroffene und Beteiligte aber nie alltäglich. Zu den körperlichen Beeinträchtigungen kommen Angst, Unsicherheit und das Gefühl, auf Hilfe angewiesen zu sein.

Auch wenn wir in unseren Breitengraden auf eines der am besten ausgebauten Rettungsdienst-Systeme der Welt vertrauen dürfen, ändert dies nichts an der Tatsache, dass die ersten Minuten eines Notfalls, und damit der Ersthelfer, maßgeblich über den weiteren Erfolg der Maßnahmen entscheiden.

Rund 20 % der Bevölkerung haben bereits einmal an einer Erste-Hilfe-Ausbildung teilgenommen. Dennoch traut sich nur jeder zehnte Bundesbürger zu, im Notfall helfend einzugreifen. Zu groß ist oft die Angst, etwas falsch zu machen. Dabei ist Erste Hilfe wirklich einfach. Hier möchten wir ansetzen: Sie finden in diesem Buch die Möglichkeit, sich die einmal erlernten Kenntnisse und Fertigkeiten der Ersten Hilfe wieder ins Gedächtnis zu rufen. Damit Sie sicher helfen können, wenn Sie gebraucht werden.

Das Buch berücksichtigt die »Leitlinien für die Wiederbelebung 2010 des European Resuscitation Council (ERC)« und die »Eckpunkte der Bundesärztekammer für die Reanimation 2010«.

Mit dem Lesen dieses Buches haben Sie bereits einen wichtigen Schritt getan: Sie zeigen, dass Sie ein Stück Verantwortung übernehmen wollen. Für sich, für die, die Ihnen nahe stehen – in jedem Fall für die, die im Notfall auf Ihre Hilfe angewiesen sind.

Mit diesem Buch möchten wir Ihnen ein wenig Hilfestellung geben, Ihnen die Angst nehmen und Sie ermutigen, im Notfall das zu tun, was Sie sich selbst in einer solchen Situation wünschen würden.

Malteser
...weil Nähe zählt.

INHALT

EINLEITUNG **10**

1 GRUNDLAGEN DER ERSTEN HILFE **12**

Was ist ein Ersthelfer? 14
Seelische Betreuung 15
Schutz vor Infektionen 16
Absichern und Retten 19
Verkehrsunfälle 22
Gefahren durch Feuer 24
Stromunfälle 26
Wasserrettung 28
Mehrere Patienten 29
Massenanfall 29
Notfallpatient und Notruf ☎112 30
Rettungskette 31
Vitalfunktionen kontrollieren 32
Lebensrettende Maßnahmen 33
Verdachtsdiagnose 34
Krankheits- und Verletzungszeichen 35
Bodycheck 37
Entkleiden des Patienten 39
Helmabnahme 40
Patientenübergabe 41
Einsatz von Medikamenten 41

2 LEBENSRETTENDE SOFORTMASSNAHMEN **42**

Atmung und Kreislauf 44
Auffinden eines reglosen Erwachsenen (ab 8 Jahren) 46
Notfalldiagnostik (Erwachsener) 47
Bewusstlosigkeit (Erwachsener) 48
Atemspende (Erwachsener) 50
Herz-Kreislauf-Stillstand (Erwachsener) 52
Defibrillation (Erwachsener) 54
Auffinden eines reglosen Kindes (< 8 Jahre) 56
Notfalldiagnostik (Kind) 57

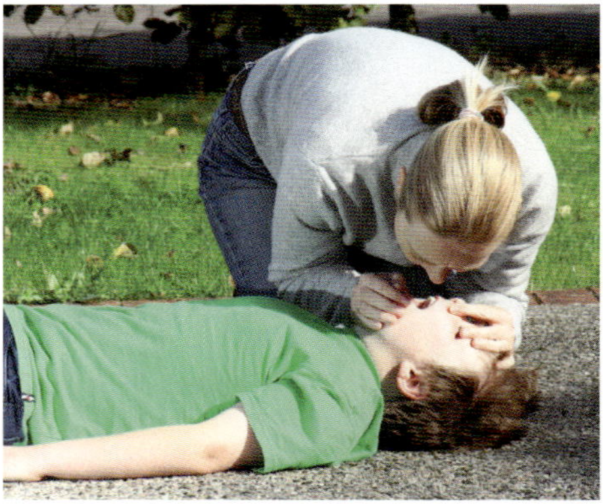

Atemstillstand (Kind) 58
Herz-Kreislauf-Stillstand (Kind) 60
Defibrillation (Kind) 62
Notfalldiagnostik (Säugling) 63
Atemstillstand (Säugling) 64
Herz-Kreislauf-Stillstand (Säugling) 66
Bewusstlosigkeit (Säugling, Kind) 67
Eingeatmete Fremdkörper 68

3 STÖRUNGEN DER ATMUNG **70**

Das Atmungssystem 72
Sauerstoffmangel 74
Anschwellen der Atemwege 75
Strangulation 76
Beinahe-Ertrinken 77
Vergiftungen über die Atemwege 78
Brustkorbverletzungen 80
Hyperventilation 82
Pseudokrupp 82
Asthma bronchiale 83

4 HERZ-KREISLAUF-STÖRUNGEN **84**

Herz und Blutgefäße 86
Kreislaufschock 88
Innere Blutungen 90
Anaphylaktischer Schock 91

Akute Herzerkrankungen 92
Herzinfarkt 92
Angina pectoris 93
Ohnmacht 93

5 BLUTUNGEN UND WUNDEN 94

Blutung und Wundarten 96
Bedrohliche Blutungen 98
Amputationen 100
Quetschungen 101
Bagatellwunden 102
Fremdkörperverletzungen 103
Wundinfektionen 104
Kopfplatzwunden 105
Augenverletzungen 106
Nasenbluten 107
Ausgeschlagene Zähne 108
Blutungen aus dem Mund 108
Blutungen aus dem Ohr 109
Bluterguss 109
Bauchwunden 110
Scheidenblutung 110
Krampfaderblutungen 111
Tierbisse 112
Zeckenbisse 113

6 VERLETZUNGEN DES BEWEGUNGSAPPARATES 114

Das Skelett 116
Knochen, Muskeln und Gelenke 118
Knochenbrüche 120
Ausgerenkte Gelenke 123
Verstauchungen und Zerrungen 124
Gesichtsfraktur 126
Wangenknochenfraktur 127
Unterkieferverletzung 127
Schlüsselbeinbruch 128
Schulterverletzung 129
Oberarmverletzung 130
Ellenbogenverletzung 131
Unterarmverletzungen 132
Hand- und Fingerverletzungen 133
Brustkorbverletzungen 134
Wirbelsäulenverletzung 135
Rückenschmerzen 138
Beckenbruch 139
Oberschenkelverletzungen 140
Knieverletzungen 142
Unterschenkelverletzung 143
Knöchelverletzung 144
Fuß- und Zehenverletzungen 145

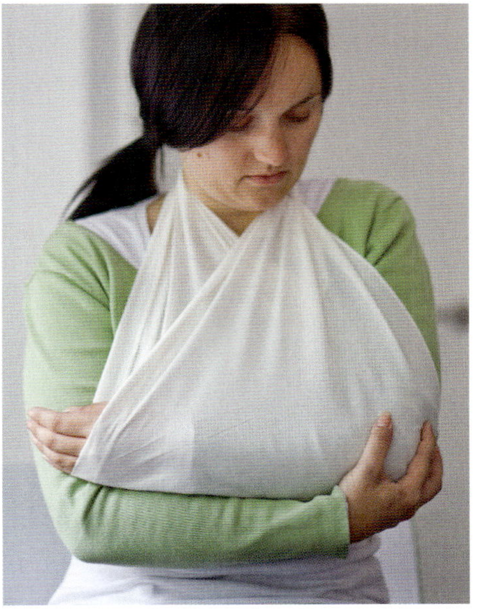

7 BEWUSSTSEINSSTÖRUNGEN 146

Das Nervensystem 148
Bewusstlosigkeit 150
Kopfverletzung 151
Gehirnerschütterung 152
Hirnblutung 153
Schlaganfall 154
Krampfanfälle 155
Fokale Anfälle 156
Fieberkrämpfe bei Kindern 157
Zuckerkrankheit 158
Überzuckerung 159
Unterzuckerung 159

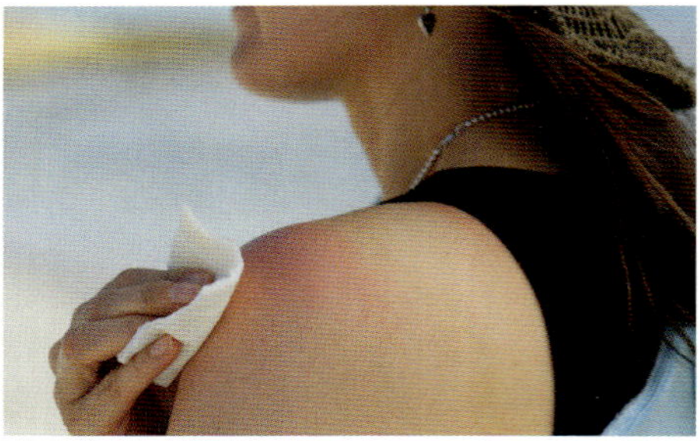

8 VERBRENNUNGEN UND VERÄTZUNGEN 160

Die Haut 162
Verbrennungswunden 163
Schwere Verbrennungen 165
Leichte Verbrennungen 167
Atemwegsverbrennungen 168
Verbrennungen durch Strom 169
Verätzungen der Haut 170
Verätzungen des Auges 171
Lichtverblitzung des Auges 172
Sonnenbrand 172
Flüssigkeitsmangel 173

9 HITZE- UND KÄLTESCHÄDEN 174

Die Körpertemperatur 176
Hitzeschäden 177
Hitzschlag 178
Sonnenstich 178
Unterkühlung 179
Erfrierung 181

10 FREMDKÖRPER-VERLETZUNGEN 182

Die Sinnesorgane 184
Fremdkörper im Auge 186
Fremdkörper im Ohr 187
Fremdkörper in der Nase 187
Fremdkörper in Wunden 188
Fremdkörper in der Haut 189

11 VERGIFTUNGEN 190

Giftwirkungen auf den Körper 192
Haushaltsmittelvergiftungen 194
Medikamente und Drogen 194
Alkoholvergiftung 195
Lebensmittelvergiftung 196
Vergiftungen mit Pflanzen 197

12 PSYCHIATRISCHE NOTFÄLLE 198

Depression 200
Manie 200
Der verwirrte Patient 200
Schizophrenie 201
Drogenpsychose 201
Selbsttötungsabsicht 201

13 SCHWANGERSCHAFT UND GEBURT 202

Geburt und Notfälle 204
Nachgeburtsphase 205

14 ERKRANKUNGEN 206

Fieber 208
Kopfschmerzen 209
Migräne 209
Ohr- und Zahnschmerzen 210
Halsschmerzen 210
Bauchschmerzen 211
Erbrechen und Durchfall 212
Allergische Reaktionen 213
Reisekrankheiten 214
Impfungen 215

15 WUND- UND STÜTZVERBÄNDE 216

Verbandkasten/-material 218
Wundverbände 220

Sterile Wundverbände 221
Wundschnellverbände 222
Behelfsverbände 222
Kühlkompressen 222
Stützverbände 223
Allgemeine Anwendungsrichtlinien 223
Überprüfen der Durchblutung 224
Bindenverbände 225
Ellenbogen-/Knieverband 227
Handverband 228
Fußverband 229
Dreiecktuchverbände 233
Herstellen einer Dreiecktuch-krawatte 230
Hand-/Fußverband 231
Knie-/Ellenbogenverband 231
Schulterverband 232
Kopfhaubenverband 233
Armtragetuch 234
Behelfsarmschlinge 235

16 RETTUNG UND TRANSPORT **236**

Heben und Tragen ohne Hilfsmittel 238
Rückenschonendes Heben 238
Techniken für einen Helfer 239
Techniken für zwei Helfer 240
Transport mit Hilfsmitteln 241
Umgang mit Rollstühlen 241
Treppenstufen überwinden 243
Tragen mit einem Armlehnenstuhl 243
Krankentragen 244
Standard-Klapptragen (DIN-Tragen) 244
Tragetuch 246

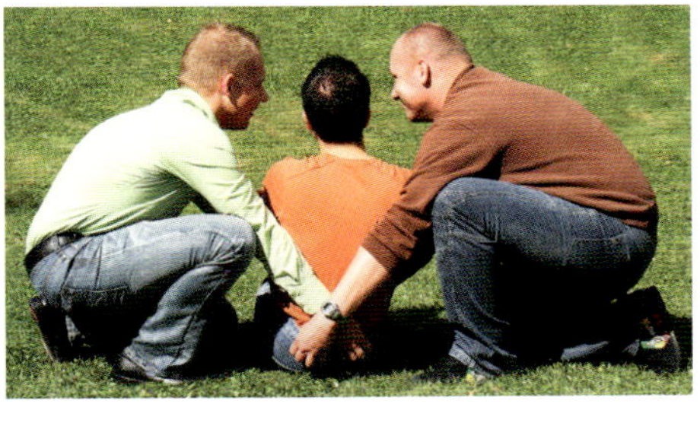

Schaufeltrage 247
Behelfstragen 248
Vorbereitung der Trage mit einer Decke 248
Tragen der Krankentrage 250
Hubschrauberrettung 251
Rechtsfragen 252

17 ERSTE HILFE KOMPAKT **254**

Notfalldiagnostik und Herz-Lungen-Wiederbelebung 256
Stabile Seitenlage (Erwachsener) 258
Rettungskette 259
Auffinden eines Erwachsenen 259
Notfalldiagnostik (Kind und Säugling) 260
Bauch-Seitenlage (Säuglinge 0–12 Monate) 260
Stabile Seitenlage (Kind) 261
Atemspende (Säugling und Kind) 262
Herz-Lungen-Wiederbelebung bei Säuglingen 262
Herz-Lungen-Wiederbelebung bei Kindern 262
Auffinden eines Kindes 263
Druckverband 264
Schocklage 264
Eingeatmete Fremdkörper 266
Asthmaanfall 268
Herzinfarkt 268
Schlaganfall 270
Kopfverletzung 270
Krampfanfälle 272
Wunden 274
Knochenbrüche 274
Verbrennungen 276
Verätzungen 276
Vergiftungen 278
Allergische Reaktionen 278
Psychiatrische Notfälle 280

Register 281
Dank 286
Bildnachweis 287

EINLEITUNG

Dieses Buch erläutert in einer anschaulichen Kombination aus Text und Bild die Erste-Hilfe-Techniken, die in den Kursen des Malteser Hilfsdienstes vermittelt werden. Die Lehraussagen orientieren sich an den gemeinsamen Grundlagen der Hilfsorganisationen sowie an den aktuellen Richtlinien des Deutschen Rats für Wiederbelebung (German Resuscitation Council).

Um Erste-Hilfe-Maßnahmen richtig durchzuführen, sollte man verstehen, welche Wirkungen sie hervorrufen und warum. Deshalb wird in diesem Buch anschaulich erklärt, wie der menschliche Körper aufgebaut ist (Anatomie) und funktioniert (Physiologie). Wer die normale Funktionsweise des Körpers kennt, kann besser beurteilen, wann eine Störung vorliegt. Sobald diese erkannt ist, können gezielt Erste-Hilfe-Maßnahmen ergriffen werden.

Im ersten Kapitel werden Hintergrundinformationen vermittelt, z.B. zum sicheren Umgang mit Notfallsituationen und zur wirksamen Hilfeleistung. In den folgenden Kapiteln werden die Maßnahmen für einzelne Erkrankungen und Notfälle behandelt. Ein gesondertes Kapitel befasst sich mit den lebensrettenden Maßnahmen für bewusstlose Personen. Weitere Kapitel sind nach dem Körpersystem, z.B. Störungen der Atmung, oder der Art der Verletzung unterteilt.

HINWEISE ZUR BENUTZUNG

ANATOMIE

Die Kapitel sind nach Körpersystem oder Notfallursache sortiert. In jedem Abschnitt werden anhand anatomischer Zeichnungen die mit den jeweiligen Notfällen verbundenen Risiken und die Maßnahmen der Ersten Hilfe leicht verständlich erklärt.

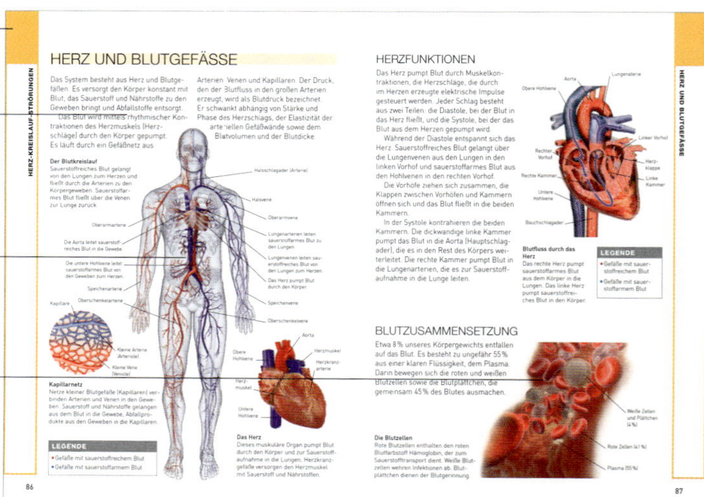

Farbbalken helfen beim Auffinden der gewünschten Abschnitte

Einleitender Text bietet einen Überblick über die anatomischen Grundlagen zum Kapitel

Computergrafiken der Körpersysteme veranschaulichen den Abschnitt

Detailzeichnungen bieten zusätzliche Informationen

VERLETZUNGEN UND ERKRANKUNGEN

Im Hauptteil des Buches werden in farblich gekennzeichneten Kapiteln Erste-Hilfe-Maßnahmen dargestellt. Für jede Situation werden einleitend Risiken und mögliche Ursachen sowie anschauliche Schritt-für-Schritt-Anleitungen beschrieben.

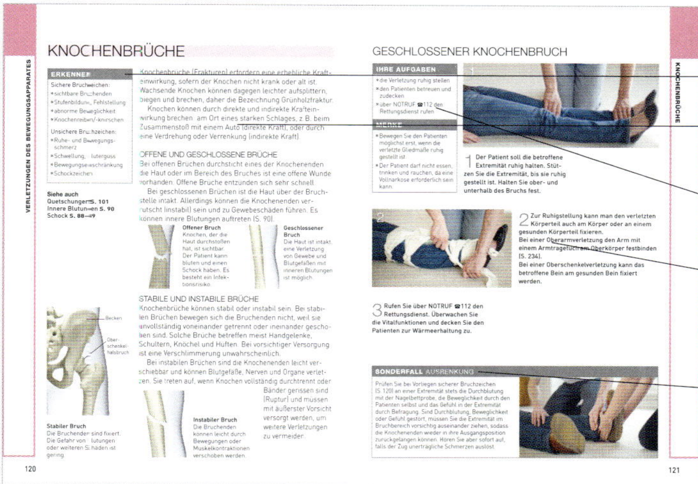

Listen mit Symptomen helfen, eine Erkrankung zu erkennen

Einleitender Text beschreibt Ursachen und Auswirkungen der Erkrankung

»Ihre Aufgaben«-Boxen fassen die Ziele der Erste-Hilfe-Maßnahmen zusammen

Schritt-für-Schritt-Anleitungen beschreiben jedes Stadium der Maßnahmen

»Sonderfall«-Kästen zeigen Umstände auf, in denen alternative Handlungsschritte erforderlich sein können.

MASSNAHMEN IM NOTFALL

Am Ende des Buches finden Sie die wichtigsten Erste-Hilfe-Maßnahmen für akute Notfallsituationen in Text und Bild zusammengefasst – von starken Blutungen bis hin zu Bewusstlosigkeit und Herzinfarkt auf einen Blick zum Nachschlagen.

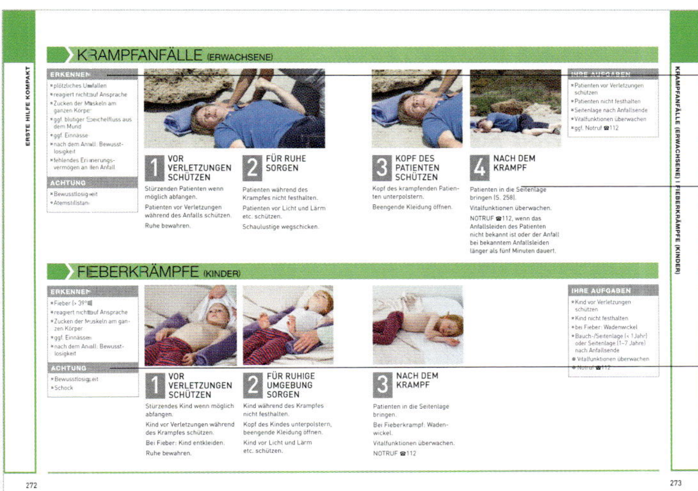

Listen von Symptomen helfen, Erkrankungen schnell zu erkennen

Jeder Schritt wird mit Text und Bild dargestellt

»Achtung«-Kästen weisen auf mögliche Komplikationen hin.

1

Unter Erster Hilfe versteht man die Maßnahmen, die in einem medizinischen Notfall sofort zu ergreifen sind und die die Zeit bis zum Eintreffen des Rettungsdienstes oder dem Beginn der ärztlichen Versorgung überbrücken. Ein solcher Notfall kann durch eine plötzliche Erkrankung, einen Unfall oder eine Vergiftung jederzeit entstehen. Häufig entscheiden die Maßnahmen der Ersten Hilfe über Leben und Tod.

Als Ersthelfer sind Sie kein Arzt oder Rettungsassistent. Und doch können Sie mit den Ihnen zur Verfügung stehenden Möglichkeiten Menschenleben retten.

Damit Sie die Maßnahmen der Ersten Hilfe im Notfall tatsächlich beherrschen, sollten Sie an einem Erste-Hilfe-Lehrgang teilnehmen. Diese Lehrgänge werden von den Hilfsorganisationen angeboten.

IHRE AUFGABEN

- die eigenen Möglichkeiten und Grenzen kennenlernen
- zu jeder Zeit ruhig und sicher bleiben
- eine Situation schnell und ruhig zu erfassen und die erforderlichen Maßnahmen durchführen
- den Betroffenen unterstützen und ihm die notwendige Hilfe leisten, wenn nötig mit Hilfe umstehender Personen
- dem Rettungsdienst oder den verantwortlichen Personen die notwendigen Informationen geben
- die eigenen Bedürfnisse kennen

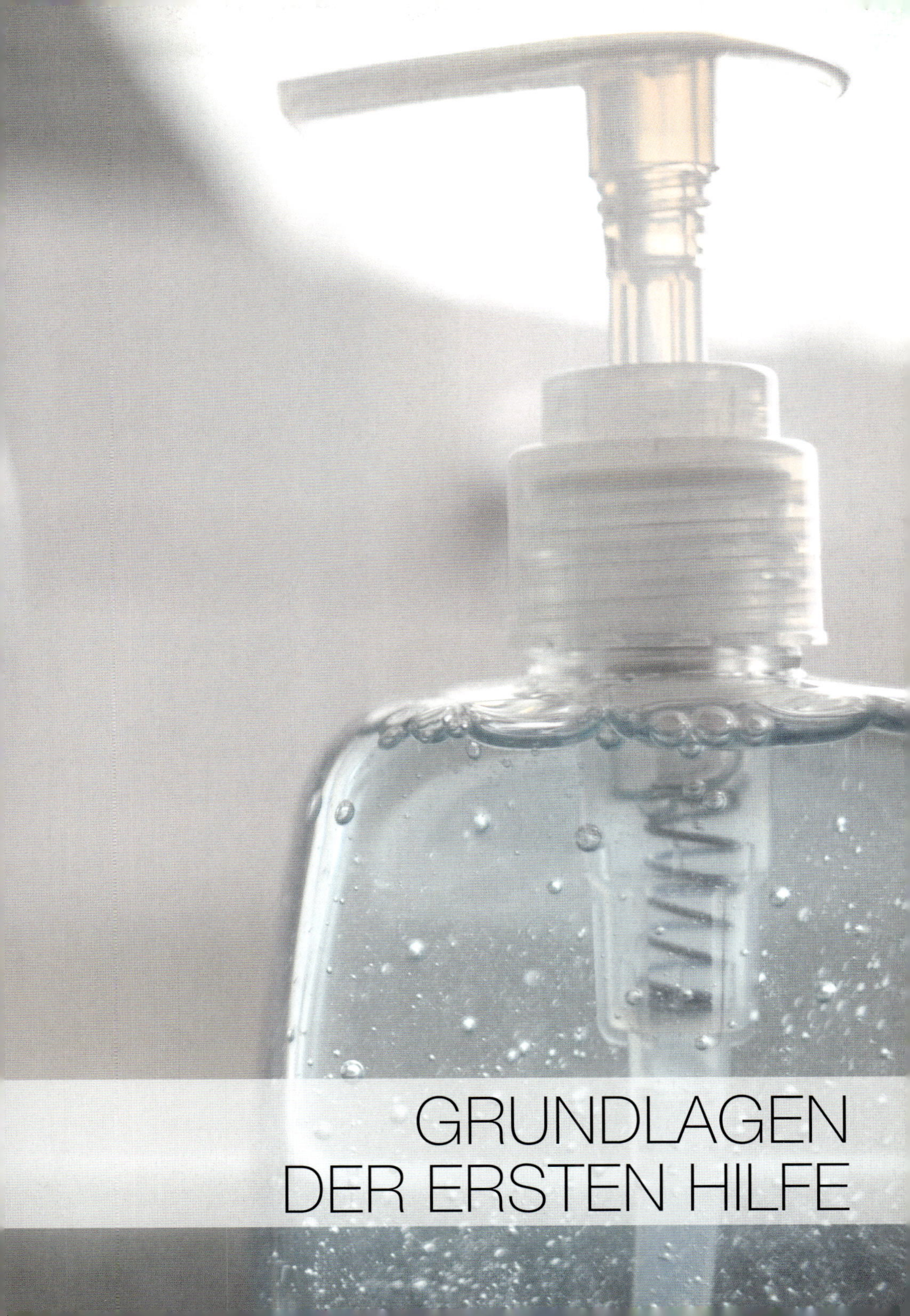

GRUNDLAGEN DER ERSTEN HILFE

WAS IST EIN ERSTHELFER?

»Erste Hilfe« bezieht sich auf die Hilfeleistung für eine verletzte oder plötzlich erkrankte Person. Ein Ersthelfer übernimmt diese Maßnahmen. Während er gleichzeitig darauf achtet, dass keine Gefahren für die Beteiligten bestehen und kein zusätzlicher Schaden droht.

Ergreifen Sie anhand der Richtlinien in diesem Buch die Maßnahmen, die dem Betroffenen am besten helfen können, und berücksichtigen Sie dabei immer auch Ihre eigenen Fähigkeiten, Kenntnisse und Erfahrungen.

Dieses Kapitel bereitet Sie durch Erklärungen zum Reagieren auf eine Notfallsituation und die Prioritäten für den Betroffenen auf Ihre Aufgabe als Ersthelfer vor. Hier finden Sie Ratschläge hinsichtlich der psychologischen Aspekte der Hilfeleistung und Anleitungen zur Sicherheit für Sie und den Betroffenen.

Im Kapitel 2 »Lebensrettende Sofortmaßnahmen« (S. 42–69) erfahren Sie unter anderem, wie Sie die Notfalldiagnostik und Wiederbelebung bei Kindern und Erwachsenen richtig durchführen.

Eine der wichtigsten Regeln der Ersten Hilfe ist, sicherzustellen, dass die Gefahrenstelle abgesichert ist, bevor Sie sich dem Betroffenen nähern (S. 19). Beginnen Sie keine heldenhaften Aktionen in gefährlichen Situationen. Wenn Sie sich selbst in Gefahr bringen, werden Sie den Betroffenen nicht helfen können und könnten selbst verletzt werden und eine Gefahr für andere darstellen. Wenn die Situation nicht sicher ist, nähern Sie sich nicht dem Betroffenen, sondern setzen Sie den Notruf ab.

WICHTIG BEI DER HILFELEISTUNG

- **Verschaffen Sie sich einen Überblick**
- **Schaffen Sie Sicherheit** für sich und alle Beteiligten – bringen Sie sich nicht selbst in Gefahr (S. 19)
- **Schützen Sie Sich und den Betroffenen** so gut wie möglich vor Infektionen (S. 16)
- **Beruhigen und trösten Sie** den Betroffenen
- Versuchen Sie, soweit möglich, die **Ursache für die Verletzung oder Erkrankung** herauszufinden
- **Leisten Sie schnelle Hilfe** und versorgen Sie den Betroffenen mit den schwersten (lebensbedrohlichen) Verletzungen zuerst
- **Sorgen Sie für angemessene Hilfe:** Setzen Sie unter 112 einen Notruf ab, wenn Sie eine ernsthafte Gefahr für den Betroffenen vermuten; bringen oder schicken Sie die Person ins Krankenhaus; bringen Sie ihn in fachkundige Obhut oder nach Hause. Bleiben Sie bei ihm, bis Hilfe eintrifft.

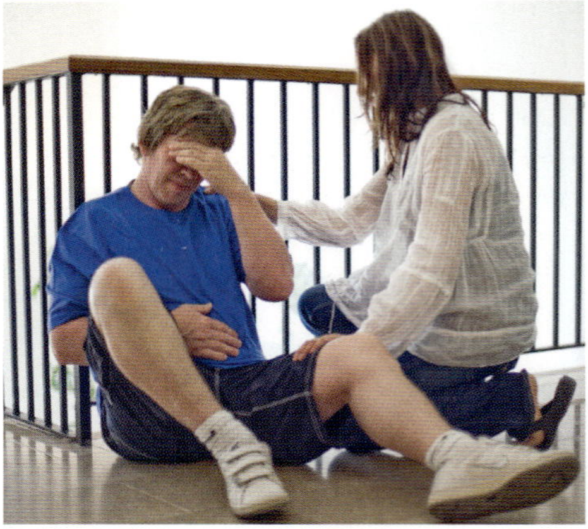

EINEN BETROFFENEN BETREUEN
Wenn Sie einen Notfall bemerken, bleiben Sie ruhig und helfen Sie dem Betroffenen. Fragen Sie ihn, was passiert ist. Versuchen Sie nicht, den Betroffenen zu bewegen, sondern versorgen Sie ihn in der Position, in der Sie ihn aufgefunden haben.

SEELISCHE BETREUUNG

Jeder Patient muss sich sicher und gut versorgt fühlen. Sie als Ersthelfer können eine vertrauensvolle Umgebung schaffen, indem Sie:

- **Ihre Reaktionen und Emotionen** unter Kontrolle haben,
- **ruhig und logisch handeln,**
- **freundlich, klar und sachlich** mit dem Verletzten reden.

VERTRAUEN AUFBAUEN

Sprechen Sie während der Diagnostik und Versorgung mit dem Patienten.

- **Erklären Sie ihm, was** Sie machen.
- **Versuchen Sie, Fragen des Patienten** möglichst ehrlich zu beantworten, um seine Ängste zu beheben. Seien Sie auch dann ehrlich, wenn Sie die Antwort auf seine Frage nicht kennen und sagen Sie das dem Patienten so.
- **Beruhigen Sie den Patienten** auch nach der Versorgung. Fragen Sie ihn außerdem nach Angehörigen, die benachrichtigt werden sollten. Bieten Sie Ihre Hilfe bei Verpflichtungen des Patienten an, wie dem Abholen eines Kindes aus der Schule.
- **Verlassen Sie niemals jemanden,** der Ihrer Meinung nach im Sterben liegt, schwer krank oder schwer verletzt ist. Reden Sie weiterhin mit ihm, halten Sie seine Hand. Lassen Sie niemals zu, dass er sich allein gelassen fühlt.

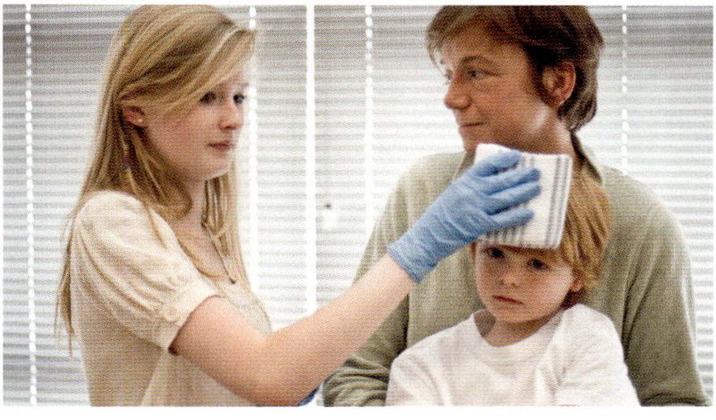

MIT ANGEHÖRIGEN SPRECHEN

Es ist Aufgabe der Polizei oder der Ärzte, Angehörige über Todesfälle zu informieren. Allerdings kann Ihnen die Aufgabe zufallen, Angehörigen oder Freunden mitzuteilen, dass jemand verletzt wurde oder erkrankt ist. Stellen Sie zunächst immer sicher, dass Sie mit der richtigen Person sprechen. Berichten Sie dann möglichst einfach und ehrlich, was geschehen ist, und falls angemessen, wohin der Patient gebracht wurde. Übertreiben Sie nicht, da dies zu unnötiger Besorgnis führen kann.

Wenn Sie einmal nicht genau Bescheid wissen sollten, dann denken Sie daran, dass es besser ist, wenn Sie Ihre Unwissenheit zugeben, als wenn Sie Fehlinformationen über Krankheiten oder Verletzungen weitergeben bzw. verbreiten.

KINDER ALS NOTFALLPATIENTEN

Wenn der Notfallpatient ein Kind ist, müssen Sie natürlich ebenfalls sein Vertrauen aufbauen. Das gelingt Ihnen, indem Sie zunächst mit einer Person seines Vertrauens (Eltern oder Freunde) sprechen. Wenn diese Person Sie als Helfer akzeptiert, wird es auch das Kind. Erklären Sie einem Kind mit einfachen Worten, was passiert ist und was Sie tun werden. Sprechen Sie dabei nie über seinen Kopf hinweg, sondern beziehen Sie es mit ein. Achten Sie auch darauf, dass Kinder möglichst nicht von ihren Vertrauenspersonen getrennt werden.

SCHUTZ VOR INFEKTIONEN

Bei der Hilfeleistung ist es besonders wichtig, dass Sie sich selbst (und den Patienten) vor Infektionen und Verletzungen schützen. Vermeiden Sie gegenseitige Ansteckung durch die Übertragung von Keimen auf den Patienten und umgekehrt, insbesondere bei der Versorgung von Wunden.

Es besteht die Gefahr einer Ansteckung mit Erregern, die über das Blut und andere Körperflüssigkeiten übertragen werden – wie Hepatitis B und C sowie dem HI-Virus. Das Risiko erhöht sich, wenn das Blut des Verletzten in direkten Kontakt mit Ihrem eigenen kommt, beispielsweise durch Schnitte oder Abschürfungen.

Meist bieten einfache Maßnahmen wie das Tragen von Einweghandschuhen einen ausreichenden Schutz. Es gibt keine Belege dafür, dass Hepatitis oder HIV durch Wiederbelebungsmaßnahmen übertragen werden. Sollte eine Taschenmaske oder eine Beatmungsfolie vorhanden sein, sollten Sie diese während der Beatmung nutzen (S. 51).

ÄRZTLICHEN RAT EINHOLEN

Achten Sie darauf, dass Sie sich nicht an herumliegenden Nadeln stechen oder sich an Glasscherben verletzen. Wenn Sie sich versehentlich stechen, schneiden oder etwas ins Auge bekommen, spülen Sie die betroffene Region sorgfältig aus und suchen Sie sofort einen Arzt auf. Wenn Sie regelmäßig Erste Hilfe leisten, sollten Sie sich über weitere persönliche Schutzmaßnahmen wie Impfungen informieren. Wenn Sie fürchten, Sie könnten sich während der Erste-Hilfe-Maßnahmen infiziert haben, suchen Sie so schnell wie möglich einen Arzt auf.

SO VERHINDERN SIE INFEKTIONEN

- **Waschen Sie,** sofern möglich, Ihre Hände und tragen Sie Einmalhandschuhe. Wenn keine Handschuhe verfügbar sind, bitten Sie den Verletzten, seine Wunden selbst zu versorgen oder stülpen Sie Plastiktüten über Ihre Hände.
- **Decken Sie** Schnitte und Schürfungen an Ihren Händen mit wasserfestem Pflaster ab.
- **Tragen Sie** eine Plastikschürze und eine Schutzbrille, wenn Sie mit größeren Mengen an Körperflüssigkeiten in Kontakt kommen.
- **Achten Sie** auf sichere Müllentsorgung.
- **Berühren Sie** weder die Wunde noch den Teil des Verbandes, der Kontakt mit der Wunde haben wird.
- **Atmen, husten oder niesen Sie** nicht direkt auf die Wunde.

ACHTUNG

Um sich vor Infektionen zu schützen, sollten Sie folgende Schutzausrüstung mit sich führen:

- Taschenmaske oder Beatmungsfolie
- latexfreie Einmalhandschuhe
- Alkohol-Gel zur Reinigung der Hände

HYGIENISCHE HÄNDEREINIGUNG

Wenn möglich, waschen Sie Ihre Hände, bevor Sie den Verletzten berühren. Sollte dies nicht möglich sein, waschen Sie sie danach sobald wie möglich. Beachten Sie für eine gründliche Reinigung alle Teile der Hände: Handflächen, Handgelenke, Finger, Daumen und Fingernägel. Benutzen Sie dazu, sofern vorhanden, Wasser und Seife oder Alkohol-Gel.

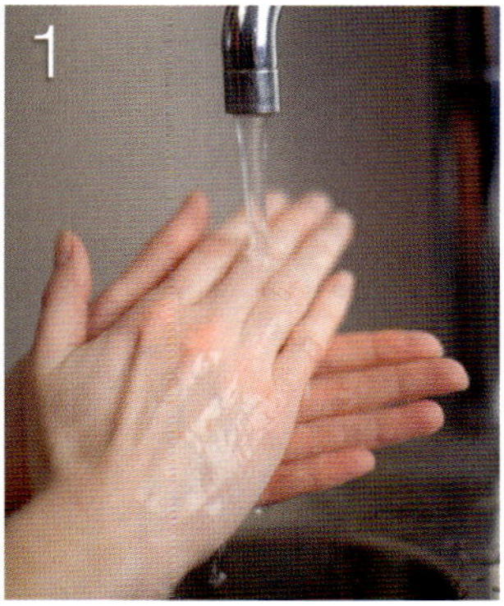

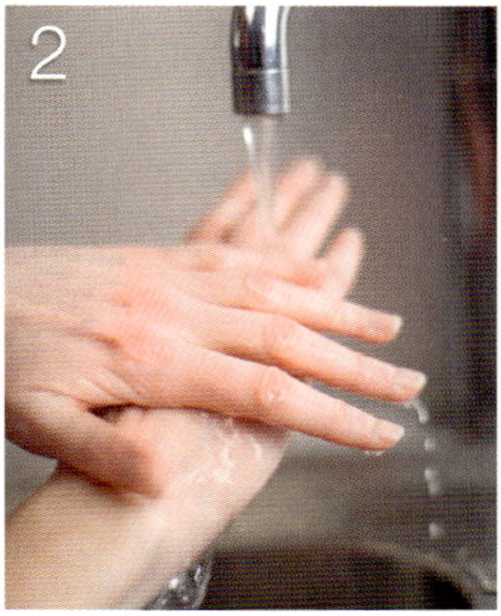

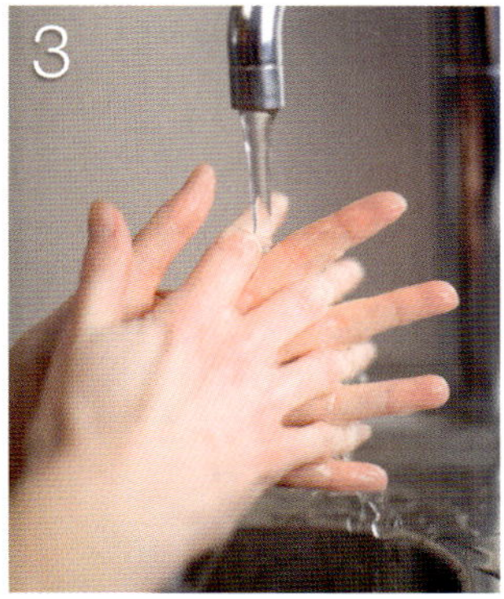

1 Befeuchten Sie Ihre Hände unter fließendem Wasser und geben Sie etwas Seife auf eine Handfläche. Reiben Sie dann beide Handflächen gegeneinander.

2 Reiben Sie mit der linken Handfläche über den rechten Handrücken und umgekehrt.

3 Verschränken Sie die Finger beider Hände miteinander und verteilen Sie die Seife dazwischen.

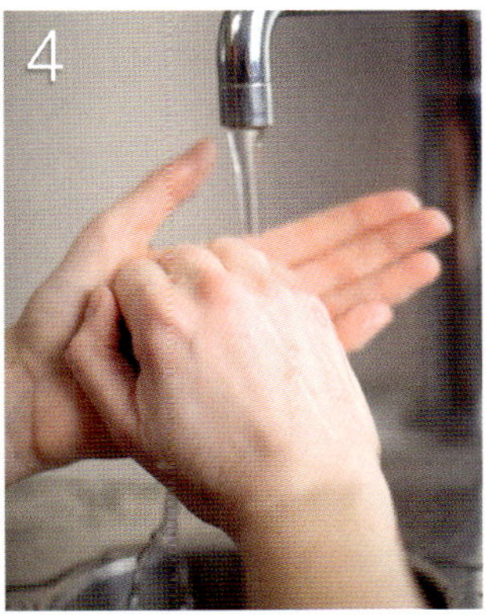

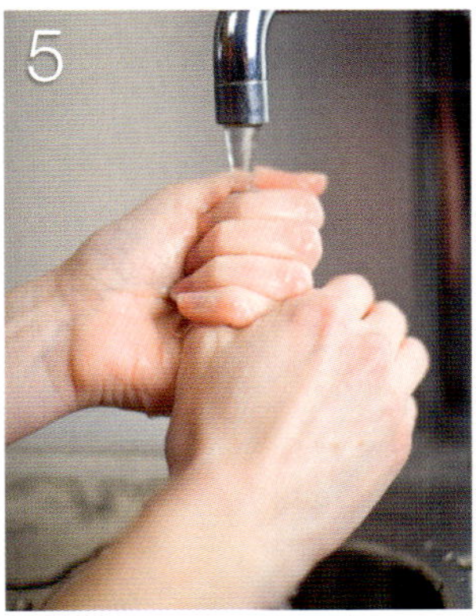

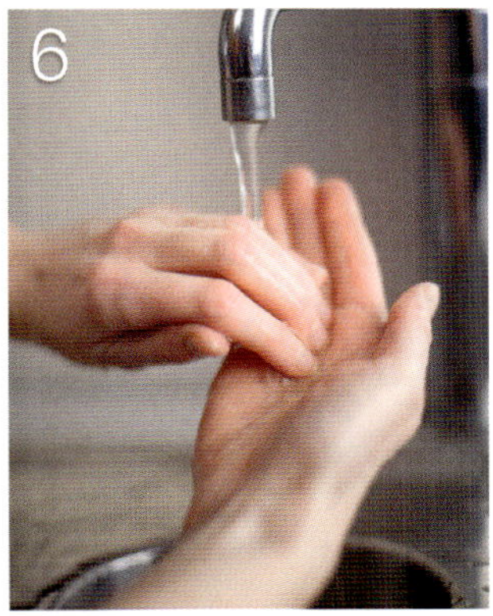

4 Reiben Sie die Rückseite der Finger einer Hand an der Handfläche der anderen Hand und umgekehrt.

5 Reiben Sie den Daumen der rechten Hand in der Handfläche der linken Hand und umgekehrt.

6 Reiben Sie die Fingerspitzen der linken Hand in der Handfläche der rechten Hand und umgekehrt. Spülen Sie die Hände gut ab und trocknen Sie sie mit einem Papierhandtuch.

SCHUTZ VOR INFEKTIONEN (Fortsetzung)

SCHUTZHANDSCHUHE

Wenn möglich, führen Sie immer Einweghandschuhe bei sich und nutzen Sie sie, wenn die Möglichkeit eines Kontaktes mit Blut oder anderen Körperflüssigkeiten besteht. Einmalhandschuhe sollten nur für die Behandlung eines Verletzten benutzt werden. Streifen Sie die Handschuhe unmittelbar vor der Versorgung über und ziehen Sie sie aus, sobald die Versorgung abgeschlossen ist und bevor Sie etwas anderes tun. Zum Ausziehen der Handschuhe fassen Sie den oberen Rand des einen Handschuhs und ziehen ihn ab, so dass die Innenseite nach außen gekehrt wird. Verfahren Sie genauso mit dem anderen Handschuh, ohne dabei die Außenseite zu berühren. Entsorgen Sie die Handschuhe im infektiösen Abfall.

ACHTUNG

Benutzen Sie latexfreie Handschuhe aus Nitril (oft lila oder blau). Einige Menschen haben schwere Allergien gegen Latex , die einen anaphylaktischen Schock auslösen können (S. 213, 91).

HANDSCHUHE ANZIEHEN

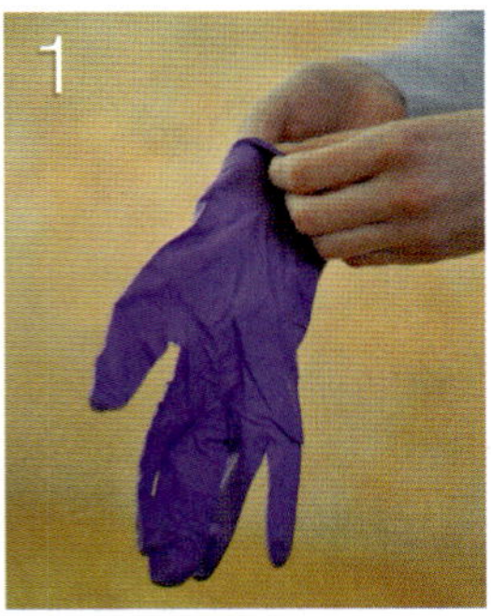

1 Wenn möglich, waschen Sie Ihre Hände. Halten Sie den einen Handschuh am Rand fest und streifen Sie ihn über. Achten Sie darauf, den Hauptteil des Handschuhs nicht mit den Fingern zu berühren.

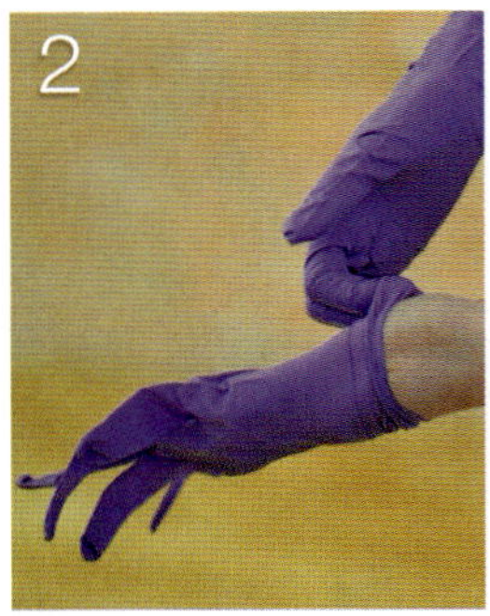

2 Nehmen Sie den zweiten Handschuh und fassen Sie ihn unter den oberen Rand. Die Außenseiten der Handschuhe sollten Ihre Haut möglichst nicht berühren.

MÜLLENTSORGUNG

Entsorgen Sie nach der Versorgung eines Verletzten alles verschmutzte Material, um die Ausbreitung von Infektionen zu verhindern. Werfen Sie Verbandstoffe und Handschuhe in einen Plastikbeutel (ideal: einer für infektiöse Abfälle) und entsorgen Sie diesen in der Verbrennungsanlage oder fragen Sie den Rettungsdienst, wie mit den Abfällen umzugehen ist. Verschließen Sie den Beutel gut und kennzeichnen Sie ihn als Klinikabfall. Werfen Sie scharfe Gegenstände in einen sogenannten Spitzabwurf.

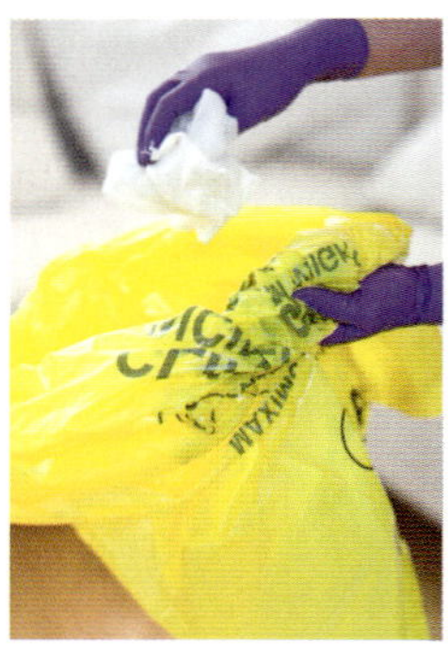

Abfallbeutel für infektiösen Abfall

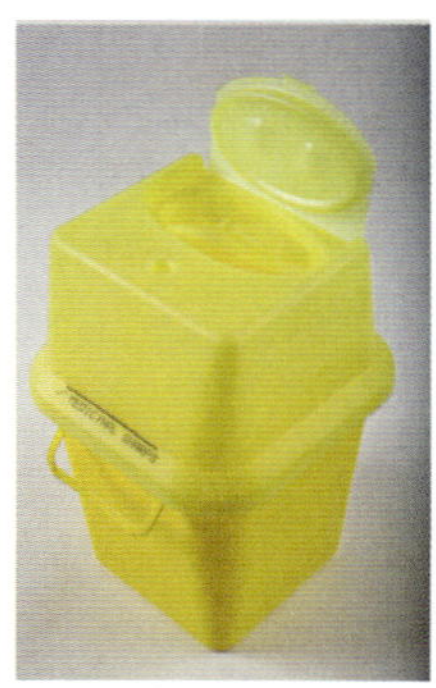

Spitzabwurf

ABSICHERN UND RETTEN

SOFORTMASSNAHMEN IM NOTFALL

Wenn Sie sich im Notfall an der Rettungskette orientieren (S. 31), hilft Ihnen das, die richtigen Maßnahmen in der richtigen Reihenfolge zu erledigen. Bedenken Sie dabei immer: »Sicherheit geht vor« und »Eigenschutz vor Hilfeleistung«!

Zu den Sofortmaßnahmen gehören:

- **Überblick** verschaffen,
- **für Sicherheit sorgen**/absichern,
- **retten** aus akuter Gefahr,
- **allgemeine** Notfalldiagnostik,
- **weitere Helfer** finden,
- **NOTRUF** ☎ 112 veranlassen,
- **lebensrettende** Sofortmaßnahmen.

ÜBERBLICK VERSCHAFFEN

Als Erstes verschaffen Sie sich einen Überblick über die Situation. Suchen Sie nach möglichen Gefahrenquellen wie fließendem Verkehr, ausströmenden Gasen, arbeitenden Maschinen, Einsturzgefahr etc.

Warnen Sie andere Helfer, Passanten und den Patienten vor diesen Gefahren und prüfen Sie schnellstmöglich, welche Hilfsmittel (Verbandkasten etc.) zur Verfügung stehen. Sagen Sie, dass Sie Ersthelfer sind, wenn Sie Ihre Hilfe anbieten. Nehmen Sie die Situation ruhig und beherzt in die Hand. Treten Sie dabei sicher und höflich auf. Dies verschafft Ihnen zumeist den notwendigen Respekt und fördert die Mithilfe der Umstehenden.

GEFAHREN BESEITIGEN ODER BEGRENZEN

Auch wenn ein Unfall schon passiert ist, können noch weitere Gefahren drohen. Die meisten Gefahrenquellen lassen sich durch Umsichtigkeit und Vorsicht aber schnell beseitigen oder begrenzen:

- **Sichern Sie Unfallstellen** immer ab, bevor Sie zum Patienten gehen.
- **Schalten Sie Motoren und Maschinen ab.**
- **Schalten Sie zuerst die Zündung aus,** ziehen Sie den Schlüssel ab und legen Sie diesen in den Fußraum den Fahrzeugs.
- **Öffnen Sie** in geschlossenen Räumen immer ein Fenster.
- **Rauchen und offenes Feuer** sind an Unfallstellen und auch bei der Versorgung eines akut Erkrankten nicht gestattet.

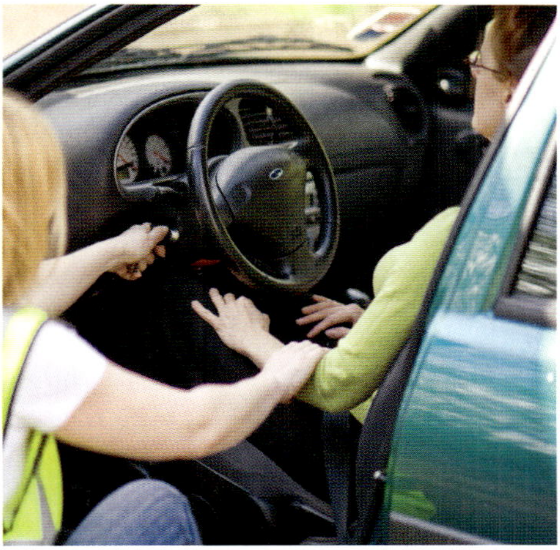

GEFAHR DURCH NICHT AUSGELÖSTE AIRBAGS
In verunfallten Kraftfahrzeugen müssen Sie darauf achten, ob alle Airbags aktiviert wurden. Wurde einer nicht aktiviert, besteht in dem Bereich zwischen dem Airbag und dem Patienten akute Gefahr, da der Airbag sich jederzeit öffnen könnte.

ABSICHERN UND RETTEN (Fortsetzung)

RETTEN AUS AKUTER GEFAHR

Können Sie die Gefahren nicht beseitigen, müssen Sie den Patienten aus der Gefahrenzone bringen. Ist der Patient bewusstlos oder kann er nicht laufen, wenden Sie den Rautek-Rettungsgriff an. Dieser Rettungsgriff ist nur für die Rettung aus akuter Gefahr geeignet.

RAUTEK-RETTUNGSGRIFF BEI LIEGENDEN PERSONEN

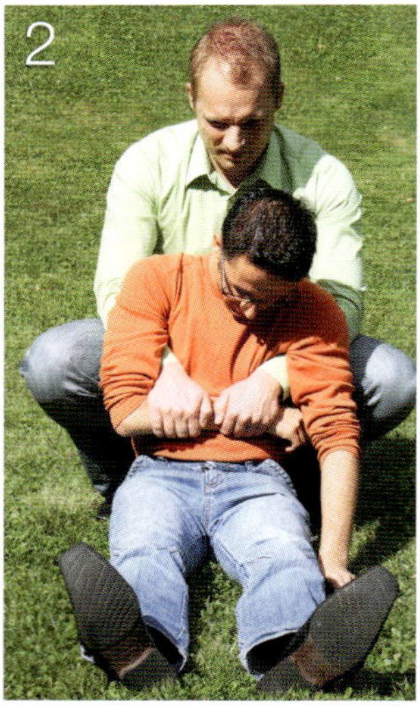

1 Umfassen Sie mit beiden Händen die Schultern und den Nacken des Patienten. Legen Sie seinen Kopf auf Ihren Unterarmen ab. Richten Sie dann den Oberkörper des Patienten auf.

2 Verhindern Sie, dass er umfällt. Greifen Sie durch seine Achselhöhlen, winkeln Sie einen seiner Unterarme an, legen Sie diesen quer vor seinem Oberkörper und umfassen Sie diesen mit allen Fingern von oben her.

3 Verlagern Sie Ihr eigenes Körpergewicht nach hinten und richten Sie sich mit der Kraft Ihrer Beine auf. Ziehen Sie den Patienten mit seinem Gesäß dabei an Ihrem Bein herauf auf Ihren Oberschenkel.

4 Gehen Sie dann mit gebeugten Knien rückwärts und ziehen Sie den Betroffenen aus der Gefahrenzone. Halten Sie dabei Ihre Arme gestreckt.

BEI SITZENDEN PERSONEN

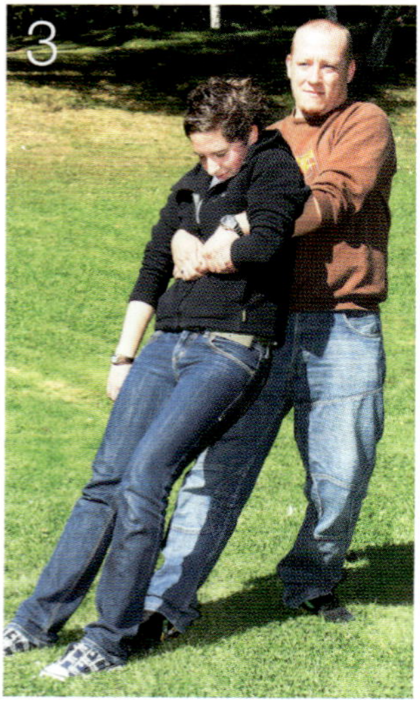

Wenn ein Patient aus sitzender Position, zum Beispiel aus einem Fahrzeug, wegen akuter Gefahr gerettet werden muss, sind einige Besonderheiten zu beachten:

- **Nutzen** Sie offene Türen.
- **Schalten** Sie die Zündung aus.
- **Sicherheitsgurte** lösen oder durchschneiden.
- **Schieben** Sie den Sitz nach hinten.
- **Befreien** Sie eingeklemmte Füße.

Danach können Sie den Rautek-Rettungsgriff in abgewandelter Form anwenden:

1 Greifen Sie hinter dem Patienten in Höhe der Sitzflächen hindurch und fassen mit dieser Hand seine Kleidung. Drücken Sie ihm mit der anderen Hand gegen das Knie.

2 Ziehen Sie den Patienten kräftig zu sich herum. Jetzt können Sie wie oben beschrieben fortfahren.

ALLGEMEINE NOTFALLDIAGNOSTIK

Nachdem Sie die Gefahrenstellen abgesichert haben und den Patienten ggf. aus akuter Gefahr gerettet haben, prüfen Sie die Lebensfunktionen (Vitalfunktionen), also Bewusstsein und Atmung, und achten Sie auf Kreislaufzeichen.

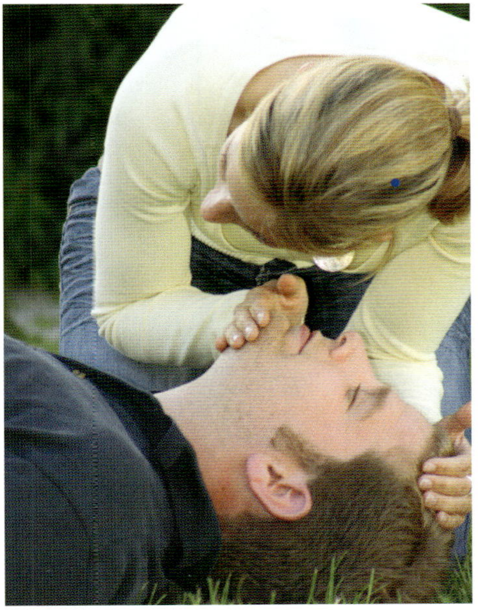

SOFORTHILFE LEISTEN
Führen Sie eine Soforthilfe durch, sobald die Lage gesichert ist: Prüfen Sie, ob die Atemwege frei sind, der Patient atmet und der Kreislauf funktioniert.

HELFER FINDEN

Sie können mit vielen Aufgaben konfrontiert werden: absichern, Notruf ☎112 betätigen und mit der Ersten Hilfe beginnen. Andere können aufgefordert werden, Folgendes zu tun:

- **Unfallbereich** absichern,
- **Notruf** ☎112 absetzen,
- **Erste-Hilfe-Ausrüstung** besorgen,
- **Schaulustige** fernhalten,
- **die Privatsphäre** des Patienten zu wahren,
- **den Patienten** in einen sicheren Bereich zu verbringen.

ZUM HELFEN MOTIVIEREN

Wenn Sie Umherstehende um Hilfe bitten, sprechen Sie diese freundlich, aber bestimmt an:

- **Bitten Sie nicht um Unterstützung**, sondern fordern Sie die Personen direkt dazu auf, bestimmte Dinge zu tun. Andere Menschen am Unfallort können helfen, indem sie z. B. Ausrüstung holen oder Schaulustige fernhalten.
- **Teilen Sie ihnen mit**, dass Sie eine Erste-Hilfe-Ausbildung haben, und formulieren Sie Ihre Anweisungen verständlich.
- **Erklären Sie verständlich**, was die Umstehenden machen sollen.
- **Ein Umstehender kann helfen**, indem er den Rettungsdienst ruft (☎112).

VERKEHRSUNFÄLLE

Unter dem Begriff Verkehrsunfälle werden alle Unfälle im Straßenverkehr – vom Sturz mit dem Fahrrad bis zum Verunglücken eines Gefahrguttransporters – zusammengefasst. Eine Gefahr stellt dabei immer der fließende Verkehr dar. Durch das Absichern der Unfallstelle warnen Sie die übrigen Verkehrsteilnehmer und schaffen die erforderliche Sicherheit für die Helfer und Patienten. Daher ist das Absichern der Unfallstelle die erste Maßnahme. Hierzu gehört auch, dass an Unfallstellen ein absolutes Rauchverbot eingehalten wird.

UNFALLSTELLE ABSICHERN

Wenn Sie einen Unfall erkennen, vermindern Sie sofort die Geschwindigkeit (rückwärtigen Verkehr beachten). Schalten Sie das Warnblinklicht ein und stellen Sie Ihr Fahrzeug in sicherem Abstand am rechten Fahrbahnrand ab. Lassen Sie den Motor laufen. Bei Dunkelheit können Sie mit Ihrem Scheinwerferlicht die Unfallstelle ausleuchten. Öffnen Sie Ihren Kofferraumdeckel als Blickfang. Nehmen Sie Ihr Warndreieck und klappen Sie es auf. Laufen Sie dem nachfolgenden Verkehr mit sichtbar getragenem Warndreieck vorsichtig entgegen und stellen Sie es in ausreichender Entfernung am Fahrbahnrand gut sichtbar auf. Außerhalb geschlossener Ortschaften sollte das Warndreieck mindestens 100 Meter von der Unfallstelle entfernt aufgestellt werden. Stellen Sie das Warndreieck auch immer vor einer Kurve oder Bergkuppe auf, damit der nachfolgende Verkehr rechtzeitig auf die Gefahrenstelle reagieren kann.

Weitere Helfer können den nachfolgenden und entgegenkommenden Verkehr durch Handzeichen warnen und zum Abbremsen auffordern. Hierzu sollen die ausgestreckten Arme und Hände auf und ab bewegt werden. Ein anderer Helfer kann über den NOTRUF ☎112 den Rettungsdienst verständigen.

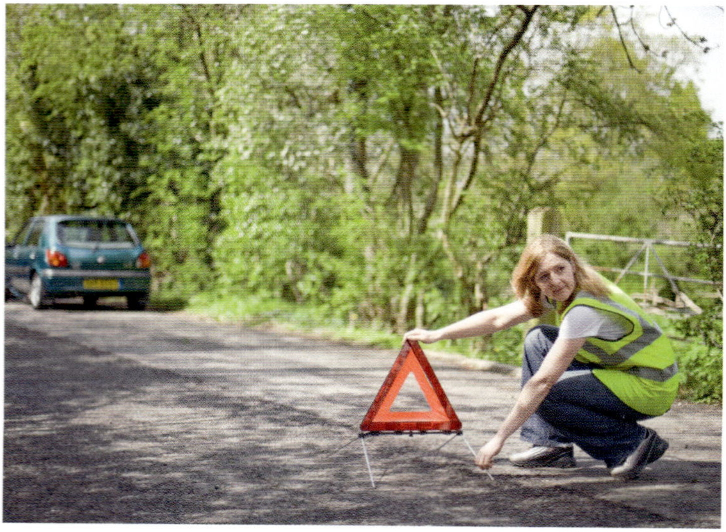

HILFELEISTUNG BEI VERKEHRSUNFÄLLEN

Nach dem Absichern der Unfallstelle sollten Sie versuchen, andere, möglichst unbeteiligte Verkehrsteilnehmer als weitere Ersthelfer zu gewinnen (S. 21). Verschaffen Sie sich nach dem Absichern der Unfallstelle einen Überblick über die Unfallsituation und die Verletzten. Schalten Sie die noch laufenden Motoren aus und ziehen Sie den Zündschlüssel ab. Legen Sie diesen in den Fußraum. Teilen Sie die Maßnahmen der Ersten Hilfe auf die anderen Helfer auf und kümmern Sie sich selbst um die am schwersten verletzte Person. Retten Sie dann gemeinsam Menschen, die sich in einer Gefahrenzone befinden. Die anderen ansprechbaren Verletzten sollten möglichst in der vorgefundenen Position verbleiben.

- **Ansprechbare Patienten außerhalb** der Gefahrenzone sollten in der vorgefundenen Lage verbleiben, bis der Rettungsdienst eintrifft.
- **Suchen Sie nach Verletzungen,** wenn Bewusstsein, Atmung sowie Puls vorhanden sind.

ACHTUNG

- Überqueren Sie keine Autobahn, um zu dem Unfall und den Verletzten zu gelangen, Sie würden sich nur selbst in Gefahr bringen.
- Tragen Sie immer Ihre Rettungsweste bzw. etwas Helles oder Reflektoren, wenn Sie Erste Hilfe auf einer Straße leisten.
- Versuchen Sie, so viel wie möglich über den Unfall und seinen Hergang in Erfahrung zu bringen.
- Geben Sie die gewonnen Informationen an den Rettungsdienst weiter, wenn er eintrifft.
- Denken Sie daran, dass die Straße nass und rutschig sein kann, da aus dem Auto Flüssigkeiten ausgetreten sein können.
- Denken Sie daran, dass wenn die Airbags nicht ausgelöst wurden, sie später unerwartet aufgehen können.

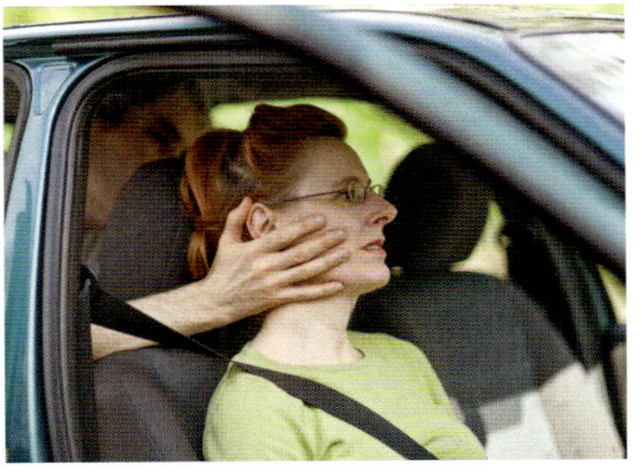

FAHRZEUGINSASSEN
Sorgen Sie dafür, dass die Fahrzeuginsassen ihren Nacken möglichst nicht bewegen.

VERSORGUNG EINGEKLEMMTER PERSONEN

Sind in einem Fahrzeug Menschen eingeklemmt, sprechen Sie diese an. Wenn sie antworten, halten Sie Sprech- und Blickkontakt und beruhigen Sie die Verunfallten. Versuchen Sie, mit zur Verfügung stehenden Hilfsmitteln und anderen Helfern gemeinsam die Türen gewaltsam zu öffnen oder zerschlagen Sie die hinteren Seitenscheiben. Das Glas zersplittert für die Insassen gefahrlos. Ziel ist es immer, die Eingeklemmten schnell und schonend aus dem Fahrzeug zu befreien. Lassen Sie von anderen Helfern einen Feuerlöscher bereitstellen, um eventuell entstehende Flammen sogleich ablöschen zu können (S. 24–25).

GEFAHREN DURCH FEUER

Wenn es brennt, ist ein schnelles und überlegtes Vorgehen wichtig. Ein Feuer kann sich in geschlossenen Räumen sehr schnell ausbreiten. Warnen Sie daher alle Personen, die sich im Haus befinden, und schließen Sie die Türen, wenn Sie einen Raum verlassen. Denken Sie insbesondere auch an Kinder, ältere Menschen und Behinderte. Helfen Sie ihnen, den Gefahrenbereich schnellstmöglich zu verlassen. Vereinbaren Sie einen Treffpunkt vor dem Gebäude. Halten Sie sich an bestehende Fluchtwegepläne. In Geschäftsgebäuden folgen Sie den Anweisungen des Personals. Rufen Sie über den NOTRUF ☎112 die Feuerwehr.

ACHTUNG

Benutzen Sie im Brandfall niemals einen Aufzug!

Rettungswegezeichen weisen den Weg zum Notausgang.

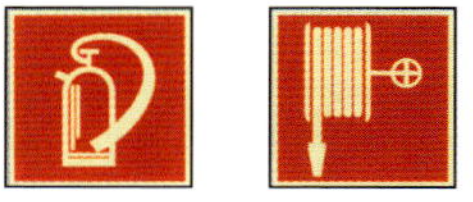

Brandschutzzeichen geben Hinweise, zum Beispiel auf Feuerlöscher.

VERLASSEN EINES BRENNENDEN GEBÄUDES

1. **Holen Sie einen Feuerlöscher und lösen Sie Feueralarm aus.**
2. **Schließen Sie alle Türen hinter sich.**
3. **Verlassen Sie das Gebäude ruhig und zügig, aber laufen Sie nicht.**

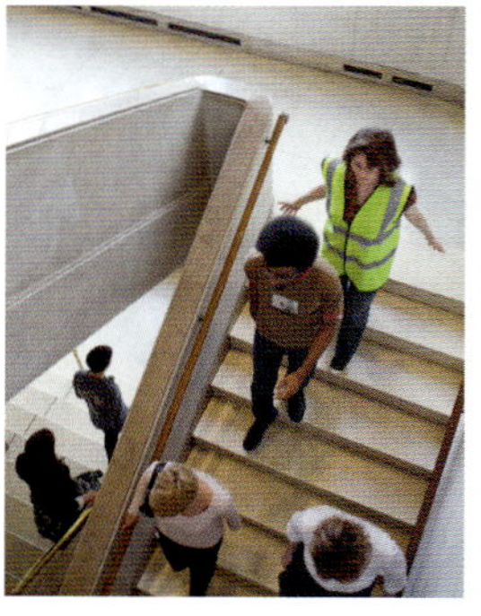

BRANDBEKÄMPFUNG

Wenn das Feuer sich noch in der Entstehungsphase befindet, sollten Sie erst über NOTRUF ☎112 die Feuerwehr verständigen und dann versuchen, das Feuer zu löschen. Benutzen Sie hierzu einen Feuerlöscher. Ihr Löschversuch ist nur dann erfolgreich, wenn Sie folgende Grundsätze beachten:

- **Feuerlöscher** senkrecht halten,
- **Feuerlöscher erst am Brandherd** aktivieren,
- **Brand stoßweise bekämpfen,**
- **Löschmittelwolke über das** Brandobjekt legen,
- **setzen Sie nur** soviel Löschmittel ein, wie zum Ablöschen benötigt wird. Behalten Sie eine Reserve für eine eventuelle Rückzündung zurück.

LÖSCHEN BRENNENDER KLEIDUNG

Wenn die Bekleidung eines Menschen Feuer gefangen hat, halten Sie den Betroffenen fest und hüllen Sie ihn in eine schwer entflammbare Decke. Rollen Sie ihn auf dem Boden, bis die Flammen erstickt sind. Sie können ersatzweise auch ein anderes, dann möglichst mit Wasser getränktes Stoffstück benutzen. Auch das Ablöschen mit einem Feuerlöscher ist möglich. Richten Sie den Löschmittelstrahl jedoch nicht auf das Gesicht des Betroffenen. Wenn Ihre eigene Kleidung entflammt ist, legen Sie sich sofort auf den Boden und wälzen Sie sich, bis die Flammen erstickt sind.

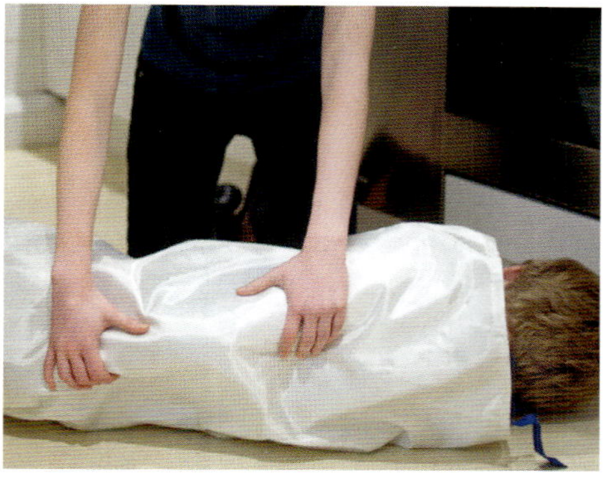

FLAMMEN LÖSCHEN
Hüllen Sie den Betroffenen in eine Decke aus schwer entflammbarem Material.

VERHALTEN BEI RAUCHENTWICKLUNG

Bei jedem Feuer in einem geschlossenen Raum entsteht gefährlicher Rauch. Dieser Rauch ist rußhaltig, giftig und heiß. Er steigt nach oben und nimmt uns nach und nach die Luft zum Atmen. Menschen, die bei einem Feuer sterben, erliegen in den meisten Fällen einer Rauchgasvergiftung und nicht den Flammen. Die Hauptgefahr geht also vom Rauch aus. Beachten Sie daher die folgenden Regeln:

- **Betreten Sie niemals** einen mit Rauch gefüllten Raum.
- **Kriechen Sie über** den Boden, denn der Rauch steigt nach oben.
- **Schließen Sie hinter** sich die Tür und öffnen Sie ein Fenster.
- **Rufen Sie laut** um Hilfe und winken Sie.
- **Springen Sie erst** auf Anweisung der Feuerwehr oder warten Sie, bis Sie über eine Leiter gerettet werden.

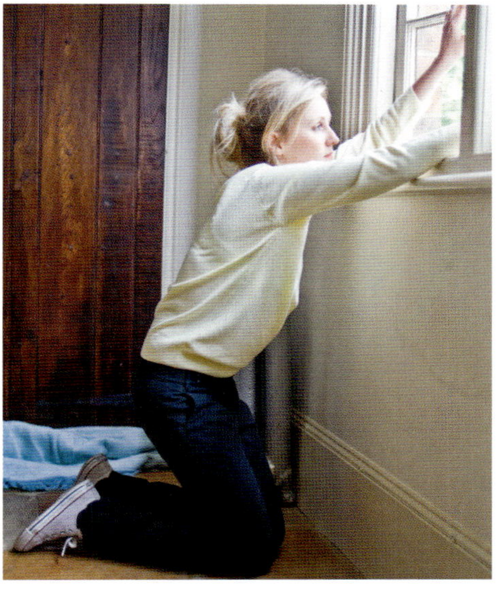

RAUCH UND FLAMMEN VERMEIDEN
Legen Sie z. B. eine Decke vor die Tür, damit der Rauch nicht hindurchkommt. Knien Sie sich hin, denn der Rauch steigt nach oben. Öffnen Sie ein Fenster und rufen Sie um Hilfe.

STROMUNFÄLLE

Wenn elektrischer Strom durch den Körper fließt, kann dies zu Bewusstlosigkeit, Atemstillstand, Herzrhythmusstörungen und sogar zum Herzstillstand führen. Diese Ereignisse können noch mehrere Stunden nach dem Stromunfall auftreten. Deshalb ist ärztliche Behandlung immer erforderlich. Außerdem kann der Strom an der Eintritts- und Austrittsstelle des Körpers Verbrennungen, so genannte »Strommarken« verursachen.

BLITZSCHLAG

Blitze schlagen auf der Erde in der Regel an höher gelegenen Stellen ein (z. B. im Schornstein, in einem Baum oder auf einem Hügel). Trifft Sie ein Gewitter im Freien, begeben Sie sich an einen tiefer gelegenen Punkt und hocken Sie sich hin. Fordern Sie Personen in einer Gefahrenzone auf, sich in Sicherheit zu bringen.

Menschen, die von einem Blitz getroffen werden, erleiden oft schwere Verbrennungen, die auch zum Tod führen können.

UNFÄLLE MIT HOCHSPANNUNG

Neben den natürlichen Blitzen (mehrere 100 000 Volt) kommt Hochspannung auch in den Fahrleitungsdrähten der Straßen- und Eisenbahnen sowie in Überlandleitungen vor. Bereits bei einem geringen Abstand zu den Leitungen (z. B. auf dem Dach eines Waggons) kann der Strom überspringen. Hierbei kommt es immer zu lebensgefährlichen, oft tödlichen Verbrennungen. Darüber hinaus verursacht der Strom eine Muskelanspannung, durch die der Betroffene meterweit weggeschleudert werden kann. Auch hierbei kann sich der Patient massive Verletzungen zuziehen.

ACHTUNG

Sie dürfen sich dem Patienten in keinem Fall nähern! Halten Sie unbedingt einen Sicherheitsabstand von mindestens 20-25 Metern ein. Nur so können Sie verhindern, dass ein Lichtbogen auch auf Sie überspringt. Halten Sie auch Schaulustige zurück. Nur die Feuerwehr darf sich nach Freigabe des Gefahrenbereichs dem Patienten nähern.

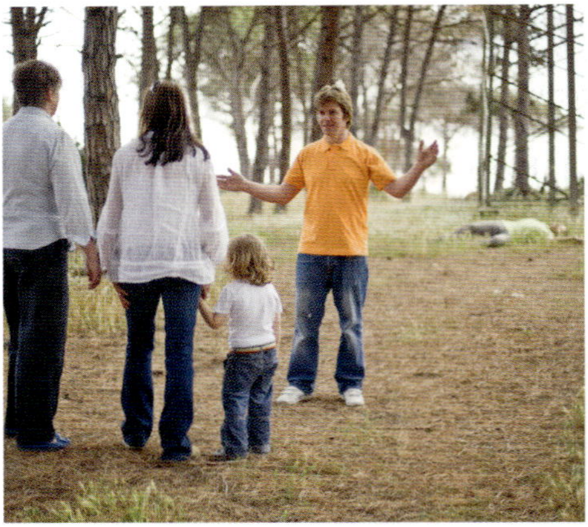

1 **Rufen Sie den Rettungsdienst und die Feuerwehr über den NOTRUF ☎112.**

2 **Nähern Sie sich nicht der Unglücksstelle. Sichern Sie den Gefahrenbereich ab.**

3 **Weisen Sie die eintreffenden Rettungskräfte ein.**

4 **Nur die Feuerwehr darf sich in den Gefahrenbereich begeben, wenn der Strom abgeschaltet wurde.**

UNFÄLLE MIT HAUSHALTS- UND STARKSTROM

Wesentlich häufiger als Hochspannungsunfälle kommen Unfälle mit Niederspannung (unter 1000 Volt) vor. Hierzu gehören der Haushaltsstrom (230 Volt) und der Starkstrom (400 Volt), wie er auf Baustellen oder in Werkstätten Verwendung findet.

Es handelt sich hierbei um Wechselstrom mit einer Wechselfrequenz von 50 Hertz. Hierauf reagiert das Herz besonders empfindlich. Deshalb kommt es bei Niederspannungsunfällen häufig zu Herzrhythmusstörungen. Die äußeren Verletzungen hingegen sind in den meisten Fällen nicht so schwerwiegend.

Die Unfälle entstehen häufig durch Unachtsamkeit oder defekte Geräte oder Schalter. Kleine Kinder sind wegen ihrer Neugier besonders gefährdet, an ungesicherten Steckdosen einen Stromschlag zu erleiden.

1 Schalten Sie das Gerät ab, ziehen Sie den Stecker oder schalten Sie die Sicherung aus, ehe Sie den Patienten anfassen.

2 Benutzen Sie einen nicht leitenden Gegenstand, um den Patienten von der Stromquelle zu trennen.

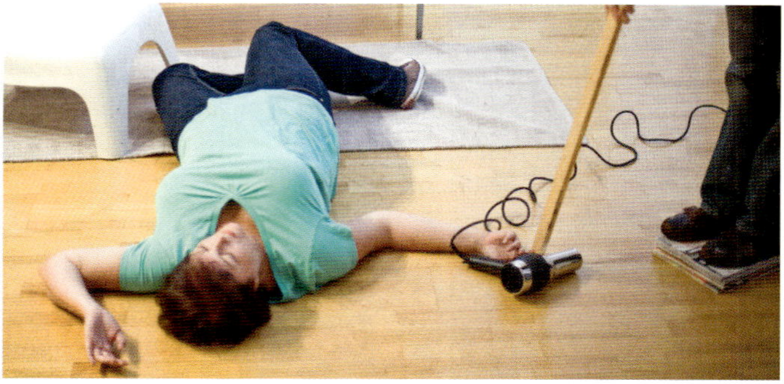

3 Prüfen Sie die Vitalfunktionen Bewusstsein, Atmung und Puls und leiten Sie die erforderlichen Sofortmaßnahmen ein (S. 42–69).

4 Rufen Sie über NOTRUF ☎112 den Rettungsdienst.

5 Kühlen Sie Verbrennungen unter fließendem Wasser und verbinden Sie die Wunden (S. 163–169).

6 Sorgen Sie dafür, dass der Patient sich in jedem Fall in ärztliche Behandlung begibt. Es kann auch nach mehreren Stunden noch zu schwerwiegenden Herzrhythmusstörungen kommen.

ACHTUNG

Sie dürfen Patienten, die noch Kontakt zu einer Stromquelle haben, nicht berühren. Sie erleiden sonst ebenfalls einen Stromschlag!

WASSERRETTUNG

An Wasserunfällen können Menschen jeden Alters beteiligt sein. Kleinkinder sind auch in flachem Wasser gefährdet.

Die meisten Ertrinkungsunfälle betreffen jedoch Menschen, die in starken Strömungen oder sehr kaltem Wasser geschwommen sind oder alkoholisiert baden oder Boot fahren waren.

GEFAHREN DURCH KALTES WASSER

Offene Wasserflächen in Mitteleuropa sind auch im Sommer »kalt«. Die Meerestemperaturen reichen von 3 °C bis 19 °C, Binnengewässer können noch kälter sein.

Kaltes Wasser ist für Retter und Patient gleichermaßen gefährlich, da es Folgendes auslösen kann:

- **nicht kontrollierbares Luftschnappen** beim Eintauchen mit der Gefahr des Einatmens von Wasser,
- **eine plötzliche Blutdruckerhöhung**, die zu einem Herzinfarkt führen kann,
- **eine plötzliche Schwimmunfähigkeit**,
- **nach längeren Aufenthalten im Wasser** oder Windeinwirkung eine Unterkühlung.

ACHTUNG

Heben Sie bewusstlose Patienten aus dem Wasser und tragen Sie sie in Kopf-Tieflage ans Ufer, um die Atemwege bei Erbrechen zu schützen.

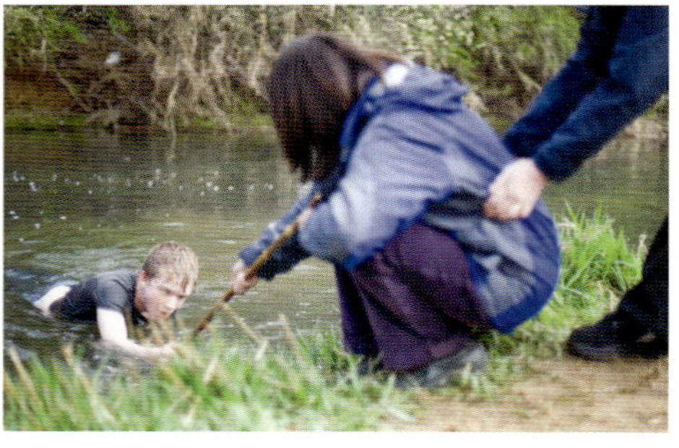

1 Zunächst müssen Sie den Patienten bei geringstmöglicher Selbstgefährdung ans trockene Ufer bringen. Am sichersten ist es, an Land zu bleiben und ihn mit den Händen, einem Rettungsring, einem Ast oder einem Seil an Land zu ziehen.

2 Sofern Sie als Rettungsschwimmer ausgebildet sind oder der Patient bewusstlos ist, müssen Sie zu ihm waten oder schwimmen und ihn ins Trockene bringen.

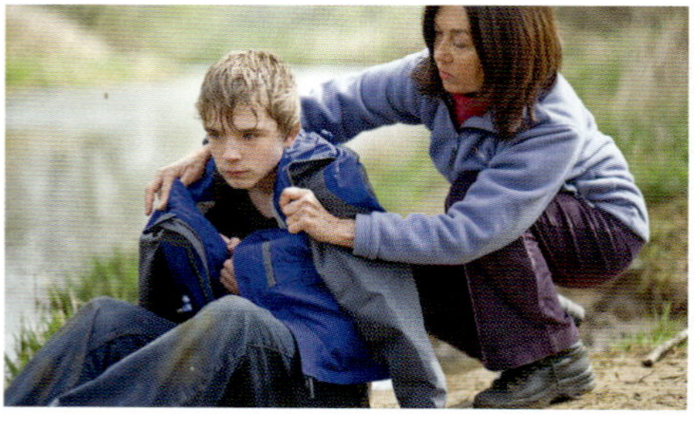

3 Schützen Sie den Patienten vor Wind und verhindern Sie möglichst, dass er weiter auskühlt, sobald er an Land ist. Versorgen Sie ihn dann als Beinahe-Ertrunkenen (S. 77) und Unterkühlten (S. 179).

4 Rufen Sie in jedem Fall über NOTRUF ☎112 den Rettungsdienst, auch wenn es dem Patienten scheinbar schnell wieder besser gehen sollte!

MEHRERE PATIENTEN

Besonders schwere Unfälle sind glücklicherweise eher selten. Dennoch kann es vorkommen, dass Sie es mit mehreren Verletzten gleichzeitig zu tun haben. Fordern Sie nach dem Absichern der Unfallstelle Unbeteiligte oder Unverletzte auf, Ihnen zu helfen (S. 21).

Wenden Sie sich zuerst den ruhigen Patienten zu. Diese können bewusstlos sein und Ihre Hilfe am dringendsten benötigen (S. 46–53). Lassen Sie sich auch durch die Hilferufe der leichter Verletzten nicht von diesem Vorgehen abbringen.

Wenn Sie die lebensrettenden Maßnahmen durchgeführt haben, wenden Sie sich den leichter Verletzten zu. Sorgen Sie frühzeitig dafür, dass über NOTRUF ☎112 der Rettungsdienst verständigt wird.

MASSENANFALL

Ist die Unglücksstelle unüberschaubar und die Anzahl der Verletzten nicht ohne weiteres feststellbar, spricht man von einem Massenanfall verletzter Personen. Veranlassen Sie in solch einem Fall umgehend, dass über den NOTRUF ☎112 der Rettungsdienst verständigt wird.

Sorgen Sie nach dem Absichern mit den anderen Helfern gemeinsam dafür, dass sich die Unverletzten und Leichtverletzten an einem Punkt außerhalb des Gefahrenbereichs sammeln. An diesem Sammelpunkt sollten sich andere Helfer um die Betreuung und Versorgung der Betroffenen kümmern.

Beginnen Sie dann mit der Rettung der Schwerverletzten aus dem Gefahrenbereich. Versorgen Sie diese möglichst an einem anderen Sammelpunkt als die Leichtverletzten. Wenden Sie die lebensrettenden Sofortmaßnahmen an (S. 42-69). Achten Sie dabei auf einen ausreichenden Wärmeerhalt bei den Patienten. Hierzu stehen Ihnen Rettungsdecken in den Verbandskästen zur Verfügung.

Informieren Sie das Rettungsdienstpersonal bei dessen Eintreffen über die bereits erfolgten Maßnahmen und Beobachtungen. Bieten Sie Ihre weitere Mithilfe an. Wenn Ihre Hilfe bei der Versorgung der Schwerverletzten nicht mehr benötigt wird, wenden Sie sich den Leicht- oder Unverletzten zu. In jedem Fall sollten Sie nach dem Einsatz mit den anderen Ersthelfern gemeinsam die Angebote der Notfallnachsorge in Anspruch nehmen.

NOTFALLPATIENT

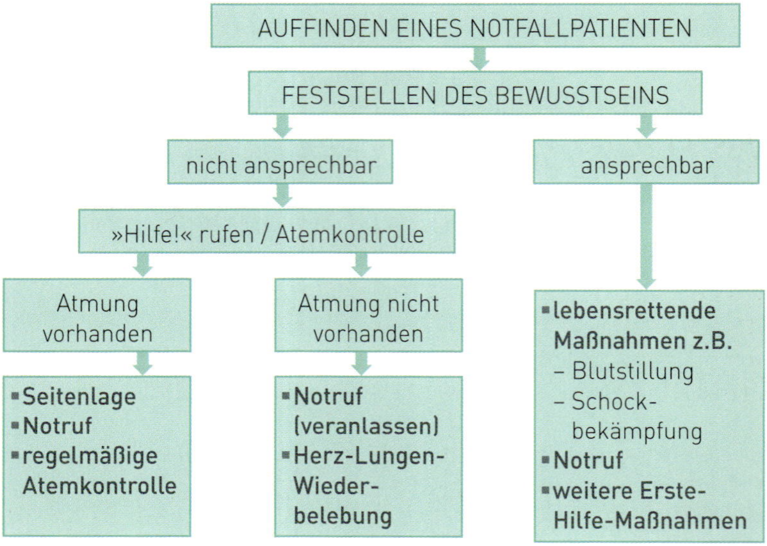

NOTRUF ☎ 112

Über die Notrufnummer 112 kann in allen Staaten der Europäischen Union (EU) rund um die Uhr gebührenfrei Hilfe gerufen werden. In Deutschland, Österreich und der Schweiz wird der Notruf über diese Telefonnummer von der Feuerwehreinsatzzentrale entgegengenommen. Von dort wird dann der zuständige Rettungsdienst alarmiert.

In Telefonzellen mit Tastentelefon kann ohne Münzen oder Telefonkarte die Notrufnummer gewählt werden. Auch über die Mobiltelefonnetze ist ein Notruf jederzeit, auch ohne Chipkarte, möglich. Darüber hinaus stehen noch andere Notrufeinrichtungen zur Verfügung:

- **Notrufsäulen an Autobahnen** (alle zwei Kilometer),
- **Notrufsäulen an Fernverkehrsstraßen,**
- **Betriebsfunk der Taxis** oder Linienbusse,
- **Notrufanlagen auf U- und S-Bahnhöfen.**

»5xW«

Die Zeit, die der Rettungsdienst benötigt, um zum Einsatzort zu gelangen, hängt maßgeblich von der exakten Notfallmeldung ab. Unter dem Stichwort »5xW« können Sie sich die fünf Bestandteile des Notrufs leicht merken:

Wo ist der Patient?
Geben Sie Ort, Straße und Hausnummer, Etage und auch den Namen auf der Klingel bekannt oder machen Sie Angaben, zwischen welchen Ortschaften sich die Straße befindet, auf der sich der Unfall ereignet hat.

Was ist passiert?
Beschreiben Sie die vorgefundene Situation.

Wie viele Patienten gibt es?
Nennen Sie die Anzahl der Betroffenen.

Welche Krankheits- oder Verletzungszeichen liegen vor?
Schildern Sie Ihre Beobachtungen.

Warten Sie auf Rückfragen!
Vielleicht hat der Leitstellenmitarbeiter nicht alles verstanden oder noch eine Frage an Sie. Legen Sie daher erst auf, wenn die Rettungsleitstelle den Notruf beendet hat.

RETTUNGSKETTE

KRANKENHAUS

- Notfalldiagnostik
- Notfallbehandlung
- Akutversorgung
- Rehabilitation

RETTUNGSDIENST

- Fortführen der lebensrettenden Maßnahmen
- Stabilisieren der Vitalfunktionen
- schonender und zügiger Transport
- Einleiten der Notfallbehandlung

WEITERE ERSTE HILFE

- Wärme erhalten
- Lagerung
- seelische Betreuung
- Wunden verbinden
- Verbrennungen kühlen
- Brüche ruhig stellen

NOTRUF/SOFORTMASSNAHMEN

WO ist der Patient? (Ort, Straße, Hausnummer) – WAS ist passiert? (Situation schildern) – WIE VIELE Patienten? – WELCHE Symptome? – WARTEN auf Rückfragen!

- Notfalldiagnostik: Bewusstseinskontrolle – Atemkontrolle – Suche nach Lebenszeichen
- lebensrettende Sofortmaßnahmen: Seitenlage – Herz-Lungen-Wiederbelebung – Druckverband – Schocklage

ABSICHERN/EIGENSCHUTZ

- Ruhe bewahren, Überblick verschaffen
- Absichern der Notfall-/Unfallstelle

NOTFALL
UNFALL
VERGIFTUNG

VITALFUNKTIONEN KONTROLLIEREN

Nach dem Absichern der Notfallstelle nehmen Sie eine kurze, orientierende Untersuchung des Patienten vor.

Ziel dieser Erstuntersuchung ist es, lebensbedrohliche Zustände zu erkennen, um anschließend die Sofortmaßnahmen einzuleiten. Hierzu müssen Sie zunächst die Vitalfunktionen, wie unten dargestellt, kontrollieren.

HILFE RUFEN

Bei allen lebensbedrohlichen Notfällen soll so rasch wie möglich über den NOTRUF ☎112 der Rettungsdienst gerufen werden (S. 30).

Beauftragen Sie möglichst einen Dritten damit, während Sie selbst bei dem Verletzten bleiben. Bitten Sie ihn um eine Rückmeldung nach dem Notruf.

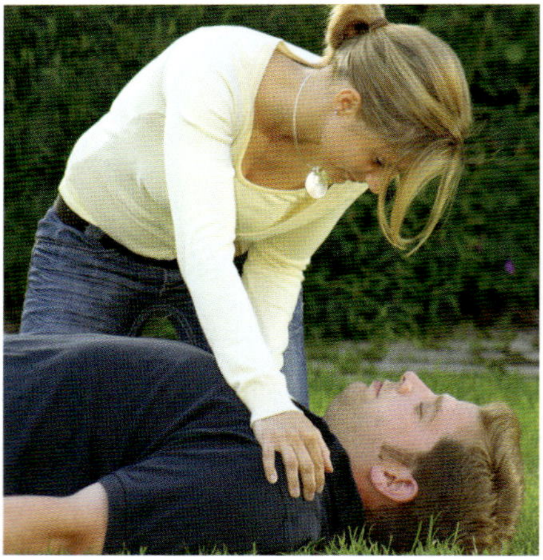

1 ÜBERPRÜFEN DES BEWUSSTSEINS
Sehen und sprechen Sie den Patienten an. Rütteln Sie ihn vorsichtig an den Schultern. Wenn er nicht reagiert, ist er bewusstlos (S. 48).

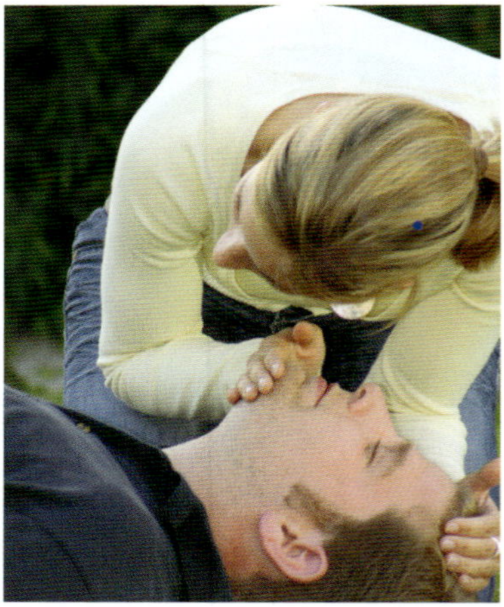

2 ÜBERPRÜFEN DER ATMUNG
Kopf leicht nackenwärts beugen, Unterkiefer nach vorne ziehen. Beugen Sie sich über den Kopf des Patienten mit Blickrichtung zum Brustkorb. Prüfen Sie durch Sehen, Hören und Fühlen, ob Atmung vorhanden ist (S. 47).

LEBENSRETTENDE MASSNAHMEN

Nach Überprüfung der Vitalfunktionen müssen Sie ggf. zunächst lebensrettende Maßnahmen ergreifen (S. 42–69).

- **bewusstlos, Atmung vorhanden** = Seitenlage
- **bewusstlos, atmet nicht** = Herz-Lungen-Wiederbelebung
- **bei bedrohlichen Blutungen** = Druckverband
- **bei Schock** = Schocklage

LEBENSRETTENDE MASSNAHMEN

SEITENLAGE

Haben Sie festgestellt, dass der Patient bewusstlos ist, aber atmet, bringen Sie ihn in die Seitenlage (S. 48–49).

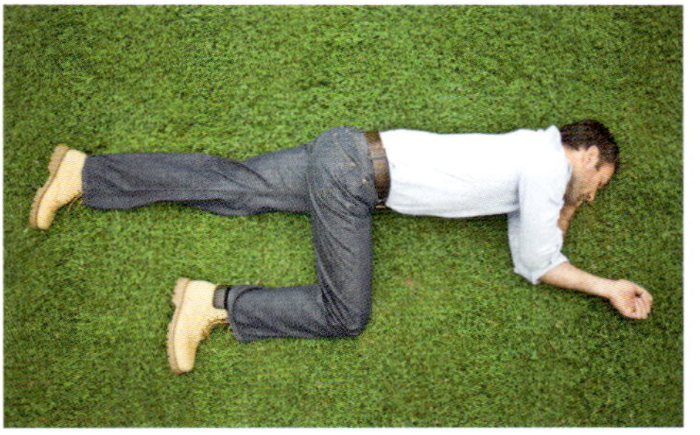

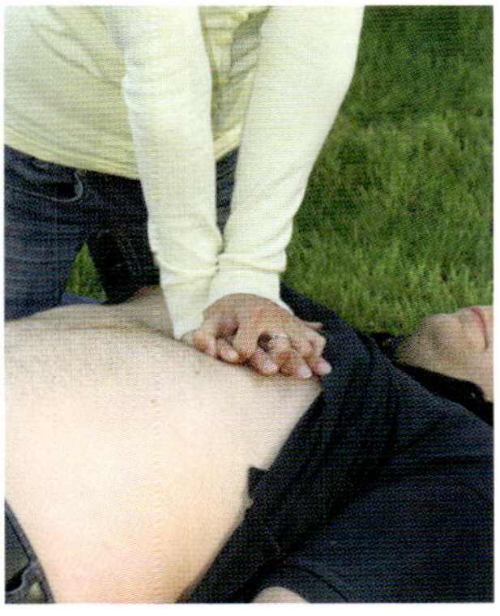

HERZ-LUNGEN-WIEDERBELEBUNG

Ist der Patient bewusstlos und ohne Atmung, beginnen Sie sofort mit der Herz-Lungen-Wiederbelebung (S. 52–53).

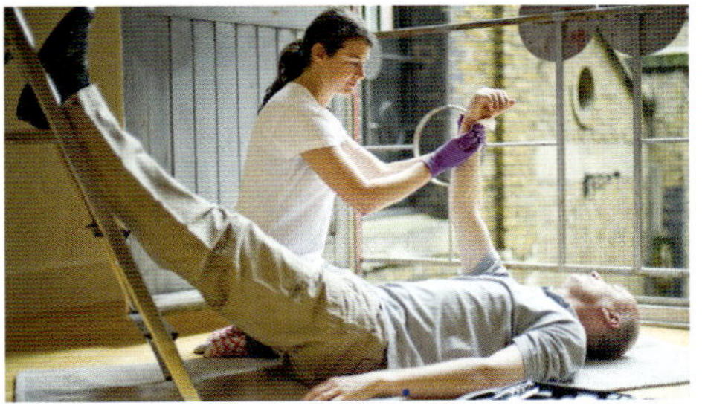

DRUCKVERBAND

Wenn der Patient stark aus einer Wunde blutet, legen Sie einen Druckverband an (S. 98–99).

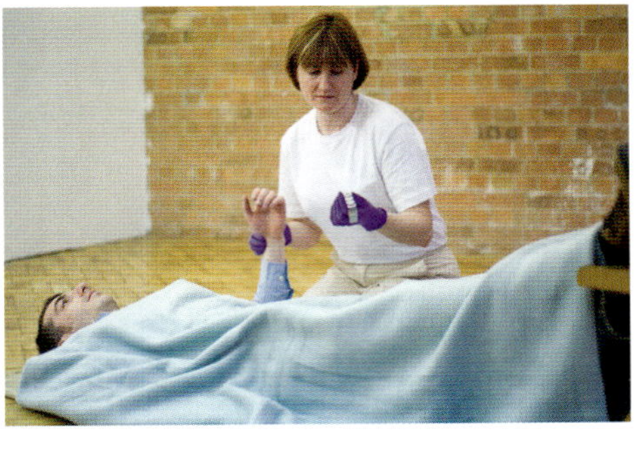

SCHOCKLAGE

Stellen Sie Schockzeichen bei dem Patienten fest, bringen Sie ihn in die Schocklage (S. 88–89).

VERDACHTSDIAGNOSE

Sobald Sie die Vitalfunktionen überprüft haben und sichergestellt ist, dass für den Notfallpatienten keine Lebensgefahr (mehr) besteht, suchen Sie nach weiteren Verletzungen. Hierzu ist eine gründliche körperliche Untersuchung erforderlich (S. 35).

Die Verdachtsdiagnose stützt sich auf Hinweise zur Vorgeschichte und bestimmte Erkrankungen und auf die akuten Symptome (siehe umseitig). Beachten Sie unbedingt die Intimsphäre des Patienten. Sorgen Sie für Wärmeerhalt und eine trockene Lagerung. Kann der Patient seine Symptome beschreiben, konzentrieren Sie sich auf deren Versorgung.

In diesem Buch werden die Krankengeschichte sowie die Symptome spezieller Erkrankungen und Verletzungen unter dem Schlagwort »Erkennen« aufgeführt.

DIE VORGESCHICHTE

Hierunter fallen der genaue Unfallhergang, die Frage, wie es zu der Verletzung kam bzw. wie die Erkrankung begonnen und sich entwickelt hat. Ist der Betroffene bewusstlos, können Sie versuchen, diese Informationen von den Umstehenden zu erhalten. Bezüglich des Hergangs können Unfallzeugen hilfreiche Informationen liefern. Sie sind aber nicht immer zuverlässig, v. a. wenn sie aufgeregt sind. Versuchen Sie, sich ein genaues Bild zu verschaffen:

- **Wann hat der Betroffene** zuletzt gegessen oder getrunken?
- **Hat er eine Erkrankung** und/oder nimmt er Medikamente?
- **Welche Kräfte,** in welcher Stärke, haben auf den Körper eingewirkt?
- **Welchen Umweltbedingungen** (z. B. Nässe, Kälte, Hitze, stickige Luft) war der Patient ausgesetzt?
- **Wie alt** ist der Betroffene und wie ist sein Gesundheitszustand? (Stolpert ein gesunder Erwachsener, verstaucht er sich vielleicht das Handgelenk. Ein alter Mensch kann sich dabei den Arm oder den Oberschenkelhals brechen.)
- **Wer ist der Betroffene** und wo lebt er? Halten Sie diese Informationen fest und notieren Sie auch die Unfallzeit sowie den Zeitpunkt Ihrer Untersuchung.

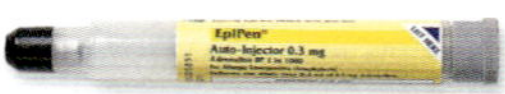

FERTIGSPRITZEN ODER INSULIN-PEN
Sie können auf einen anaphylaktischen Schock hindeuten oder, wenn auch (Trauben-)Zucker zu finden ist, auf Diabetes hinweisen.

HINWEISE AUF ERKRANKUNGEN

Kann der Betroffene nicht antworten oder ist er bewusstlos, untersuchen Sie seine Taschen (Vorsicht vor Spritzen bei Verdacht auf Drogenmissbrauch). Vielleicht finden Sie Hinweise auf den nächsten Arzt- oder Krankenhaustermin oder einen Notfallausweis, der auf eine Allergie, auf Zuckerkrankheit (Diabetes), eine Herzkrankheit oder Epilepsie hinweist. Medikamente, ein Notfallarmband oder ein »SOS-Talisman« können weitere wichtige Hinweise auf die Art des Notfalls geben. Heben Sie diese Warnhinweise auf und geben Sie sie an den Rettungsdienst weiter.

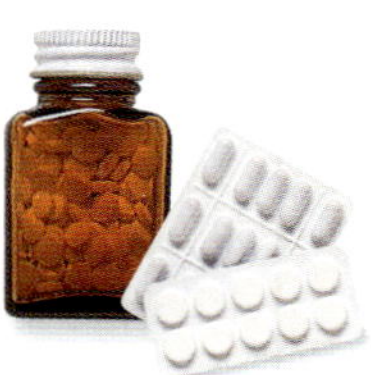

MEDIKAMENTE
Medikamente, die der Patient mitführt, können Hinweise auf eventuelle Erkrankungen geben.

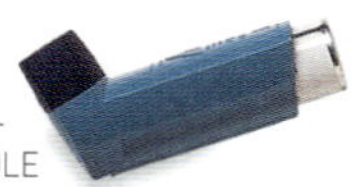

DOSIER-AEROSOLE
Tragen oft Asthmapatienten oder Allergiker mit sich.

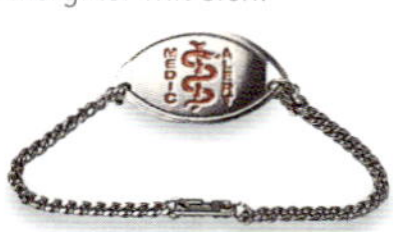

NOTFALLARMBAND
Weist auf Erkrankungen des Patienten hin oder trägt eine Telefonnummer für Informationen.

KRANKHEITS- UND VERLETZUNGSZEICHEN

Jede Verletzung oder Erkrankung äußert sich mit charakteristischen Merkmalen: Krankheitszeichen (Symptome) und Verletzungszeichen. Die Symptome lassen sich in Empfindungen (subjektiv) und Feststellungen (objektiv) unterteilen. Manche sind auffällig, andere bemerkt man erst bei einer gründlichen körperlichen Untersuchung (»Bodycheck«, S. 37–38). Ein Bewusstloser, der atmet, sollte rasch in der vorgefundenen Position auf deutlich erkennbare Verletzungen untersucht und dann schnellstmöglich in die Seitenlage gebracht werden (S. 48–49). Er wird nach Möglichkeit auf der unverletzten Seite gelagert. Verletzungen der Arme und Beine müssen ruhiggestellt werden. Arbeiten Sie mit Ihren Sinnen: sehen, hören, fühlen und riechen. Arbeiten Sie zügig, aber gründlich. Urteilen Sie nicht vorschnell. Fassen Sie den Patienten sanft und doch fest genug an, um Schwellungen, Unregelmäßigkeiten oder druckschmerzhafte Stellen zu finden. Lassen Sie sich die Empfindungen beschreiben, die Ihre Berührung verursacht.

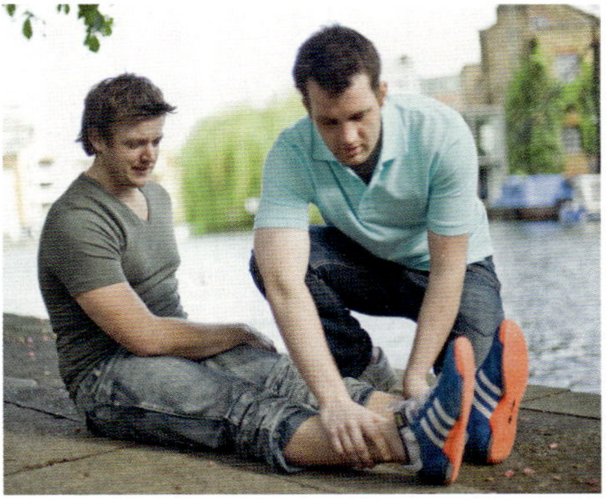

1 Zeigt das Gesicht des Betroffenen während der Untersuchung Zeichen von Schmerzen oder Angst?

2 Beide Körperseiten im Seitenvergleich von oben nach unten abtasten.

3 Die Untersuchung immer von Kopf bis Fuß durchführen.

EMPFINDUNGEN DES PATIENTEN ERFRAGEN

Fragen Sie nach ungewöhnlichen Empfindungen, ob und wo Schmerzen empfunden werden, welcher Art diese sind und ob sie sich durch Bewegung verändern. Starke Schmerzen an einer isolierten Stelle können auf eine schwere Verletzung oder Erkrankung hindeuten.

Fragen Sie nach Übelkeit, Schwindel, Benommenheit, Durst, Wärme-, Kälte- oder Schwächegefühl. Alle Empfindungen sollten berücksichtigt und ggf. durch eine Untersuchung bestätigt werden.

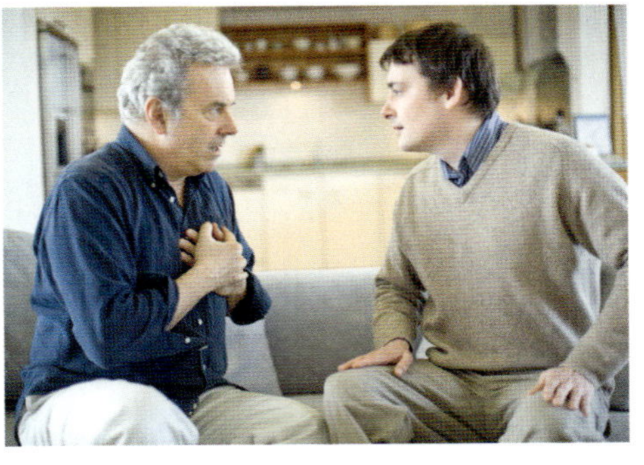

NACH DEN SYMPTOMEN FRAGEN

Der Verletzte kann Ihnen über seine Symptome Auskunft geben. Diese Informationen dienen dazu, die Krankheitsursache ausfindig zu machen.

KRANKHEITSZEICHEN (Fortsetzung)

KRANKHEITS- UND VERLETZUNGSZEICHEN

Viele Besonderheiten sieht man sofort, andere fallen erst bei gründlicher Untersuchung auf (S. 37–38). Ist der Patient bewusstlos, können Sie eine Verdachtsdiagnose allein anhand Ihrer Feststellungen oder der Informationen Umherstehender und durch die Rekonstruktion des Unfallhergangs ermitteln.

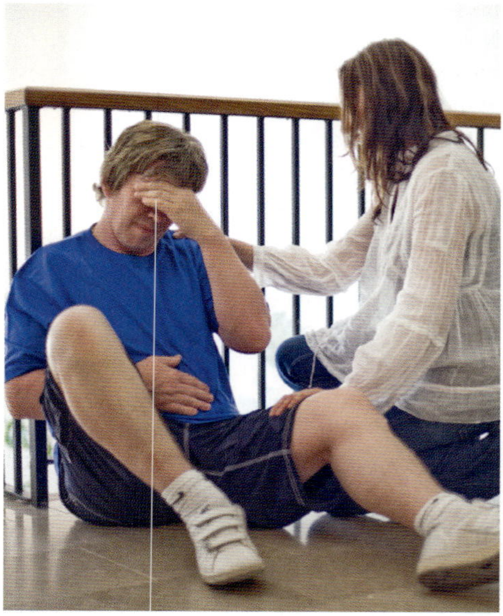

NUTZEN SIE IHRE SINNE

Sehen, fühlen und hören Sie die Atmung. Suchen Sie nach Blutungen, Verfärbungen oder Verformungen. Tasten Sie behutsam schmerzhafte Körperstellen ab und achten Sie auf Druckschmerzen sowie Knochenfehlstellungen bzw. Form- und Lageveränderungen. Mit der Nase können Sie z. B. Ausscheidungen oder Alkoholgeruch wahrnehmen.

SUBJEKTIVE UND OBJEKTIVE KRANKHEITS- UND VERLETZUNGSZEICHEN	
SUBJEKTIV: Der Betroffene kann folgende Empfindungen äußern	▪ Schmerzen ▪ Angst ▪ Hitze ▪ Kälte ▪ Bewegungsbeeinträchtigung ▪ Empfindungslosigkeit ▪ Gefühlsstörungen ▪ Durst ▪ Hunger ▪ Übelkeit ▪ Kribbelgefühl ▪ Steifigkeit ▪ kurzfristige Bewusstseinstrübung ▪ Schwäche ▪ Gedächtnislücke ▪ Schwindel ▪ Bruchgefühl
OBJEKTIV: Was Sie sehen können	▪ abnorme Hautfarbe ▪ Reaktion auf Ansprechen ▪ Reaktion auf Berührung ▪ angst- und schmerzvolles Aussehen ▪ ungewöhnliche Brustbewegungen ▪ Verbrennungen ▪ Schwitzen ▪ Wunden ▪ Blutungen aus Körperöffnungen ▪ Prellungen ▪ Muskelkrämpfe ▪ Schwellungen ▪ Verformungen ▪ Fremdkörper ▪ Einstichwunden ▪ Erbrochenes ▪ Urin- oder Stuhlausscheidung ▪ leere Medikamentenpackungen oder sonstige Auffälligkeiten im Umfeld des Patienten
OBJEKTIV: Was Sie tasten können	▪ Feuchtigkeit ▪ abnorme Körpertemperatur ▪ Berührungs- oder Druckschmerzhaftigkeit ▪ Schwellungen ▪ Verformungen ▪ Unregelmäßigkeiten ▪ Knochenreiben
OBJEKTIV: Was Sie hören können	▪ geräuschvolle oder mühsame Atmung ▪ Stöhnen ▪ Sauggeräusche (Hinweis auf Brustkorbverletzung) ▪ Reaktion auf Berührung ▪ Reaktion auf Ansprechen
OBJEKTIV: Was Sie riechen können (auch am Atem des Betroffenen)	▪ Aceton ▪ Alkohol ▪ Gase oder Dämpfe ▪ Lösungsmittel oder Klebstoffe ▪ Ausscheidungen ▪ Haschisch

BODYCHECK

Nachdem Sie die Vorgeschichte erfragt und etwaige Symptome erhoben haben, sollten Sie den Patienten gründlich untersuchen. Nutzen Sie dabei alle Ihre Sinne: sehen, hören, fühlen und riechen. Beginnen Sie dabei immer am Kopf und arbeiten Sie sich nach unten vor. Dieses »Kopf-bis-Fuß«-Schema ist gründlich und leicht zu merken. Möglicherweise ist dazu das Öffnen oder Entfernen von Kleidungsstücken erforderlich. Beachten Sie dabei immer die Intimsphäre des Patienten und fragen Sie ihn um Erlaubnis.

Tragen Sie Einmalhandschuhe, um sich selbst und den Patienten zu schützen. Achten Sie darauf, den Patienten nicht mehr als unbedingt notwendig zu bewegen. Wenn der Patient bei Bewusstsein ist, untersuchen Sie ihn möglichst in der Lage, in der Sie ihn vorgefunden haben oder die ihm am angenehmsten ist, es sei denn, er befindet sich in akuter Gefahr. Belassen Sie einen bewusstlosen Patienten während des Bodychecks in der Seitenlage.

Überprüfen Sie Bewusstsein und Atmung des Patienten und arbeiten Sie sich weiter nach unten vor. Beachten Sie auch kleinere Verletzungen, versorgen Sie diese aber erst nach Abschluss der Untersuchung, um auch verdeckte schwerere Verletzungen nicht zu übersehen.

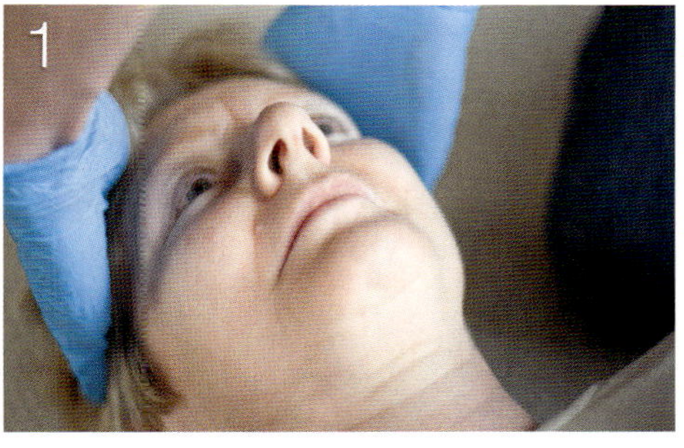

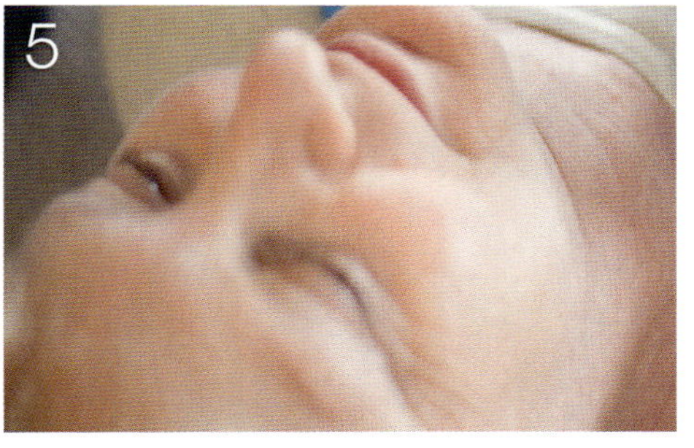

1 Gleiten Sie mit den Händen vorsichtig über die Kopfhaut. Suchen Sie nach Blutungen, Schwellungen oder Eindrücken, die auf einen Bruch hinweisen. Bewegen Sie den Patienten nicht, wenn Sie eine Halswirbelsäulenverletzung vermuten.

2 Sprechen Sie leise in die Ohren des Patienten, um das Hörvermögen zu prüfen. Fließt Blut und/oder klare Flüssigkeit oder eine Mischung aus beidem aus dem Ohr oder der Nase, weist das auf eine Schädelbasisfraktur hin.

3 Untersuchen Sie beide Augen. Achten Sie darauf, ob sie geöffnet sind, auf die Pupillengröße und ob diese seitengleich ist (sollte sie sein), sowie auf die Lichtreaktion der Pupillen (sie sollten sich bei Lichteinfall verkleinern). Suchen Sie nach Fremdkörpern, Blut oder Blutergüssen im Weißen des Auges.

4 Achten Sie auf Atemfrequenz, -tiefe und -art (leicht oder schwer, laut oder leise) sowie auf Atemgeruch. Inspizieren Sie den Mund und tasten Sie ihn vorsichtig nach Dingen ab, die die Atemwege verlegen könnten. Sofern der Patient Prothesen trägt, belassen Sie diese bei festem Sitz. Suchen Sie nach Wunden im Mund oder Abweichungen in der Zahnreihe sowie nach Verbrennungen der Lippen.

5 Achten Sie auf die Hautfarbe, -temperatur und -zustand. Ist sie blass, gerötet oder graublau (Zyanose), heiß oder kalt, trocken oder feucht? Eine blasse, kaltschweißige Haut weist auf einen Schock hin, ein gerötetes, heißes Gesicht auf Fieber oder Bluthochdruck. Eine Blaufärbung an Lippen, Ohren und im Gesicht zeigt Sauerstoffmangel an.

BODYCHECK (Fortsetzung)

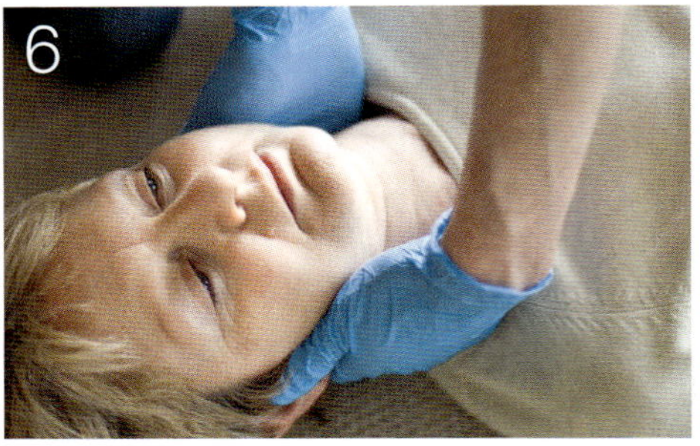

6 Lockern Sie die Kleidung am Hals und suchen Sie nach einem Loch in der Luftröhre (Stoma), als Folge einer Operation. Lassen Sie Ihre Finger vorsichtig und möglichst weit vom Kopf aus die Wirbelsäule entlang herabgleiten, ohne den Patienten zu bewegen. Achten Sie auf Unregelmäßigkeiten, Schwellungen und Schmerzen.

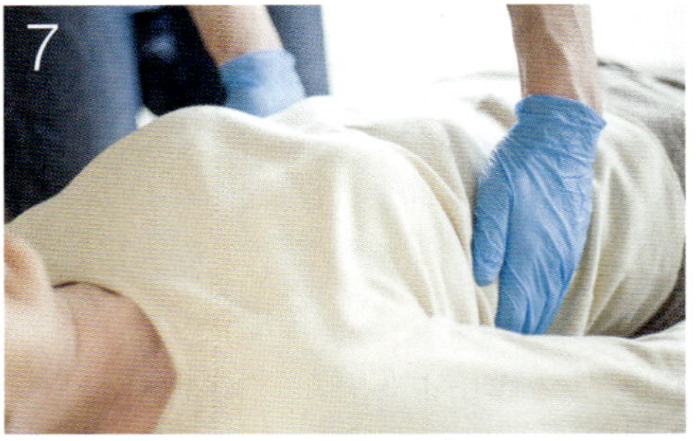

7 Fordern Sie den Verletzten auf, tief einzuatmen, und schauen Sie, ob sich der Brustkorb gleichmäßig und seitengleich anhebt. Suchen Sie den Brustkorb nach Verformungen, Unregelmäßigkeiten und Schmerzen ab. Fragen Sie, ob der Patient Stechen beim Atmen verspürt, und suchen Sie nach Blutungen.

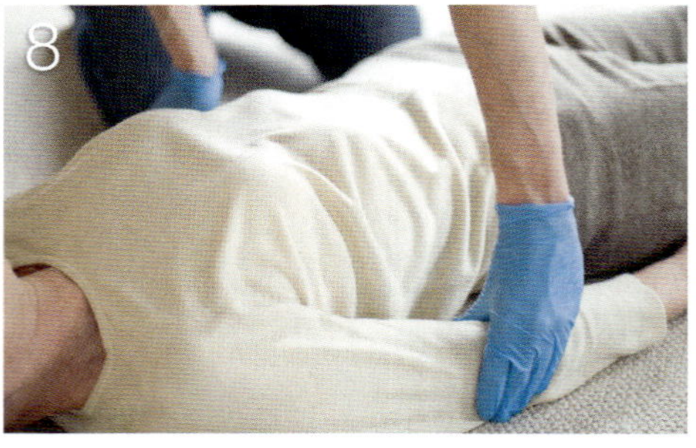

8 Tasten Sie vorsichtig beide Schlüsselbeine und Schultern nach Verformungen, Unregelmäßigkeiten und Schmerzen ab. Überprüfen Sie die Beweglichkeit von Ellenbogen, Handgelenken und Fingern, indem Sie den Patienten zum Beugen und Strecken der Hände und Arme in allen Gelenken auffordern. Überprüfen Sie die Sensibilität der Finger und ob fremdartige Empfindungen in den Gliedmaßen auftreten. Achten Sie auf die Farbe der Finger: Blasse oder graublaue Fingerspitzen weisen auf Kreislaufprobleme hin. Suchen Sie am Unterarm nach Nadeleinstichen. Fühlen Sie den Puls am Handgelenk oder Hals.

9 Sofern die Beweglichkeit auch nur leicht eingeschränkt oder die Sensibilität beeinträchtigt ist, sollten Sie den Patienten zur Untersuchung der Wirbelsäule nicht bewegen. Greifen Sie vorsichtig in das Hohlkreuz und tasten Sie die Wirbelsäule nach Schwellungen und Schmerzen ab.

10 Tasten Sie den Bauch des Patienten vorsichtig ab und suchen Sie nach Blutungen, Abwehrspannung oder Schmerzen.

11 Tasten Sie beide Hüftseiten ab und bewegen Sie das Becken vorsichtig. Suchen Sie nach Hinweisen auf eine Inkontinenz oder Blutungen aus Körperöffnungen.

12 Fordern Sie den Patienten auf, die Beine nacheinander anzuheben, Knöchel und Knie zu bewegen. Suchen Sie nach Blutungen, Schwellungen, Verformungen und Schmerzen.

13 Überprüfen Sie Gefühl und Beweglichkeit der Zehen. Beurteilen Sie deren Hautfarbe: Graublaue Haut zeigt eine Kreislaufstörung oder einen Kälteschaden an.

ENTKLEIDEN DES PATIENTEN

Manchmal ist es nötig, ein Kleidungsstück zu entfernen, damit gründlich untersucht, eine genaue Verdachtsdiagnose ermittelt oder eine angemessene Versorgung des Patienten durchgeführt werden kann. Entfernen Sie nur die absolut nötigen Kleidungsstücke. Wahren Sie dabei die Intimsphäre des Patienten und schützen Sie ihn vor Unterkühlung. Beschädigen Sie die Kleidung nur, wenn es sein muss, und versuchen Sie dann, möglichst die Nähte oder Ärmel auf- bzw. abzutrennen.

ENTKLEIDEN DER BEINE UND FÜSSE

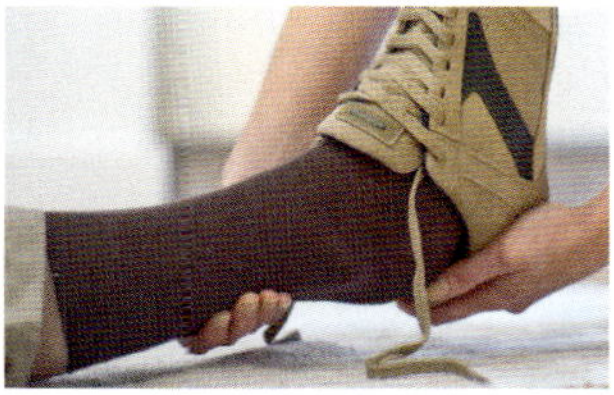

SCHUHE AUSZIEHEN
Umgreifen Sie den Knöchel und ziehen Sie behutsam den Schuh vom Fuß. Stiefel mit hohem Schaft müssen Sie eventuell mit einer Schere an der rückseitigen Naht aufschneiden.

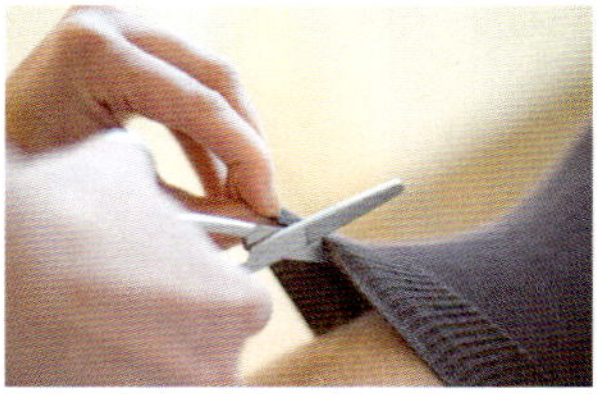

SOCKEN AUSZIEHEN
Lassen sich die Socken nicht problemlos ausziehen, heben Sie diese mit den Fingern leicht vom Bein ab und schneiden die Socken mit einer Schere auf.

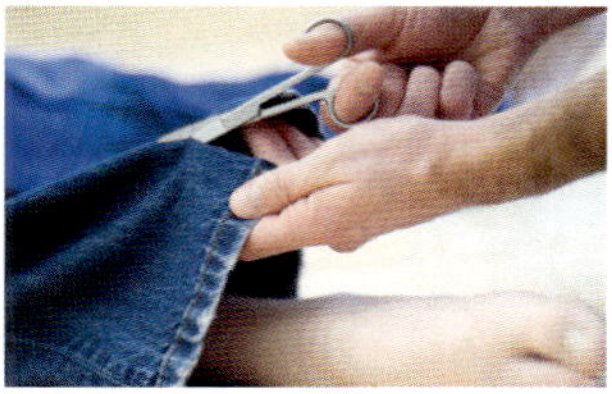

HOSE AUSZIEHEN
Schieben Sie das Hosenbein vorsichtig hoch oder schneiden Sie es ggf. auf, um den Unterschenkel freizumachen, bzw. für den Oberschenkel die Hose über die Hüften herunterziehen.

ENTKLEIDEN DES OBERKÖRPERS

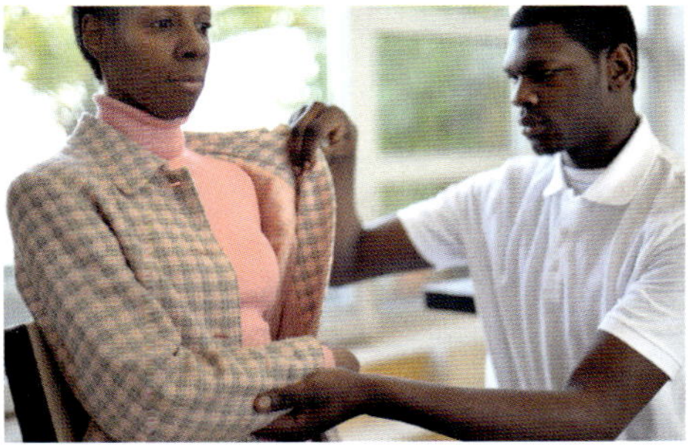

MANTEL/HEMD AUSZIEHEN
Ziehen Sie vorsichtig den unverletzten Arm aus dem Ärmel. Stützen Sie den verletzten Arm und streifen Sie den zweiten Ärmel ab.

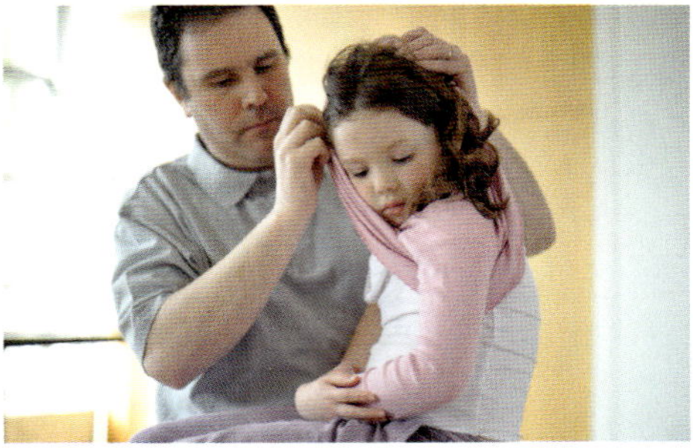

PULLOVER AUSZIEHEN
Ziehen Sie vorsichtig den unverletzten Arm aus dem Ärmel. Ziehen Sie das Kleidungsstück über den Kopf des Verletzten, möglichst ohne Auswirkung auf den verletzten Arm. Stützen Sie den verletzten Arm und streifen Sie den zweiten Ärmel ab.

HELMABNAHME

Ein Schutzhelm sollte möglichst immer vom Verunglückten selbst abgenommen werden. Die Abnahme ist notwendig, da der Helm zu einer unsicheren Lage des Kopfes führt und im Notfall eine Atemspende unmöglich macht. Kann der Patient den Helm nicht selbst absetzen, wird die Helmabnahme von zwei Helfern vorgenommen. So können Kopf und Nacken des Patienten pausenlos abgestützt gehalten werden.

Der Kopf des Verletzten sollte zur Helmabnahme vorsichtig in eine gerade Linie mit der Wirbelsäule gebracht werden (S. 117).

ABNAHME EINES MOTORRADHELMS (INTEGRALHELM)

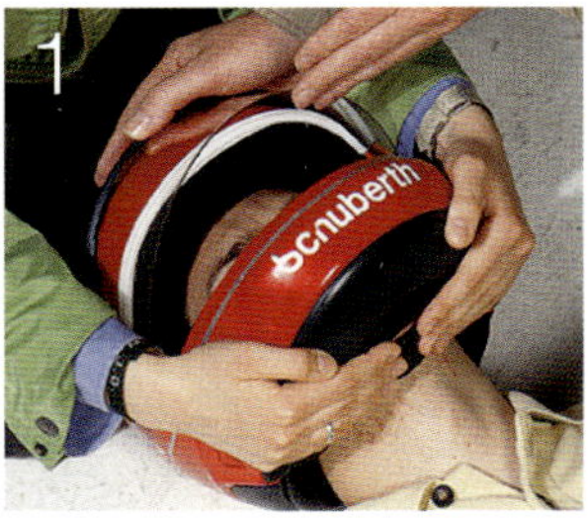

1 Ein Helfer kniet am Kopfende und sorgt für eine sehr leichte Streckung der Halswirbelsäule. Der zweite Helfer kniet seitlich am Kopf und öffnet das Visier. Eine Brille wird abgesetzt, der Mundbereich freigemacht.

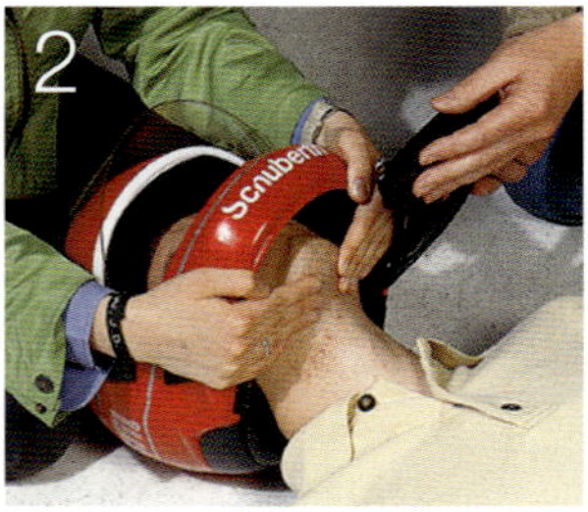

2 Der zweite Helfer öffnet den Helmverschluss und den Kinnriemen. Dieser muss eventuell auch durchgeschnitten werden. Unterdessen sorgt der erste Helfer für eine bewegungsfreie Lagerung des Kopfes.

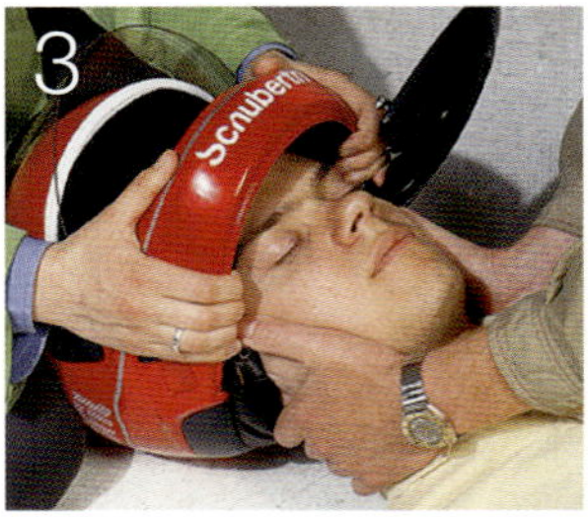

3 Der zweite Helfer übernimmt die Stabilisierung der Halswirbelsäule. Er stützt von unten den Nacken mit beiden Händen ab. Die vier Finger werden dabei hinter, der Daumen vor dem Ohr angelegt.

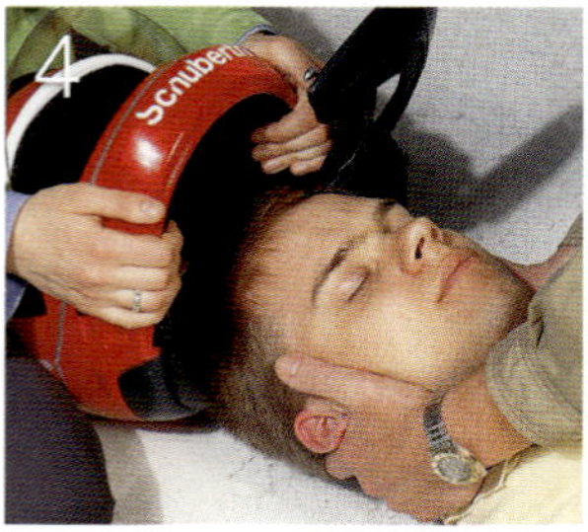

4 Der erste Helfer nimmt den Helm ab. Der zweite Helfer lagert die Halswirbelsäule bewegungsfrei. Der Kopf darf nicht auf den Boden absinken.

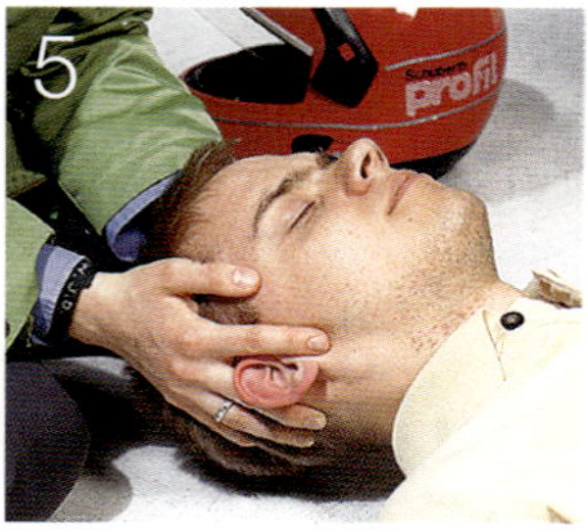

5 Nach der Helmabnahme sorgt der erste Helfer für die Stabilisierung der Kopflage. Zugleich zieht er so den Unterkiefer hoch. Auf diese Weise werden die Atemwege geöffnet.

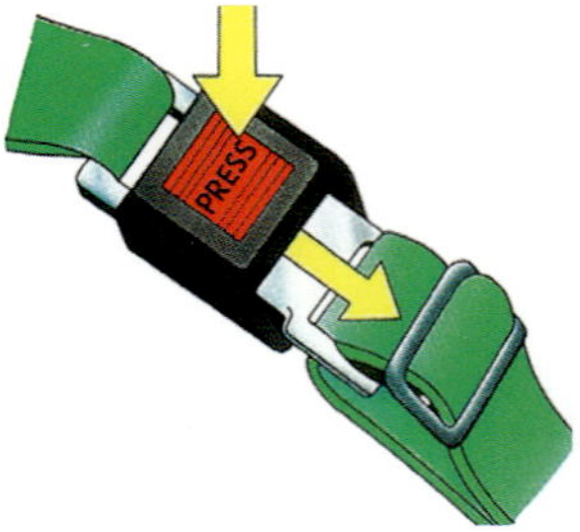

HELMVERSCHLÜSSE

Für Motorradhelme stehen verschiedene Verschlussarten zur Verfügung. Oft findet man auch das Drucktastenschloss.

PATIENTENÜBERGABE

Wenn Sie alle erforderlichen Maßnahmen durchgeführt haben und z. B. auf den Rettungsdienst warten, versuchen Sie, alle wichtigen Informationen zum Vorfall selbst und zum Zustand des Betroffenen schriftlich festzuhalten. Angaben zum zeitlichen Verlauf sind für das medizinische Personal besonders wichtig, z. B.: Wie lange war der Patient bewusstlos? Wie lange dauerte der Anfall? Wann änderte sich der Zustand, wann wurde welche Maßnahme durchgeführt? Bleiben Sie bei dem Betroffenen, bis Hilfe eintrifft, oder fahren Sie mit ins Krankenhaus, um dort ihre Aufzeichnungen zu übergeben.

HILFELEISTUNGSBERICHT

Der Bericht sollte folgende Punkte beinhalten

- **Name und Adresse** des Patienten
- **die näheren Umstände** des Unfalls bzw. der Erkrankung
- **eine kurze Beschreibung** der Krankheits- und Verletzungszeichen
- **auffälliges Verhalten** des Patienten
- **Art und Zeitpunkt** der durchgeführten Maßnahmen
- **Dokumentation** zu Atmung, Puls und Ansprechbarkeit

EINSATZ VON MEDIKAMENTEN

In der Ersten Hilfe beschränkt sich die Medikamentengabe üblicherweise darauf, Schmerzen zu lindern und den Verletzten bei der Einnahme seiner eigenen Schmerzmittel zu unterstützen.

Viele Medikamente sind rezeptfrei erhältlich, trotzdem ist es nicht ratsam, Medikamente zu kaufen oder zu leihen, um sie einem Verletzten selbstständig zu verabreichen.

Wenn Sie zur Einnahme anderer als der in diesem Buch genannten Medikamente raten oder dabei unterstützen, ist der Patient ernsthaften Risiken ausgesetzt und Ihnen können rechtliche Konsequenzen drohen. Wenn ein Patient ein Medikament einnimmt, ist darauf zu achten, dass:

- **es für den Zustand** angemessen ist,
- **das Verfallsdatum** nicht überschritten ist,
- **es entsprechend der Packungsbeilage** eingenommen wird,
- **alle Vorsichtsmaßnahmen** eingehalten werden,
- **die empfohlene Menge** nicht überschritten wird,
- **Name und Dosis der Arznei** sowie Einnahmezeitpunkt und -weg festgehalten werden.

ACHTUNG

Acetylsalicylsäure (ASS, z.B. Aspirin®) darf Kindern und Jugendlichen unter 16 Jahren nicht verabreicht werden, da als seltene Nebenwirkung das sog. Reye-Syndrom auftreten kann.

2

Mit der Atmung gelangt der Sauerstoff in die Lunge und wird von dort über das Blut im Körper verteilt. Gehirn, Lunge und Herz sind lebenswichtige Organe in unserem Körper. Wenn sie nicht ausreichend mit Sauerstoff versorgt werden, sind bereits nach kurzer Zeit Bewusstlosigkeit, Atem- und Herz-Kreislauf-Stillstand die Folgen. Bereits nach fünf Minuten Sauerstoffmangel kann es im Gehirn zu bleibenden Schäden kommen.

Um eine ausreichende Sauerstoffversorgung wiederherzustellen, müssen Sie die Atemwege frei machen (Kopf überstrecken), den Patienten bei Atemstillstand beatmen (Atemspende) und bei ausbleibender Atmung die Herz-Lungen-Wiederbelebung einleiten. Die Ursachen und Maßnahmen bei Kleinkindern und Säuglingen unterscheiden sich hier von denen bei Erwachsenen. Daher wird in diesem Kapitel die Versorgung Erwachsener, Kinder und Säuglinge Schritt für Schritt getrennt vorgestellt.

ERSTE HILFE KOMPAKT

- Atemwege frei halten (Seitenlage)
- Herz-Lungen-Wiederbelebung (bei Atemstillstand)
- Atemwege frei machen (bei Erstickungsgefahr)

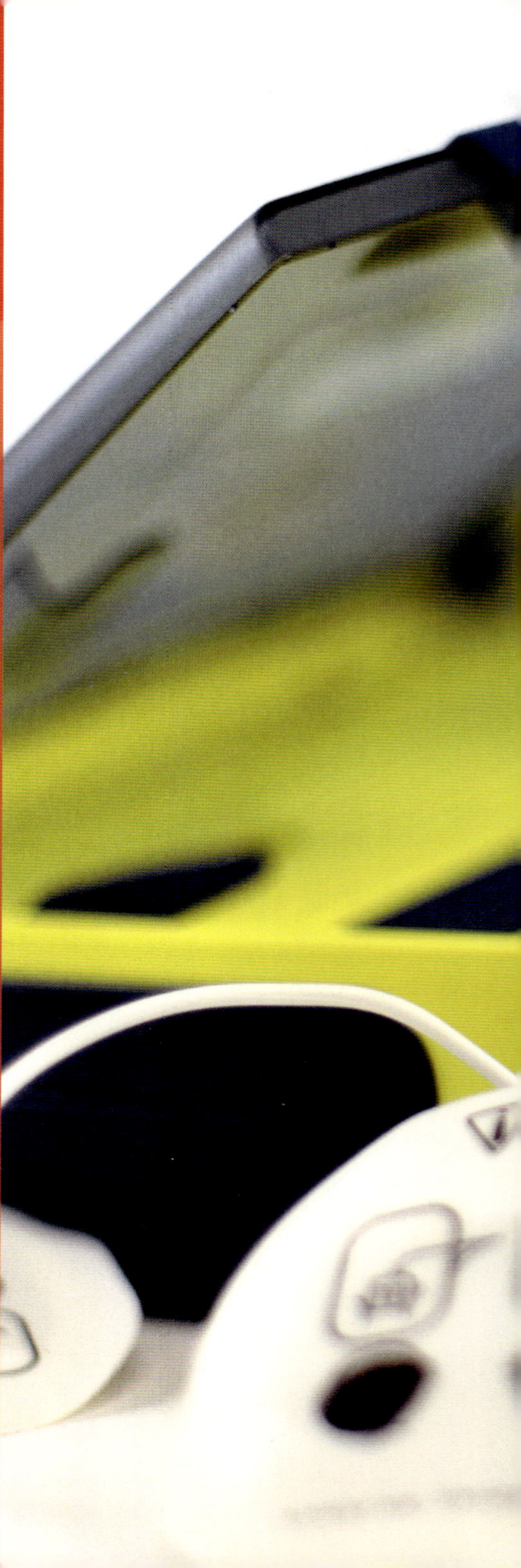

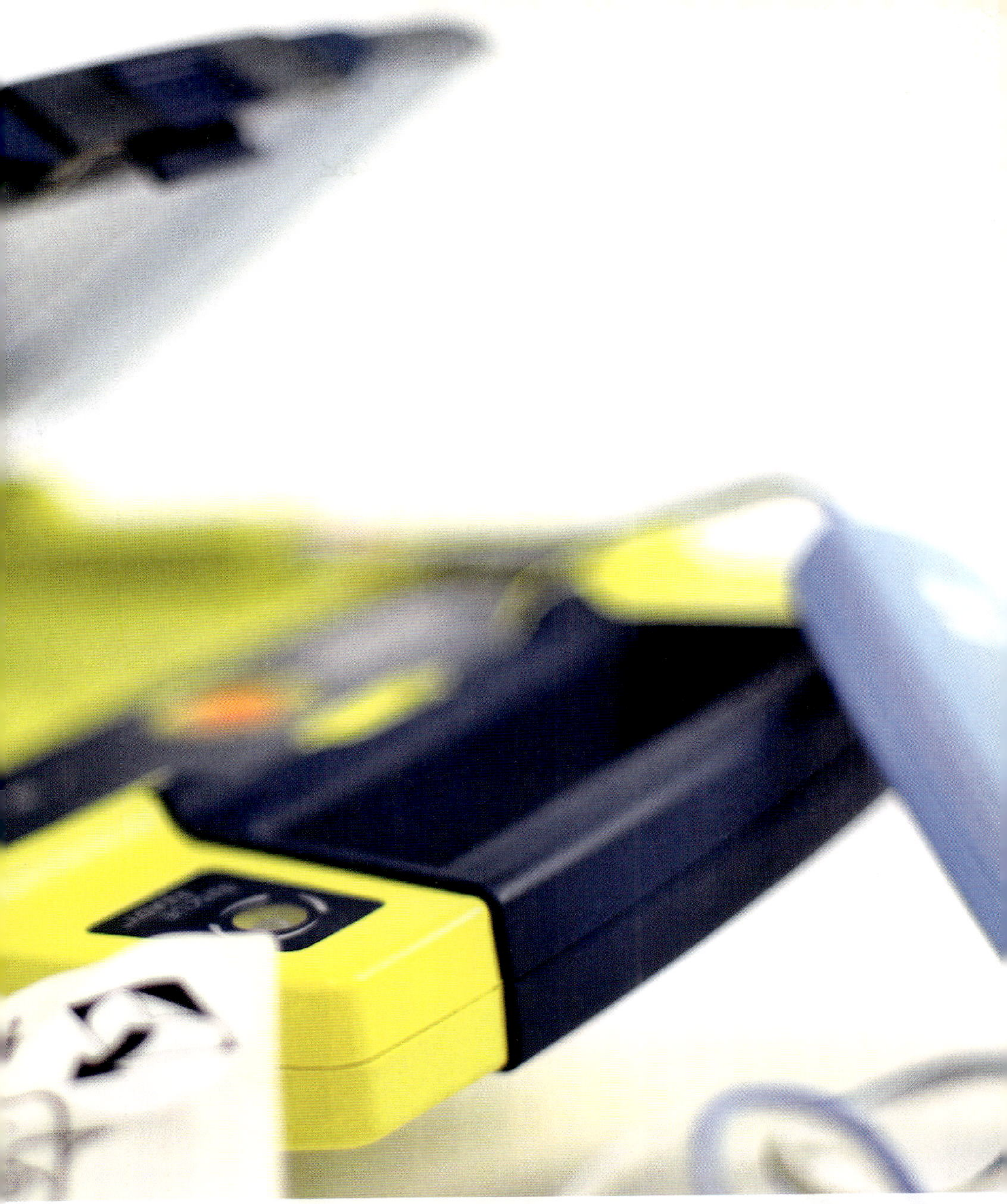

LEBENSRETTENDE SOFORTMASSNAHMEN

ATMUNG UND KREISLAUF

Sauerstoff ist lebensnotwendig. Bei der Einatmung gelangt die sauerstoffreiche Luft in die Lungen. In den Lungenbläschen wird der Sauerstoff vom Blut aufgenommen und Kohlendioxid im Austausch als »Abfallprodukt« abgegeben.

Das sauerstoffreiche Blut fließt durch die Lungenvenen zur linken Herzhälfte zurück. Von dort wird es durch die Aorta und die Arterien in den Körper gepumpt. Dort gibt das Blut den Sauerstoff an die Zellen ab und nimmt Kohlendioxid auf. Das Blut fließt durch die Venen zurück zur rechten Herzhälfte und wird von dort durch die Lungenarterie zur Lunge gepumpt.

DIE ZUSAMMENSETZUNG DER LUFT

Die Luft ist ein Gasgemisch. Dieses setzt sich aus Stickstoff (ca. 78%), Sauerstoff (ca. 21%) und Edelgasen (ca. 1%) zusammen. Da der Körper nur einen kleinen Teil des eingeatmeten Sauerstoffs im Blut bindet, befinden sich noch etwa 17% Sauerstoff in der Ausatemluft. Zusätzlich enthält die Ausatemluft ca. 4% Kohlendioxid.

Dieses Gasgemisch der Ausatemluft reicht aber aus, um einen anderen Menschen bei der Atemspende (Mund-zu-Nase-Beatmung) mit ausreichend Sauerstoff zu versorgen.

Siehe auch
Das Atmungssystem, S. 72–73
Herz und Blutgefäße, S. 86–87

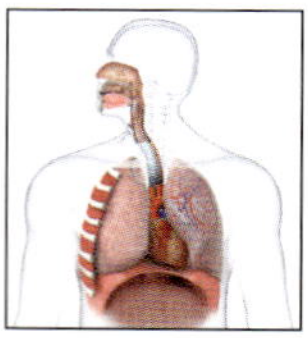

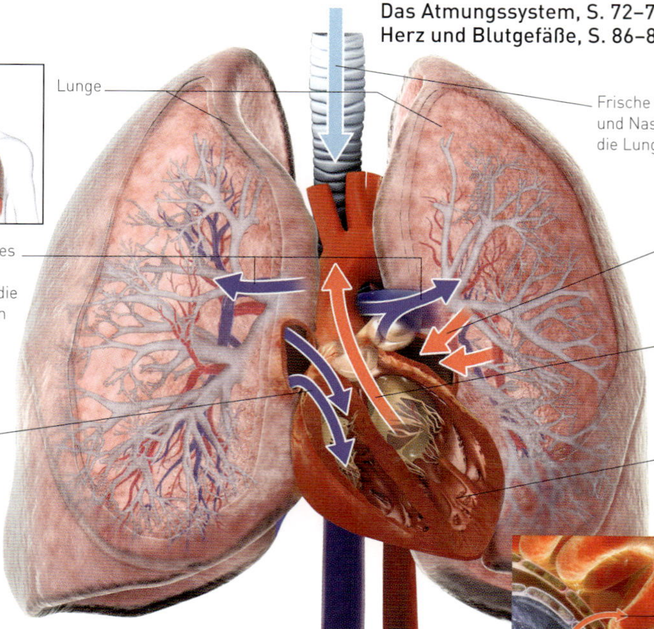

Wie Herz und Lunge zusammenarbeiten
Durch Mund und Nase gelangt sauerstoffreiche Luft in die Lunge. Blut wird vom Herzen in die Lunge gepumpt, wo es Sauerstoff aufnimmt. Das sauerstoffreiche Blut kehrt zum Herzen zurück, bevor es im Körper verteilt wird.

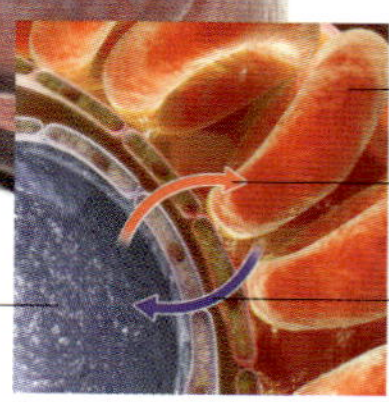

Gasaustausch in den Lungenbläschen
Kohlendioxid gelangt aus dem Blut in die Lungenbläschen. Sauerstoff gelangt durch die Wände der Lungenbläschen ins Blut.

SO ARBEITET DAS HERZ

Das Herz ist ein Hohlmuskel. Die Herzwand besteht aus speziellen Muskelfasern. Wenn sie sich zusammenziehen, pumpt das Herz Blut in den Körper. Der »Sinusknoten«, eine Art Schrittmacher, gibt regelmäßig elektrische Reize aus. Sie geben den Herzmuskelzellen den Befehl, sich zusammenzuziehen. Ist die Reizbildung oder -leitung gestört, kann der Herzmuskel nicht mehr arbeiten. Es kommt zum Atem- und Herz-Kreislauf-Stillstand.

In diesen Fällen muss sofort mit der Herz-Lungen-Wiederbelebung begonnen werden. Häufig kann diese Störung durch Elektroschockbehandlung (Defibrillation) behoben werden (S. 54–55).

Reizleitung am Herz
Sinusknoten
Muskulatur der Vorhöfe
Vorhof-Kammer-Knoten
His'sches Bündel
Tawarra-Schenkel
Purkinjefasern
Herzkammermuskulatur

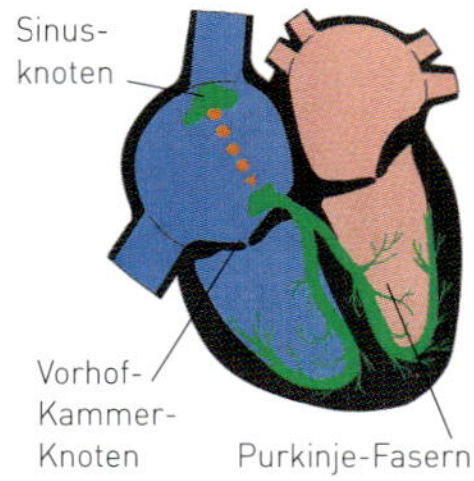

DAS KANN PASSIEREN

- Bekommen Teile des Herzmuskels infolge eines Herzinfarkts zu wenig Sauerstoff, hören sie auf zu arbeiten (S. 92). Sind vom Herzinfarkt auch Teile des Reizleitungssystems betroffen, kann es zu Herzrhythmusstörungen und zum Herz-Kreislauf-Stillstand kommen.
- Erleidet der Patient einen Stromschlag (S. 26), kann – auch noch mehrere Stunden nach dem Unfall – die Reizleitung des Herzens gestört werden. Auch hierbei kann es zu einem Herz-Kreislauf-Stillstand kommen. Der Patient muss sich aus diesem Grund unbedingt in ärztliche Behandlung begeben.

HERZDRUCKMASSAGE UND ATEMSPENDE

Mittels des Herzschlags wird das Blut zu den Zellen des Körpers gepumpt. Durch die Atmung wird das Blut mit Sauerstoff angereichert. Fallen diese Vitalfunktionen aus, bricht die Sauerstoffversorgung des Körpers zusammen. Mit Hilfe von Herzdruckmassage und Atemspende kann von jedem Ersthelfer ein »Notkreislauf« aufgebaut werden, um das Gehirn des Patienten mit Sauerstoff zu versorgen.

Herzdruckmassage (S. 52)
Wenn keine Kreislauffunktion mehr vorhanden ist, muss das Herz von außen komprimiert werden. Der Patient liegt in Rücklage auf einer festen Unterlage. Der Oberkörper ist entkleidet. Das Herz wird im Brustkorb zwischen Brustbein und Wirbelsäule zusammengedrückt. Hierzu drückt der Helfer das Brustbein im mittleren Drittel ca. 100-mal pro Minute rhythmisch 5 cm tief herunter.

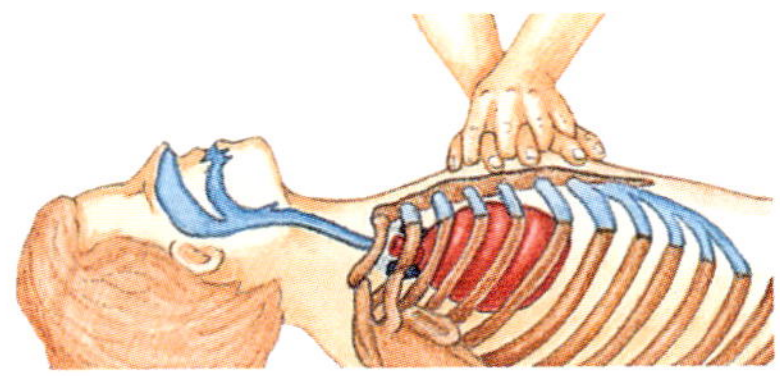

Atemspende (S. 50)
Beim Atemstillstand wird die Mund-zu-Mund-Beatmung angewandt. Hierzu wird der Patient auf dem Rücken gelagert. Der Helfer muss den Kopf des Patienten nackenwärts überstrecken und dessen Kinn anheben. Dann bläst der Helfer langsam in die Nase des Patienten, bis sich dessen Brustkorb hebt.

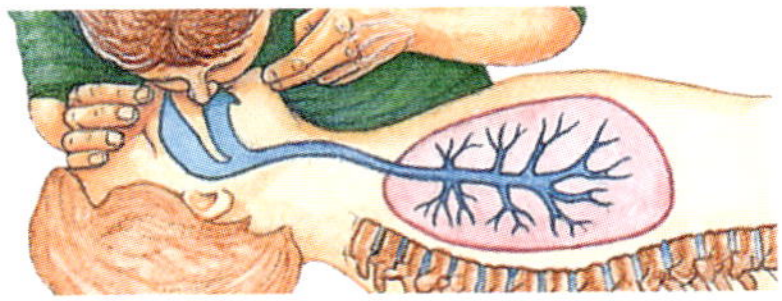

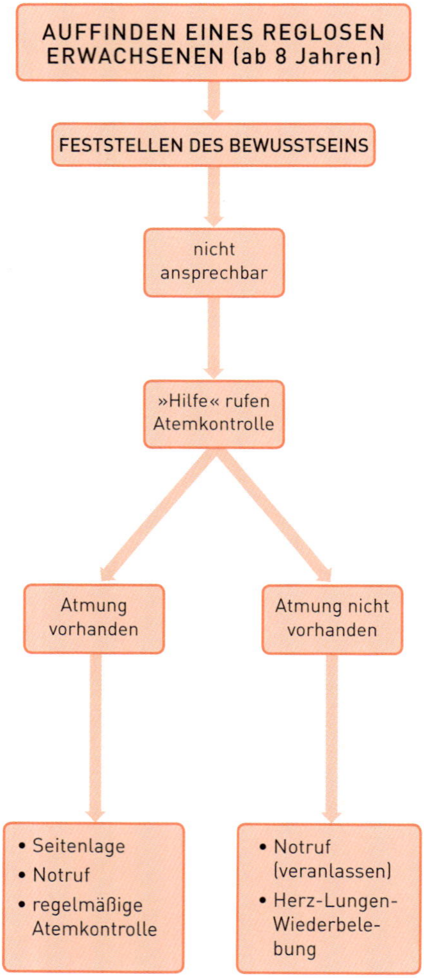
AUFFINDEN EINES REGLOSEN ERWACHSENEN (ab 8 Jahren)
FESTSTELLEN DES BEWUSSTSEINS
nicht ansprechbar
»Hilfe« rufen
Atemkontrolle
Atmung vorhanden
Atmung nicht vorhanden
• Seitenlage
• Notruf
• regelmäßige Atemkontrolle
• Notruf (veranlassen)
• Herz-Lungen-Wiederbelebung

NOTFALLDIAGNOSTIK (ERWACHSENER)

BEWUSSTSEIN PRÜFEN

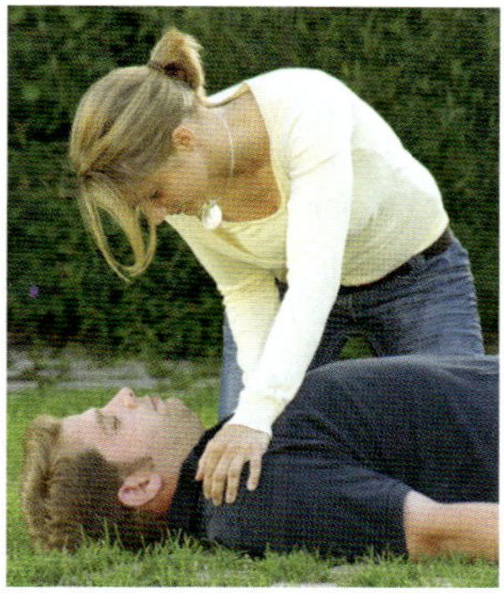

ANSEHEN – ANSPRECHEN – ANFASSEN
Sehen Sie sich die Person an. Können Sie Verletzungen bereits auf den ersten Blick feststellen, berücksichtigen Sie diese bei den später erforderlichen Maßnahmen. Sprechen Sie die Person laut an und rütteln Sie sie vorsichtig an den Schultern. Öffnet der Patient nicht die Augen und gibt er keine Antwort, ist er bewusstlos.

HILFE RUFEN

Beauftragen Sie einen zweiten Helfer damit, über NOTRUF ☎112 den Rettungsdienst zu alarmieren.

5 W'S DES NOTRUFS

- WO ist es passiert?
- WAS ist passiert?
- WIE VIELE Patienten?
- WELCHE Symptome?
- WARTEN auf Rückfragen!

ÜBERSTRECKEN DES KOPFES

Legen Sie die Handkante unter das Kinn des Patienten. Platzieren Sie die andere Hand auf der Stirn, überstrecken Sie den Kopf in den Nacken und heben Sie den Unterkiefer an.

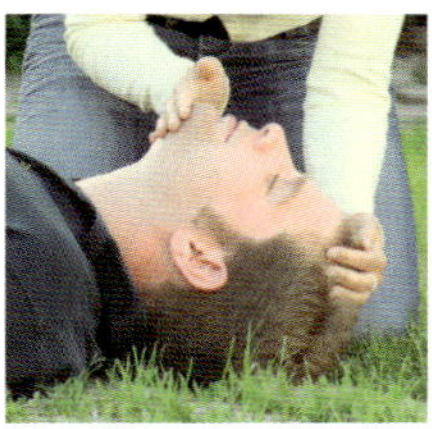

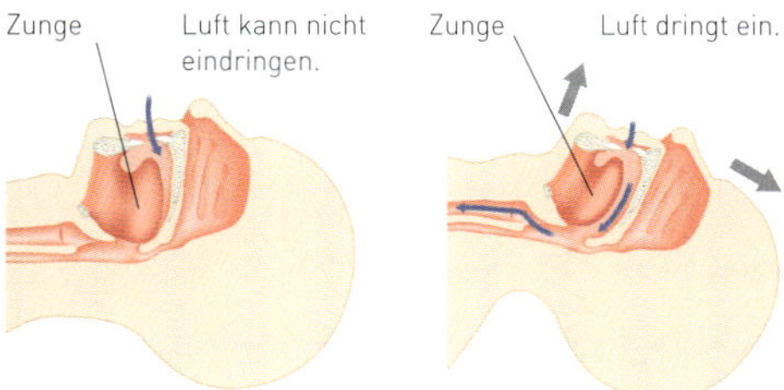

Verlegte Atemwege
Bei Bewusstlosigkeit erschlafft die Zunge, fällt nach hinten und verlegt die Atemwege im Rachen.

Freie Atemwege
Durch Überstrecken des Kopfes nackenwärts und Anheben des Kinns werden die Atemwege des Patienten frei.

ATEMKONTROLLE

HÖREN – SEHEN – FÜHLEN
Halten Sie den Kopf in überstreckter Position mit beiden Händen. Hören, fühlen und sehen Sie, ob Atmung vorhanden ist.

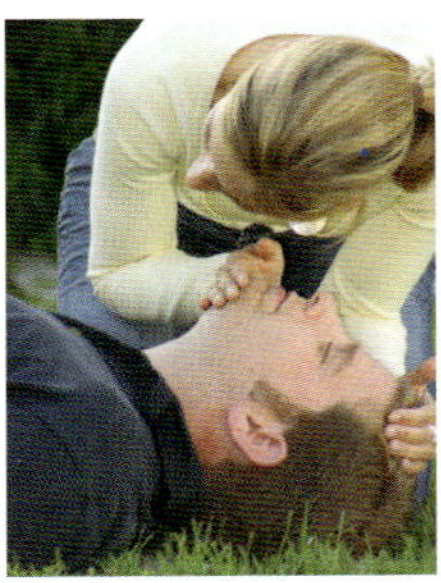

AUFFINDEN EINES NOTFALLPATIENTEN
▼
FESTSTELLEN DES BEWUSSTSEINS
▼
NICHT ANSPRECHBAR
▼
HILFE RUFEN
▼
ATEMKONTROLLE

BEWUSSTLOSIGKEIT (ERWACHSENER)

Wenn der Patient bewusstlos und Atmung vorhanden ist, bringen Sie ihn in die Seitenlage. Sie verhindern so, dass die Zunge die Atemwege verlegt oder der Patient an Erbrochenem oder Blut erstickt. Voraussetzung hierfür ist, dass der Kopf in der Seitenlage in den Nacken überstreckt und mit geöffnetem Mund abgestützt wird. Damit werden die Atemwege frei gehalten.

Hier wird die Seitenlage aus der Rückenlage heraus vorgestellt. Liegt der Patient auf dem Bauch, können Sie ihn durch Anwinkeln eines Beines und leichtes Zur-Seite-Drehen in die Seitenlage bringen. Überstrecken Sie jetzt den Kopf.

Siehe auch
Wirbelsäulenverletzung
S. 135–137

SEITENLAGE

1 Knien Sie sich auf eine Seite in Höhe des Beckens neben den Patienten. Ist der Patient auf einer Seite verletzt, knien Sie sich auf die unverletzte Seite. Nur bei Brustkorbverletzungen knien Sie sich auf die verletzte Seite.

2 Legen Sie den zugewandten Arm des Betroffenen angewinkelt nach oben.

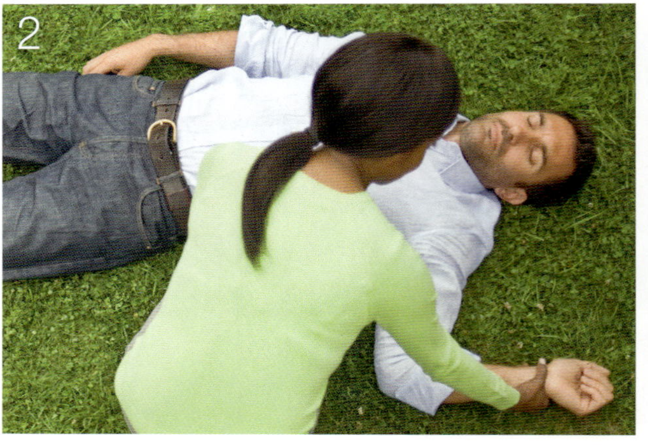

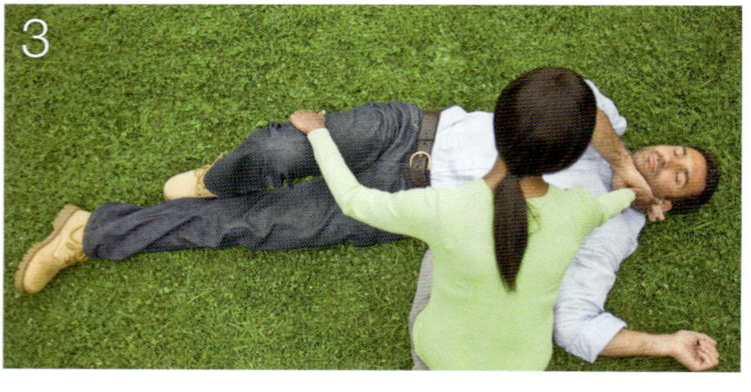

3 Legen Sie die gegenüberliegende Hand mit der Handoberfläche an die Ihnen zugewandte Wange des Betroffenen und halten Sie die Hand dort fest.

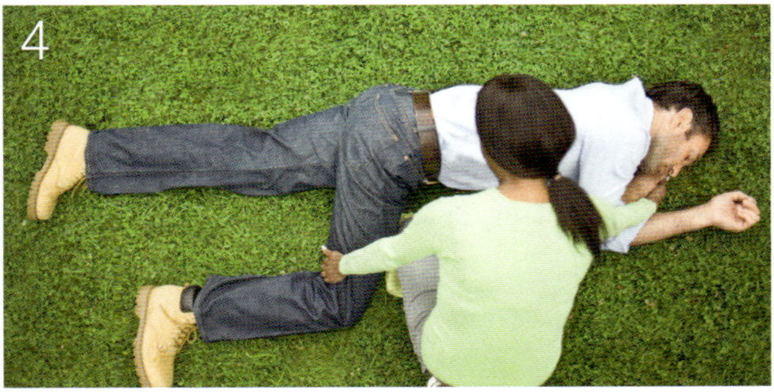

4 Greifen Sie mit Ihrer anderen Hand an den gegenüberliegenden Oberschenkel (nicht im Gelenk) des Betroffenen, winkeln Sie das Bein des Betroffenen an und ziehen Sie damit den Betroffenen zu sich herüber.

5 Legen Sie nun das oben liegende Bein des Betroffenen so, dass der Oberschenkel im rechten Winkel zur Hüfte liegt. Überstrecken Sie den Kopf und öffnen Sie leicht den Mund des Betroffenen. Wenn nötig, korrigieren Sie die unter der Wange liegende Hand so, dass der Kopf überstreckt bleibt.

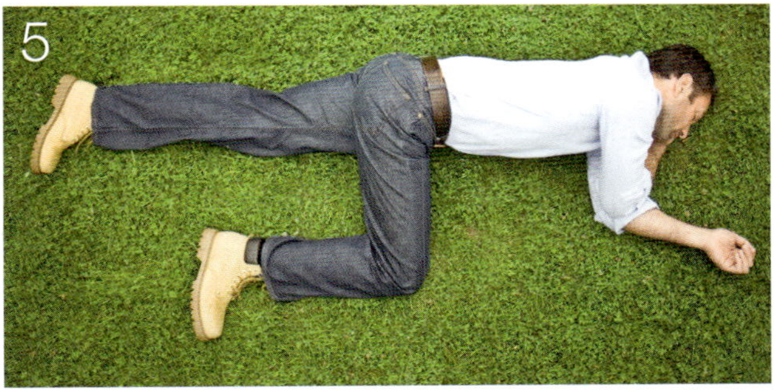

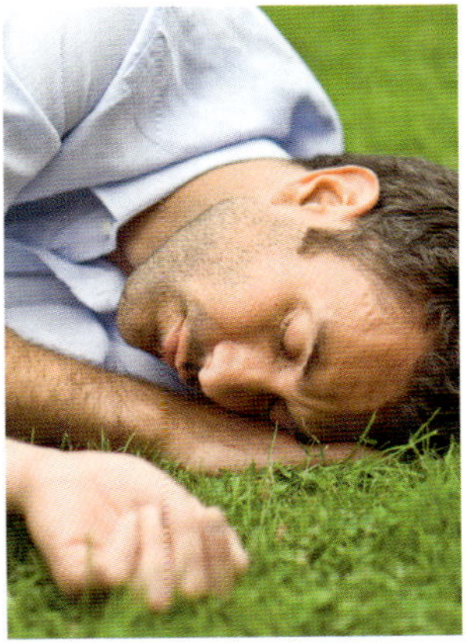

6 Decken Sie den Patienten zu, um seine Körperwärme zu erhalten, und prüfen Sie regelmäßig die Vitalfunktionen Bewusstsein und Atmung.

AUFFINDEN EINES NOTFALLPATIENTEN
↓
FESTSTELLEN DES BEWUSSTSEINS
↓
NICHT ANSPRECHBAR
↓
HILFE RUFEN
↓
ATEMKONTROLLE
↓
ATMUNG VORHANDEN
↓
SEITENLAGE

ATEMSPENDE (ERWACHSENER)

MUND-ZU-MUND-BEATMUNG

1 Knien Sie seitlich neben dem Kopf des in Rückenlage liegenden Patienten.

2 Der Kopf des Patienten wird überstreckt. Dabei legen Sie eine Hand an die Stirn-Haar-Grenze. Verschließen Sie mit Daumen und Zeigefinger der auf der Stirn liegenden Hand die Nase.

3 Legen Sie den Daumen der anderen Hand zwischen Kinnspitze und Unterlippe, die restlichen Finger unter das Kinn und heben Sie den Unterkiefer an.

4 Öffnen Sie leicht den Mund des Patienten.

5 Atmen Sie normal ein und setzen Sie Ihren Mund um den Mund des Patienten so auf, dass Ihre Lippen die des Patienten umschließen und durch Ausübung eines leichten Drucks abdichten.

6 Blasen Sie die Luft langsam in den Mund des Patienten.

7 Jede Beatmung muss so stark sein, dass sich der Brustkorb des Patienten deutlich hebt.

8 Heben Sie den Kopf und blicken Sie seitwärts auf den Brustkorb des Patienten. Beobachten Sie, ob der Brustkorb sich senkt.

9 Nach zwei Atemspenden fahren Sie mit der Herz-Druck-Massage fort.

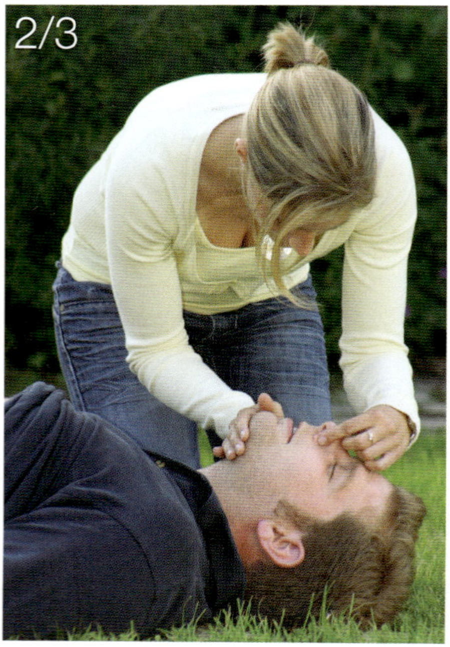

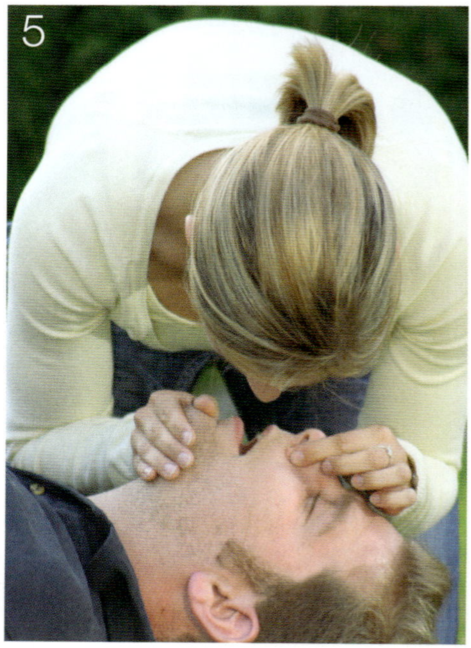

WENN DER BRUSTKORB SICH NICHT HEBT

Hebt sich der Brustkorb bei der Beatmung nicht, müssen Sie die folgenden Punkte kontrollieren:

- **Haben Sie den Kopf** ausreichend in den Nacken überstreckt?
- **Haben Sie das Kinn** angehoben?
- **Haben Sie die Nase** verschlossen?
- **Haben Sie den Mund** des Patienten richtig umschlossen?
- **Haben Sie die Lippen** des Patienten mit Ihren Lippen richtig abgedichtet?

Schließen Sie diese möglichen Störungen aus und beatmen Sie danach erneut. Sollte die Beatmung noch immer nicht funktionieren, prüfen Sie auch diese Punkte:

- **Ist die Mundhöhle** blockiert? In diesem Fall sollten Sie versuchen, eine Mund-zu-Nase-Beatmung durchzuführen (siehe unten).
- **Sind die Atemwege** des Patienten vielleicht durch Fremdkörper verlegt? Öffnen Sie die Mundhöhle und inspizieren Sie diese. Räumen Sie ggf. Fremdkörper aus. Wenn der Fremdkörper tiefer in den Atemwegen sitzt (z. B. in der Luftröhre) versuchen Sie, diesen Fremdkörper zu entfernen (S. 68).
- **Trägt der Patient** ein Tracheostoma (Halsloch)? In diesem Fall entweicht die Luft aus dem Halsloch oder geht direkt in den Magen (weitere Maßnahmen siehe unten).

SONDERFÄLLE

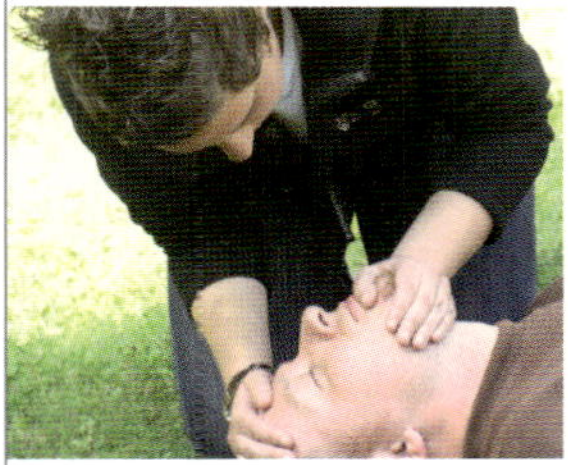

MUND-ZU-NASE-BEATMUNG

Sie können einen Patienten auch Mund-zu-Nase beatmen. Umfassen Sie dazu mit der unteren Hand das Kinn, sodass der Daumen unterhalb der Unterlippe liegt und die Lippen zusammendrückt. Atmen Sie normal ein und legen Sie Ihre Lippen fest um die Nase des Patienten. Pusten Sie die Luft langsam ein, sodass sich die Brust hebt, nehmen Sie Ihre Lippen von der Nase des Patienten, und lassen Sie die Luft entweichen.

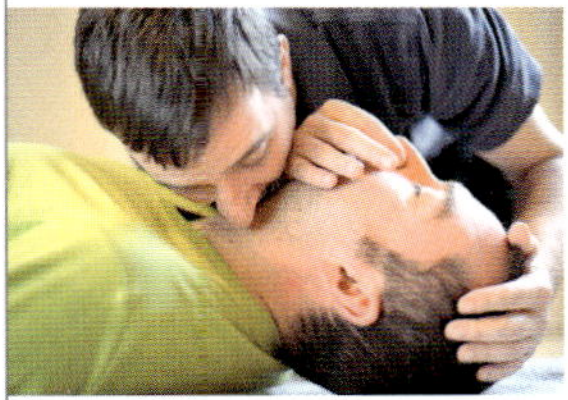

MUND-ZU-STOMA-BEATMUNG

Patienten, deren Kehlkopf operativ entfernt wurde, atmen durch ein Stoma (Öffnung vorne am Hals) statt durch Mund oder Nase. Überprüfen Sie vor der Beatmung immer, ob ein Stoma vorhanden ist. Bei einem Stoma müssen Sie Mund und Nase mit Daumen und Fingern verschließen und die Atemspende in das Stoma geben.

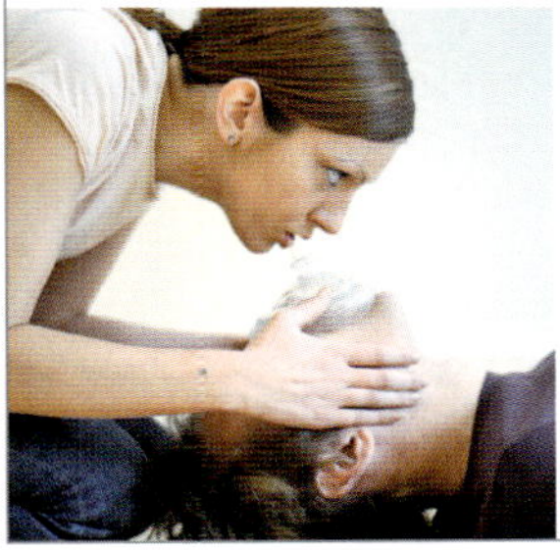

MUND-ZU-MASKE-BEATMUNG

Steht eine Beatmungsmaske zur Verfügung, kann diese dazu beitragen, dass der Ersthelfer seine Hemmungen überwindet, einen fremden Menschen zu beatmen. Sie können eine Beatmungsmaske im Sanitätshaus oder in der Apotheke erwerben (z. B. Laerdal-Taschenmaske® siehe Bild). Sie ist nicht im Verbandkasten enthalten! Die preiswerteren »Beatmungstücher« sind technisch unvollkommener und daher weniger empfehlenswert.

HERZ-KREISLAUF-STILLSTAND (ERWACHSENER)

Stellen Sie fest, dass der Patient bewusstlos ist und nicht mehr atmet, ist die Herz-Lungen-Wiederbelebung durchzuführen. Sofern noch nicht geschehen oder veranlasst, ist noch vor Beginn der Maßnahme der Rettungsdienst (NOTRUF ☎112) zu rufen.

In diesem Abschnitt werden die Maßnahmen der Herz-Lungen-Wiederbelebung bei Erwachsenen dargestellt. Sie unterscheiden sich von den Maßnahmen bei Kindern (S. 60–61).

DRUCKPUNKT

Der Handballen wird auf das untere Drittel des Brustbeins gelegt.

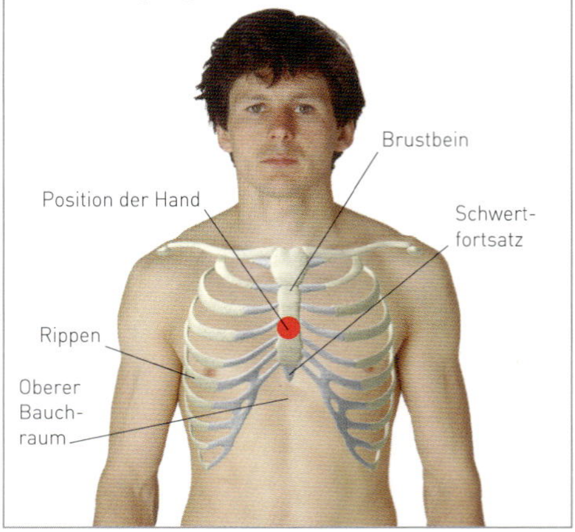

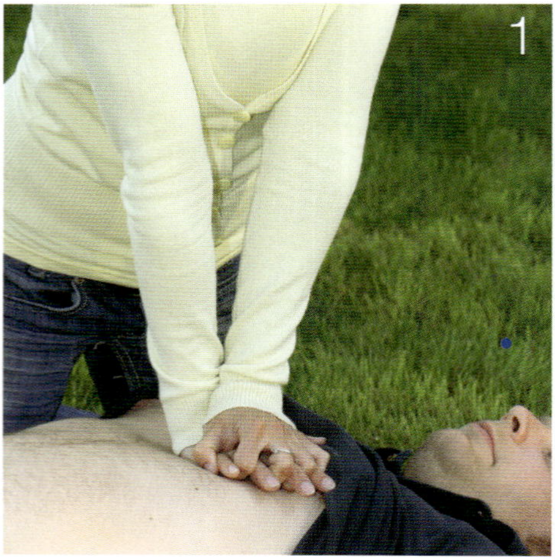

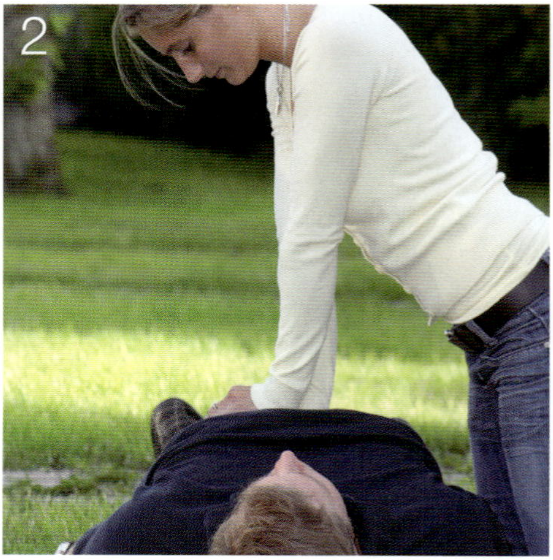

1 Legen Sie den Patienten in Rückenlage auf den Boden und machen Sie seinen Oberkörper frei. Knien Sie dicht am Körper des Patienten, ungefähr in Schulterhöhe. Legen Sie einen Handballen auf das untere Drittel des Brustbeins und setzen Sie Ihren anderen Handballen auf die erste Hand. Achten Sie darauf, dass der Druck nur auf dem Brustbein ausgeübt wird.

2 Ellenbogen durchdrücken und Schultern senkrecht über das Brustbein stellen. Drücken Sie das Brustbein 5 cm tief ein. Entlasten Sie den Brustkorb nach jeder Herzdruckmassage vollständig, ohne den Hautkontakt zum Brustbein zu verlieren. Komprimieren Sie den Brustkorb 30 mal (mit einer Frequenz von 100 Kompressionen pro Minute). Druck- und Entlastungsphase sollen dabei gleich lang sein.

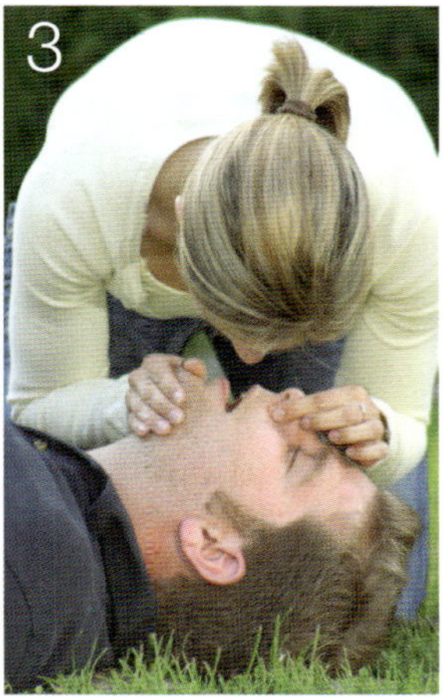

3 **Überstrecken Sie den Kopf und geben Sie zwei Atemspenden (S. 50).**

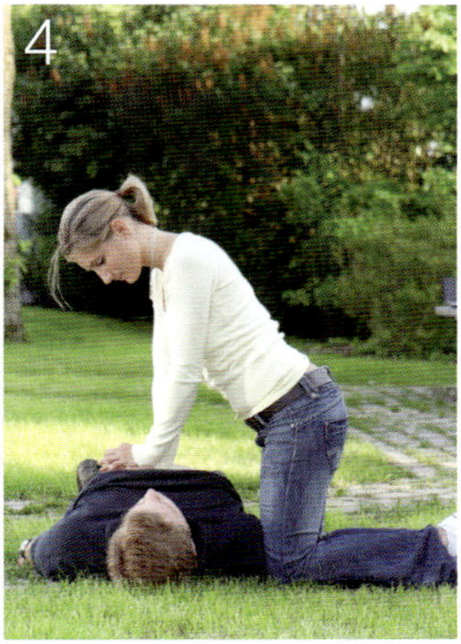

4 **Fahren Sie im Verhältnis 30 Herz-Druck-Massagen zu 2 Beatmungen fort, bis der Rettungsdienst eintrifft und die Maßnahmen übernimmt.**

SO FUNKTIONIERT DIE HERZDRUCKMASSAGE

Durch Druck auf das Brustbein wird das Herz zwischen Brustbein und Wirbelsäule zusammengepresst. Die Herzklappen funktionieren dabei wie Rückschlagventile und sorgen dafür, dass das Blut nur in die richtige Richtung aus dem Herz in den Körper gepumpt wird. Wenn der Druck nachlässt (Entlastungsphase), füllt sich das Herz wieder mit Blut. Es wird mit der nächsten Druckmassage in den Körper gepumpt.

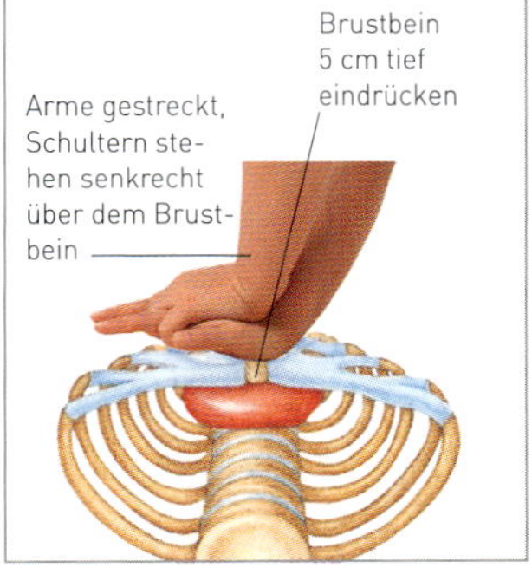

PNEUMOTHORAX BEI BRUSTWUNDE

Durch die Brustwunde eindringende Luft sammelt sich im Brustfellspalt und drückt auf die Lunge, die dadurch kollabiert. Außerdem kann sich dort Blut ansammeln.

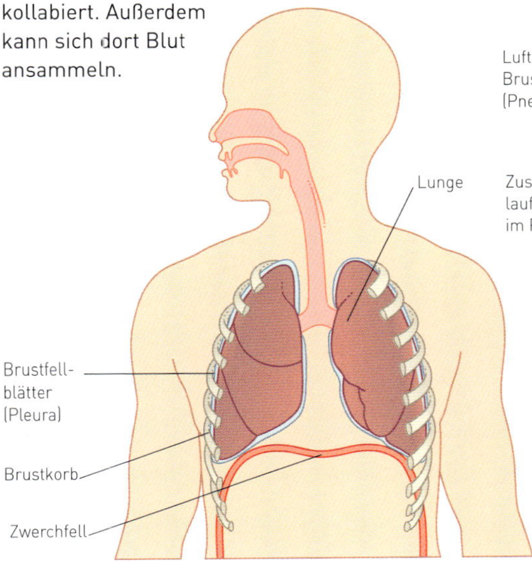

NORMALE LUNGENFUNKTION

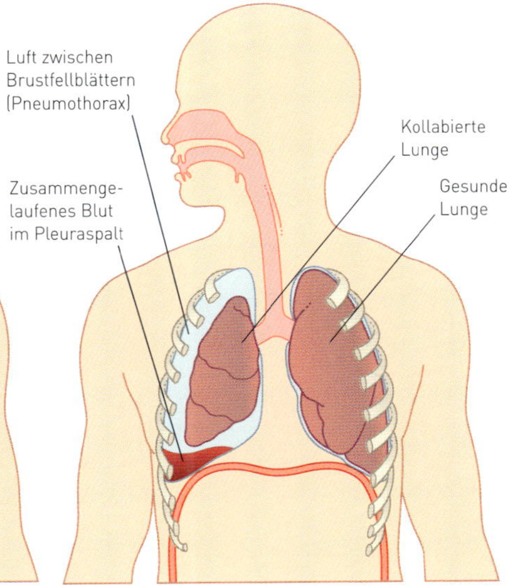

PNEUMOTHORAX

DEFIBRILLATION (ERWACHSENER)

ACHTUNG

- Während der Analyse und der Defibrillation darf niemand den Patienten berühren, da dies die EKG-Auswertung beeinträchtigt. Es besteht außerdem die Gefahr eines Stromschlags!
- Schalten Sie den AED nicht aus und belassen Sie die Klebeelektroden, auch wenn es dem Patienten scheinbar besser geht.
- Wenn Sie die Klebeelektroden verwechselt haben, hat dies keine Auswirkungen auf die Defibrillation. Tauschen Sie sie daher nicht um; das kostet Zeit und die Elektroden könnten nicht mehr richtig haften.

Beim plötzlichen Herztod kommt es durch einen unnormalen Herzrhythmus zum Herzstillstand. Dieser Rhythmus wird als Kammerflimmern bezeichnet und kann durch eine Schädigung des Herzmuskels entstehen, beispielsweise nach einem Herzinfarkt oder wenn das Herz nicht ausreichend mit Sauerstoff versorgt wird. Der automatisierte externe Defibrillator (AED) kann durch einen oder mehrere elektrische »Schocks« den Herzrhythmus korrigieren. AEDs sind inzwischen an vielen öffentlichen Orten wie Einkaufszentren, Bahnhöfen und Flughäfen verfügbar. Der AED wertet den Herzrhythmus des Patienten aus und teilt Ihnen mittels eines Sprachgenerators die nächsten Schritte mit. Sie sollten die Herz-Lungen-Wiederbelebung beherrschen.

In den meisten Fällen, in denen ein AED benötigt wird, wurde bereits mit der Wiederbelebung begonnen. Fahren Sie mit der Herzdruckmassage fort, während das Gerät geholt und vorbereitet wird.

POSITIONIERUNG DER KLEBEELEKTRODEN

1 **Schalten Sie den AED ein und nehmen Sie die Elektroden aus der Verpackung. Entfernen Sie die Kleidung vom Oberkörper des Patienten und wischen Sie ggf. Schweiß von der Brust.**

2 **Entfernen Sie die Schutzfolie von den Elektroden und kleben Sie diese wie angegeben auf den Brustkorb. Kleben Sie die erste Elektrode nahe der rechten Schulter unter dem Schlüsselbein auf.**

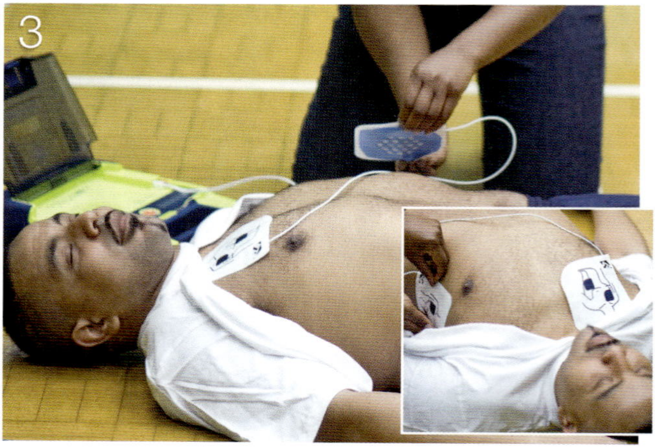
3

3 **Kleben Sie die zweite Elektrode auf der linken Seite am Rippenbogen auf. Achten Sie darauf, dass die lange Seite der Elektrode der Körperachse folgt.**

4 **Wenn der AED mit der Analyse beginnt, achten Sie darauf, dass niemand den Patienten berührt. Folgen Sie den Anweisungen des Gerätes.**

HERZ-LUNGEN-WIEDERBELEBUNG MIT DEFIBRILLATOR

Wenn der AED eingeschaltet ist, wird er Ihnen visuelle und akustische Anweisungen geben. Es gibt verschiedene Modelle, daher sollten Sie immer den Anweisungen des Gerätes folgen, bis der Rettungsdienst eintrifft.

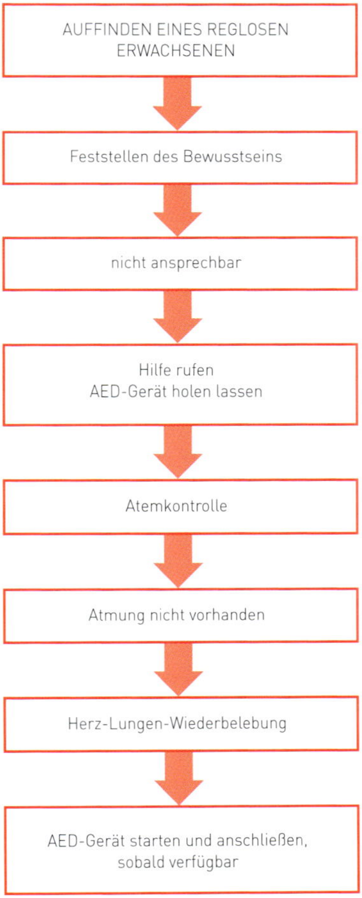

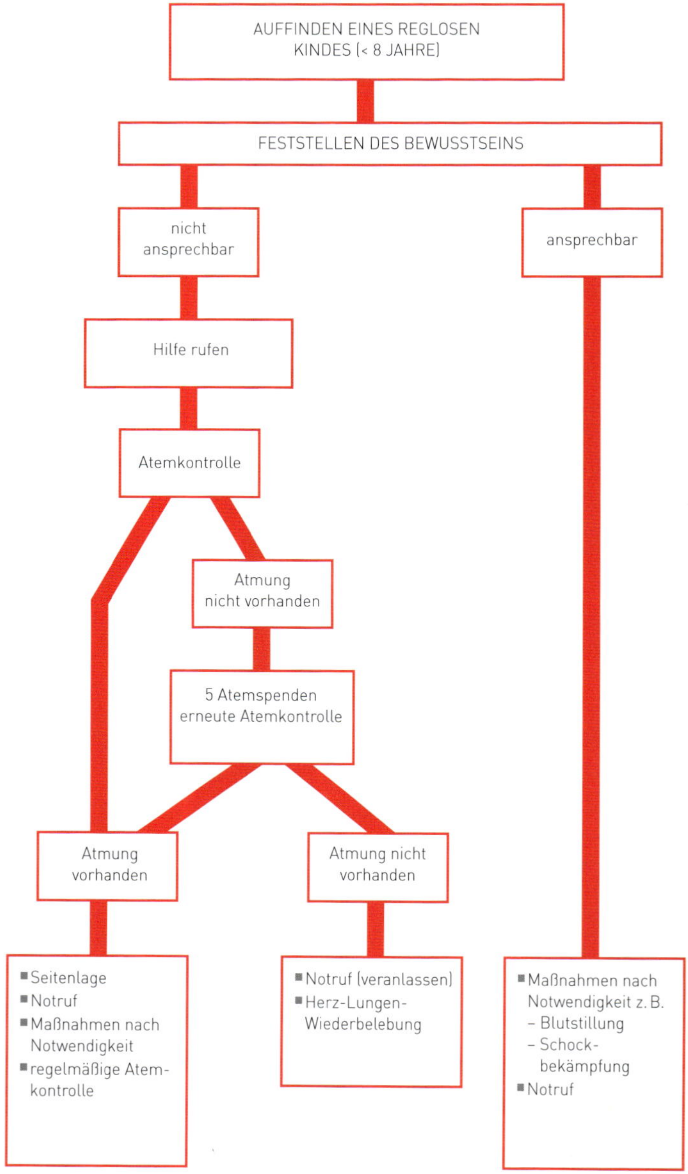
AUFFINDEN EINES REGLOSEN KINDES (< 8 JAHRE)
FESTSTELLEN DES BEWUSSTSEINS
nicht ansprechbar
ansprechbar
Hilfe rufen
Atemkontrolle
Atmung nicht vorhanden
5 Atemspenden erneute Atemkontrolle
Atmung vorhanden
Atmung nicht vorhanden
■ Seitenlage ■ Notruf ■ Maßnahmen nach Notwendigkeit ■ regelmäßige Atemkontrolle
■ Notruf (veranlassen) ■ Herz-Lungen-Wiederbelebung
■ Maßnahmen nach Notwendigkeit z. B. – Blutstillung – Schockbekämpfung ■ Notruf

NOTFALLDIAGNOSTIK (KIND)

Die folgenden Seiten leiten zur Reanimation eines bewusstlos aufgefundenen Kindes zwischen einem und sieben Jahren an. Für Kinder über acht Jahren gelten die Erwachsenentechniken (S. 46–53).

Treten Sie immer seitlich an das Kind heran und knien Sie neben seinem Kopf nieder. Aus dieser Position können Sie alle erforderlichen Reanimationsmaßnahmen vornehmen: die Atemwege frei machen, Atmung und Kreislauf überprüfen, Beatmen und Herzdruckmassagen durchführen (als Herz-Lungen-Wiederbelebung [HLW] bezeichnet).

Die hier beschriebenen Schritte leiten Sie durch jede Maßnahme und geben an, was anschließend zu tun ist. Zunächst müssen die Atemwege frei sein, damit das Kind atmen oder effektiv beatmet werden kann. Lagern Sie das Kind bei normaler Atmung und Kreislauf in stabiler Seitenlage (S. 48–49, 67).

Rufen Sie sofort über Notruf ☎112 den Rettungsdienst, wenn ein Kind mit bekannter Herzkrankheit plötzlich bewusstlos wird, da die schnellstmögliche rettungsdienstliche Versorgung in diesem Fall lebensrettend sein kann.

BEWUSSTSEIN PRÜFEN

Bei einem notfallbetroffenen Kind müssen Sie zunächst den Bewusstseinszustand feststellen. Sprechen Sie es dazu laut und deutlich an. Fragen Sie, was geschehen ist, fordern Sie es zum Öffnen der Augen auf und rütteln Sie es mit einer Hand leicht an der Schulter.

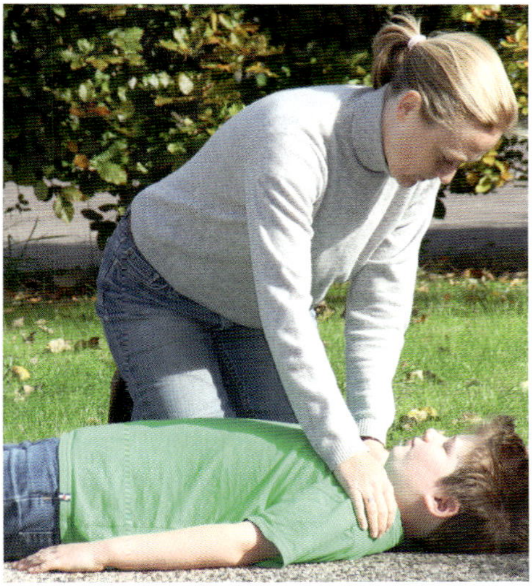

KIND REAGIERT

1 Beruhigen und versorgen Sie das Kind nach den individuellen Erfordernissen.

2 Überprüfen Sie regelmäßig die Vitalzeichen – Bewusstsein und Atmung.

3 Rufen Sie ggf. den Rettungsdienst oder bringen Sie das Kind zu einem Arzt.

KIND REAGIERT NICHT

1 Rufen Sie laut um Hilfe, damit über NOTRUF ☎112 der Rettungsdienst alarmiert wird.

2 Der nächste Schritt ist das Freimachen der Atemwege (S. 58).

ATEMSTILLSTAND (KIND)

ACHTUNG

Wenn Sie befürchten, dass das Kind erstickt, und effektive Atemspenden nicht möglich sind, müssen Sie sofort mit Herzdruckmassagen und Beatmung beginnen, um die Atemwege frei zu bekommen (siehe HERZ-LUNGEN-WIEDERBELEBUNG, S. 60).

ÜBERPRÜFUNG DER ATMUNG

In diesem Schritt überprüfen Sie die Atmung des Kindes mit Ihren Sinnen: Hören – Sehen – Fühlen.

1 Legen Sie Ihre Finger der einen Hand unter das Kinn und legen Sie Ihre andere Hand auf die Stirn des Kindes. Heben Sie das Kinn leicht an.

2 Beugen Sie sich mit dem Oberkörper vor. Legen Sie Ihr Ohr über die Nase und schauen Sie gleichzeitig zum Brustkorb des Kindes.

3 Prüfen Sie jetzt durch Sehen – Hören – Fühlen, ob das Kind atmet.

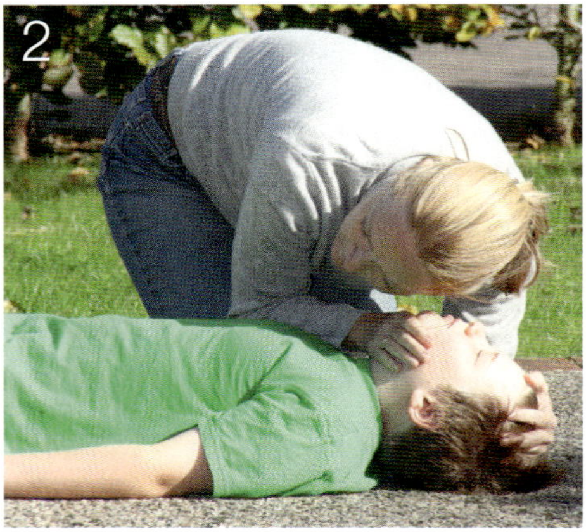

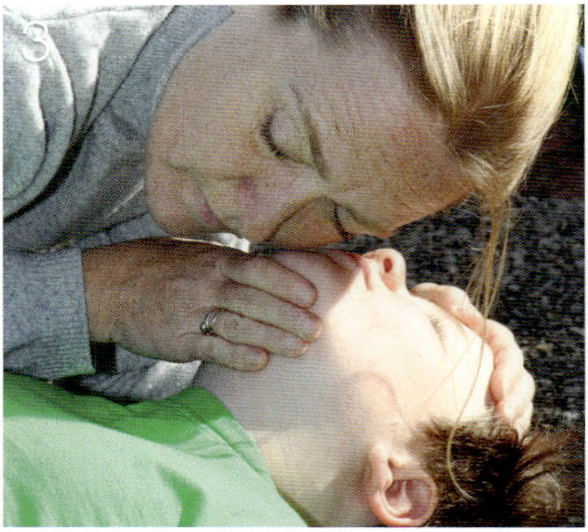

DAS KIND ATMET

1 Suchen Sie nach lebensbedrohlichen Verletzungen, wie starken Blutungen, und versorgen Sie diese.

2 Lagern Sie das Kind in stabiler Seitenlage. Überwachen Sie die Vitalzeichen – Bewusstsein und Atmung (S. 57).

Siehe auch
Stabile Seitenlage **S. 48–49, 67**

DAS KIND ATMET NICHT

1 Geben Sie fünf Atemspenden.

2 Führen Sie erneut eine Atemkontrolle durch.

Siehe auch
Atemspende geben gegenüber

ATEMSPENDE GEBEN

1 Halten Sie die Atemwege frei, indem Sie eine Hand auf der Stirn und zwei Finger der anderen Hand unter dem Kinn des Kindes belassen.

2 Verschließen Sie mit Daumen und Zeigefinger der auf der Stirn liegenden Hand die Nase.

3 Atmen Sie normal ein und umschließen Sie den Mund des Kindes mit Ihren Lippen.

4 Pusten Sie die Luft gleichmäßig in den Mund, sodass sich die Brust hebt.

5 Halten Sie den Kopf überstreckt und nehmen Sie Ihren Mund vom Mund des Kindes, um zu beobachten, ob der Brustkorb sich senkt. Wenn sich der Brustkorb deutlich hebt und senkt, war die Atemspende effektiv. Überprüfen Sie die Atmung erneut nach fünf Atemspenden.

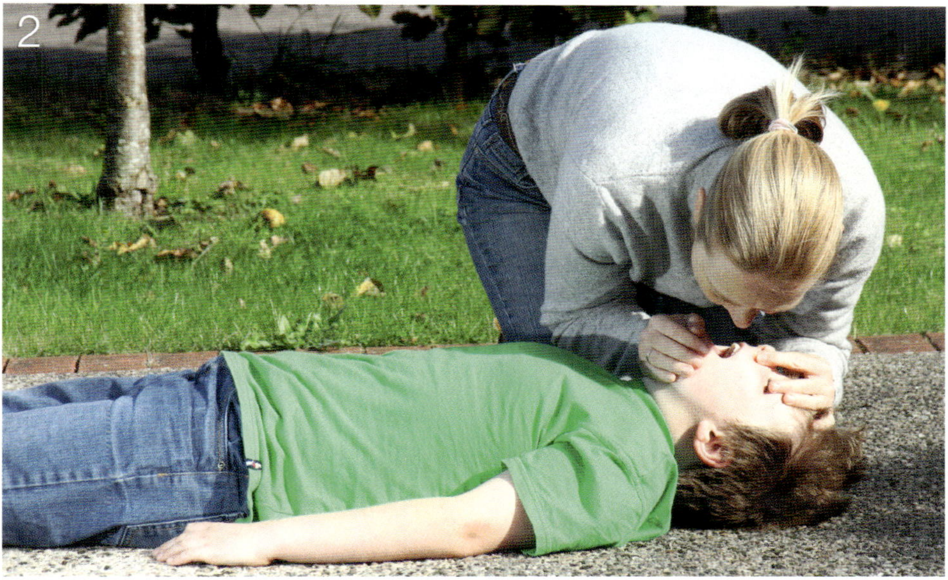

WENN KEINE EFFEKTIVE BEATMUNG MÖGLICH IST

- **Überprüfen Sie** erneut, ob der Kopf überstreckt ist.
- **Kontrollieren Sie** den Mund und entfernen Sie alle Fremdkörper, ohne mit dem Finger im Mund zu tasten.

HERZ-KREISLAUF-STILLSTAND (KIND)

Ist bei einem bewusstlosen Kind auch bei der erneuten Atemkontrolle keine Atmung feststellbar, ist die Herz-Lungen-Wiederbelebung durchzuführen. Vor Beginn der Maßnahme wird mit NOTRUF ☎112 der Rettungsdienst verständigt, soweit dies nicht bereits geschehen ist.

1 **Knien Sie sich in Schulterhöhe neben das Kind. Setzen Sie eine Hand mit dem Handballen auf die untere Hälfte des Brustbeins, sodass nur der Handballen die Brust berührt.**

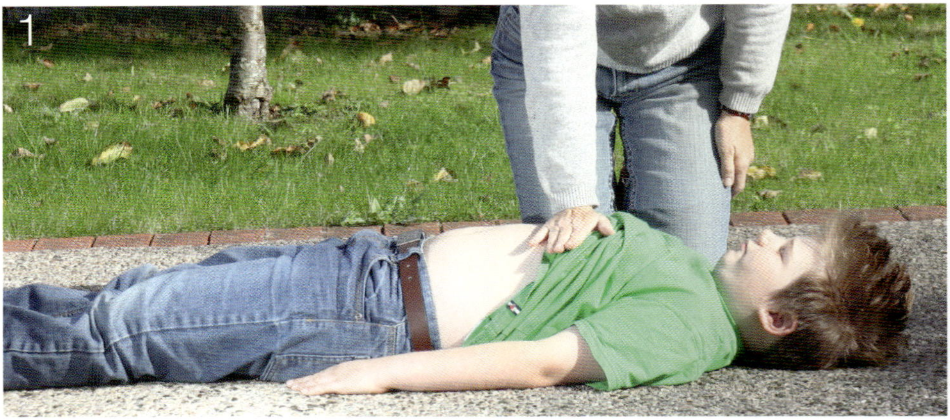

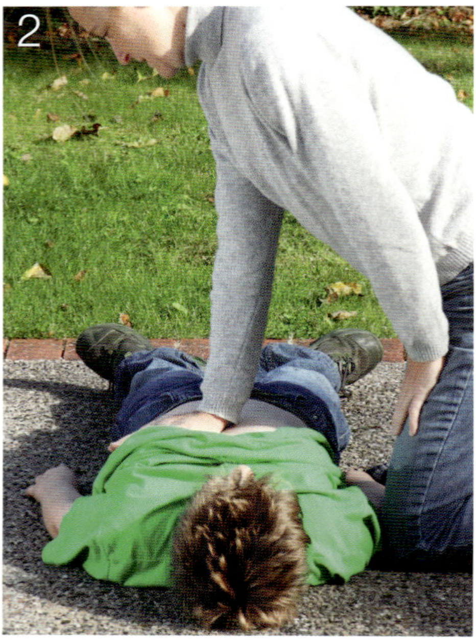

DRUCKPUNKT

Der Druckpunkt befindet sich auf der unteren Hälfte des Brustbeins.

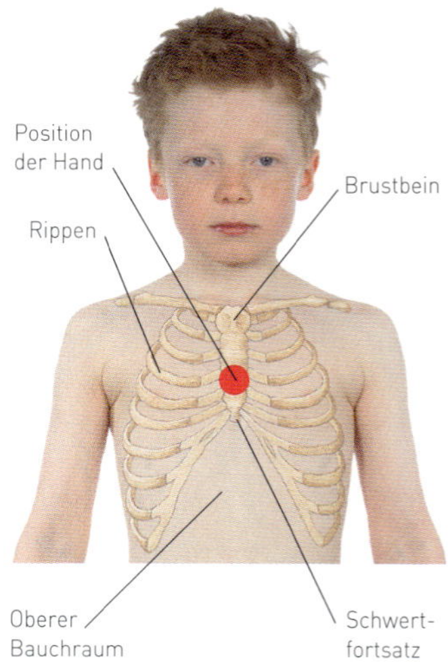

2 Lehnen Sie sich mit gestrecktem Arm über das Kind und drücken Sie das Brustbein senkrecht etwa ein Drittel tief ein (bei Kindern ab einem Jahr ca. 5 cm). Entlasten Sie das Brustbein nach jeder Kompression vollständig, ohne dabei den Kontakt zwischen Ihrer Hand und dem Brustkorb des Kindes aufzugeben.

3 Drücken Sie 30 mal das Brustbein ein (Frequenz: 100 pro Minute), wobei die Druck- und Entlastungsdauer gleich lang sein sollten.

4 Überstrecken Sie den Kopf und geben Sie zwei Atemspenden.

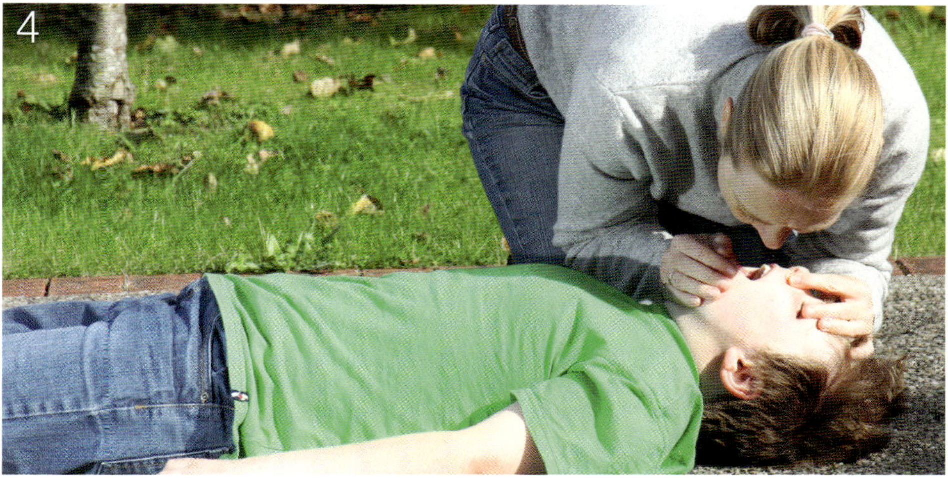

5 Fahren Sie im Verhältnis 30 Herz-Druck-Massagen zu 2 Beatmungen fort, bis der Rettungsdienst eintrifft und die Maßnahmen übernimmt.

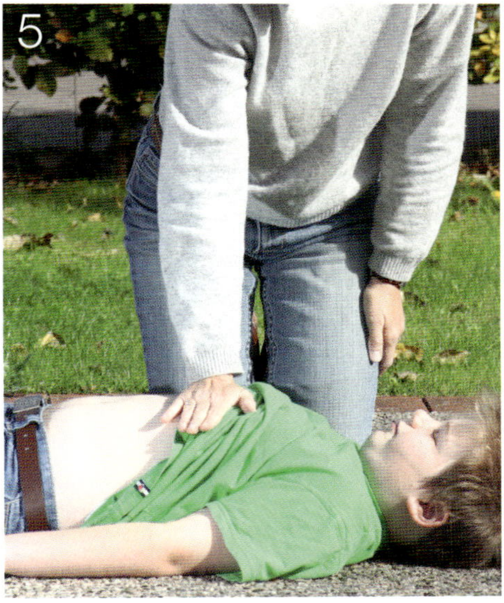

DEFIBRILLATION (KIND)

ANWENDUNG DER KLEBEELEKTRODEN BEI KINDERN

Standard-AEDs können bei Kindern ab acht Jahren angewendet werden. Für Kinder zwischen einem und acht Jahren nutzen Sie einen Kinder-AED oder ein Standardgerät mit Kinder-Elektroden. Wenn keines der beiden verfügbar ist, nutzen Sie einen normalen AED.

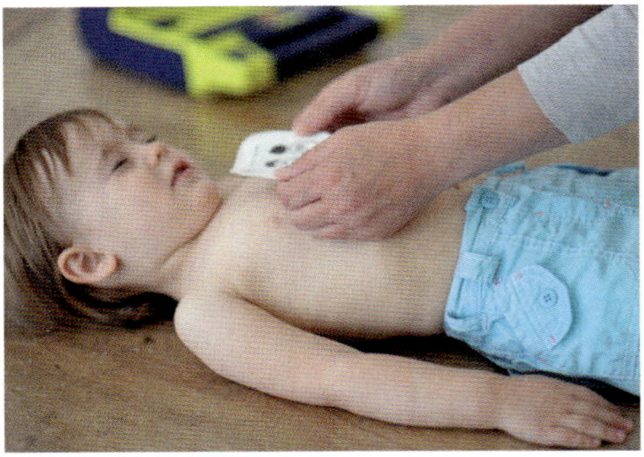

POSITIONIERUNG DER KINDER-ELEKTRODEN BEI KLEINEN KINDERN

Kleben Sie eine Elektrode in die Mitte des Rückens und die zweite Elektrode auf die Brustmitte. Achten Sie darauf, dass beide Elektroden waagerecht angebracht sind. Schließen Sie die Elektroden an den AED an und verfahren Sie wie auf S. 54 beschrieben.

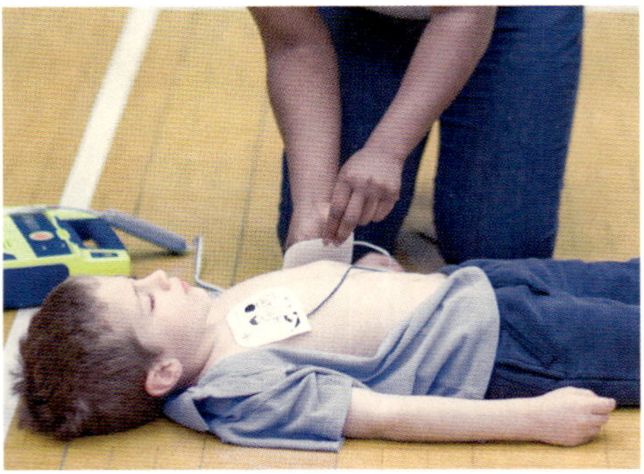

ANWENDUNG DER ELEKTRODEN BEI GRÖSSEREN KINDERN

Kleben Sie eine Elektrode auf die rechte Brustseite direkt unter das Schlüsselbein und die zweite auf die linke Körperseite unterhalb der Achselhöhle. Achten Sie darauf, dass die Elektrode der Körperachse folgt.

PATIENTENÜBERGABE

Fahren Sie mit der Wiederbelebung fort, bis der Rettungsdienst eintrifft und die Versorgung übernimmt.

Diese Informationen sind wichtig:

- **Der aktuelle Zustand** des Patienten; z. B. Bewusstlosigkeit und Atemstillstand
- **Anzahl der Schocks,** die der AED ausgelöst hat
- **Zeitpunkt und Dauer** der Bewusstlosigkeit
- **Ggf. relevante Vorerkrankungen**

Wenn der Patient sich erholt, belassen Sie die Elektroden auf dem Körper. Alle Materialien müssen als klinischer Abfall entsorgt werden. Informieren Sie die zuständige Person darüber, welche Materialien verbraucht wurden, damit sie ersetzt werden.

NOTFALLDIAGNOSTIK (SÄUGLING)

Die folgende Seiten leiten zur Reanimation von Säuglingen an, die leblos aufgefunden werden. Bei älteren Kindern müssen die Techniken zur Wiederbelebung von Kindern angewandt werden (S. 58–61).

Versorgen Sie Säuglinge immer von der Seite. Aus dieser Position können Sie alle erforderlichen Maßnahmen durchführen: die Atemwege frei machen, die Atmung überprüfen sowie Atemspenden und Herzdruckmassagen geben. Die hier beschriebenen Schritte leiten Sie durch jede Maßnahme und geben an, was anschließend zu tun ist.

Zunächst müssen Sie die Atemwege frei machen. Sobald die Atmung zurückkehrt, müssen Sie den Säugling in die Bauch-Seitenlage bringen (S. 67).

Rufen Sie frühestmöglich über NOTRUF ☎112 den Rettungsdienst.

BEWUSSTSEIN PRÜFEN

Streicheln oder klopfen Sie gegen die Fußsohle und rufen Sie das Kind beim Namen. Schütteln Sie es auf keinen Fall.

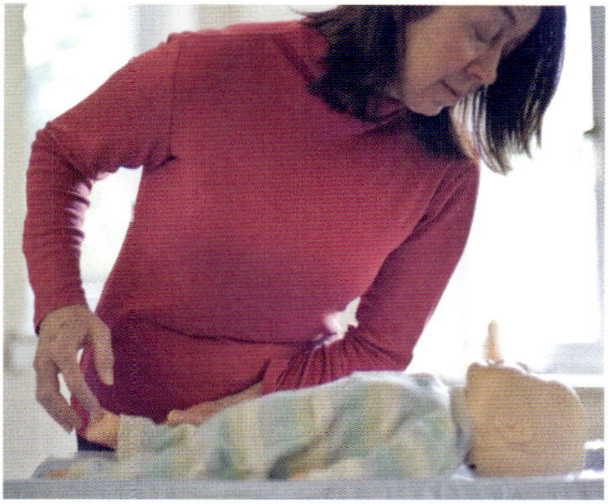

DER SÄUGLING REAGIERT

Nehmen Sie den Säugling mit sich, während Sie Hilfe holen. Überwachen Sie die Vitalzeichen – Bewusstsein und Atmung –, bis Hilfe eintrifft.

DER SÄUGLING REAGIERT NICHT

Rufen Sie laut um Hilfe und machen Sie die Atemwege des Säuglings frei.

Siehe auch
Atemwege frei machen **unten**

ATEMWEGE FREI MACHEN

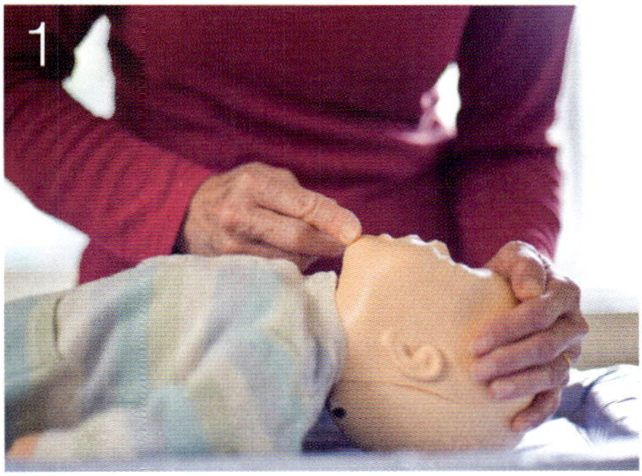

Legen Sie eine Fingerspitze vorsichtig unter das Kinn und heben Sie es an.
Der Kopf des Säuglings darf nur minimal überstreckt werden.

Siehe auch
Atmung überprüfen **S. 64**

ATEMSTILLSTAND (SÄUGLING)

ÜBERPRÜFEN DER ATMUNG

Halten Sie die Atemwege frei. Suchen Sie maximal zehn Sekunden nach Zeichen der Atmung: Brustbewegungen, Atemgeräuschen und Atemzüge gegen Ihre Wange.

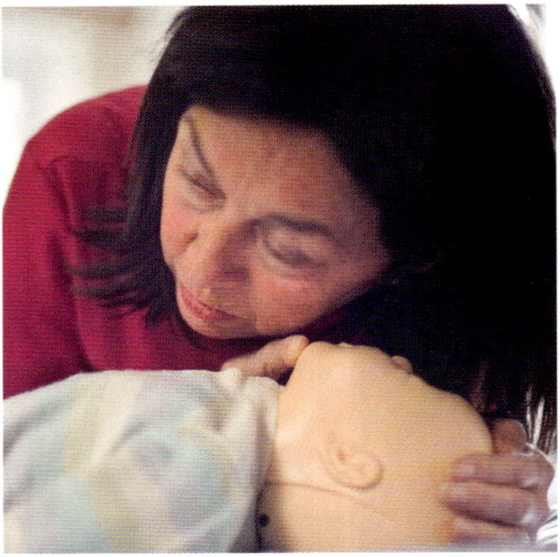

DER SÄUGLING ATMET

1 Suchen Sie nach lebensbedrohlichen Verletzungen, wie starken Blutungen, und versorgen Sie diese.

2 Legen Sie das Kind in die Bauch-Seitenlage (S. 67). Überwachen Sie die Vitalzeichen – Bewusstsein und Atmung (S. 63).

DER SÄUGLING ATMET NICHT

1 Fordern Sie einen Helfer auf, über **NOTRUF** ☎112 den Rettungsdienst zu rufen.

2 Geben Sie fünf Atemspenden und überprüfen Sie erneut die Atmung.

ATEMSTILLSTAND BEIM SÄUGLING

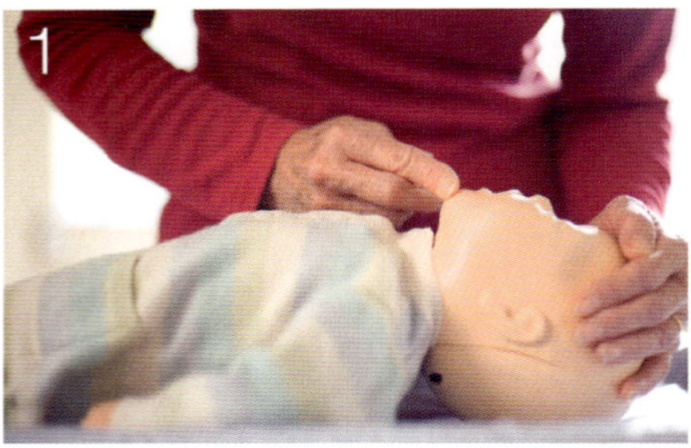

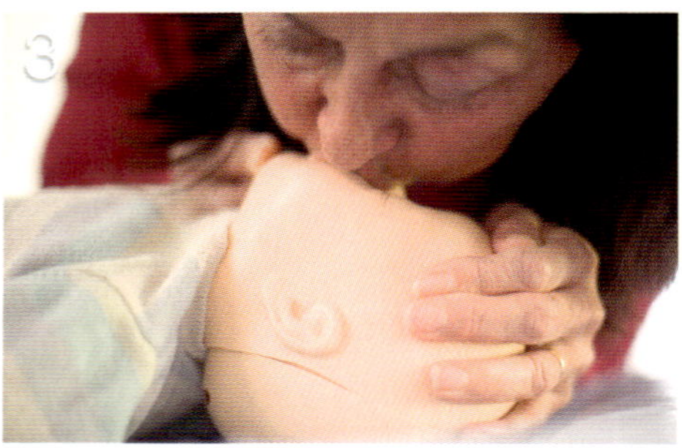

1 Halten Sie die Atemwege frei, indem Sie eine Hand auf der Stirn und eine Fingerspitze der anderen Hand unter dem Kinn belassen.

2 Atmen Sie normal ein und legen Sie Ihre Lippen fest um Mund und Nase des Säuglings.

3 Pusten Sie vorsichtig und gleichmäßig Luft in die Lunge des Säuglings, sodass sich die Brust hebt. Hierzu benötigen Sie etwa so viel Luft, wie sich in Ihren Wangentaschen befindet.

ACHTUNG

Wenn Sie befürchten, dass der Säugling erstickt, und effektive Atemspenden nicht möglich sind, müssen Sie sofort mit Herzdruckmassagen beginnen, um die Atemwege frei zu bekommen (siehe HERZ-LUNGEN-WIEDERBELEBUNG, S. 66).

WENN KEINE EFFEKTIVE BEATMUNG MÖGLICH IST

- Überprüfen Sie erneut die Kopfneigung.
- Kontrollieren Sie den Mund und entfernen Sie alle Fremdkörper, ohne mit dem Finger im Mund zu tasten.
- Überprüfen Sie, ob Ihre Lippen um Mund und Nase abschließen.

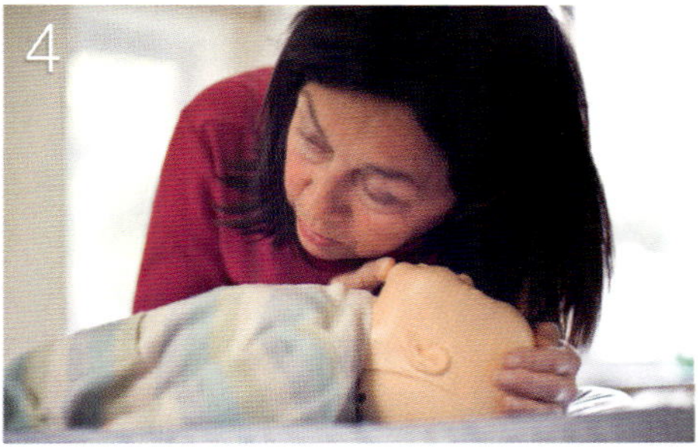

4 Halten Sie den Kopf geneigt, nehmen Sie den Mund vom Gesicht des Säuglings und beobachten Sie, wie sich die Brust senkt. Wenn sich die Brust deutlich hebt und senkt, war die Atemspende effektiv. Überprüfen Sie die Atmung erneut nach fünf Atemspenden.

ERNEUTE ATEMKONTROLLE

Suchen Sie maximal zehn Sekunden lang nach Kreislaufzeichen, indem Sie an der Oberarminnenseite nach dem Puls tasten. Achten Sie auch auf Bewegungen, Schlucken und Husten.

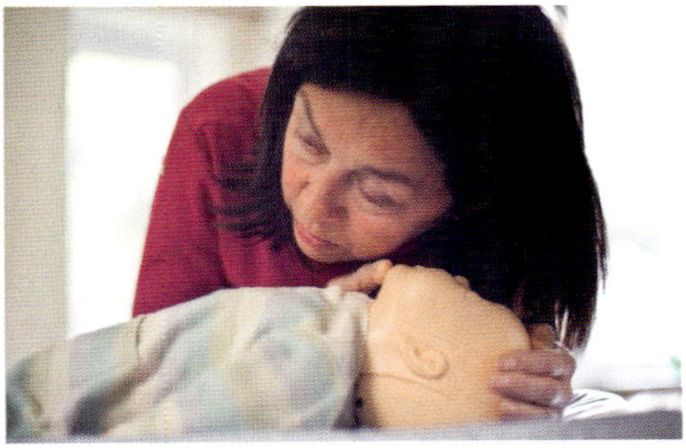

ATEMSTILLSTAND

Rufen Sie über NOTRUF ☎112 den Rettungsdienst, wenn dies noch nicht erfolgt ist. Anschließend beginnen Sie mit der Herz-Lungen-Wiederbelebung.

DER SÄUGLING ATMET

Sobald der noch bewusstlose Säugling atmet, bringen Sie ihn in die Bauch-Seitenlage. Rufen Sie anschließend über NOTRUF ☎112 den Rettungsdienst, wenn dies noch nicht erfolgt ist.

HERZ-KREISLAUF-STILLSTAND (SÄUGLING)

HERZ-LUNGEN-WIEDERBELEBUNG BEIM SÄUGLING

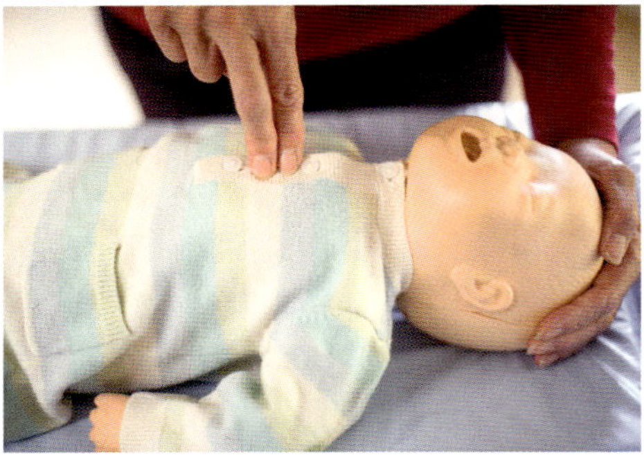

1 Legen Sie den Säugling etwa in Hüfthöhe flach auf den Rücken vor sich oder auf den Boden. Legen Sie die Fingerspitzen Ihrer unteren Hand auf das untere Drittel des Brustbeins des Säuglings. Achten Sie darauf, dass Sie die Brustbeinspitze nicht in den Bauch drücken.

2 Drücken Sie das Brustbein senkrecht Richtung Wirbelsäule ca. ein Drittel tief ein (bei Kindern unter einem Jahr ca. 4 cm). Geben Sie nach, ohne die Hand hochzunehmen.

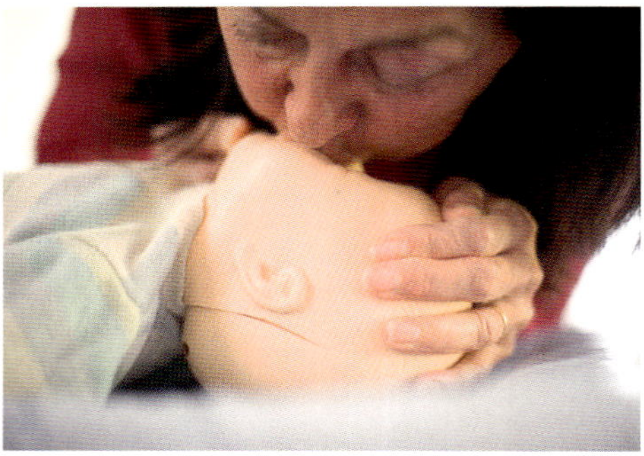

3 Nach 30 Kompressionen geben Sie zwei Atemspenden über Mund und Nase (S. 64–65).

4 Wiederholen Sie den Zyklus aus 30 Herzdruckmassagen und 2 Atemspenden, bis die Rettungskräfte eintreffen und den Säugling übernehmen, er sich bewegt oder spontan atmet oder Sie zu erschöpft sind, um die Maßnahmen fortzuführen.

RICHTLINIEN FÜR DIE HERZ-LUNGEN-WIEDERBELEBUNG BEI KINDERN

ALTER	ATEMSPENDE	HERZDRUCKMASSAGE
0–12 Monate	2 (Mund-zu-Mund-Nase)	30 (mit zwei Fingern)
1–7 Jahre	2 (Mund-zu-Mund)	30 (mit einer Hand)
ab 8 Jahren	2 (Mund-zu-Mund)	30 (mit zwei Händen)

BEWUSSTLOSIGKEIT (SÄUGLING, KIND)

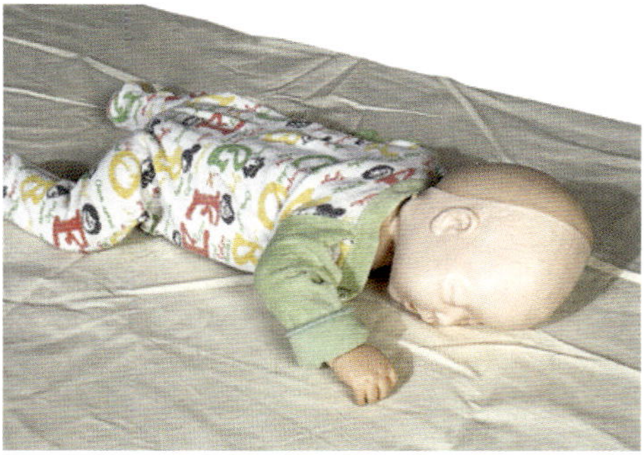

BAUCH-SEITENLAGE BEI SÄUGLINGEN (0-12 MONATE)

1 Wenn Atmung vorhanden ist, legen Sie den Säugling in Bauchlage auf einen Tisch (z. B. den Wickeltisch) und überstrecken Sie den Kopf ganz vorsichtig leicht in den Nacken.

2 Prüfen Sie regelmäßig Bewusstsein und Atmung. Rufen Sie über den NOTRUF ☎112 den Rettungsdienst.

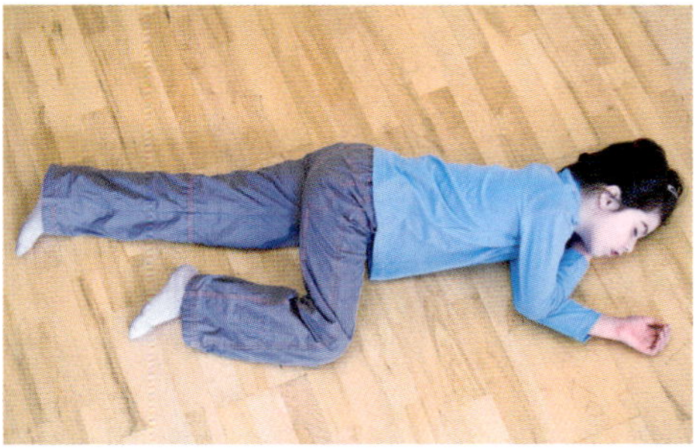

SEITENLAGE BEIM KIND (1-7 JAHRE)

1 Wenn Atmung und Puls vorhanden sind, bringen Sie das Kind in die stabile Seitenlage (S. 48–49)

2 Prüfen Sie regelmäßig Bewusstsein und Atmung. Rufen Sie den Rettungsdienst: NOTRUF ☎112.

SONDERFALL
WIRBELSÄULENVERLETZUNG

Sofern Sie eine Wirbelsäulenverletzung vermuten und das Kind zum Freihalten der Atemwege in die stabile Seitenlage bringen müssen, befolgen Sie folgende Anleitung, um die Wirbelsäule nicht zu bewegen

- Wenden Sie die auf dieser Seite beschriebene Technik an, wenn Sie allein sind.
- Bei zwei Helfern hält einer den Kopf, während der andere den Patienten dreht (S. 136).

EINGEATMETE FREMDKÖRPER

ERKENNEN

- plötzlich einsetzende Atemnot
- Husten und pfeifendes Atemgeräusch; Blauverfärbung der Haut (Zyanose), vor allem der Lippen
- Einsatz der Atemhilfsmuskulatur des Halses
- Einziehen der Bauchdecke beim Einatemversuch (inverse Atmung)
- Einziehen der Brustwand zwischen den Rippen und zwischen Schlüssel- und Brustbein

IHRE AUFGABEN

- den Fremdkörper aus den Atemwegen entfernen,
- bei Bewusstlosigkeit und Atemstillstand mit der HLW beginnen,
- über NOTRUF ☎112 den Rettungsdienst rufen.

Häufig verschlucken sich Erwachsene beim Essen, während Babys und Kleinkinder Gegenstände aus Neugier in den Mund stecken und einatmen können. Der Betroffene entwickelt dann sofort einen heftigen Hustenreiz und verspürt massive Atemnot. Hierdurch wird Panik ausgelöst, die die Atemnot noch verstärkt.

MASSNAHMEN

1 Der Betroffene soll versuchen, den Fremdkörper auszuhusten.

2 Reicht das Husten nicht aus, knien Sie sich mit aufgestelltem Bein hin und beugen Sie den Oberkörper des Patienten über Ihren Oberschenkel. Schlagen Sie dann mit Ihrer flachen Hand kräftig zwischen seine Schulterblätter (S. 266).

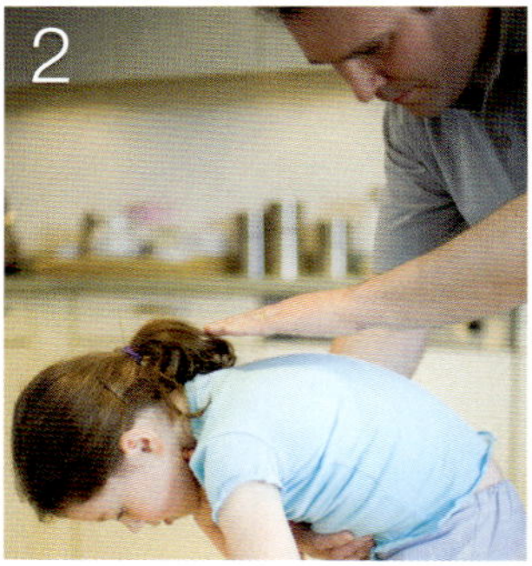

3 Wenn sich der Zustand nicht bessert und der Betroffene zu ersticken droht:

- Hinter den Betroffenen stellen, seinen Oberkörper nach vorne beugen und ihn von hinten mit beiden Armen umfassen,
- die Faust einer Hand in den Oberbauchbereich unterhalb des Brustbeins legen,
- mit der anderen Hand die Faust umfassen und bis zu fünfmal ruckartig kräftig nach hinten oben drücken.

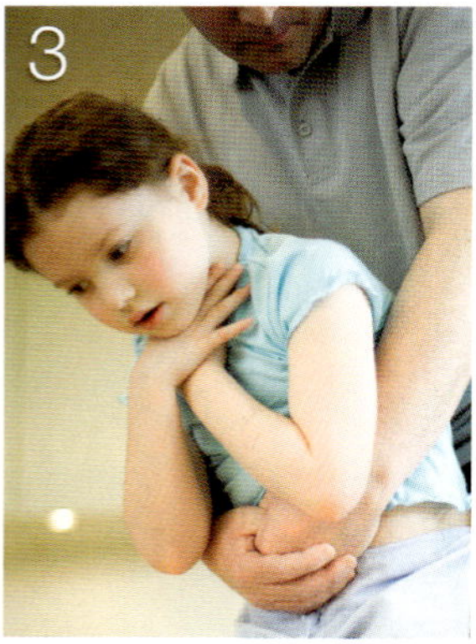

4 Wenn sich der Zustand noch immer nicht bessert: Wiederholen der dargestellten Maßnahmen im Wechsel (jeweils fünfmaliges Schlagen zwischen die Schulterblätter/Druck in den Oberbauchbereich).

5 Wenn der Betroffene bewusstlos wird: Vorsichtig auf den Boden legen und Notruf veranlassen (falls noch nicht erfolgt), Herz-Lungen-Wiederbelebung.

ACHTUNG

Wenn das Baby bewusstlos wird und die Atmung vorhanden ist, legen Sie es auf den Bauch und wenden Sie sein Gesicht seitwärts (S. 67). Rufen Sie über NOTRUF ☎112 den Rettungsdienst. Überprüfen und notieren Sie regelmäßig Bewusstsein und Atmung.

Siehe auch
Bewusstlosigkeit S. 67

MASSNAHMEN BEI SÄUGLINGEN (0–12 MONATE)

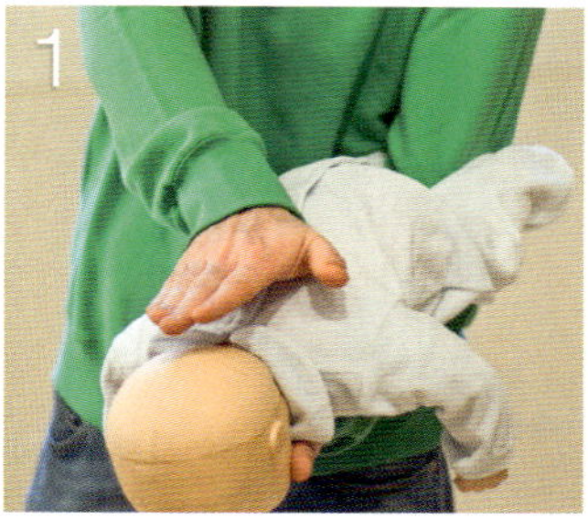

1 Legen Sie das Baby bäuchlings auf Ihren Unterarm und stützen Sie mit Ihrer Hand den mit dem Gesicht zum Boden gerichteten Kopf des Kindes. Geben Sie mit der anderen flachen Hand fünf kräftige Schläge auf den Rücken des Babys.

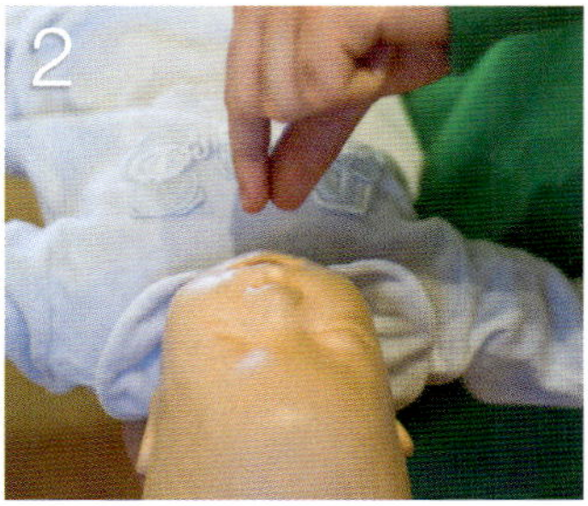

2 Prüfen Sie den Mundraum des Babys und entfernen Sie sichtbare Fremdkörper. Bewahren Sie den Fremdkörper auf und nehmen Sie ihn mit zum Arzt.

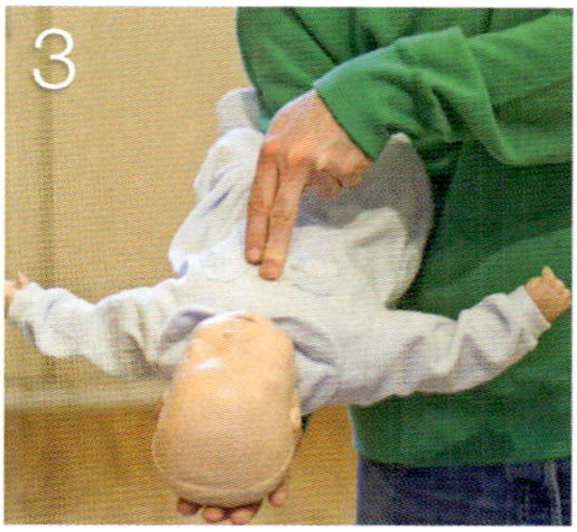

3 Hat sich der Fremdkörper nicht gelöst, legen sie den Säugling auf den Rücken und drücken Sie 5-mal kräftig und schnell nacheinander auf das Brustbein. Der Druckpunkt liegt ein Fingerbreit unterhalb einer gedachten Verbindungslinie zwischen den Brustwarzen.

4 Prüfen Sie die Atmung und beginnen Sie mit der Herz-Lungen-Wiederbelebung, wenn der Säugling nicht atmet (S. 66). Rufen Sie über NOTRUF ☎112 den Rettungsdienst.

3

Sauerstoff ist für den Körper unverzichtbar. Bei der Einatmung gelangt sauerstoffreiche Luft in die Lunge. Dort wird der Sauerstoff vom Blut aufgenommen und über den Blutkreislauf (S. 86) zu den Zellen des Körpers gebracht. Diese benötigen ihn für den Zellstoffwechsel. Die Ein- und Ausatmung sowie der in der Lunge stattfindende Gasaustausch werden auch als »äußere Atmung« bezeichnet. Den Gasaustausch zwischen dem Blut und den Körperzellen bezeichnet man als »innere Atmung«.

SAUERSTOFFMANGEL

Atemstörungen können verschiedene Ursachen haben. Entweder ist die Luftzufuhr zur Lunge behindert (z. B. Ersticken, Beinahe-Ertrinken). Oder der Gasaustausch in der Lunge ist behindert (z.B. Asthma, Vergiftungen, Wasseransammlung in der Lunge). Vielleicht ist die Lunge auch nicht ausreichend durchblutet oder für den Sauerstoff steht nicht genügend Transportkapazität zur Verfügung.

ERSTE HILFE KOMPAKT

- Oberkörper hochlagern
- beengende Kleidung öffnen
- Fenster öffnen
- seelische Betreuung

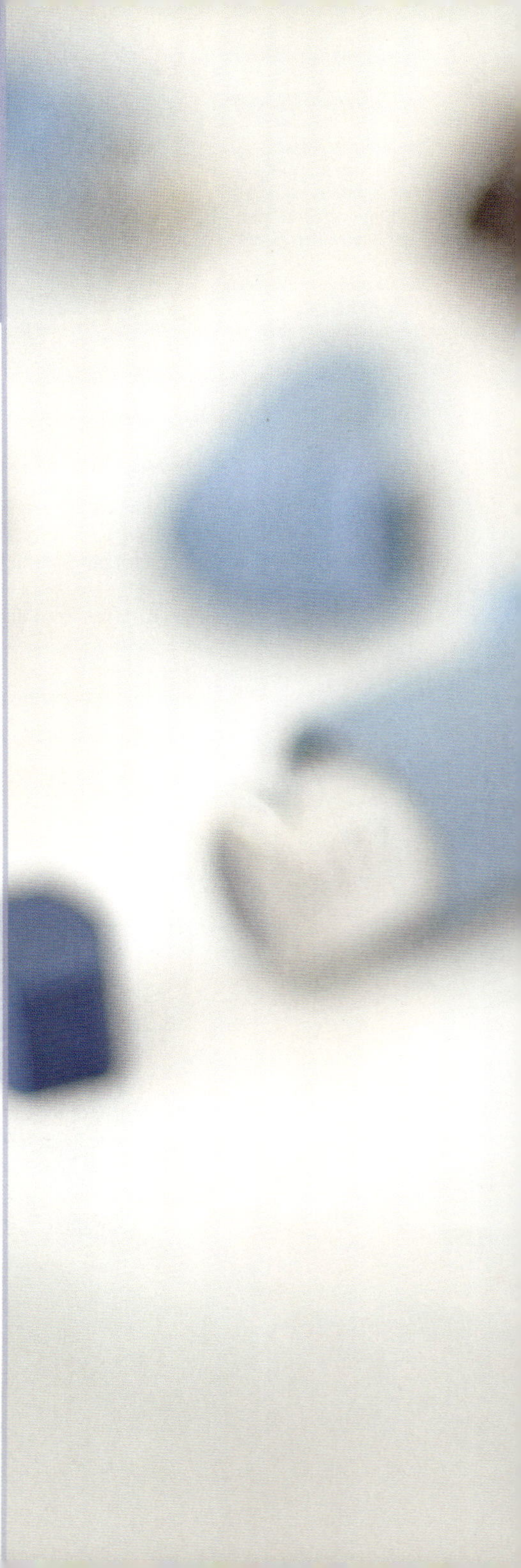

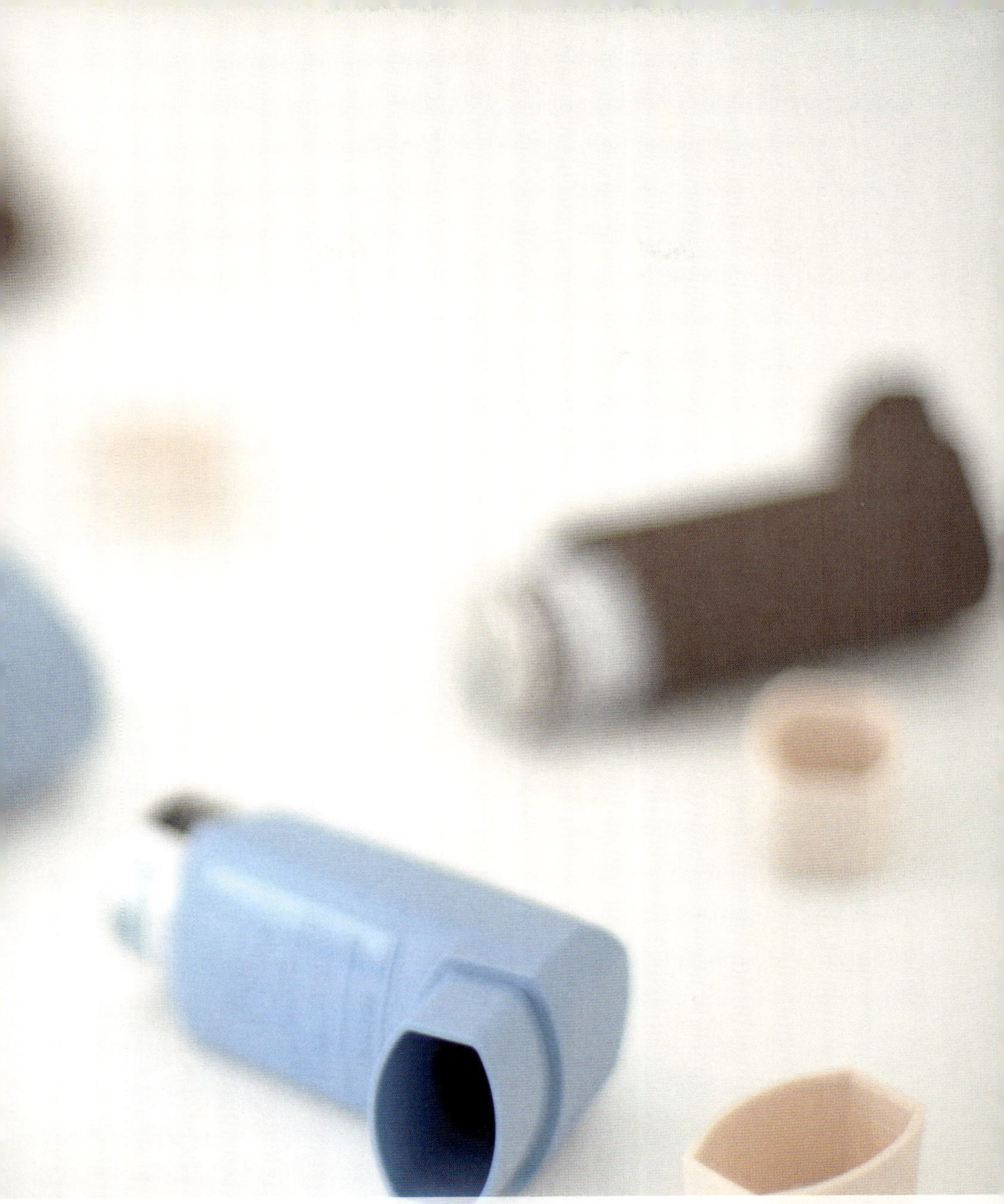

STÖRUNGEN DER ATMUNG

DAS ATMUNGSSYSTEM

Das Atmungssystem besteht aus den Atemwegen und den Lungenbläschen, in denen der Gasaustausch zwischen Luft und Blut stattfindet. Zu den Atemwegen gehören die Nase, der Rachen, der Kehlkopf mit Kehldeckel und Stimmbändern, die Luftröhre und die beiden Lungenflügel mit ihren Bronchien und Bronchiolen. Sie leiten die eingeatmete, sauerstoffreiche Luft in die Lungenbläschen (Alveolen).

Die Lunge
Der Mensch besitzt einen rechten und einen linken Lungenflügel. Dieses schwammartige Gewebe aus Alveolen und kleinen Blutgefäßen ist für die Aufnahme des lebenswichtigen Sauerstoffs und die Abgabe des schädlichen Kohlendioxids zuständig. Die Lunge eines Mannes fasst ca. sechs Liter, die einer Frau durchschnittlich vier Liter Luft.

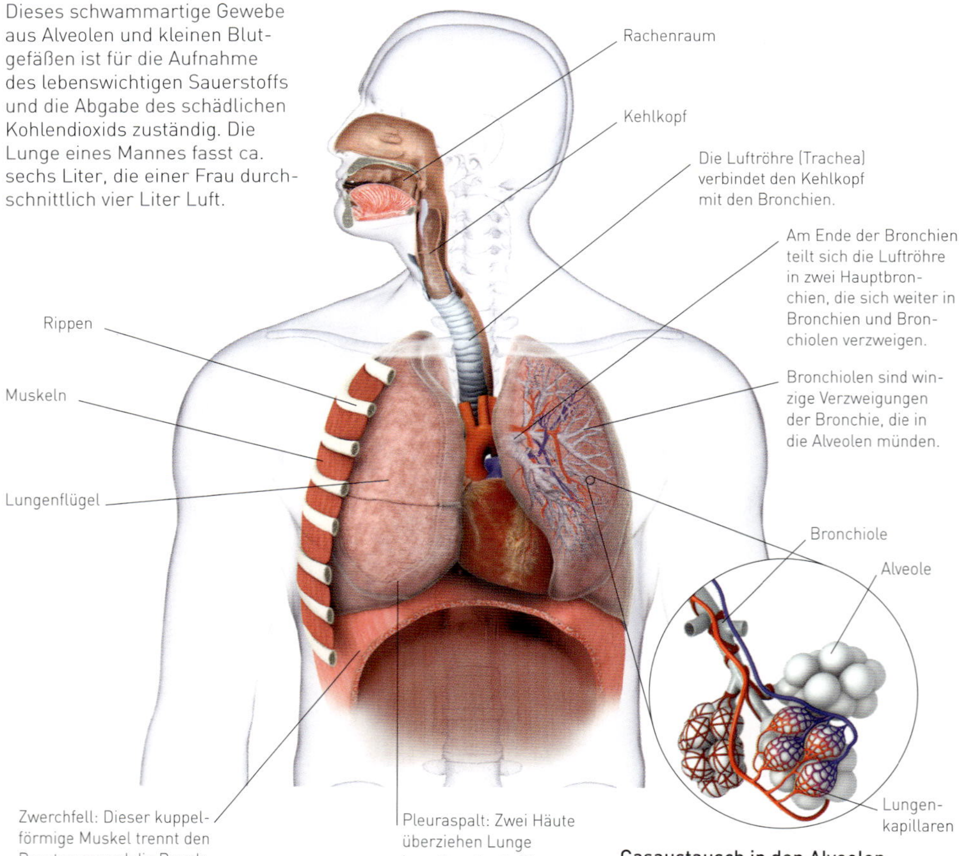

Gasaustausch in den Alveolen
Durch die extrem dünne Haut der Alveolen wandert der Sauerstoff in die roten Blutkörperchen und das Kohlendioxid aus dem Blut in die Ausatemluft. Umgeben sind diese von einem feinen Netz aus kleinsten Blutgefäßen, den Lungenkapillaren.

DER ATEMVORGANG

Die Atmung wird über das vegetative Nervensystem (S. 148) vom Atemzentrum des Gehirns gesteuert. Ein gesunder Erwachsener atmet etwa 12–15 Mal in der Minute, Kinder etwa 20–30 Mal. Verändert sich der Sauerstoff- oder Kohlendioxidgehalt des Blutes extrem (z. B. durch Stress oder körperliche Belastung), wird die Atemfrequenz erhöht. Der Atemvorgang besteht aus Einatmung (Inspiration), Ausatmung (Exspiration) und einer kurzen Atempause. Auch nach der Ausatmung verbleibt noch Luft in der Lunge, sodass ständig Sauerstoff zur Aufnahme ins Blut zur Verfügung steht.

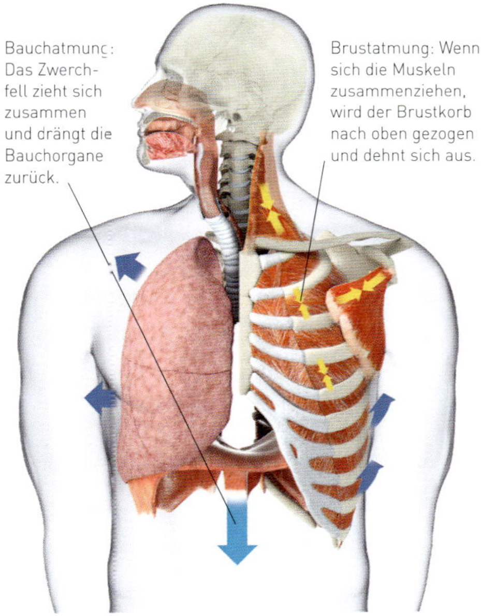

Einatmung
Die Muskeln ziehen sich zusammen. Durch den entstehenden Unterdruck im Brustraum dehnt sich die Lunge aus. Der in der Lunge entstehende Unterdruck wird ausgeglichen, indem Luft über die Atemwege in die Lunge strömt.

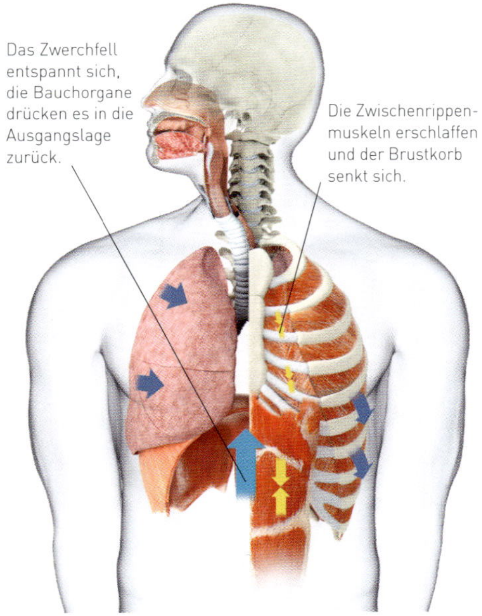

Ausatmung
Durch das Erschlaffen der Muskeln senkt sich der Brustkorb wieder. Das Lungenvolumen verkleinert sich, ein Überdruck entsteht und die Luft strömt über die Atemwege hinaus.

ERKRANKUNGEN, DIE ZU ATEMSTÖRUNGEN FÜHREN KÖNNEN

- Chronische Lungenerkrankungen, wie ein Lungenemphysem, können zur Atemnot führen und schließlich zum Atemstillstand.
- Allergische Reaktionen können in den Atemwegen ablaufen. So kann beim Heuschnupfen die gereizte Nasenschleimhaut anschwellen.
- Infektionen können eine Entzündung der Atemwege (siehe auch Pseudokrupp, S. 82), eine Bronchitis, eine Lungenentzündung (Pneumonie) und als Folge vermehrte Schleimproduktion und Husten verursachen.
- Durch zu schnelle Atmung kann Hyperventilation (S. 82) auftreten.
- Störungen können auch durch Asthma bronchiale (S. 83) oder anaphylaktischen Schock (S. 91) entstehen.

SAUERSTOFFMANGEL

ERKENNEN

- schnelle, schwere Atmung mit Einsatz der Atemhilfsmuskulatur
- Blauverfärbung der Haut (Zyanose), zuerst an den Lippen
- Unruhe, Angst, Verwirrtheit bis zur Bewusstlosigkeit
- Atem- und Herz-Kreislauf-Stillstand bei anhaltendem Sauerstoffmangel

ATEMSTÖRUNGEN

Bei Atemnot ist die Sauerstoffaufnahme in den Körper gestört. Sauerstoffmangel macht sich zuerst an lebenswichtigen Organen bemerkbar. Vor allem die Nervenzellen des Gehirns reagieren auf Sauerstoffmangel empfindlich. In Sekundenschnelle kommt es zur Bewusstlosigkeit. Schon nach drei bis fünf Minuten sterben die ersten Hirnzellen unwiederbringlich ab.

SAUERSTOFFGABE

Zur Behandlung wiederkehrender Atemnotsituationen kann der Hausarzt einem Patienten ein Sauerstoffinhalationsgerät verordnen. Die Einweisung in die Handhabung dieses Geräts erfolgt bei der Auslieferung. Der Sauerstoff wird in einem Gasdruckbehälter (»Gasflasche«) angeliefert. Da der Umgang mit Sauerstoff nicht ungefährlich ist, sollten Sie stets die folgenden Sicherheitsvorkehrungen beachten:

- Rauchen und offenes Feuer in der Nähe sind verboten.
- Die Schrauben und Ventile dürfen nicht mit Fetten oder Ölen behandelt werden.
- Die Ventilschraube darf nur »handfest« zugeschraubt werden. Benutzen Sie hierzu kein Werkzeug, da Sie die Ventilschraube dann im Ernstfall vielleicht nicht mehr öffnen können.

URSACHEN FÜR EINEN SAUERSTOFFMANGEL

URSACHE	STÖRUNG
zu wenig Sauerstoff in der Einatemluft	▪ Rauch- oder Gasvergiftung ▪ Veränderung im atmosphärischen Druck (z. B. in großen Höhen oder in Flugzeugkabinen ohne Druckausgleich)
Atemwegsbehinderung	▪ Ersticken aufgrund eines äußeren Hindernisses (z. B. eines Kissens) ▪ Ertrinken ▪ Verlegen der Atemwege mit einem Fremdkörper ▪ Zuschwellen der Atemwege ▪ Verletzung der Luftröhre (z. B. durch Strangulation)
Verletzungen der Brustwand	▪ Prellungen durch Druck (z. B. bei Verschütten) ▪ Brustwandverletzungen mit Rippenbrüchen ▪ Stichverletzungen im Brustkorb
Lungenfunktionsstörungen	▪ Lungenverletzungen ▪ Lungenkollaps ▪ Lungenentzündung ▪ Lungenödem (Wasseransammlung in der Lunge)
Störung der Atemsteuerung	▪ Kopfverletzung mit Schädigung des Atemzentrums ▪ Vergiftungen ▪ Lähmung der Nervenbahnen, die die Atemmuskulatur steuern
verminderte Sauerstoffaufnahme im Blut	▪ Kohlenmonoxid- oder Zyanidvergiftung

ANSCHWELLEN DER ATEMWEGE

IHRE AUFGABEN

- Verhindern Sie das weitere Anschwellen der Atemwege.
- Geben Sie bei Atemstillstand Atemspende.
- Stellen Sie eine ausreichende Sauerstoffversorgung sicher.
- Rufen Sie über NOTRUF ☎112 den Rettungsdienst.

Insektenstiche, Verbrühungen oder das Einatmen von Flammen oder heißen Gasen (S. 168) können zum Anschwellen der Schleimhäute in den Atemwegen führen. Durch die auf diese Weise verengten Atemwege passiert weniger Luft die Atemwege, sodass es zu einer Atemnot kommt. Jetzt müssen Sie schnell handeln, denn es besteht die Gefahr, dass ein Atemstillstand eintritt.

1 Beruhigen Sie den Patienten und setzen Sie ihn auf den Boden. Öffnen Sie beengende Kleidung und sorgen Sie für ausreichende Frischluftzufuhr. Der Patient soll ruhig und langsam atmen.

2 Rufen Sie sofort über NOTRUF ☎112 den Rettungsdienst.

3 Geben Sie dem Patienten etwas Eis zum Lutschen in den Mund. Speiseeis ist hierfür besonders gut geeignet. Steht kein Eis zur Verfügung, geben Sie dem Patienten schluckweise etwas Kaltes zu trinken. Legen Sie ein mit kaltem Wasser getränktes Tuch oder ein in einem Handtuch eingeschlagenes Kühlelement aus der Gefriertruhe um Hals und Nacken des Patienten.

4 Durch das Kühlen verengen sich die Blutgefäße und es gelangt so weniger Flüssigkeit zu den Schleimhäuten der Atemwege. Der Prozess des Anschwellens wird hierdurch verlangsamt.

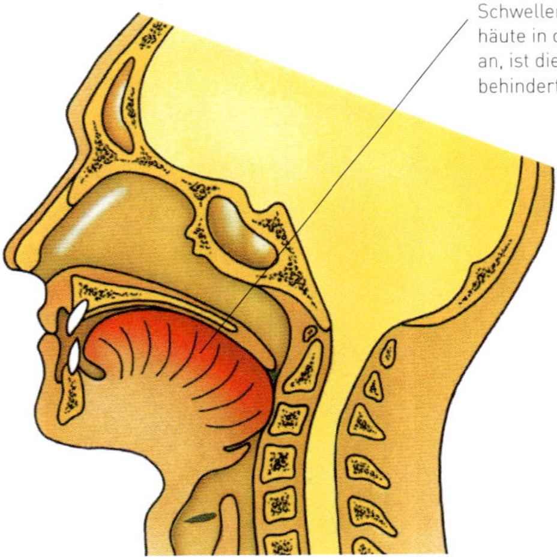

Schwellen die Schleimhäute in den Atemwegen an, ist die Atmung behindert.

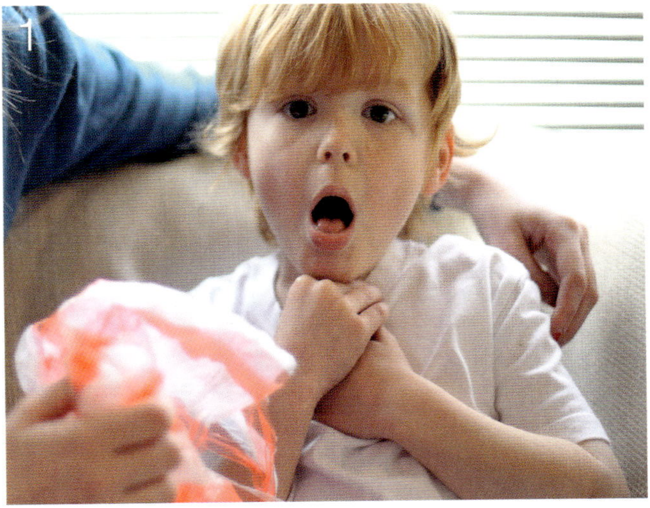

STRANGULATION

ERKENNEN

- Einschnürungszeichen am Hals
- Druckstellen am Hals
- Atemnot, eventuell Bewusstseinstrübung
- Blaufärbung der Gesichtshaut (Zyanose)
- hervorgetretene Blutgefäße im Halsbereich

IHRE AUFGABEN

- die Ursache für die Strangulation beseitigen
- lebensrettende Maßnahmen einleiten
- sofort über NOTRUF ☎112 den Rettungsdienst rufen

Durch Druck auf den Hals können die Atemwege und die Blutgefäße abgedrückt werden. Die Hauptursachen für eine Strangulation sind:

- **Erhängen:** mit einer um den Hals gelegten Schlinge aufhängen;
- **Erdrosseln:** eine um den Hals gelegte Schlinge zuziehen;
- **Erwürgen:** mit um den Hals gelegten Händen die Kehle zudrücken.

Zum Erhängen oder Erdrosseln kann es bei einem Unfall kommen (z. B. wenn man mit einem Kleidungsstück hängen bleibt). Aber auch eine Selbsttötungsabsicht kann die Ursache des Erhängens sein. Beim Erwürgen liegt immer eine Gewalttat vor. Denken Sie stets an den Eigenschutz! Wenn Sie den Verdacht haben, dass es sich um eine Straftat handeln könnte, verständigen Sie über ☎110 auch die Polizei.

Siehe auch
Wirbelsäulenverletzungen
S.135–137

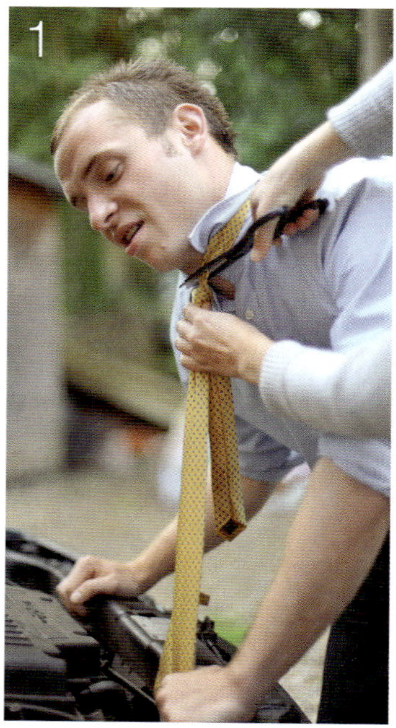

1 Entfernen Sie unverzüglich jeden um den Hals liegenden Gegenstand. Hängt der Patient an einem Strick, heben Sie den Patienten während der Rettung an, um den Druck auf den Hals zu vermindern. Bei erhaltener Atmung den Patienten in Seitenlage legen

2 Legen Sie den Patienten auf den Boden und überprüfen Sie Bewusstsein und Atmung. Leiten Sie die notwendigen Sofortmaßnahmen ein (S. 44–69).

3 Rufen Sie über NOTRUF ☎112 den Rettungsdienst. Auch wenn es so aussieht, als würde sich der Patient wieder völlig erholen, muss er sich unbedingt unverzüglich in ärztliche Behandlung begeben, da der Hals auch innerlich verletzt sein kann.

BEINAHE-ERTRINKEN

IHRE AUFGABEN

- den Patienten aus dem Wasser retten
- die Vitalfunktionen erhalten oder wiederherstellen
- die Körperwärme des Patienten erhalten
- sofort über NOTRUF ☎112 den Rettungsdienst rufen

Siehe auch
Unterkühlung **S.179–180**
Lebensrettende Sofortmaßnahmen **S.44–69**
Wasserrettung **S.28**

Wenn der Betroffene untergeht, kann beim Einatmen Wasser in die Lunge gelangen. Es kommt hierbei zum so genannten »feuchten Ertrinken«.

Bei einigen Patienten kommt es beim Einatmen von Wasser aber zu einer Verkrampfung der Stimmritze, sodass weder Wasser noch Luft den Kehlkopf passieren können. Dieser Stimmritzenkrampf dauert wenige Minuten an. Hierbei kann es zum sogenannten »trockenen Ertrinken« kommen. Durch das in die Atemwege eingedrungene Wasser kann es auch noch Stunden nach dem Unfall zu einer Störung der Atmung oder zu lebensgefährlichen Herzrhythmusstörungen kommen.

1 Retten Sie den Verunglückten aus dem Wasser (S. 28). Halten Sie dazu zunächst den Kopf des Patienten über Wasser und ziehen Sie ihn schwimmend an Land.

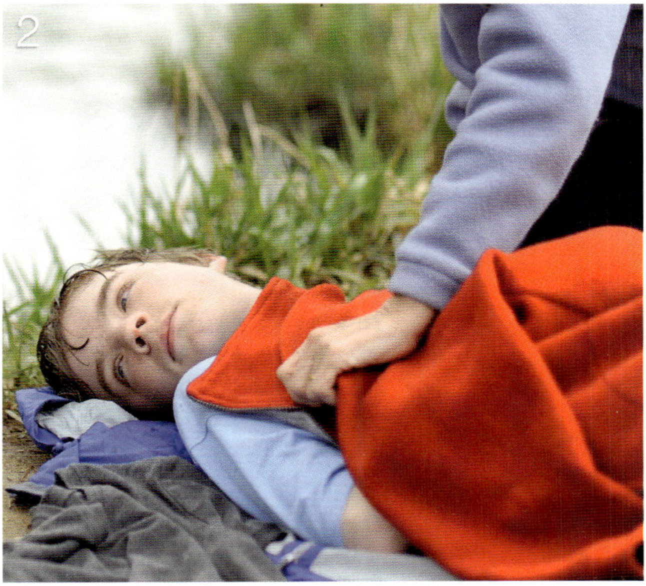

2 Legen Sie den Patienten auf eine Rettungsdecke. Kontrollieren Sie die Vitalfunktionen und ergreifen Sie die erforderlichen Sofortmaßnahmen (S. 44–69). Prüfen Sie die Atmung durch Sehen, Hören und Fühlen.

3 Wasser, welches in den Magen gelangt ist, soll aus dem Mund abfließen können. Legen Sie den Patienten daher immer auf die Seite. Sie dürfen aber nicht auf seinen Magen drücken, um zu versuchen, das Wasser herauszupressen. Rufen Sie über NOTRUF ☎112 den Rettungsdienst.

4 Entfernen Sie die durchnässte Kleidung des Patienten und respektieren Sie dabei seine Intimsphäre. Decken Sie den Patienten gut zu und bleiben Sie bei ihm, bis der Rettungsdienst eingetroffen ist.

VERGIFTUNGEN ÜBER DIE ATEMWEGE

Das Einatmen von Rauch, Gasen oder giftigen Dämpfen führt zu Atemstörungen. Beachten Sie bei Rettungsmaßnahmen den Eigenschutz. Öffnen Sie in verqualmten Räumen die Fenster und schließen Sie die Türen. Verlassen Sie verqualmte Räume am Boden kriechend und nutzen Sie Fluchthauben, falls diese zur Verfügung stehen. Machen Sie andere Personen auf die Gefahren aufmerksam und rufen Sie schnellstmöglich über NOTRUF ☎112 die Feuerwehr und den Rettungsdienst.

RAUCHGASVERGIFTUNG

Menschen, die sich bei einem Brand in einem geschlossenen Raum aufgehalten haben, können eine Rauchgasvergiftung erlitten haben. Suchen Sie auch nach Brandverletzungen.

KOHLENMONOXID-VERGIFTUNG

Dieses giftige und explosive Gas verhindert den Sauerstofftransport im Blut. Es ist farb-, geruch- und geschmacklos. Hohe Konzentrationen dieses Gases in der Einatemluft können sehr schnell zum Tode führen. Bereits der kleinste Funke genügt, um ein Kohlenmonoxid-Luft-Gemisch zur Explosion zu bringen.

KOHLENDIOXIDVERGIFTUNG

Auch dieses Gas ist farb-, geruch- und geschmacklos. Es hat erstickende Wirkung und kommt vor allem in Kohlengruben, Gärkellern, Klärgruben oder Silos vor.

VERGIFTUNGSFOLGEN

SUBSTANZ	QUELLE	AUSWIRKUNGEN/FOLGEN
Kohlenmonoxid	▪ Kraftfahrzeugabgase ▪ Rauch der meisten Feuer ▪ Rückstrom aus blockierten Schornsteinen ▪ defekter Gasherd	langdauernde Einwirkung kleiner Mengen: ▪ Verwirrtheit ▪ Reizbarkeit ▪ Übelkeit und Erbrechen ▪ Inkontinenz ▪ psychische Veränderungen kurze Einwirkung großer Mengen: ▪ graublaue Hautfärbung mit leichter Rottönung ▪ beschleunigte, erschwerte Atmung ▪ Bewusstseinsstörung mit nachfolgender Bewusstlosigkeit
Rauch	Brände: Bei Zimmerbränden sterben die meisten Menschen an einer Rauchvergiftung. Verqualmte Luft ist sauerstoffarm und enthält immer giftige Dämpfe.	▪ beschleunigte Atmung ▪ laute, erschwerte Atmung ▪ Husten und Keuchen ▪ Verbrennungen von Mund oder Nase ▪ Ruß um Mund und Nase ▪ Bewusstlosigkeit
Kohlendioxid	Reichert sich in kleinen, geschlossenen Räumen, wie Kohlenkellern, Brunnen und Bodentanks, an und wird so gefährlich konzentriert.	▪ Atemlosigkeit ▪ Kopfschmerzen ▪ Verwirrtheit ▪ Bewusstlosigkeit
Lösungsmittel und Brennstoffe	▪ Klebstoffe ▪ Reinigungsflüssigkeiten ▪ Feuerzeugbenzin ▪ Campinggas und Propangasbrenner. Lösungsmittelabhängige benutzen Plastikbeutel, um die Dämpfe zu konzentrieren (z. B. Klebstoffe)	▪ Kopfschmerzen und Erbrechen ▪ Bewusstseinsstörung ▪ Die Atemwegsverlegung durch die Anwendung eines Plastikbeutels oder durch Ersticken an Erbrochenem kann tödlich sein ▪ Herzstillstand ist eine häufige Todesursache bei Inhalation sehr kalter Gase, die aus Überdruckbehältern austreten.

ACHTUNG

- Machen Sie bei Bewusstlosen die Atemwege frei und überprüfen Sie die Atmung. Führen Sie evtl. Atemspenden und Herzdruckmassagen durch.
- Lagern Sie ihn, sobald er atmet, in stabiler Seitenlage.

Siehe auch
Atemwegsverbrennungen **S. 168**
Gefahren durch Feuer **S. 24–25**
Lebensrettende Sofortmaßnahmen **S. 42–69**

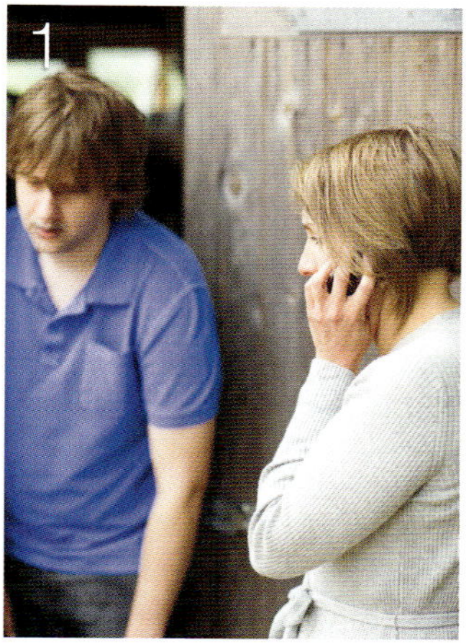

1 Rufen Sie über ☎112 Feuerwehr und Rettungsdienst. Versuchen Sie, brennende Kleidung des Patienten zu löschen (S. 25).

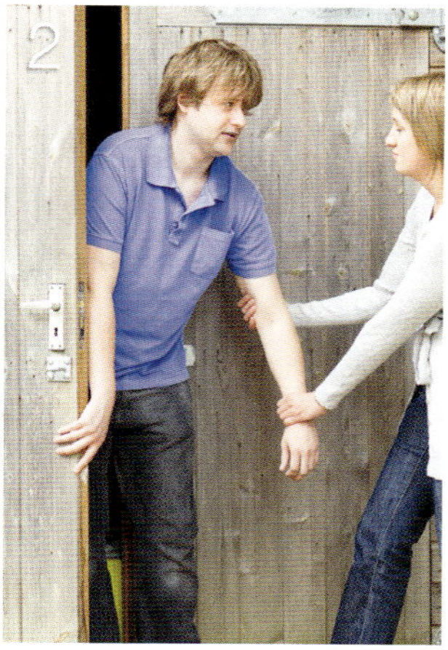

2 Führen Sie den Patienten an die frische Luft.

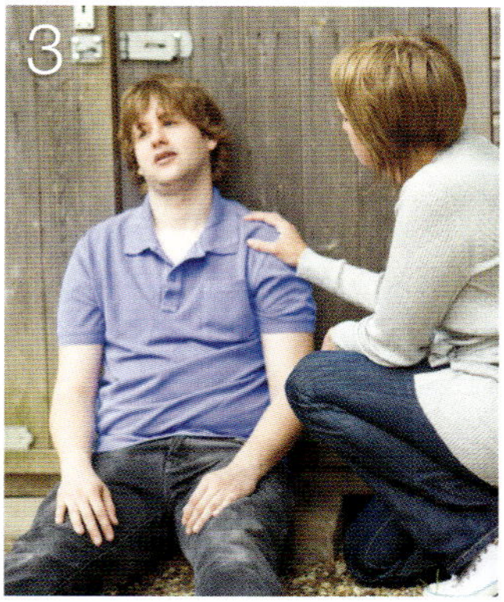

3 Stützen Sie den Patienten und fordern Sie ihn auf, normal zu atmen. Versorgen Sie Brandwunden und andere Verletzungen.

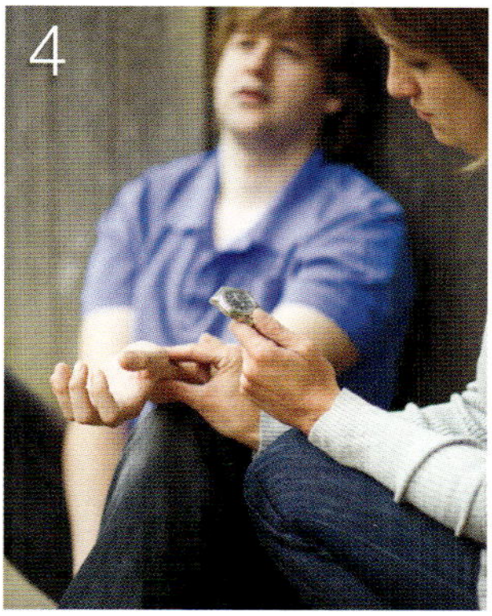

4 Kontrollieren Sie kontinuierlich die Vitalfunktionen des Patienten. Wenn ein Sauerstoffinhalationsgerät zur Verfügung steht, geben Sie dem Patienten 4-6 Liter Sauerstoff pro Minute.

BRUSTKORBVERLETZUNGEN

ERKENNEN

- Verletzung des Brustkorbes
- Atemnot mit schmerzhafter Atmung
- einseitiges Atemgeräusch
- akutes Angstgefühl

Weitere mögliche Anzeichen:

- Schockzeichen
- Abhusten von hellrotem, schaumigem Blut
- Blauverfärbung des Gesichts und der Finger
- »Hautknistern« im Schulterbereich durch Luft im Gewebe
- aus der Wunde herausschäumendes Blut
- beim Einatmen schlürfende Geräusche in der Brust

Das Brustbein, die zwölf Rippenpaare sowie die Wirbelsäule bilden den Brustkorb (auch Thorax genannt) und schützen die Brustorgane Herz und Lunge. Nach oben ist der Brustraum durch den Schultergürtel begrenzt, nach unten durch das muskuläre Zwerchfell.

Eine durchdringende, offene Brustkorbverletzung kann im Brust- wie oberen Bauchraum schwere innere Schäden verursachen. Verletzungen der Lunge können direkt eintreten oder weil das die Lunge umgebende Lungenfell beschädigt ist. Die dort eintretende Luft lässt den Lungenflügel zusammenfallen (Pneumothorax). Der betreffende Lungenflügel kann am Atmungsvorgang nicht mehr teilnehmen. Da die eingetretene Luft nicht mehr entweichen kann, baut sich ein Überdruck im Brustraum auf. Die Organe im Brustraum werden zur gesunden Seite hin verschoben. Die Atmung und die Herzfunktion werden lebensbedrohlich beeinträchtigt.

Siehe auch
Strangulation S. 76
Lebensrettende Sofortmaßnahmen S. 42–69
Anaphylaktischer Schock S. 91

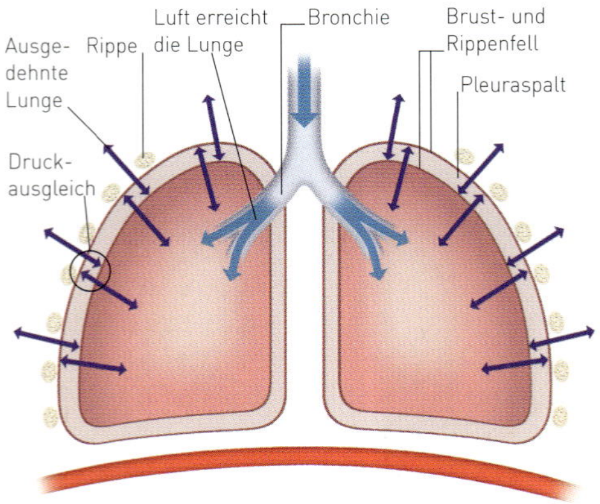

Normale Atmung
Die Lunge ist ausgedehnt, da Sie an der Brustwand »festgesaugt« ist. Innerhalb des flüssigkeitgefüllten Pleuraspalts wird der Druck aufrechterhalten

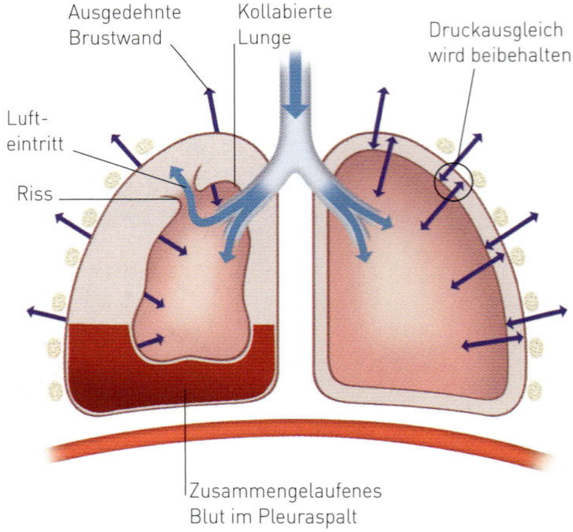

Kollabierter (rechter) Lungenflügel
Luft aus dem rechten Lungenflügen dringt in den umgebenden Pleuraspalt und verändert das Druckverhältnis. Der Lungenflügel löst sich von der Brustwand.

IHRE AUFGABEN

- die Wunde versorgen und die Atmung erleichtern
- den Schock minimieren
- einen schnellen Transport ins Krankenhaus veranlassen

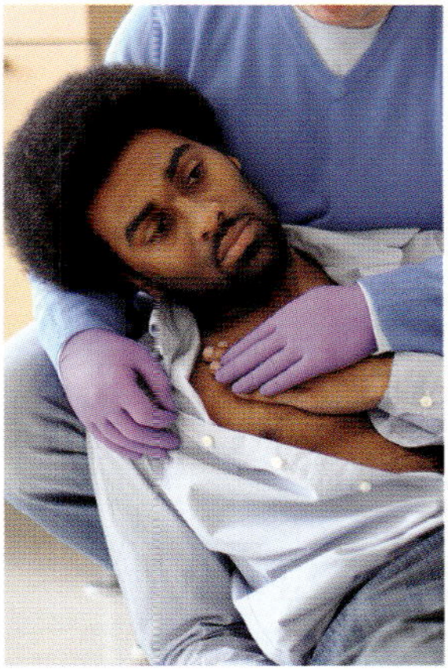

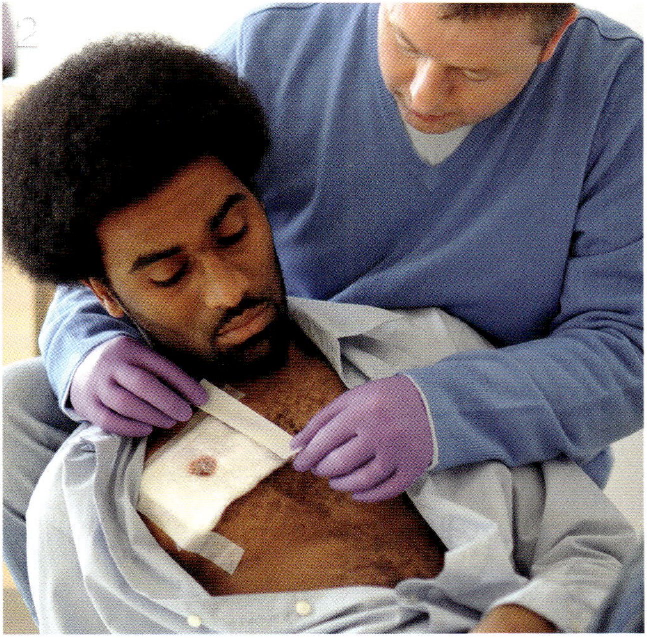

1 Helfen Sie dem Patienten, sich hinzusetzen. Ermuntern Sie ihn, sich zur verletzten Seite zu lehnen und die Wunde mit seiner Hand abzudecken.

2 Legen Sie eine sterile Kompresse auf die Wunde und decken Sie den Verband mit Frischhaltefolie oder einer Plastiktüte ab. Fixieren Sie den Verband so, dass er fest sitzt.

3 Rufen Sie über Notruf ☎112 den Rettungsdienst. Stabilisieren Sie den Patienten in seiner Haltung, bis der Rettungsdienst eintrifft.

4 Überwachen Sie die Vitalfunktionen – Bewusstsein, Atmung, Kreislauf –, bis der Rettungsdienst eintrifft.

SONDERFALL WENN DER PATIENT BEWUSSTLOS IST

Wenn der Patient bewusstlos ist, überstrecken Sie den Kopf und überprüfen Sie die Atmung. Wenn Sie einen atmenden Patienten in die Seitenlage bringen, legen Sie ihn auf die verletzte Seite. So kann er besser atmen.

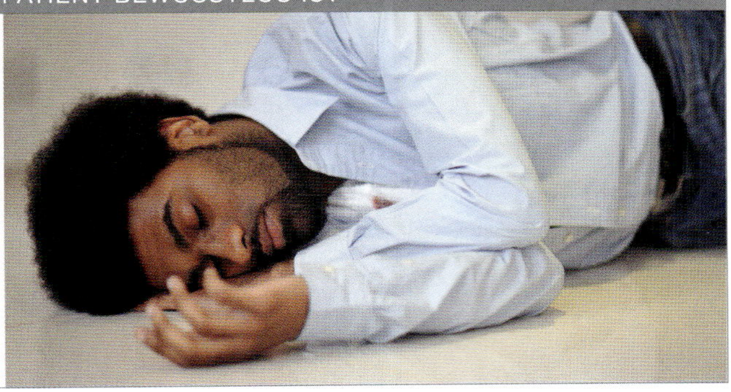

HYPERVENTILATION

ERKENNEN

- unnatürlich schnelle, tiefe Atmung

Außerdem können vorliegen:

- auffälliges Verhalten
- Benommenheit, Ohnmacht
- Kribbeln oder Verkrampfungen der Hände
- Kribbeln der Lippen

IHRE AUFGABEN

- den Patienten aus dem störenden Umfeld entfernen
- den Patienten beruhigen

Übermäßiges Atmen (Hyperventilation) tritt meist bei Panikattacken oder in akuten Angstsituationen auf. Durch schnelles Atmen wird dem Blut zu viel Kohlendioxid entzogen, was zu Störungen der Atemsteuerung führt. Es kommt zu anormal beschleunigter Atmung, Benommenheit sowie Kribbeln und Verkrampfungen in den Händen. Sobald sich die Atmung normalisiert, gehen die Symptome zurück.

1 **Sprechen Sie freundlich und deutlich mit dem Patienten. Führen Sie den Patienten an einen ruhigeren Ort, wo er die Kontrolle über seine Atmung schneller wiedergewinnen kann. Bitten Sie Umstehende, sich zu entfernen.**

2 **Tritt keine Besserung ein, lassen Sie ihn in eine Plastiktüte atmen: Etwa 10-mal langsam in die Tüte aus- und einatmen und anschließend 15 Sekunden frei atmen. Die Abfolge so lange wiederholen, bis sich die Atmung beruhigt hat.**

3 **Tritt nach zehn Minuten keine Besserung ein, rufen Sie den Rettungsdienst ☎112.**

4 **Fordern Sie den Patienten auf, mit dem Hausarzt über eine Vermeidung und Eindämmung künftiger Panikattacken zu reden.**

PSEUDOKRUPP

Eine Infektion der oberen Atemwege kann vor allem im Säuglings- oder Kleinkindalter zum Anschwellen der Schleimhäute im Bereich des Kehlkopfes führen; dabei kommt es oft nachts zu einer anfallsartigen Atemnot. Hat das Kind bereits einen solchen Anfall durchgemacht, kann der Kinderarzt Bedarfsmedikamente verschreiben. Ganz selten entwickelt sich aus der Atemnot eine Lebensbedrohung. Dann kann es sich auch um eine schwere bakterielle Infektion des Kehldeckels handeln, eine sog. Epiglottitis. Rufen Sie dann sofort über NOTRUF ☎112 den Rettungsdienst.

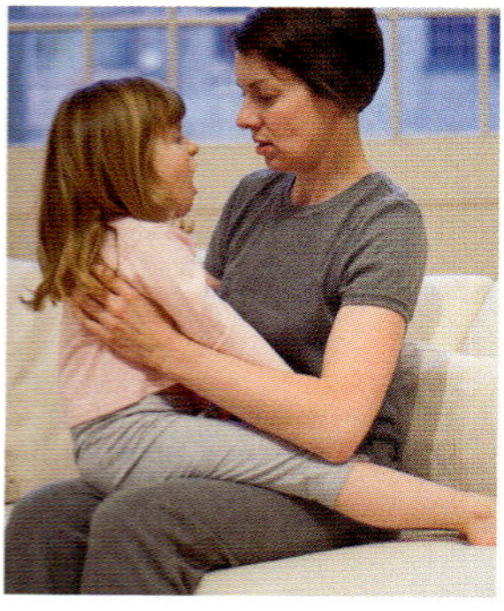

1 **Das Kind beruhigen, aufsetzen und im Rücken abstützen. Verabreichen Sie die für diesen Fall verordneten Medikamente.**

2 **Für eine kalt-feuchte Raumluft sorgen, indem Sie heißes Wasser in die Dusche laufen lassen oder auf dem Herd in einem offenen Topf Wasser zum Kochen bringen. Öffnen Sie dabei das Fenster, damit sich ein kalter Wassernebel entwickelt.**

3 **Nach dem Anfall legen Sie das Kind ins Bett und hängen ein nasses Handtuch über die Heizung.**

Hält die Atemnot sehr lange an oder haben Sie den Verdacht, es könnte sich um eine Epiglottitis handeln, rufen Sie sofort über NOTRUF ☎112 den Rettungsdienst.

ASTHMA BRONCHIALE

ERKENNEN

- Atembeschwerden
- pfeifendes, keuchendes Atemgeräusch
- Schwierigkeiten beim Sprechen: kurze Sätze, Flüstern
- Husten
- Angst und Verzweiflung
- Anzeichen von Sauerstoffmangel: Blauverfärbung der Lippen und des Gesichts
- Erschöpfung bei schweren Anfällen; wenn sich der Anfall verschlimmert, kann dies zu Atemstillstand und Bewusstlosigkeit führen.

IHRE AUFGABEN

- für eine Erleichterung der Atmung sorgen
- wenn nötig, für medizinische Hilfe sorgen

ACHTUNG

- Wenn es sich um den ersten Anfall handelt oder der Patient keine Medikamente hat, setzen Sie sofort den Notruf ☎112 ab.
- Wenn der Patient bewusstlos ist, machen Sie die Atemwege frei und überprüfen Sie die Atmung.

Bei einem Asthmaanfall verkrampft die Muskulatur der Atemwege. Dies verengt die Atemwege und erschwert die Atmung. Häufig sind Allergien, Erkältung, Medikamente oder Zigarettenrauch Auslöser für den Anfall, manchmal gibt es jedoch keinen erkennbaren Grund. Viele Asthmatiker erleiden plötzliche Anfälle. Asthmatiker nutzen einen sog. »Inhalator« beim ersten Anzeichen eines Anfalls. Normalerweise haben Asthmasprays blaue Verschlusskappen, vorbeugend wirkende Sprays haben braune oder weiße Kappen und sollten beim Asthmaanfall nicht benutzt werden.

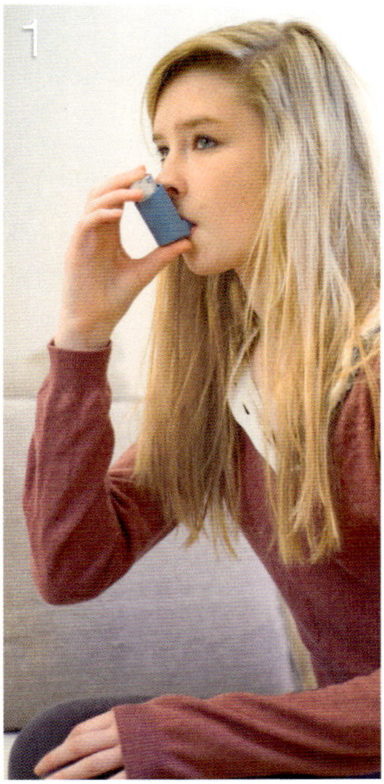

1 Bleiben Sie ruhig und betreuen Sie den Patienten. Lassen Sie ihn einen Stoß aus dem Inhalator einnehmen und, falls vorhanden, den »Spacer« benutzen. Bitten Sie ihn, langsam und tief zu atmen.

2 Lassen Sie den Patienten in der für ihn bequemsten Position sitzen. Legen Sie ihn nicht hin.

3 Ein normaler Anfall sollte sich innerhalb einiger Minuten bessern. Ist dies nicht der Fall, sollte der Patient einen weiteren Sprühstoß einnehmen

4 Setzen Sie den Notruf ☎112 ab, wenn es sich um einen schweren Anfall handelt oder eines der folgenden Ereignisse auftritt: Der Inhalator wirkt nicht; der Zustand des Patienten verschlechtert sich; der Patient kann nicht mehr sprechen oder ist erschöpft.

5 Helfen Sie dem Patienten, den Inhalator vorschriftsgemäß zu benutzen. Beobachten Sie die Vitalfunktionen – Bewusstsein, Atmung, Kreislauf – bis Hilfe eintrifft.

SONDERFALL ANWENDUNG DES SPACERS

Ein sog. »Spacer«, ein Verteiler aus Kunststoff, kann auf den Inhalator aufgesteckt werden und hilft dem Patienten, das Medikament richtig einzuatmen. Sie sind besonders bei Kindern effektiv.

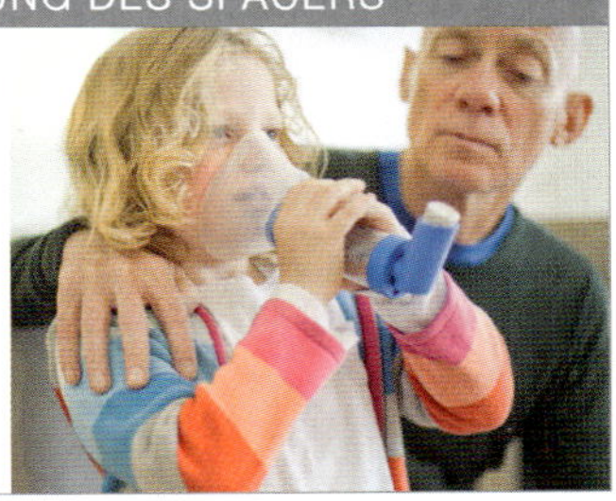

4

Das Herz und der Blutkreislauf bilden das Herz-Kreislauf-System. Dieses hat die Aufgabe, alle Zellen des Körpers mit Blut zu versorgen. Das Blut wiederum transportiert Sauerstoff und Nährstoffe zu den Zellen.

Störungen des Herz-Kreislauf-Systems können verschiedene Ursachen haben: Entweder herrscht infolge eines Blut- oder Flüssigkeitsverlustes ein Volumenmangel im Blutkreislauf oder altersbedingte Prozesse oder eine akute Erkrankung stören die Kreislauffunktion. Dies führt stets zu Sauerstoffmangel in den lebenswichtigen Organen.

ZIEL DER ERSTE-HILFE-MASSNAHMEN

Alle Maßnahmen der Ersten Hilfe verfolgen das Ziel, die Sauerstoffversorgung der lebenswichtigen Organe zu verbessern beziehungsweise aufrecht zu erhalten. Durch die Maßnahmen der Ersten Hilfe können die Störungen stabilisiert werden.

ERSTE HILFE KOMPAKT

- den Patienten so lagern, dass die lebenswichtigen Organe mit Blut versorgt werden
- den Patienten beruhigen
- enge Kleidung lockern
- Fenster öffnen
- Rufen Sie über NOTRUF ☎112 den Rettungsdienst

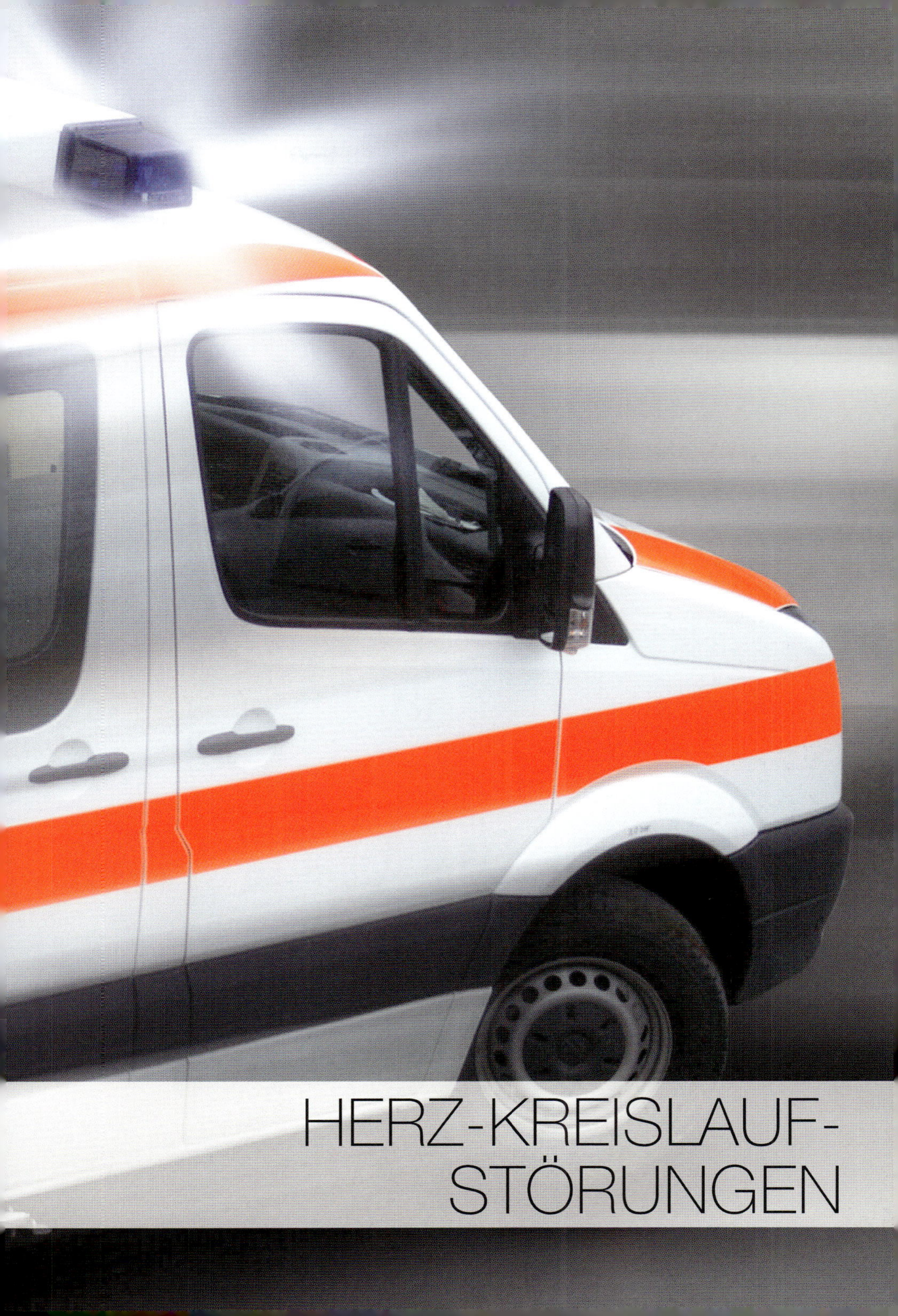

HERZ-KREISLAUF-STÖRUNGEN

HERZ UND BLUTGEFÄSSE

Das System besteht aus Herz und Blutgefäßen. Es versorgt den Körper konstant mit Blut, das Sauerstoff und Nährstoffe zu den Geweben bringt und Abfallstoffe entsorgt.

Das Blut wird mittels rhythmischer Kontraktionen des Herzmuskels (Herzschläge) durch den Körper gepumpt. Es läuft durch ein Gefäßnetz aus Arterien, Venen und Kapillaren. Der Druck, den der Blutfluss in den großen Arterien erzeugt, wird als Blutdruck bezeichnet. Er schwankt abhängig von Stärke und Phase des Herzschlags, der Elastizität der arteriellen Gefäßwände sowie dem Blutvolumen und der Blutdicke.

Der Blutkreislauf
Sauerstoffreiches Blut gelangt von den Lungen zum Herzen und fließt durch die Arterien zu den Körpergeweben. Sauerstoffarmes Blut fließt über die Venen zur Lunge zurück.

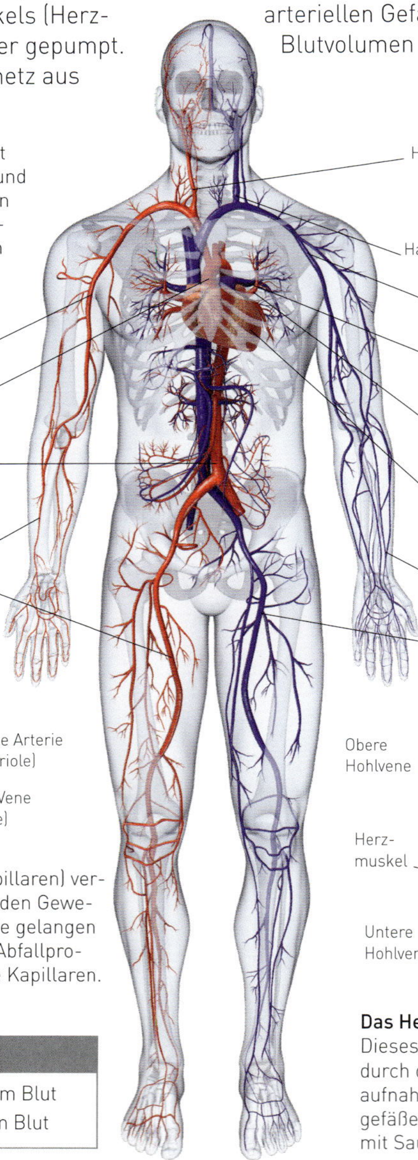

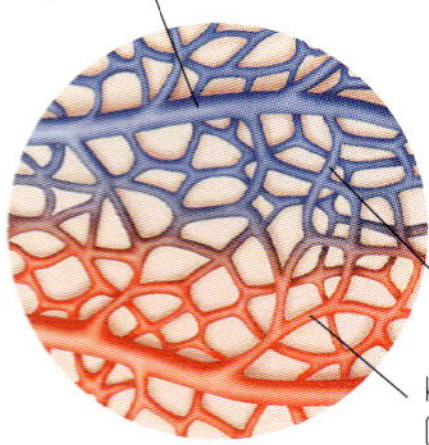

Kapillarnetz
Netze kleiner Blutgefäße (Kapillaren) verbinden Arterien und Venen in den Geweben. Sauerstoff und Nährstoffe gelangen aus dem Blut in die Gewebe, Abfallprodukte aus den Geweben in die Kapillaren.

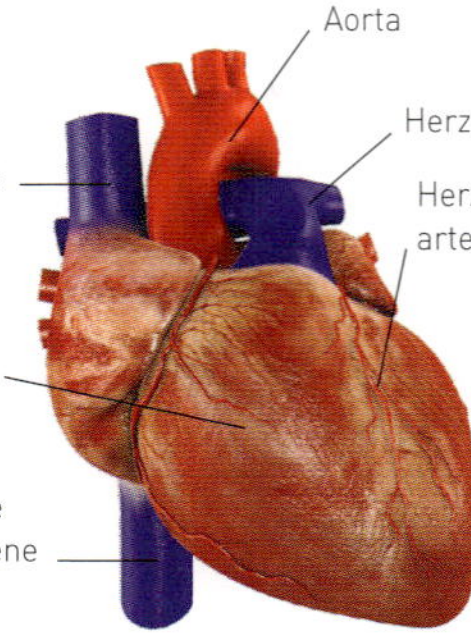

Das Herz
Dieses muskuläre Organ pumpt Blut durch den Körper und zur Sauerstoffaufnahme in die Lungen. Herzkranzgefäße versorgen den Herzmuskel mit Sauerstoff und Nährstoffen.

LEGENDE
- Gefäße mit sauerstoffreichem Blut
- Gefäße mit sauerstoffarmem Blut

HERZFUNKTIONEN

Das Herz pumpt Blut durch Muskelkontraktionen, die Herzschläge, die durch im Herzen erzeugte elektrische Impulse gesteuert werden. Jeder Schlag besteht aus zwei Teilen: die Diastole, bei der Blut in das Herz fließt, und die Systole, bei der das Blut aus dem Herzen gepumpt wird.

Während der Diastole entspannt sich das Herz. Sauerstoffreiches Blut gelangt über die Lungenvenen aus den Lungen in den linken Vorhof und sauerstoffarmes Blut aus den Hohlvenen in den rechten Vorhof.

Die Vorhöfe ziehen sich zusammen, die Klappen zwischen Vorhöfen und Kammern öffnen sich und das Blut fließt in die beiden Kammern.

In der Systole kontrahieren die beiden Kammern. Die dickwandige linke Kammer pumpt das Blut in die Aorta (Hauptschlagader), die es in den Rest des Körpers weiterleitet. Die rechte Kammer pumpt Blut in die Lungenarterien, die es zur Sauerstoffaufnahme in die Lunge leiten.

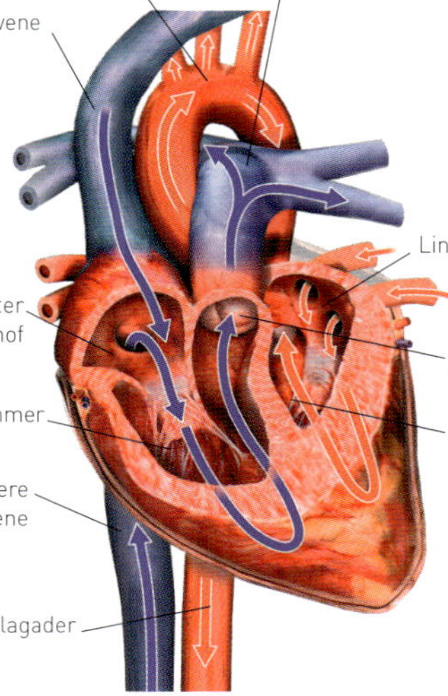

Blutfluss durch das Herz
Das rechte Herz pumpt sauerstoffarmes Blut aus dem Körper in die Lungen. Das linke Herz pumpt sauerstoffreiches Blut in den Körper.

LEGENDE
- Gefäße mit sauerstoffreichem Blut
- Gefäße mit sauerstoffarmem Blut

BLUTZUSAMMENSETZUNG

Etwa 8 % unseres Körpergewichts entfallen auf das Blut. Es besteht zu ungefähr 55 % aus einer klaren Flüssigkeit, dem Plasma. Darin bewegen sich die roten und weißen Blutzellen sowie die Blutplättchen, die gemeinsam 45 % des Blutes ausmachen.

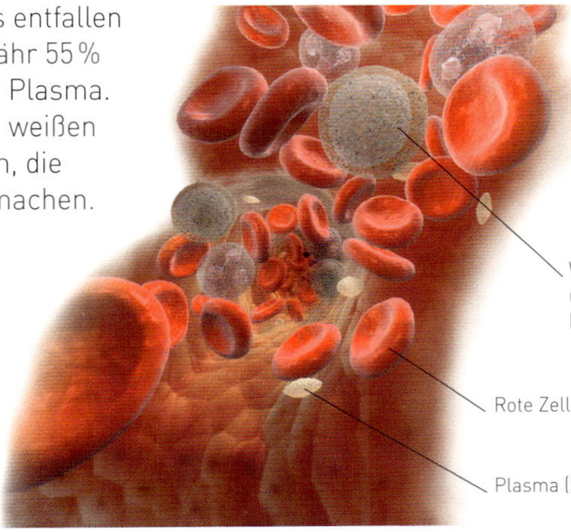

Die Blutzellen
Rote Blutzellen enthalten den roten Blutfarbstoff Hämoglobin, der zum Sauerstofftransport dient. Weiße Blutzellen wehren Infektionen ab. Blutplättchen dienen der Blutgerinnung.

KREISLAUFSCHOCK

ERKENNEN

- schneller Puls
- sehr blasse Haut, vor allem an den Lippen; nach Druck auf die Fingernägel nehmen diese nur sehr langsam wieder eine rosige Farbe an
- nasskalte, klebrige Haut infolge von Schweißausstoß

Mögliche Zeichen bei Eintreten der Dezentralisationsphase des Schocks:

- Schwäche und Verwirrtheit
- Übelkeit, Erbrechen, Durst
- schnelle, flache Atmung
- schneller, kaum tastbarer Puls
- Unruhe, Angst oder Aggressivität
- Gähnen und Schnappen nach Luft

Das Herz-Kreislauf-System versorgt den Körper mit Blut. Es transportiert den Sauerstoff und Nährstoffe zu den Zellen. Wird dieses System gestört, kommt es zum Kreislaufschock. Die Versorgung der lebenswichtigen Organe wird gestört oder eingestellt. Angst, Schmerzen und Frieren kann den Kreislaufschock noch verstärken. Der Kreislaufschock darf nicht mit einem psychisch bedingten Schock verwechselt werden.

URSACHEN FÜR EINEN KREISLAUF-SCHOCK

Durch Erschlaffen der Blutgefäße kann das Blut in den Venen und Arterien der Beine »versacken«, der Blutdruck fällt ab. Das Blut steht damit dem Kreislauf nicht mehr zur Verfügung. Dies kann durch eine schwere Infektion oder eine allergische Reaktion ausgelöst sein.

Oder aber das Blut ist dem Kreislauf verloren gegangen. Ursache hierfür können Blutungen nach innen und außen, Flüssigkeitsverlust durch eine Verbrennung, wegen starken Brechdurchfalls oder infolge starken Schwitzens sein.

Der Körper reagiert als Erstes mit einer Umverteilung des Blutstroms zu den lebenswichtigen Organen (Zentralisation). Hält dieser Zustand an, wird der Schock zur akuten Lebensgefahr (Dezentralisation).

Siehe auch
Anaphylaktischer Schock **S.91**
Innere Blutungen **S.90**
Bedrohliche Blutungen **S. 98–99**
Lebensrettende Sofortmaßnahmen **S. 42–69**

SO REAGIERT EIN ERWACHSENER AUF BLUTVERLUST

BLUTMENGE	AUSWIRKUNGEN AUF DEN KÖRPER
Ca. 0,5 Liter	▪ Kaum oder keine Auswirkungen. Diese Menge wird beim Blutspenden entnommen.
Ca. 1 Liter	▪ Müdigkeit, Schlappheit, Abgeschlagenheit. ▪ Der Körper ist nicht mehr so leistungsfähig, es kann zur Ohnmacht kommen.
Ca. 2 Liter	▪ Adrenalin wird ausgeschüttet und beschleunigt den Puls und erhöht die Schweißproduktion. ▪ Kleine Blutgefäße z. B. in der Haut werden nicht mehr durchblutet (Zentralisation) ▪ deutliche Schockzeichen.
Ca. 3 Liter	▪ Starke Schockzeichen; es drohen Bewusstlosigkeit, Atemstillstand und Herz-Kreislauf-Stillstand.

IHRE AUFGABEN

- den Schock erkennen
- offensichtliche Schockursachen behandeln
- die Blutversorgung von Gehirn, Herz und Lunge verbessern
- den schnellen Transport in eine Klinik veranlassen

ACHTUNG

- Der Patient darf nicht essen, trinken oder rauchen.
- Bewegen Sie ihn nicht.
- Lassen Sie den Patienten nicht allein.
- Erhalten Sie die Körperwärme mithilfe einer Rettungsdecke.

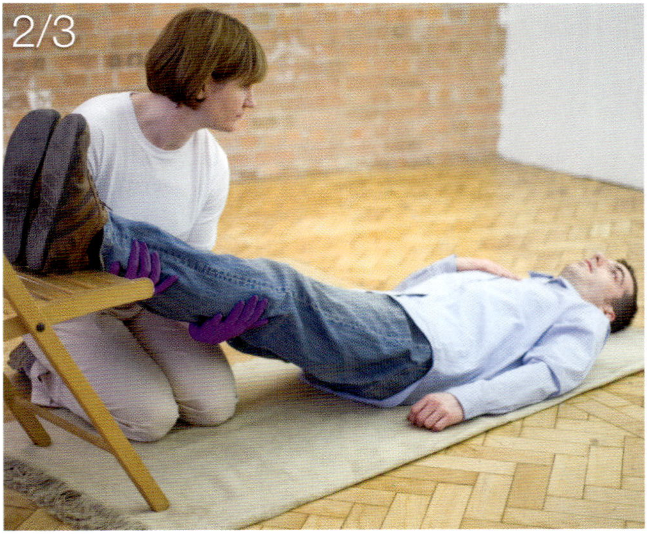

1 Versuchen Sie, die Ursache für den Schock herauszufinden und beseitigen Sie diese (z. B. durch einen Druckverband).

2 Legen Sie den Patienten in Rückenlage auf eine Decke (z. B. Rettungsdecke) und beruhigen Sie ihn.

3 Legen Sie die Beine des Patienten hoch, um das Blut aus den Beinen wieder in den Blutkreislauf zurückzuführen. So verbessern Sie die Versorgung der lebenswichtigen Organe.

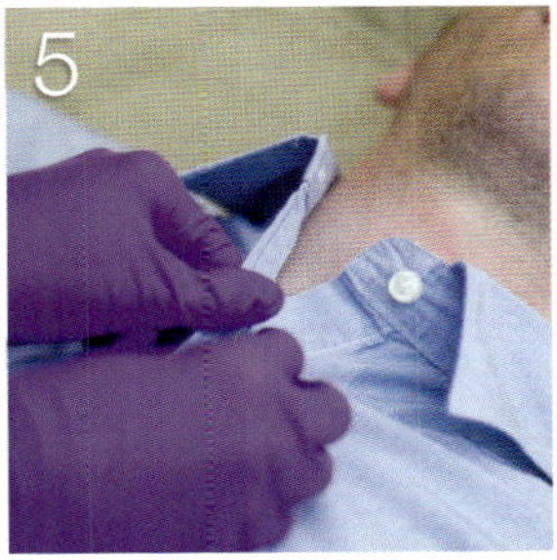

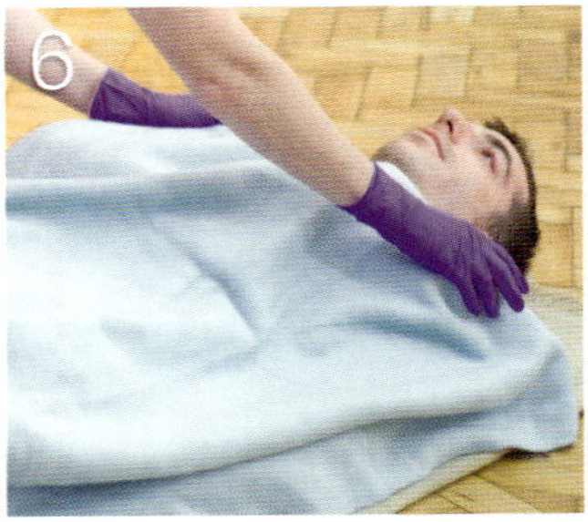

4 Rufen Sie über den NOTRUF ☎112 den Rettungsdienst.

5 Lockern Sie beengende Kleidung.

6 Wärmen Sie den Patienten, indem Sie ihn zudecken.

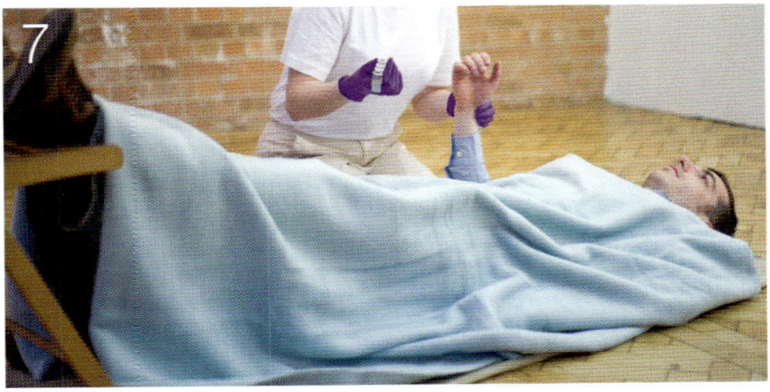

7 Kontrollieren Sie die Vitalfunktionen des Patienten, während Sie auf Hilfe warten.

INNERE BLUTUNGEN

ERKENNEN

- zunächst blasse, feucht-kalte Haut; bei anhaltender Blutung blaugraue Färbung (Zyanose)
- schnelle, flache Atmung
- Verwirrtheit, Unruhe und Reizbarkeit
- möglicherweise Kollaps und Bewusstlosigkeit
- Blutungen aus Körperöffnungen
- Bluterguss an verletzter Körperstelle
- Schmerzen
- bretthharte, druckschmerzhafte Bauchdecke

Blutungen in Körperhöhlen treten nach Verletzungen, wie Brüchen oder Wunden, auf oder spontan, beispielsweise bei einem blutenden Magengeschwür. Hauptgefahr ist die Entwicklung eines Schocks (S. 88–89). Außerdem kann sich das Blut um Organe herum ansammeln, z.B. in der Lunge oder dem Gehirn, und diese durch Druck schädigen.

Der Verdacht auf eine innere Blutung besteht, sofern ein Patient ohne offensichtliche Blutverluste nach einem Unfall Schockzeichen entwickelt.

Siehe auch
Quetschungen S. 101
Kreislaufschock S. 88–89

MÖGLICHE SYMPTOME INNERER BLUTUNGEN

Die Symptome schwanken abhängig vom Blutungsort, wobei das deutlichste Zeichen der Austritt von Blut aus einer Körperöffnung ist. Es kann zu einem Schock kommen. Außerdem können Blutungen aus bestimmten Körperöffnungen auf schwerwiegende Verletzungen oder Erkrankungen hinweisen.

ORT	AUSSEHEN DES BLUTES	BLUTUNGSURSACHE
Mund	▪ hellrot, schaumig, hoch gehustetes Blut	▪ Lungenblutung
	▪ rotes bis dunkelrotbraunes Bluterbrechen, das an Kaffeesatz erinnert	▪ Blutung im Verdauungstrakt
Ohr	▪ frisches, hellrotes Blut	▪ Verletzung des inneren oder äußeren Ohres
	▪ dünnes, wässriges Blut	▪ Hirnwasseraustritt bei Kopfverletzung
Nase	▪ frisches, hellrotes Blut	▪ geplatzte Blutgefäße in der Nase
	▪ dünnes, wässriges Blut	▪ Hirnwasseraustritt bei Kopfverletzung
Anus	▪ frisches, hellrotes Blut	▪ Hämorrhoiden ▪ Verletzung von After oder Enddarm
	▪ schwarzer, übelriechender Teerstuhl	▪ Erkrankung oder Verletzung des oberen Verdauungstraktes
Harnröhre	▪ roter Urin, der gelegentlich Gerinnsel enthält	▪ Harnblasen-, Nieren- oder Harnröhrenblutung
Scheide	▪ frisches oder dunkles Blut	▪ Menstruation ▪ Fehlgeburt ▪ Schwangerschaft ▪ Erkrankung oder Verletzung von Scheide oder Gebärmutter

ANAPHYLAKTISCHER SCHOCK

ERKENNEN

- zunehmende Atemnot
- Hautrötung, Schwellung, Quaddelbildung
- Angst

IHRE AUFGABEN

- sofort den Rettungsdienst rufen
- für ausreichende Sauerstoffversorgung sorgen

ACHTUNG

Personen mit bekannter Allergie tragen eventuell ein Notfallset mit einer Adrenalin-Fertigspritze bei sich. Fragen Sie den Patienten danach. Eventuell benötigt er bei der Injektion in den Oberschenkelmuskel entsprechend der ärztlichen Verordnung Ihre Hilfe.

Dieser Schock ist die Folge einer extremen allergischen Reaktion, die sich innerhalb weniger Minuten zur akuten Lebensgefahr entwickeln kann.

Ursache hierfür ist:

- eine Überreaktion des Abwehrsystems, beispielsweise nach Injektion oder Schlucken eines bestimmten Medikaments
- der Stich eines Insekts
- Genuss bestimmter Nahrungsmittel

Das Abwehrsystem des Körpers setzt hierbei Substanzen frei, die eine Erweiterung der Blutgefäße und die Verengung der Atemwege bewirken. Es kann zur massiven Einlagerung von Flüssigkeit in der Haut und Schleimhaut kommen (Quaddelbildung). Dies verstärkt die Schockreaktion und erhöht die Gefahr, zu ersticken. Bei diesen Patienten steht häufig die Atemnot im Vordergrund. Sie müssen von Fall zu Fall entscheiden, ob Sie den Patienten in die Schocklage bringen oder mit aufrechtem Oberkörper lagern.

1 Rufen Sie über NOTRUF ☎112 sofort den Rettungsdienst!

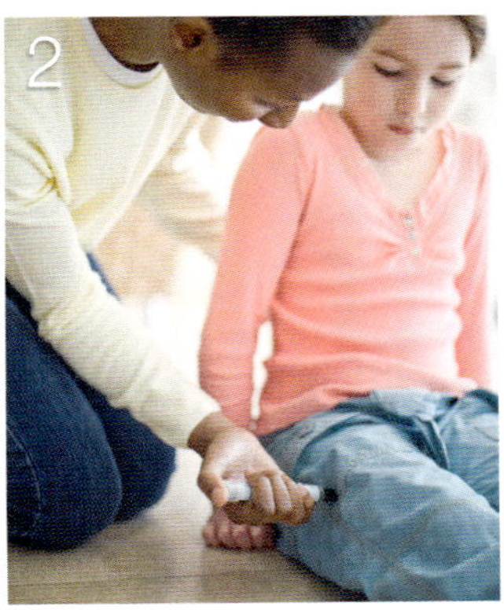

2 Lagern Sie den Patienten in der Position, in der er am besten Luft bekommt. Eine sitzende Haltung erleichtert das Atmen.

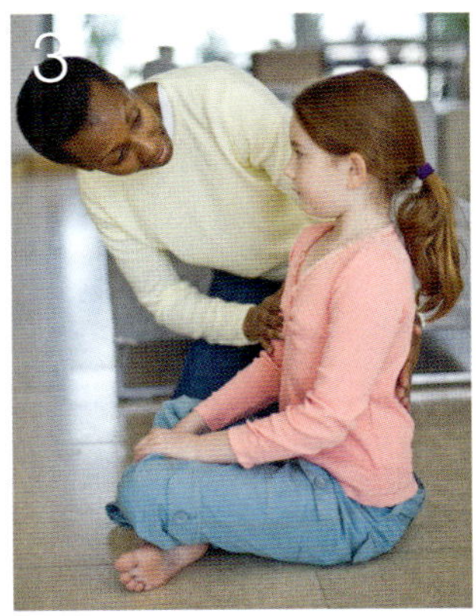

3 Öffnen Sie beengende Kleidung, decken Sie den Patienten zu und lassen Sie ihn nicht allein.

Siehe auch
Allergische Reaktionen
S. 213

AKUTE HERZERKRANKUNGEN

Das Herz ist die Pumpe des Blutkreislaufs. Der Herzmuskel (Myocard) schlägt jeden Tag etwa 100 000-mal. Die Steuerung hierfür übernimmt das Reizleitungssystem. Das Myocard wird von den Herzkranzgefäßen (Koronarien) mit Sauerstoff versorgt. Die Gefäßwände der Koronarien können sich im Laufe der Jahre verhärten und in Belastungssituationen völlig verschließen. Das Myocard bekommt dann nicht mehr genügend Sauerstoff.

Störungen der Pumpfunktion und der Reizleitung können die Folge sein, beispielsweise Kammerflimmern mit Kreislaufstillstand (S. 54–55).

HERZINFARKT

ERKENNEN

- anhaltendes schmerzhaftes Engegefühl in Brustmitte, das oft in Unterkiefer, einen oder beide Arme ausstrahlt; im Gegensatz zur Angina pectoris klingen die Schmerzen bei Ruhe nicht ab
- Atemnot
- bei Frauen oft Unwohlsein im Oberbauch, das einer Magenverstimmung ähnelt
- aschfahle Haut und blaue Lippen
- »Herzrasen« oder »Herzklopfen«
- Angst, Panik

IHRE AUFGABEN

- den Patienten beruhigen
- den Patienten mit aufrechtem Oberkörper lagern
- sofort den NOTRUF ☎112 veranlassen

ACHTUNG

- Bei Bewusstlosen machen Sie die Atemwege frei und überprüfen die Atmung. Führen Sie bei Atemstillstand Herzdruckmassagen und Atemspenden durch (s. Lebensrettende Sofortmaßnahmen, S. 42–69).

Meistens entsteht ein Herzinfarkt durch eine plötzliche Abnahme der Blutversorgung eines Teiles des Herzmuskels – z.B. durch ein Blutgerinnsel in einer Herzkranzarterie. Hauptgefahr ist ein Herzstillstand.

Die Auswirkungen eines Herzinfarktes hängen in erster Linie davon ab, wie viel Muskelmasse betroffen ist und wie schnell eine intensivmedizinische Behandlung beginnt.

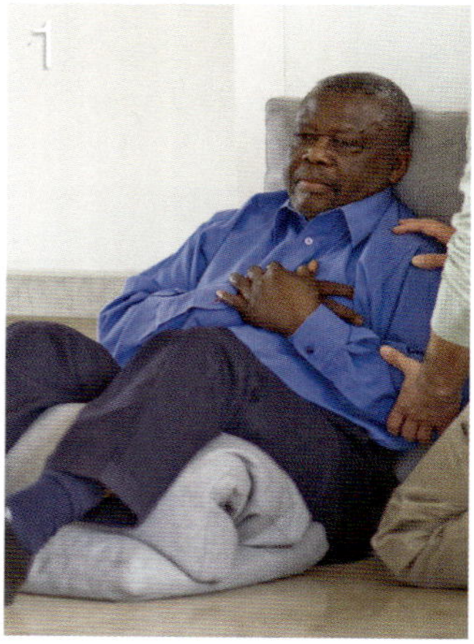

1 Sorgen Sie für eine aufrechte Lagerung, um die Herzenge zu beheben. Am besten eine halb sitzende Position. Den Patienten z. B. mit Kissen stützen.

2 Rufen Sie über ☎112 den Rettungsdienst. Nennen Sie Ihren Verdacht auf einen Herzinfarkt.

3 Helfen Sie bei der Anwendung eventuell vorhandener Medikamente, wie Tabletten oder Pumpsprays. Fordern Sie den Patienten zur Ruhe auf.

4 Überwachen Sie ständig die Vitalzeichen – Bewusstsein und Atmung (S. 47) –, bis Hilfe eintrifft.

ANGINA PECTORIS

ERKENNEN

- beengende Brustschmerzen, die oft zum Unterkiefer, in einen oder beide Arme ausstrahlen
- Nachlassen der Schmerzen bei Ruhe
- Atemnot
- »Herzrasen« oder »Herzklopfen«
- Angst, Panik

IHRE AUFGABEN

- die Brustenge durch Ruhigstellung des Patienten beheben
- eventuell für medizinische Hilfe sorgen
- bei der Medikamenteneinnahme helfen

Der Ausdruck »Angina pectoris« bezeichnet eine »Brustenge«. Eine Angina tritt auf, wenn sich die Herzkranzarterien verengen, die den Herzmuskel mit Blut versorgen, und bei Bewegung oder Aufregung nicht mehr ausreichend Blut zur Verfügung stellen können. Während eines Anfalls muss der Patient ruhen, wobei die Schmerzen schnell abklingen sollten.

1 **Der Patient soll sich bequem hinsetzen. Beruhigen Sie ihn. Dadurch sollten die Schmerzen abklingen.**

2 **Lassen Sie den Patienten die eventuell vom Arzt verordneten Tabletten oder ein Pumpspray verwenden. Assistieren Sie ihm dabei.**

3 **Fordern Sie den Patienten zur Ruhe auf und schicken Sie Umstehende fort. Der Anfall sollte nach wenigen Minuten abklingen.**

4 **Rufen Sie über NOTRUF ☎112 den Rettungsdienst, wenn nach wenigen Minuten keine Besserung eintritt.**

ACHTUNG

- Bei anhaltenden oder wiederkehrenden Schmerzen besteht der Verdacht auf einen Herzinfarkt.
- Rufen Sie über NOTRUF ☎112 den Rettungsdienst.
- Machen Sie bei Bewusstlosen die Atemwege frei und überprüfen Sie die Atmung. Führen Sie bei Atemstillstand Herzdruckmassagen und Atemspenden durch (siehe Lebensrettende Sofortmaßnahmen, S. 42–69).

OHNMACHT

ERKENNEN

- kurz dauernder Bewusstseinsverlust mit Hinstürzen
- langsamer Puls
- blasskalte, schweißige Haut

IHRE AUFGABEN

- die Blutversorgung des Gehirns verbessern
- den Patienten beruhigen und betreuen, wenn er zu sich kommt

ACHTUNG

- Wenn der Patient das Bewusstsein nicht schnell wiedererlangt: Atemwege freimachen, Atmung überprüfen. Ist sie vorhanden, legen Sie ihn in die Seitenlage. Ist keine vorhanden, leiten Sie die Herz-Lungen-Wiederbelebung ein (S. 52–53).

Eine Ohnmacht ist ein vorübergehender Bewusstseinsverlust durch kurz dauernde Unterversorgung des Gehirns mit Blut. Sie kann bei Schmerzen, Erschöpfung, Nahrungsmangel oder emotionalem Stress auftreten. Außerdem tritt sie häufig nach langer Bewegungslosigkeit, wie Stillstehen oder -sitzen, insbesondere in warmer Umgebung auf. Durch die Inaktivität sackt das Blut in die Beine ab, sodass weniger Blut zum Gehirn gelangt.

Bei einer Ohnmacht sinkt der Puls, steigt aber schnell wieder an. Die Patienten erholen sich meist schnell und vollständig. Personen, die sich der Ohnmacht nahe fühlen, dürfen sich nicht auf einen Stuhl setzen, sie könnten herunterfallen.

1 **Legen Sie den Ohnmächtigen in Rückenlage auf den Boden. Heben Sie seine Beine an (wie bei der Schocklage).**

2 **Öffnen Sie die Fenster und beengende Kleidung.**

3 **Beruhigen Sie den Patienten, wenn er wieder zu sich kommt. Suchen Sie nach Folgeverletzungen durch den Sturz.**

5

Verletzungen der Haut und Schleimhäute werden als Wunden bezeichnet. Durch Wunden können Blut und andere Körperflüssigkeiten aus- und Keime eintreten. Bei geschlossenen Verletzungen ist die Blutung auf das Körperinnere begrenzt und wird als Bluterguss sichtbar. Größte Wundgefahr ist der Blutverlust. Rasches Handeln kann das Ausmaß des Blutverlustes und die Schockgefahr reduzieren.

ALLGEMEINE WUNDVERSORGUNG

Durch das Unfallgeschehen kann es zu verschiedenen Verletzungen kommen. Dieses Kapitel beschreibt die empfohlene Versorgung für alle Wundarten. Bei der Wundversorgung ist die Einhaltung der Hygienevorschriften erforderlich, um sich und den Patienten vor Infektionen zu schützen (S. 16–18).

ERSTE HILFE KOMPAKT

- bedrohliche Blutungen stoppen
- Infektionsgefahr beseitigen
- Wunden verbinden
- Patienten beruhigen
- Körperwärme erhalten
- über NOTRUF ☎112 den Rettungsdienst verständigen oder Patienten zum Arzt bringen

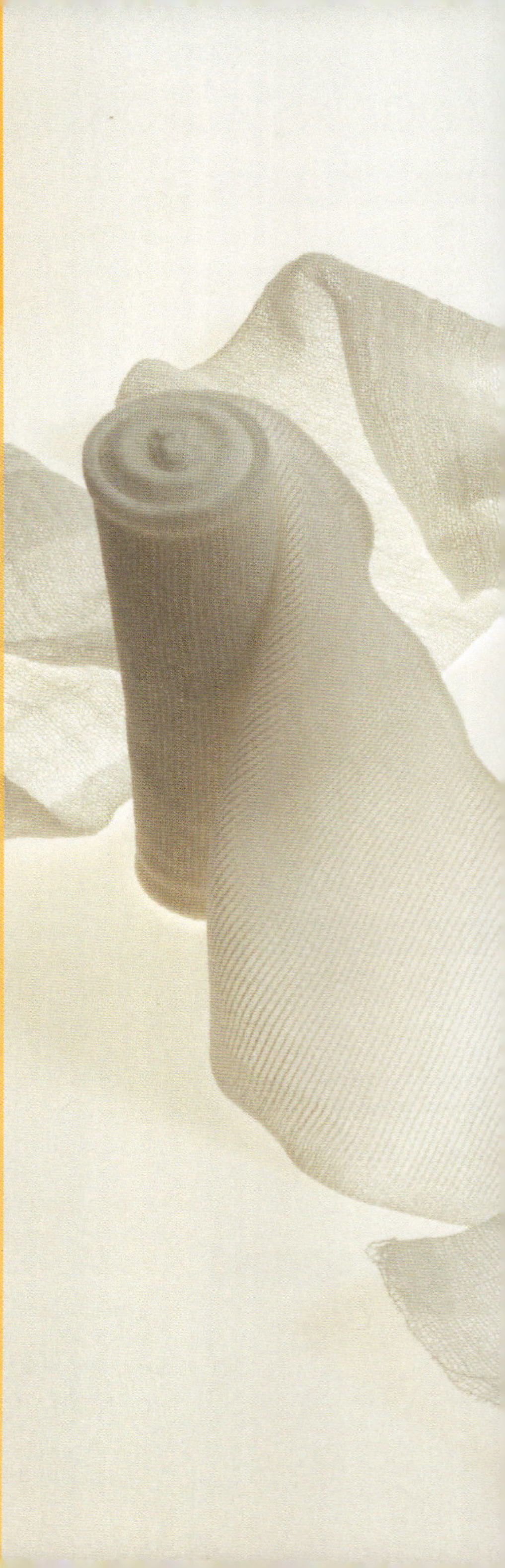

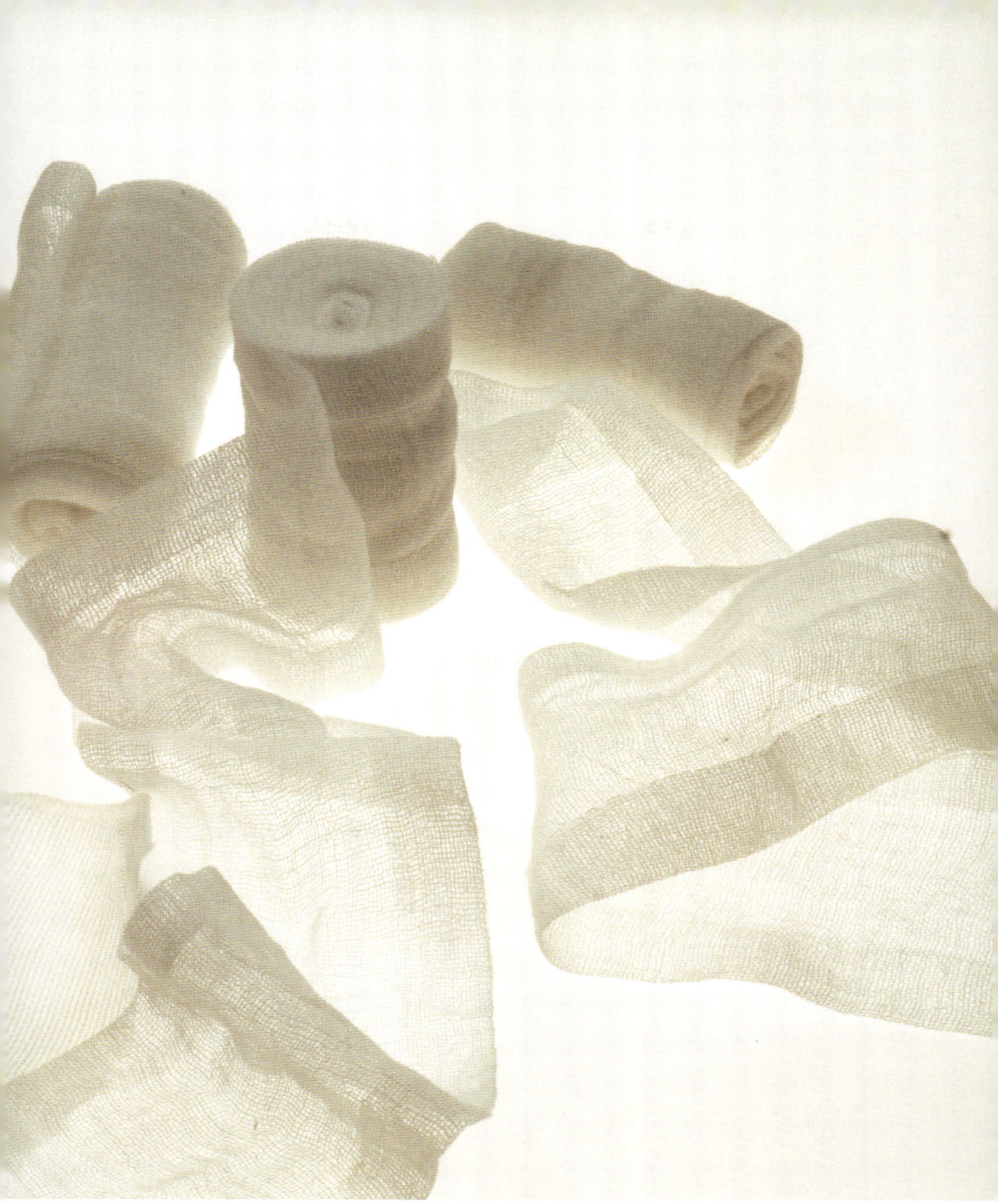

BLUTUNGEN UND WUNDEN

BLUTUNG UND WUNDARTEN

Bei der Verletzung eines Blutgefäßes kommt es zum Blutverlust. Hierdurch fällt der Blutdruck im Körper ab. Der Blutkreislauf reagiert mit einem lebensgefährlichen Kreislaufschock (S. 88–89).

Die Gefäße im Blutungsbereich verengen sich und Blutplättchen lagern sich an der geschädigten Stelle an. Gleichzeitig werden verschiedene Gerinnungsfaktoren im Körper aktiviert. Die bilden das »Fibrinnetz«, in dem sich die Blutplättchen verfangen. So wird eine Wunde in kurzer Zeit durch ein Blutgerinnsel verschlossen. Die weißen Blutkörperchen vernichten eingedrungene Krankheitserreger und wirken so einer Wundinfektion entgegen. Später entsteht Wundschorf, der die Wunde während der Heilung schützt.

DAS KANN PASSIEREN
Bei bestimmten gesundheitlichen Störungen, wie z. B. der Verengung der Herzkranzgefäße, werden Medikamente eingesetzt, die die Blutgerinnung hemmen oder ganz aufheben. Auch bei Erkankungen wie der Bluterkrankheit oder Leukämie ist die Blutgerinnung gestört. Verletzen sich betroffene Personen, besteht schon bei kleineren Bagatellverletzungen erhöhte Blutungsgefahr.

PHASEN DER WUNDHEILUNG

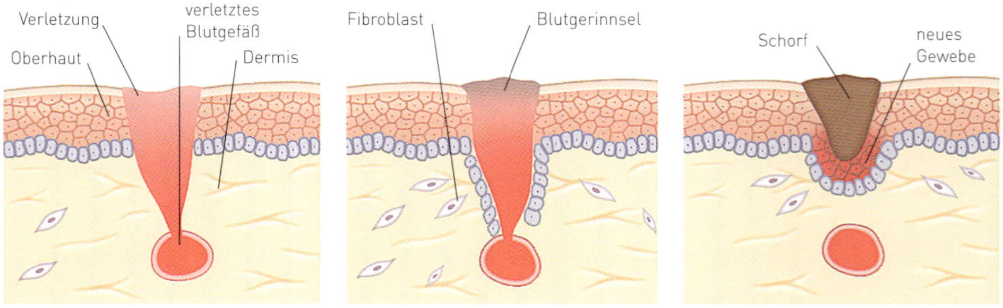

Verletzung
Blutplättchen lagern sich an der geschädigten Gefäßwand an und verklumpen an der Verletzungsstelle.

Blutgerinnung
Das Fibrinnetz wird gebildet. In ihm verfangen sich die Blutplättchen. Das Gerinnsel in der Wunde verschließt diese. Weiße Blutkörperchen machen Krankheitserreger unschädlich.

Das Blutgerinnsel
Das Blutgerinnsel ist angetrocknet und bildet Schorf. Darunter findet die Narbenbildung statt.

BLUTUNGSARTEN

Blutungsarten lassen sich nach der Art des verletzten Blutgefäßes unterscheiden. Es können Arterie, Vene, Kapillare oder mehrere verschiedene Gefäße betroffen sein. Wunden werden anhand des Verletzungsherganges eingeteilt.

Mit jeder dieser Wundarten sind bestimmte Gefahren verbunden, z.B. die Verletzung umliegender Gewebe und Infektionen.

SCHNITTWUNDE

Sie wird durch einen sauberen Schnitt mit einem scharfen Gegenstand, wie einer Rasierklinge, verursacht. Die durchtrennten Blutgefäße können stark bluten. Auch Sehnen, Nerven und Arterien können verletzt sein.

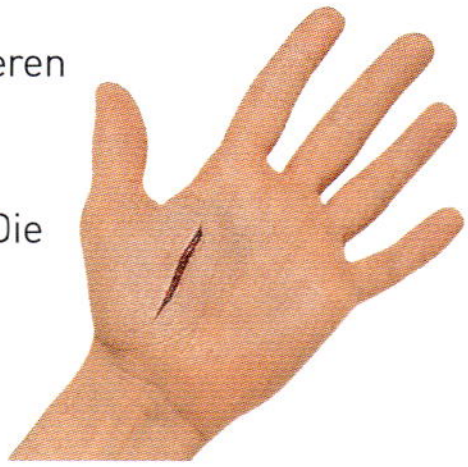

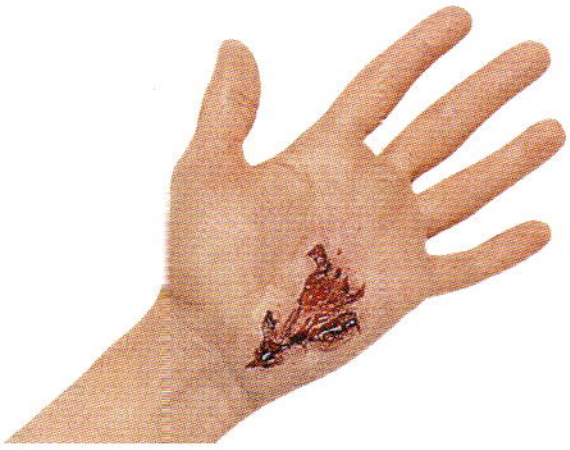

RISS- ODER QUETSCHWUNDEN

Durch Druck oder Zug können Risse auftreten. Sie bluten oft schwächer als Schnittwunden, obwohl meistens mehr Gewebe verletzt wurde. Risswunden sind oft mit Keimen verschmutzt, sodass ein hohes Infektionsrisiko besteht.

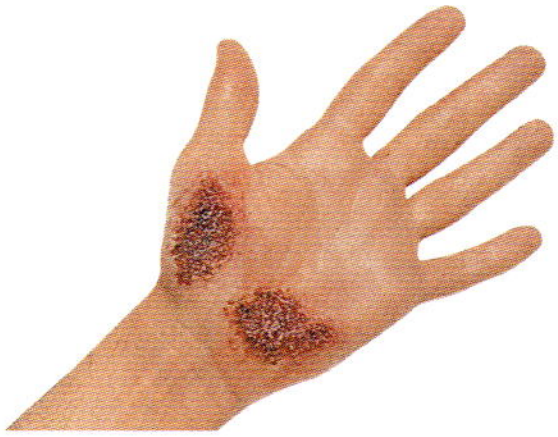

SCHÜRFWUNDEN

Meist sind nur die obersten Hautschichten betroffen. Schürfwunden entstehen häufig durch Stürze oder Reibungshitze. Oft finden sich kleine Fremdkörpereinlagerungen in der Wunde (kleine Steine, Staub etc.). Dann droht eine Wundinfektion.

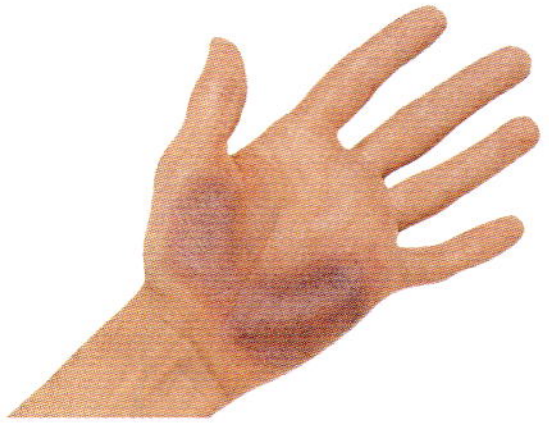

QUETSCHUNG (BLUTERGUSS)

Kapillaren unter der Haut zerreißen und Blutergüsse entstehen. Manchmal reißt die Haut in diesem Bereich auf. Schwere Quetschungen können auch tiefer liegende Strukturen zerstören und so Knochenbrüche oder innere Verletzungen verursachen.

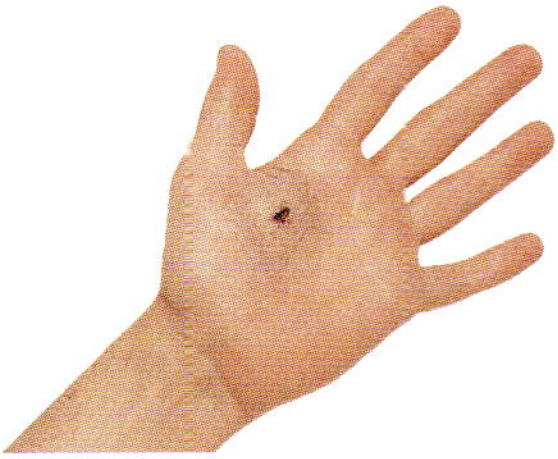

KLEINE STICHWUNDE

Durch Treten auf einen Nagel oder Stich mit einer Nadel entsteht eine Stichwunde. Sie hat eine kleine Eintrittsstelle und einen tiefen Stichkanal. Da Schmutz und Keime in die Tiefe gelangen können, besteht ein hohes Infektionsrisiko.

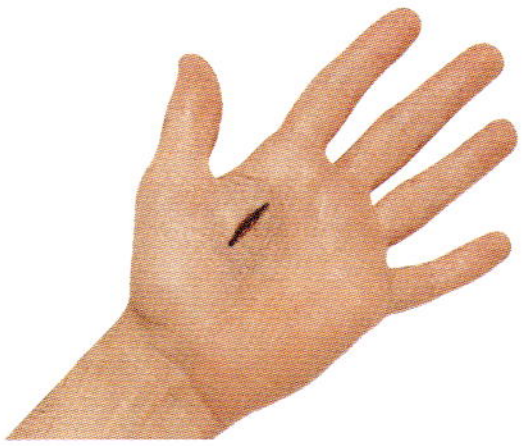

GROSSE STICHWUNDE

Diese Wunden entstehen durch lange Klingen, meistes Messer, die in den Körper gestochen werden. Stichwunden des Rumpfes sind immer gefährlich, da sie Organe verletzen oder lebensbedrohliche innere Blutungen auslösen können.

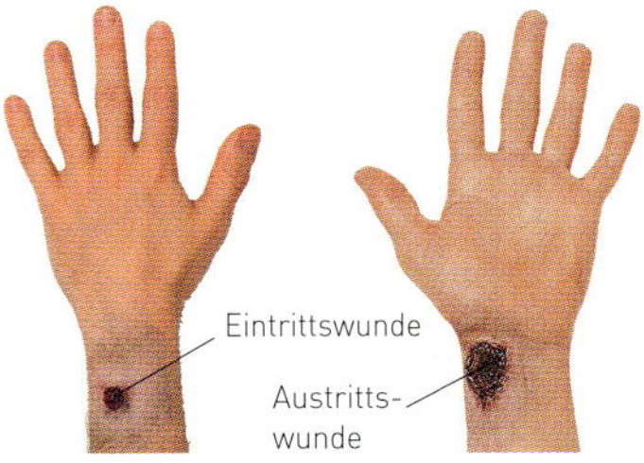

SCHUSSWUNDEN

Ein Geschoss kann den Körper beim Ein-, Durch- und Austritt verletzten. Abhängig von der Lage des Schusskanals können die Verletzungen lebensgefährlich sein. Es kann zu lebensbedrohlichen inneren Blutungen kommen.

BEDROHLICHE BLUTUNGEN

EIGENSCHUTZ GEHT VOR

Benutzen Sie möglichst immer Einmalhandschuhe, wenn Sie mit Wunden, Blut oder anderen Körperflüssigkeiten eines anderen Menschen zu tun haben. Einmalhandschuhe befinden sich in jedem Verbandkasten.

IHRE AUFGABEN

- die Blutung stoppen
- einen Schock verhindern oder aufhalten
- das Infektionsrisiko minimieren
- für eine weitergehende ärztliche Versorgung sorgen

Massive äußere Blutungen wirken dramatisch und können vorübergehend die Grundregeln der Ersten Hilfe vergessen lassen. Rufen Sie sich dann zunächst diese Grundregeln wieder ins Gedächtnis zurück. Blutungen im Gesichts- und Halsbereich können die Atemwege behindern. Bei bedrohlichem Blutverlust kann es zu einem Schock kommen.

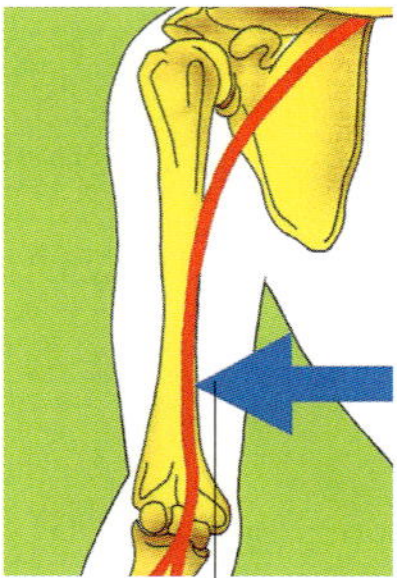

Abdrückstelle am Oberarm

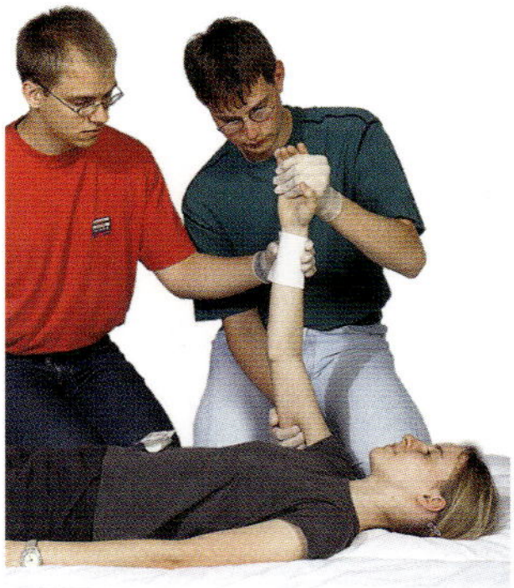

1 Der Patient liegt auf dem Rücken. Ein Helfer hält die betroffene Extremität hoch und drückt die Oberarmarterie zu.

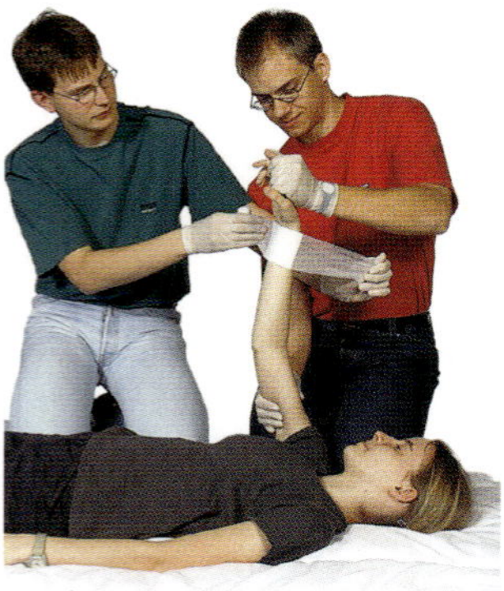

2 Ein zweiter Helfer legt eine Wundkompresse auf die Wunde und öffnet das Verbandpäckchen.

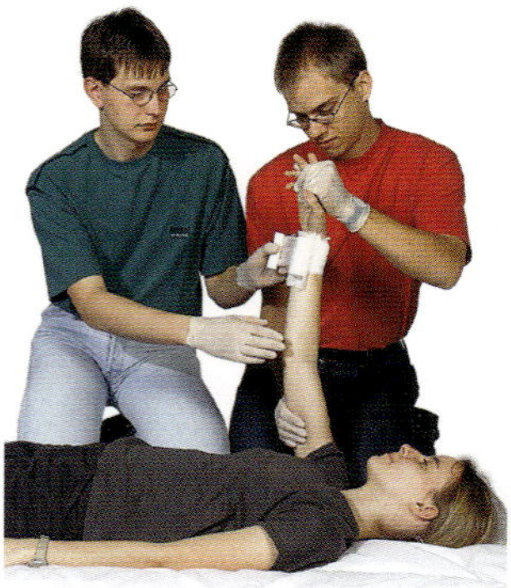

3 Der zweite Helfer bringt den Verband an und wickelt dabei über der Wunde ein Druckpolster (z. B. ein verpacktes Verbandpäckchen) unter leichtem Zug mit ein.

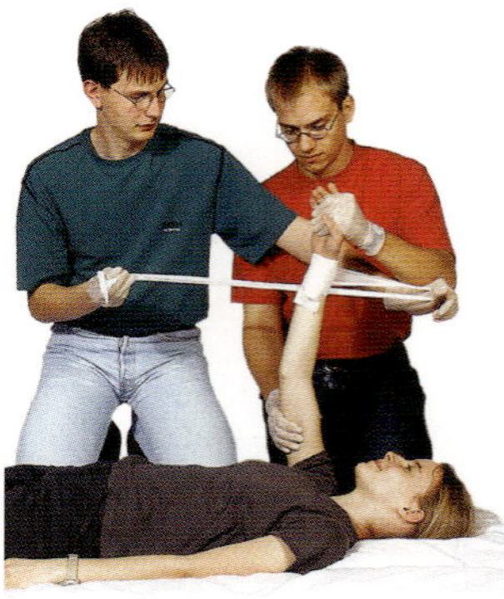

4 Der Knoten wird direkt auf dem über der Wunde liegenden Druckpolster angebracht.

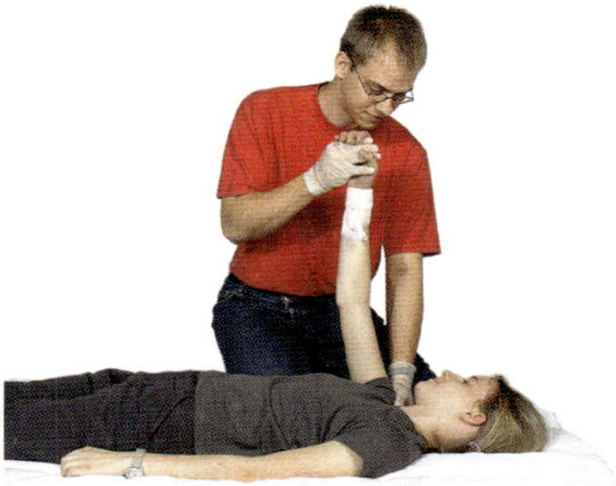

5 Überwachen Sie die Vitalfunktionen und rufen Sie über NOTRUF ☎112 den Rettungsdienst.

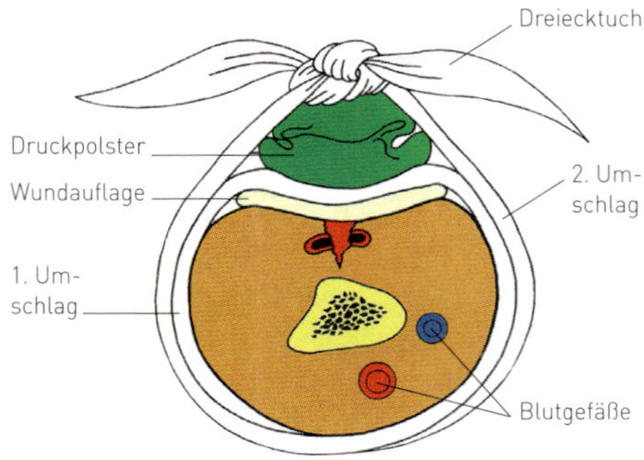

6 Alternativ kann der Druckverband auch mit einer Dreiecktuchkrawatte hergestellt werden (S. 230).

ABDRÜCKEN

An manchen Blutungsstellen lässt sich kein direkter Druck in die Wunde ausüben. An den Gliedmaßen reicht der Druck oftmals nicht aus, um die Blutung zu stillen. In diesen Fällen kann nur die Blutzufuhr in das betreffende Gebiet abgedrückt werden. Hierzu sucht man eine Stelle, an der eine Arterie direkt über einem Knochen verläuft und sich gut tasten lässt. An der Oberarminnenseite und der Oberschenkelinnenseite in der Leistenbeuge lässt sich die Blutzufuhr zum Arm und zum Bein gut abdrücken.

ABDRÜCKSTELLE AM OBERARM

Die Oberarmschlagader verläuft auf der Innenseite des Oberarms zwischen dem Beugemuskel und dem Streckermuskel. Dort können Sie einen Puls ertasten. Drücken Sie dieses pulsierende Gefäß fest gegen den Oberarmknochen.

ACHTUNG

Unterbinden Sie die Blutzufuhr nicht! Sie können hierdurch das umliegende Gewebe zerstören und irreparabel schädigen.

ABDRÜCKSTELLE AM OBERSCHENKEL

Die Oberschenkelschlagader verläuft tief in der Leistengegend. Nur mit großem Druckaufwand können Sie die Arterie mit beiden Daumen gegen den Beckenknochen drücken.

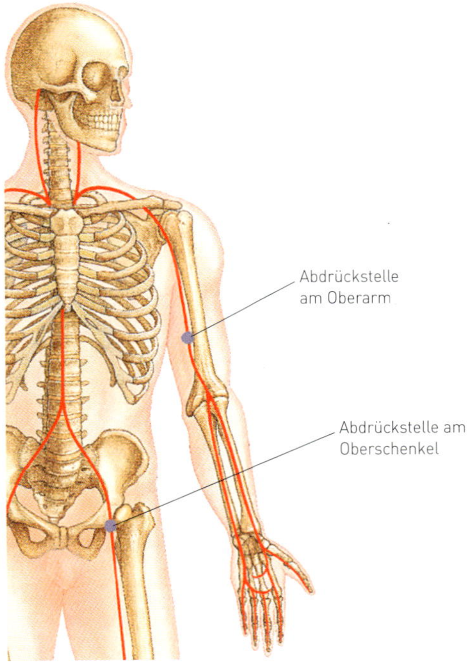

AMPUTATIONEN

ACHTUNG

Nehmen Sie keine Abbindung vor! Diese kann zu bleibenden Schäden führen.

IHRE AUFGABEN

- den Patienten versorgen und betreuen
- den Stumpf steril verbinden
- das Amputat suchen, verpacken und dem Rettungsdienst mitgeben

Wenn eine auf den Menschen einwirkende Gewalt sehr groß ist, kann auch eine Gliedmaße oder ein Teil davon abgetrennt werden (Amputation). Im Rahmen der Wiederherstellungschirurgie ist es heute jedoch möglich, ein amputiertes Körperteil wieder zu replantieren. Dies gelingt zwar nicht immer, muss aber in jedem Fall versucht werden. Zu diesem Zweck ist es erforderlich, dass neben der Wundversorgung des Stumpfs auch das amputierte Körperteil vom Ersthelfer fachgerecht versorgt wird und dem Rettungsdienst ins Krankenhaus mitgegeben wird.

VERSORGUNG DES PATIENTEN

1 **Stoppen Sie den Blutverlust mit einem Druckverband (S. 230) und bringen Sie den Patienten in die Schocklage (S. 88–89).**

2 **Wenn Sie keinen Druckverband anlegen können, bedecken Sie den Stumpf mit sterilen Wundauflagen und pressen Sie diese manuell in den Stumpf.**

3 **Rufen Sie über NOTRUF ☎112 den Rettungsdienst.**

VERSORGUNG DES AMPUTATS

1 **Wickeln Sie das Amputat so, wie Sie es vorfinden, in einen sterilen Wundverband.**

2 **Legen Sie das eingewickelte Amputat in einen Plastikbeutel und verschüren Sie diesen gut.**

3 **Füllen Sie Eis und kaltes Wasser in gleichen Teilen in einen zweiten, größeren Plastikbeutel.**

4 **Hängen Sie den Plastikbeutel mit dem Amputat in den Beutel mit dem Eiswasser und geben Sie dieses Päckchen dem Rettungsdienst ins Krankenhaus mit.**

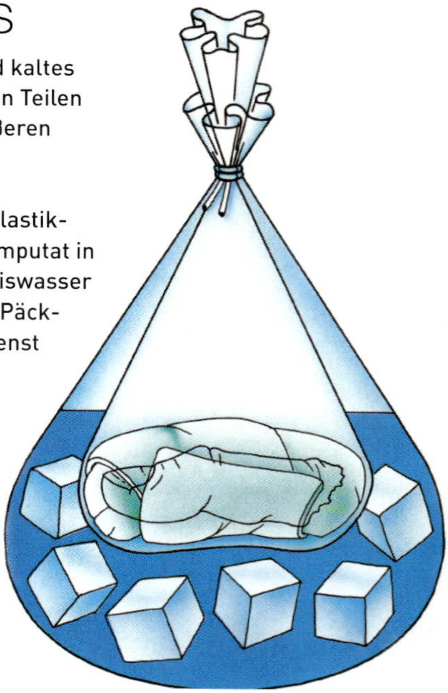

QUETSCHUNGEN

IHRE AUFGABEN

- ggf. lebensrettende Maßnahmen einleiten
- schnellstmöglich über NOTRUF ☎112 den Rettungsdienst und die Feuerwehr verständigen
- versuchen, den Patienten aus seiner misslichen Lage zu befreien

Quetschungsverletzungen kommen meist bei Verkehrs- und Arbeitsunfällen am Bau, bei Zugunglücken, Explosionen und Grubenunglücken vor. Insgesamt sind sie sehr selten. Sie führen zu lokalen Schäden wie Knochenbrüchen, Schwellungen, Blasenbildungen, Gewebezerstörungen und inneren Blutungen. Unter Einwirkung dieser stumpfen Gewalt kann auch die Kreislauffunktion erheblich beeinträchtigt sein. Dies zeigt sich häufig durch ein Taubheitsgefühl unterhalb der Quetschungsverletzung. An dem gequetschten Körperteil ist manchmal kein Puls mehr tastbar.

FOLGEN BEI LÄNGER ANDAUERNDEN EINQUETSCHUNGEN

Das eingequetschte Gewebe kann größeren Schaden nehmen. Wird der Druck genommen, kommt es oft schlagartig zum Kreislaufschock, da Gewebsflüssigkeit in den Verletzungsbereich eintritt.

Die giftigen Substanzen, die sich im Bereich der Quetschung im Laufe der Zeit in den Muskeln ansammeln, können zum akuten Nierenversagen führen.

Siehe auch
Knochenbrüche **S. 120–121**
Innere Blutungen **S. 90**
Kreislaufschock **S. 88–89**

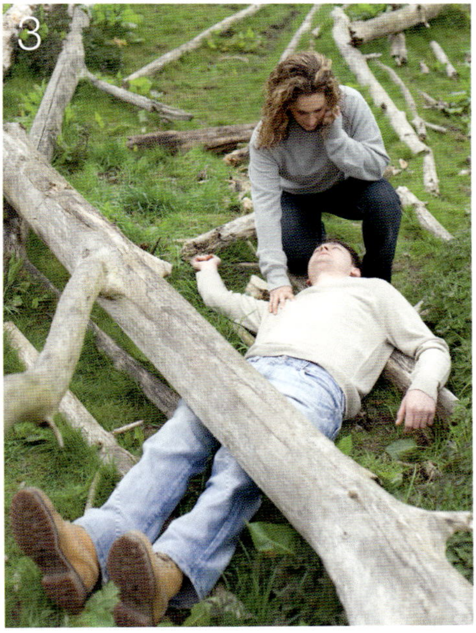

1 **Prüfen Sie die Vitalfunktionen und ergreifen Sie die notwendigen lebensrettenden Maßnahmen.**

2 **Rufen Sie über NOTRUF ☎112 den Rettungsdienst und die Feuerwehr und informieren Sie den Disponenten über die genaue Situation der Einklemmung.**

3 **Versuchen Sie, mit mehreren Helfern den Patienten zu befreien. Achten Sie dabei auf Eigenschutz und gefährden Sie den Patienten nicht unnötig.**

4 **Lagern Sie den ansprechbaren Patienten in Schocklage, wenn möglich, und decken Sie ihn zu. Öffnen Sie beengende Kleidung und beruhigen Sie ihn.**

BAGATELLWUNDEN

IHRE AUFGABEN

- das Infektionsrisiko reduzieren
- einen Wundverband anlegen

MERKE

- Fragen Sie immer nach der letzten Tetanusimpfung.

Der Patient soll einen Arzt aufsuchen, wenn

- er nicht geimpft ist;
- er nicht genau weiß, wann und ob er geimpft wurde;
- die letzte Impfung mehr als zehn Jahre zurückliegt.

Bagatellverletzungen bedürfen bei einem der folgenden Anzeichen einer ärztlichen Behandlung:

- Ein Fremdkörper steckt in der Wunde fest (S. 103).
- Die Infektionsgefahr ist besonders groß, da es sich um eine Riss- oder Quetschwunde, große Schürfwunde, Stichwunde oder einen Tierbiss handelt.
- Die letzte Wundstarrkrampfimpfung (Tetanus) liegt länger als fünf Jahre zurück (S. 215).
- Ältere Wunden zeigen Zeichen einer Entzündung (Rötung, Schmerzen, Schwellung, Erwärmung, Funktionseinschränkung).
- Steriler Verband und Wunddesinfektionsmittel stehen nicht zur Verfügung.

1 Waschen Sie sich gründlich die Hände und ziehen Sie Einmalhandschuhe an.

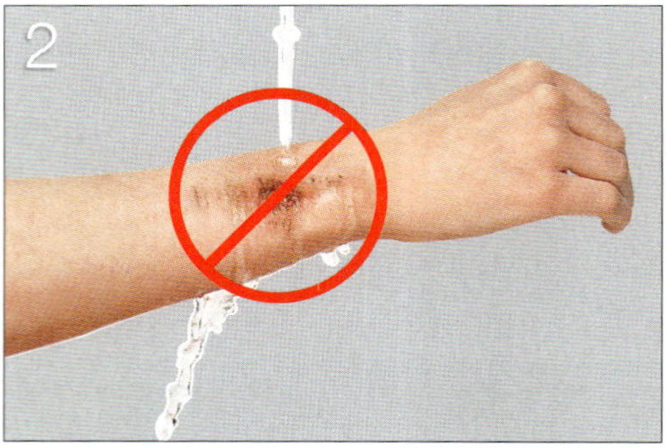

2 Reinigen Sie verschmutzte Wunden nicht mit Wasser. Dies würde die Wundheilung verzögern.

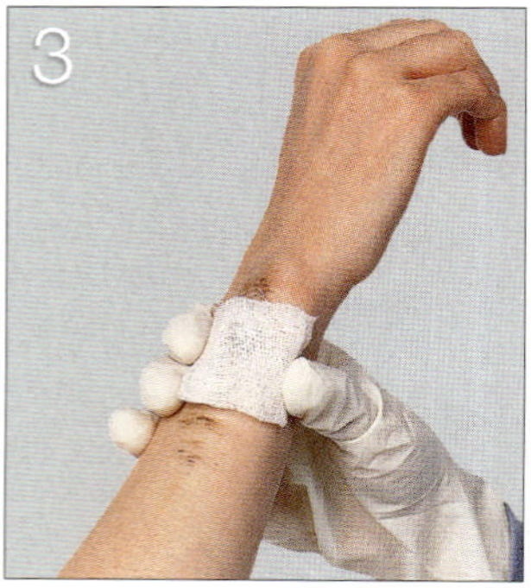

3 Lagern Sie das verletzte Körperteil möglichst über Herzhöhe und bedecken Sie es mit einem sterilen Verband. Berühren Sie die Wunde nicht und stützen Sie das verletzte Körperteil.

4 Reinigen Sie den Bereich um die Wunde herum mit Wasser, wischen Sie dabei mit jeder Kompresse nur einmal und zwar von der Wunde weg; tupfen Sie den Bereich trocken. Entfernen Sie die Wundauflage und besprühen Sie die Wunde flächenbedeckend mit Wunddesinfektionsmittel. Lassen Sie dieses nach Herstellerangaben einwirken.

5 Legen Sie Mull auf den sauberen Bereich und einen sterilen Wundverband oder einen Wundschnellverband an (S. 222).

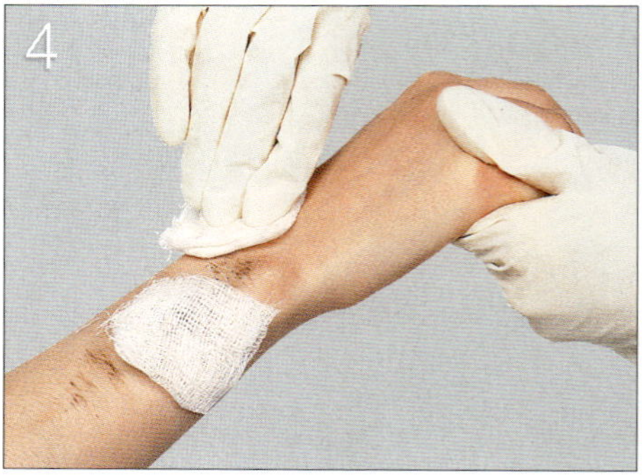

FREMDKÖRPERVERLETZUNGEN

IHRE AUFGABEN

- die Blutung stoppen, ohne den Fremdkörper weiter hineinzuschieben
- das Infektionsrisiko reduzieren
- den Patienten zum Arzt schicken

Fremdkörper, wie kleine Glassplitter oder Schotter, müssen aus Wunden entfernt werden. Verbleiben sie in der Wunde, können sie eine Infektion auslösen, die Heilung verzögern und zu Hautverfärbungen führen.

Am besten entfernt man Fremdkörper mit einer Pinzette. Entfernen Sie sie einzeln aus der Wunde. Fest eingebettete Fremdkörper müssen belassen werden, da beim Entfernen umliegendes Gewebe verletzt und Blutungen verstärkt werden können. Verbinden Sie sie einfach locker mit. Der Patient muss in diesem Fall einen Arzt aufsuchen.

Siehe auch
Bagatellwunden **S.102**
Bedrohliche Blutungen **S. 98–99**
Fremdkörper in Wunden, Fremdkörper in der Haut **S. 188–189**

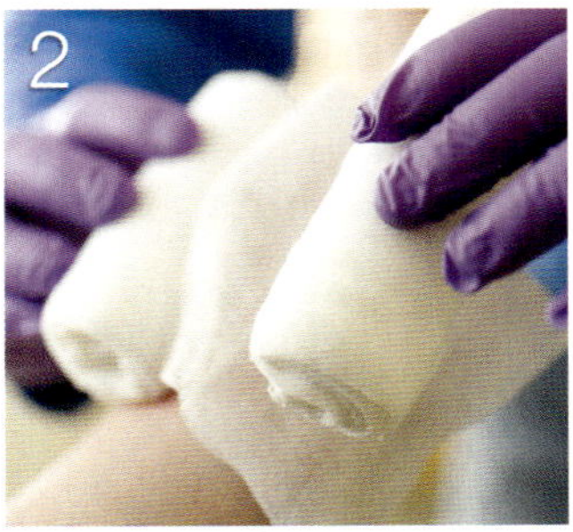

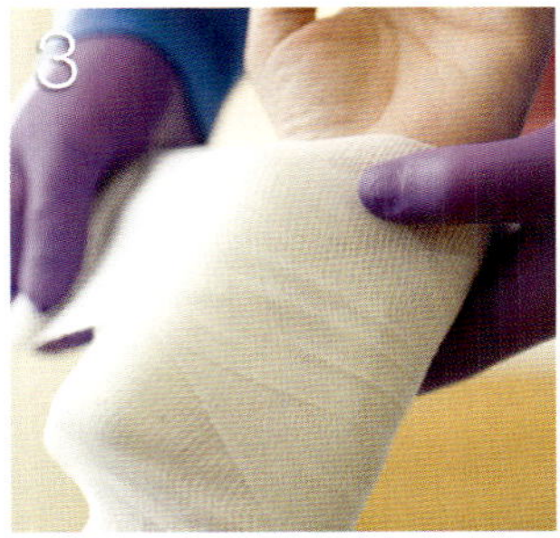

1 Ziehen Sie Einmalhandschuhe an. Drücken Sie die Wundseiten beidseits des Fremdkörpers zusammen. Lagern Sie verletzte Gliedmaßen über Herzhöhe.

2 Legen Sie eine Wundauflage locker auf die Wunde. Legen Sie beidseits des Fremdkörpers je eine Mullbinde als Polster auf. Das Polster soll den Fremdkörper dabei überlagern.

3 Fixieren Sie die Polsterung ohne Druck.

4 Rufen Sie über NOTRUF ☎112 den Rettungsdienst.

SONDERFALL GROSSE FREMDKÖRPER

Können Sie nicht hoch genug polstern, um den Fremdkörper druckfrei in den Verband einzuschließen, wickeln Sie um ihn herum.

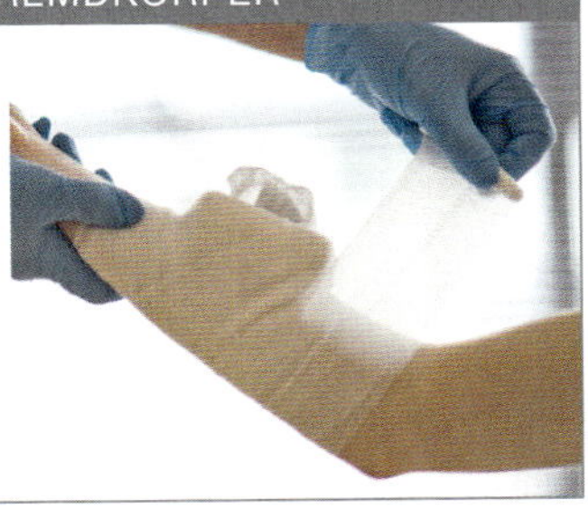

WUNDINFEKTIONEN

ERKENNEN

- Schmerzen im Wundgebiet
- Schwellung des Wundgebiets
- Rötung um das Wundgebiet herum
- Erwärmung des Wundgebiets
- Funktionseinschränkung von Gelenken
- Eitern oder Nässen der Wunde
- Schwellung und Druckschmerz der Lymphknoten

IHRE AUFGABEN

- die Infektion bekämpfen
- den Patienten zu einem Arzt bringen

Offene Wunden sind grundsätzlich infektionsgefährdet. Krankheitserreger können von dem verletzenden Gegenstand selbst, aus der Luft, aus dem Atem, von den Fingern oder auch von Kleidungspartikeln stammen.

DIE RISIKEN EINER INFEKTION

Bleibt Schmutz in der Wunde zurück, können sich die Keime vermehren und die Infektion kann sich im ganzen Körper ausdehnen (Sepsis). Bei stark verunreinigten oder infektionsverdächtigen Wunden kann die Gabe von Antibiotika und ggf. eine Auffrischimpfung gegen Wundstarrkrampf erforderlich sein. Beginnt die Wunde nach 48 Stunden nicht zu heilen, muss ebenfalls mit einer Infektion gerechnet werden. In diesen Fällen kann auch Fieber auftreten.

1 **Die Wunde mit einem Wunddesinfektionsmittel ganzflächig besprühen.**

2 **Legen Sie eine sterile Wundauflage auf die Wunde und fixieren Sie diese locker.**

3 **Legen Sie den Körperteil hoch, um einer Schwellung entgegenzuwirken.**

4 **Schicken Sie den Patienten zum Arzt.**

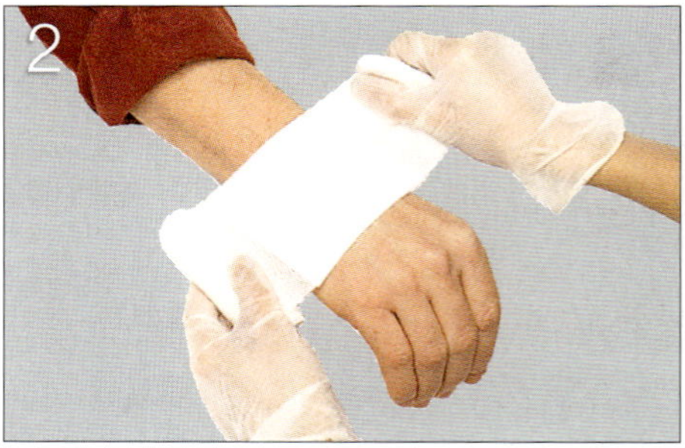

WUNDSTARRKRAMPF

Eine besonders gefürchtete Infektion ist der Wundstarrkrampf (Tetanus). Hierbei dringt der Tetanuserreger in die Wunde ein. Diese Sporen bildenden Bakterien kommen in der Luft und in der Erde vor. Sie vermehren sich in der Wunde und sondern ein Gift ab, das sich im Nervensystem ausbreitet und Muskelkrämpfe und Lähmungserscheinungen verursacht. Unbehandelt endet diese Infektion tödlich.

TETANUS VORBEUGEN

Eine Tetanusinfektion lässt sich nur schwer behandeln. Sie lässt sich jedoch durch eine Schutzimpfung zuverlässig verhindern (S. 215). Sie wird bei Kindern meist kombiniert mit der Diphtherieimpfung gegeben. Der Impfschutz hält ca. zehn Jahre an, dann muss eine Auffrischimpfung erfolgen. Nach einer Verletzung soll immer dann geimpft werden, wenn die letzte Impfung länger als fünf Jahre zurück liegt.

KOPFPLATZWUNDEN

IHRE AUFGABEN

- ggf. lebensrettende Maßnahmen einleiten
- die Blutung mit einem Verband stoppen
- ärztliche Versorgung veranlassen

Die Kopfhaut ist stark durchblutet. Wird sie verletzt, platzt die Haut. Es entsteht eine klaffende Wunde. Die Blutung ist meistens stärker und lässt die Verletzung schlimmer aussehen, als sie tatsächlich ist. Betrachten Sie immer auch den Gesamtzustand des Patienten. Hat er erbrochen oder eine Erinnerungslücke oder war er kurzzeitig bewusstlos, liegt eine Gehirnerschütterung vor (S. 152). Rufen Sie stets über NOTRUF ☎112 den Rettungsdienst.

Siehe auch
Kopfverletzung **S. 151**
Bewusstlosigkeit **S. 48–49**
Kreislaufschock **S. 88–89**

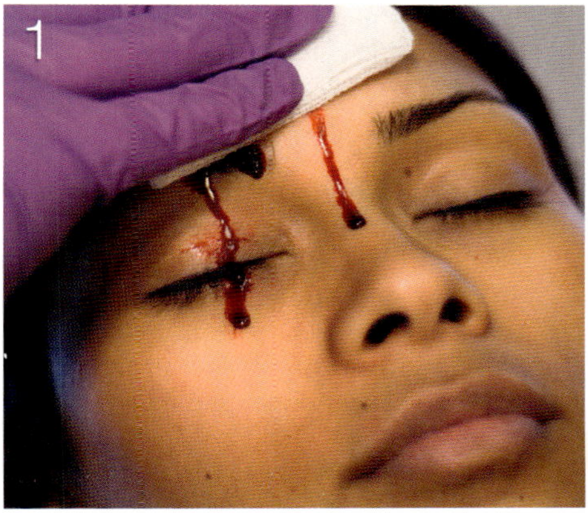

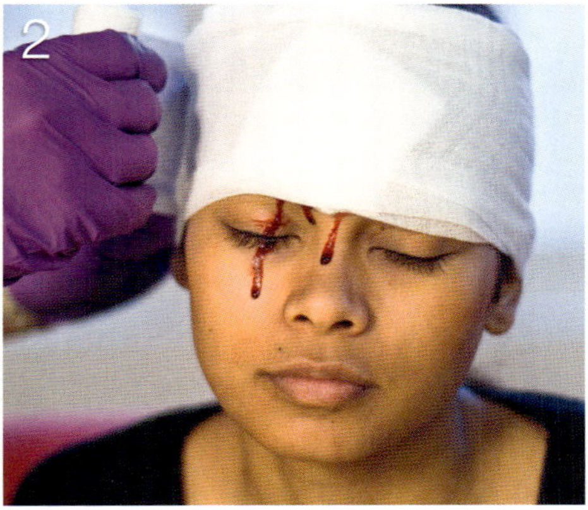

1 Suchen Sie die Wunde und bringen Sie eine Wundauflage auf, diese muss größer als die Wunde sein. Der Patient soll die Wundauflage selbst aufdrücken

2 Fixieren Sie die Wundauflage unter leichtem Zug mit einem Verbandpäckchen oder einer elastischen Binde. Bringen Sie ein Druckpolster auf, wenn die Wunde stark blutet. Bei leichteren Verletzungen legen Sie einen Dreiecktuchverband an.

3 Rufen Sie über NOTRUF ☎112 den Rettungsdienst.

4 Liegen außer der Kopfplatzwunde keine weiteren Symptome vor, kann der Patient, ggf. auch sitzend, in Begleitung zu einem Chirurgen oder ins Krankenhaus gebracht werden.

AUGENVERLETZUNGEN

ERKENNEN

- Schmerzen am Auge oder Augenlid
- sichtbare Wunde oder blutunterlaufenes Auge
- teilweiser oder völliger Sehverlust
- Blutung oder Austritt von klarer Flüssigkeit aus einer Wunde

IHRE AUFGABEN

- weitere Schäden verhindern
- für den Transport ins Krankenhaus sorgen

ACHTUNG

- Berühren oder entfernen Sie niemals Fremdkörper, die im Augapfel oder der Iris stecken!

Das Auge (S. 184) kann durch einen direkten Schlag oder scharfe Metall- oder Holzsplitter, Glasscherben oder Staubteilchen Prellungen oder Schnittverletzungen erleiden. Jede Augenverletzung ist ernst zu nehmen. Bereits oberflächliche Hornhautabschürfungen können zur Vernarbung oder Infektion und einem bleibenden Schaden führen. Bringen Sie einen Patienten mit einer Augenverletzung nach der Erstversorgung schnellstmöglich zu einem Augenarzt.

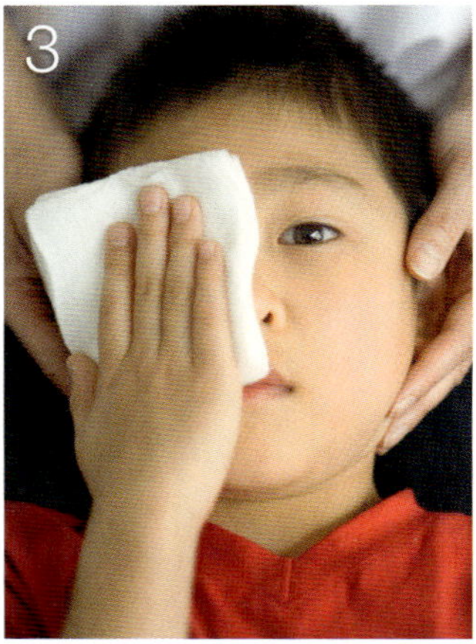

1 **Der Patient soll sich setzen. Erklären Sie ihm die folgenden Maßnahmen und ihre Notwendigkeit, um ihm so die Angst zu nehmen.**

2 **Der Patient soll seine Augen nicht bewegen. Damit er auch mit dem unverletzten Auge nicht unwillkürliche Bewegungen macht, die sich auf das verletzte Auge übertragen, werden immer beide Augen verbunden.**

3 **Auf das verletzte Auge wird eine sterile Wundauflage locker aufgelegt. Mit einer Dreiecktuchkrawatte (S. 230) werden beide Augen verbunden.**

4 **Führen Sie den Patienten. Bringen Sie ihn unverzüglich zu einem Augenarzt oder rufen Sie über NOTRUF ☎112 den Rettungsdienst.**

NASENBLUTEN

IHRE AUFGABEN

- die Blutung stillen
- für einen ungehinderten Blutabfluss sorgen
- den Patienten bei anhaltendem oder wiederholtem Nasenbluten dem Arzt vorstellen

Nasenbluten kann durch Gewalteinwirkung (Sturz, Schlag, Stoß) entstehen oder durch das Platzen eines kleinen Blutgefäßes in der Nase. Hierzu kommt es beispielsweise beim Schnäuzen, heftigem Niesen oder nach Operationen im Nasen-Rachen-Bereich. Bluthochdruck kann ebenfalls zu Nasenbluten führen.

In den meisten Fällen ist Nasenbluten unangenehm, aber völlig harmlos. Hält die Blutung über längere Zeit an und geht dabei viel Blut verloren, kann das auch zum Schock führen.

Siehe auch
Kopfverletzung **S. 151**

1

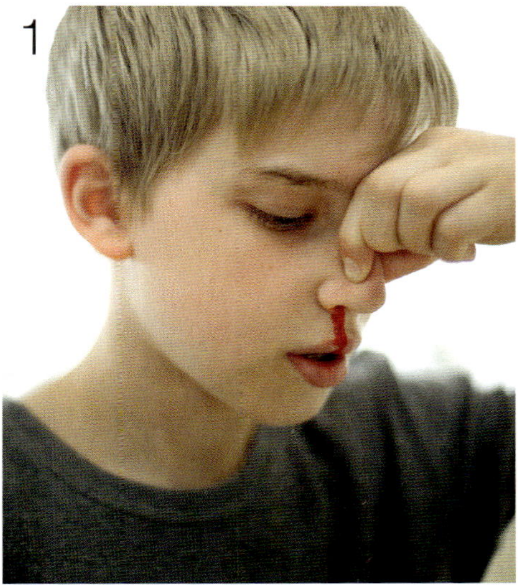

1 **Setzen Sie den bewusstseinsklaren Patienten mit vornüber gebeugtem Oberkörper auf. Der Kopf darf nicht in den Nacken gestreckt, sondern muss ebenfalls vornüber gebeugt werden.**

2 **Der Patient soll durch den Mund atmen und die Nase direkt unterhalb des Nasenbeins zwischen Zeigefinger und Daumen zusammendrücken, möglichst nicht schlucken, spucken, schnauben.**

3 **Setzen Sie den Patienten vor ein Waschbecken oder eine Schüssel.**

4 **Legen Sie ein nasses, kaltes Tuch in den Nacken des Patienten.**

5 **Druck nach etwa zehn Minuten wieder aussetzen und prüfen, ob es immer noch blutet. Hat die Blutung aufgehört, soll der Patient in der nächsten Zeit nicht schnauben.**

6 **Blutet es weiterhin, wiederholen Sie den Druck für weitere zehn Minuten und erneuern die Kühlung im Nacken. Sollte es dann immer noch bluten, rufen Sie über NOTRUF ☎112 den Rettungsdienst.**

SONDERFALL KLEINKIND

Ein kleines Kind kann durch das Nasenbluten verunsichert sein. Fordern Sie es auf, sich nach vorne zu lehnen und drücken Sie seine Nase direkt unterhalb des Nasenbeins zwischen Zeigefinger und Daumen zusammen. Beruhigen Sie es und geben Sie ihm eine Schüssel, in die es spucken kann.

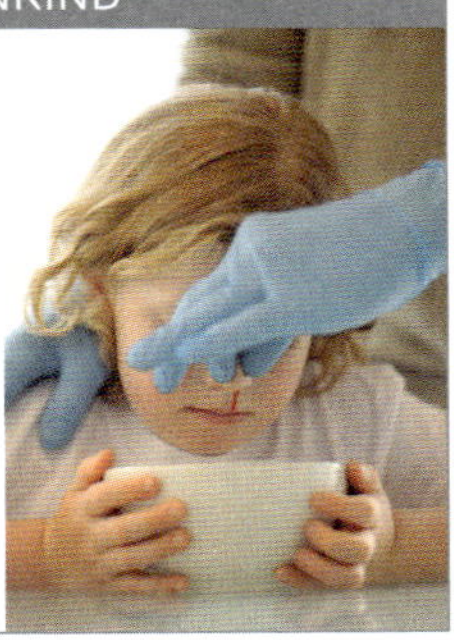

AUSGESCHLAGENE ZÄHNE

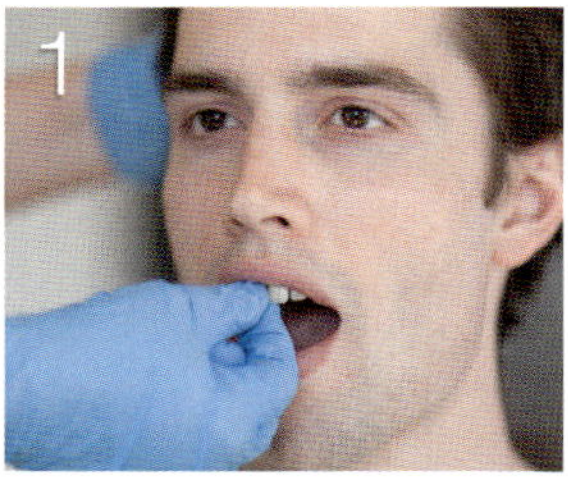

1 Zahnlücke mit einer Wundkompresse tamponieren und ausgeschlagenen Zahn in eine Zahnrettungsbox legen

Ein ausgeschlagener Zahn kann heute oft wieder eingesetzt werden. Damit dies geschehen kann, sollten Sie den Zahn in eine Zahnrettungsbox (z. B. »Dentosafe«) legen.

ZAHNRETTUNGSBOX
In der Zahnrettungsbox befindet sich eine antibiotische Lösung. Wird der ausgeschlagene Zahn in diese Lösung eingelegt, bleibt er über viele Stunden hinweg replantierbar, da die auf dem Zahn befindlichen, schädlichen Bakterien den Zahn nicht mehr zerstören können. Die Zahnrettungsbox ist in Apotheken erhältlich.

BLUTUNGEN AUS DEM MUND

IHRE AUFGABEN

- die Blutung stillen
- verhindern, dass Blut eingeatmet oder heruntergeschluckt wird
- den Patienten ggf. der ärztlichen Versorgung zuführen

ACHTUNG

- Wenn die Wunde größer ist oder Blutgerinnungsstörungen vorliegen, kann die Blutung länger dauern. Blutet es länger als ca. 30 Minuten, soll der Patient sofort einen Arzt oder Zahnarzt aufsuchen.

Schnitte in der Zunge, Lippe oder der Mundschleimhaut können gefährliche Ausmaße annehmen. Blutungen im Mund sind häufig sehr stark und wirken besonders besorgniserregend. Das Blut muss in jedem Fall abfließen können, damit es nicht eingeatmet oder heruntergeschluckt wird.

1 Der Patient soll sich setzen und den Kopf leicht vorbeugen, damit das Blut herauslaufen kann. Fangen Sie das Blut in einem Waschbecken, einer Schüssel oder mit einem Tuch auf.

2 Bringen Sie eine saubere Mullkompresse auf die Wunde. Der Patient soll zehn Minuten Druck auf die Wunde ausüben.

3 Blutet es weiter, nach zehn Minuten die Kompresse erneuern. Der Patient soll das Blut ausspucken, aber nicht schlucken.

4 Der Patient soll in den Stunden nach der Blutung nichts Heißes essen oder trinken und nicht rauchen!

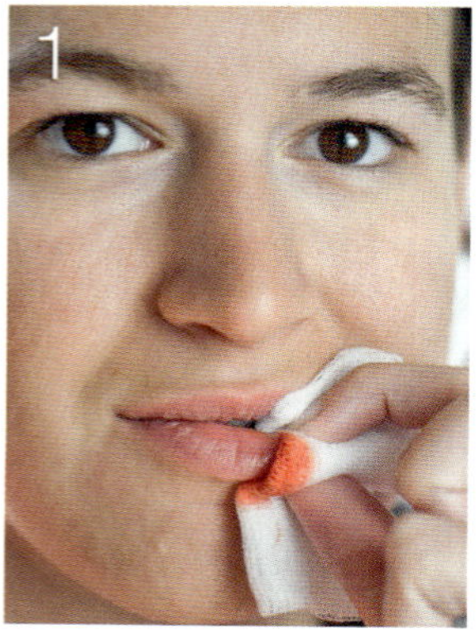

SONDERFALL
ZAHNSPALTE

Wenn eine Zahnspalte blutet, legen Sie eine Wundauflage hinein. Zehn Minuten lang kräftig die Zähne zusammenbeißen.

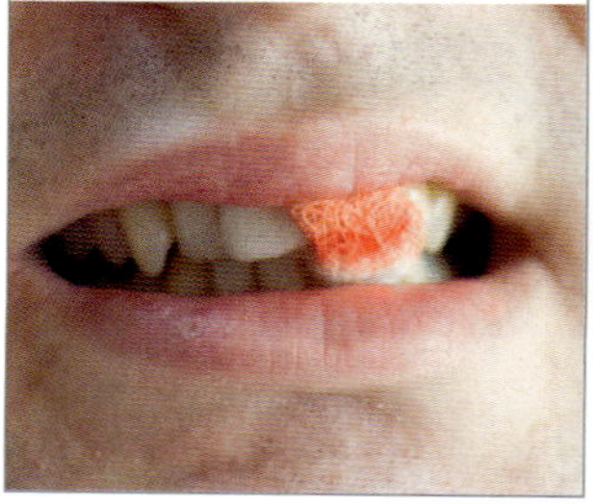

BLUTUNGEN AUS DEM OHR

ACHTUNG

- Das blutende Ohr darf nicht tamponiert werden!

Blutungen aus dem Ohr werden meist durch ein geplatztes Trommelfell verursacht. Auch ein im Ohr befindlicher Fremdkörper, ein seitlicher Schlag an den Kopf oder eine Explosion können Ursachen sein. Starke Ohrenschmerzen und Schwerhörigkeit sind weitere Symptome.

ERSTE-HILFE-MASSNAHMEN

1 **Lagern Sie den bewusstseinsklaren Patienten mit leicht erhöhtem Oberkörper, den Kopf leicht zur verletzten Seite geneigt, damit das Blut abfließen kann.**

2 **Legen Sie eine sterile Wundauflage auf das Ohr und fixieren Sie diese mit Pflasterstreifen.**

3 **Rufen Sie über NOTRUF ☎112 den Rettungsdienst, wenn es sich um eine schwerwiegende Verletzung handelt, oder bringen Sie den Patienten zu einem Hals-Nasen-Ohrenarzt.**

Siehe auch
Fremdkörper im Ohr **S. 187**
Kopfverletzung **S. 151**

BLUTERGUSS

IHRE AUFGABEN

- durch Kühlung und Hochlagern der Schwellung entgegenwirken.

Ein Bluterguss (Hämatom) entsteht durch eine Einblutung ins Gewebe. Er kann sich langsam entwickeln und erst Tage später sichtbar werden. In manchen Fällen kann er auch auf eine tiefer im Köper liegende innere Verletzung hinweisen. Ältere Menschen, die blutgerinnungshemmende Medikamente (z. B. ASS) einnehmen, entwickeln schneller Blutergüsse.

Lagern Sie den betreffenden Körperteil in der Akutphase hoch und bedecken Sie den Bluterguss mit einer kalten Kompresse. Wenden Sie in den ersten Stunden keine Salbenverbände an.

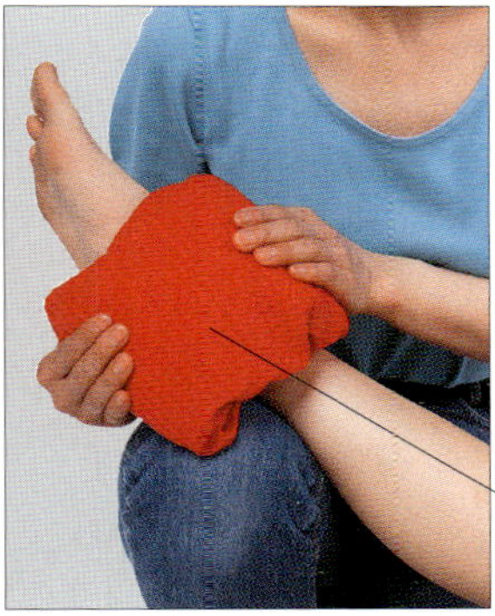

Betroffenen Körperteil hochlagern

Siehe auch
Innere Blutungen **S. 90**

BAUCHWUNDEN

IHRE AUFGABEN

- den Schock bekämpfen
- das Infektionsrisiko vermindern
- über NOTRUF ☎112 den Rettungsdienst verständigen

ACHTUNG

- Berühren Sie herausquellende Eingeweide nicht, sondern bedecken Sie diese keimfrei mit einem Verbandstuch.
- Drücken Sie den Verband fest gegen eine offene Bauchwunde, falls der Patient erbricht oder hustet, damit kein Bauchinhalt herausquillt.
- Machen Sie bei Bewusstlosen die Atemwege frei und überprüfen Sie die Atmung. Geben Sie eventuell Herzdruckmassagen und Atemspenden (siehe Lebensrettende Sofortmaßnahmen, S. 42–69).

Stiche, Einschüsse, Quetschungen können lebensbedrohliche Bauchverletzungen verursachen, Organe und große Blutgefäße punktieren oder zerreißen. Symptome sind häufig lebensgefährliche innere Verletzungen/Blutungen. Bei Bauchverletzungen sind Infektions- und Schockrisiko hoch.

1 **Tragen Sie Einmalhandschuhe. Der Patient soll sich am besten auf einer Decke flach auf den Rücken legen. Lösen Sie enge Kleidung.**

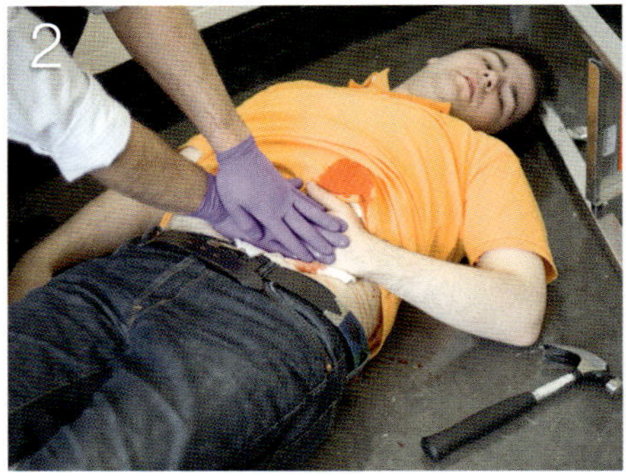

2 **Bedecken Sie die Wunde mit sterilen Wundkompressen, fixieren Sie diese mit Pflasterstreifen.**

3 **Rufen Sie über NOTRUF ☎112 den Rettungsdienst. Es besteht absolutes Ess-, Trink- und Rauchverbot.**

Siehe auch
Innere Blutungen **S. 90**
Kreislaufschock **S. 88–89**

SCHEIDENBLUTUNG

IHRE AUFGABEN

- die Patientin versorgen, beruhigen und bequem lagern
- sie überwachen und einen Schock bekämpfen
- die Patientin einem Arzt vorstellen oder über NOTRUF ☎112 den Rettungsdienst rufen

ACHTUNG

- Rufen Sie bei schweren, anhaltenden Blutungen über NOTRUF ☎112 den Rettungsdienst.
- Bekämpfen Sie einen Kreislaufschock (S. 88–89).
- Überwachen Sie die Vitalzeichen – Bewusstsein und Atmung (S. 46–47).

Siehe auch
Geburt **S. 202–205**

Blutungen aus der Scheide sind meist Menstruationsblutungen, können aber auch Zeichen für eine Fehlgeburt, innere Erkrankung, eine Infektion oder Verletzung sein. Bei einer Verletzung muss die Ursache einfühlsam ermittelt werden, da es sich um Gewalteinwirkungen (Vergewaltigung, sexueller Missbrauch) handeln kann. Achten Sie die Intimsphäre.

1 **Bringen Sie die Patientin möglichst an einen Ort, der ihre Privatsphäre wahrt.**

2 **Reichen Sie der Patientin eine Damenbinde oder ein sauberes Handtuch.**

3 **Lagern Sie die Patientin in bequemer Haltung. Unterstützen Sie sie bei sitzender Haltung mit einer zusammengerollten Decke und entlasten Sie die Knie, um den Bauch zu entspannen.**

4 **Bei stärkeren Blutungen sollte die Patientin die Beine überkreuzen und in die Schocklage gebracht werden.**

5 **Fragen Sie nach dem Zeitpunkt der letzten Regelblutung und früheren ähnlichen Symptomen oder möglichen Ursachen der Blutung. Hat die Patientin Medikamente gegen starke Regelbeschwerden verschrieben bekommen, helfen Sie ihr, sie einzunehmen.**

KRAMPFADERBLUTUNGEN

IHRE AUFGABEN
- den Blutverlust stoppen
- den Schock bekämpfen
- über NOTRUF ☎112 den Rettungsdienst rufen

Siehe auch
Kreislaufschock **S. 88–89**

Venen enthalten Klappen, damit das Blut Richtung Herz fließt. Beim Versagen dieser Klappen sackt das Blut in die Venen ab, die daraufhin anschwellen. Derartige Krampfadern entwickeln sich vor allem in den Beinen.

Krampfadern haben dünne Wände und sind oft erhaben, sodass sie typische Knötchen in der Haut über dem betroffenen Bereich bilden. Die Vene kann durch einen leichten Stoß reißen und stark bluten. Bei anhaltender Blutung kann sich ein Schock entwickeln.

1 Ziehen Sie Einmalhandschuhe an. Der Patient soll sich auf den Rücken legen, und das verletzte Bein möglichst hoch lagern, um die Blutung zu reduzieren.

2 Legen Sie die Wunde frei. Drücken Sie eine oder mehrere sterile Kompressen gegen die Blutungsquelle, bis die Blutung aufhört.

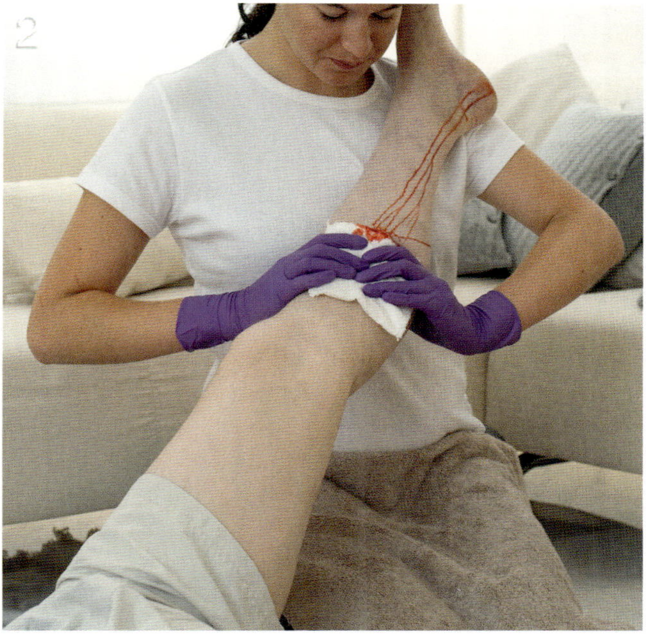

3 Entfernen Sie Strumpfhalter oder Socken mit Bündchen, da diese die Blutung begünstigen können.

4 Legen Sie über der Verletzung einen Druckverband an.

5 Rufen Sie über NOTRUF ☎112 den Rettungsdienst. Lagern Sie das verletzte Bein hoch. Überwachen Sie die Vitalzeichen Bewusstsein und Atmung (S. 46–47).

TIERBISSE

IHRE AUFGABEN

- die Blutung stillen
- das Infektionsrisiko minimieren
- den Patienten der ärztlichen Versorgung zuführen

ACHTUNG

- Grundsätzlich können bei jedem Biss durch die Haut Keime in die Wunde gelangen. Besonders befürchtet wird die Wundstarrkrampf-Infektion (Tetanus) und die Tollwut-Infektion. Lesen Sie hierzu auch Seite 215: »Impfungen«.

Bisse von spitzen Zähnen verursachen tiefe Stichwunden, die Keime tief in das Gewebe einbringen. Oft kommt es auch durch Panik zu weitergehenden Verletzungen, wie Riss- oder Quetschwunden. Ein Schlag mit der Faust auf die Zähne kann zu Bissverletzungen an den Handknöcheln führen. Jede Bisswunde bedarf der ärztlichen Behandlung.

TIEFE BISSVERLETZUNGEN

1 **Den Patienten hinlegen, den betroffenen Körperteil hochlagern und eine Wundauflage aufbringen.**

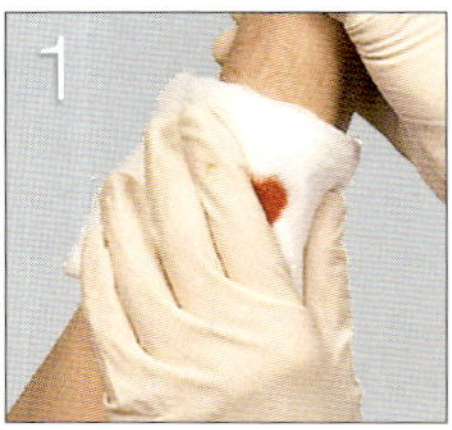

2 **Fixieren Sie die Wundauflage mit einer elastischen Binde unter leichtem Zug.**

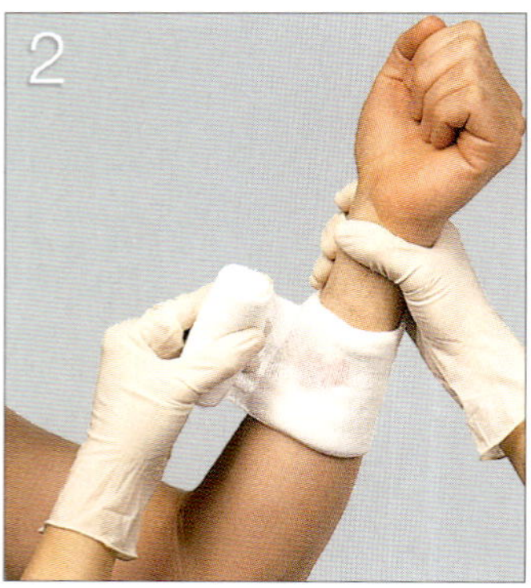

3 **Patienten zum Arzt bringen. Der Patient soll seinen Impfausweis mitnehmen.**

OBERFLÄCHLICHE BISSVERLETZUNGEN

1 **Lassen Sie die Wunde durch die Wundblutung reinigen.**

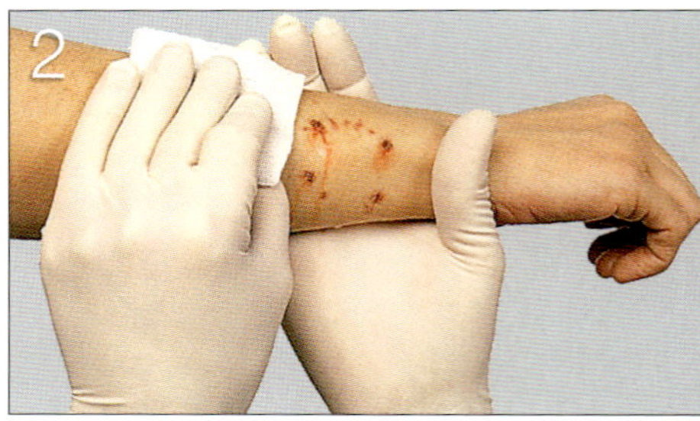

2 **Tragen Sie Einmalhandschuhe. Besprühen Sie die Wunde flächendeckend mit einem Wunddesinfektionsmittel und lassen Sie dieses entsprechend den Herstellerangaben einwirken.**

3 **Verbinden Sie die Wunde mit einem lockeren Verband oder einem Wundschnellverband und schicken Sie den Patienten unverzüglich zum Arzt, wenn kein ausreichender Impfschutz vorliegt (S. 215) oder wenn an der Wunde im Verlauf Entzündungszeichen auftreten (S. 104).**

ZECKENBISSE

Zecken (Holzböcke) sind winzige Lebewesen, die das Blut von Warmblütlern brauchen. Sie sitzen in Wald und Wiese und werden von den vorbeikommende Menschen und Tieren abgestreift. Ihr Kopf bohrt sich durch die Haut und saugt Blut an. Dabei fließt der Speichel der Zecke in das Bissgebiet. Dieser Speichel kann Träger zweier gefährlicher Krankheitserreger sein. Später fällt die blutgefüllte Zecke von alleine ab.

INFEKTIONSGEFAHREN

Etwa 50 % aller Zeckenbisse beim Menschen bleiben gänzlich unbemerkt. Dies ist gefährlich, da viele Zecken einen bakteriellen Krankheitserreger in sich tragen, die Wanderröte (Borreliose). Abhängig von der geographischen Lage sind zwischen 5 % und 60 % aller Zecken Träger der Borreliose. Sie führt zu einer lokalen Rötung und dann zu einer häufig hochfiebrigen Entzündung verschiedener Körperregionen, wie Herzmuskel, Gelenke und Hirnnerven. Diese Spätkomplikationen lassen sich nur begrenzen, wenn bereits im Frühstadium eine Antibiotikatherapie eingeleitet wurde. Bedeutsam ist auch, dass ein Impfstoff gegen Borreliose nicht zur Verfügung steht!

Eine zweite Infektionsgefahr ist regional stark begrenzt (siehe Karte): Bei der Frühsommer-Meningo-Enzephalitis (FSME) handelt es sich um einen Viruserreger, der in den Monaten April bis November aktiv ist und das Gehirn und die Hirnhäute entzündet. Gefährdete Personengruppen sind insbesondere Waldarbeiter, Förster, Jäger, Wanderer, Pilzsammler und andere Menschen, die im Wald zu tun haben.

Gegen die FSME steht ein zuverlässiger Impfstoff zur Verfügung. Fragen Sie Ihren Arzt, ob Sie zu einer der gefährdeten Personengruppen zählen und lassen Sie sich dann impfen (S. 215).

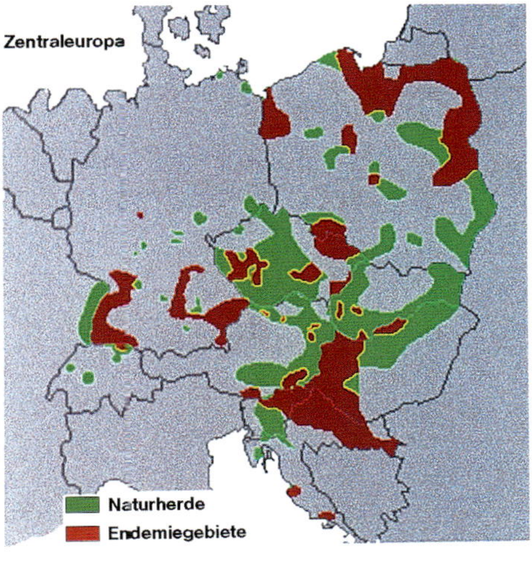

ENTFERNUNG EINER ZECKE
Entfernen Sie eine saugende Zecke schnellstmöglich. Greifen Sie sie vorsichtig mit einer Pinzette dicht über der Haut, ohne sie zu zerdrücken. Ziehen Sie die Zecke dann vorsichtig gerade nach oben aus der Haut heraus. Desinfizieren Sie die Wunde danach mit einem Wunddesinfektionsmittel. Wichtig ist, dass der Kopf entfernt wurde.

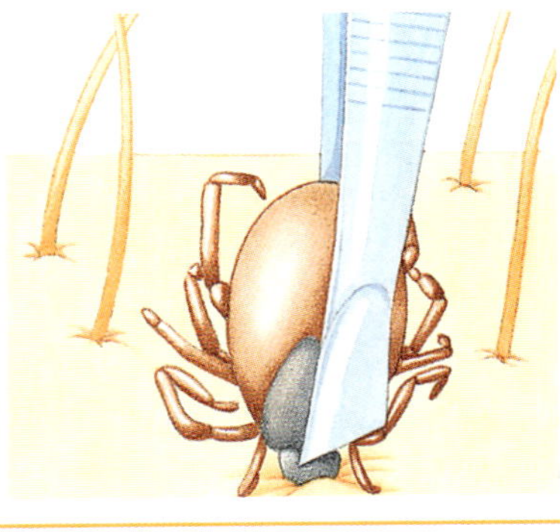

6

Das Skelett ist das stützende Gerüst, um das der Körper aufgebaut ist. Es besteht aus Knochen, Gelenken und Muskeln, die es bewegen. Die meisten Bewegungen erfolgen willkürlich und werden von Impulsen gelenkt, die vom Gehirn über Nerven zu den Muskeln des Körpers gelangen.

FESTSTELLEN DER VERLETZUNG
Die Unterscheidung von Knochen-, Gelenk- und Muskelverletzungen ist meist nicht einfach. Das Kapitel gibt zunächst eine Übersicht zu Aufbau und Funktion des Bewegungsapparates. Die Erste-Hilfe-Maßnahmen für die meisten Verletzungen werden beschrieben. Schädelfrakturen werden im Kapitel »Bewusstseinsstörungen« (S. 146–159) berücksichtigt, da sie das Gehirn schädigen können.

ERSTE HILFE KOMPAKT

- Feststellen der Verletzung
- den Patienten versorgen und beruhigen
- die Verletzung ruhig stellen
- einen Schock bekämpfen
- die Körperwärme erhalten
- Rufen Sie über NOTRUF ☎112 den Rettungsdienst oder bringen Sie den Patienten zu einem Arzt.

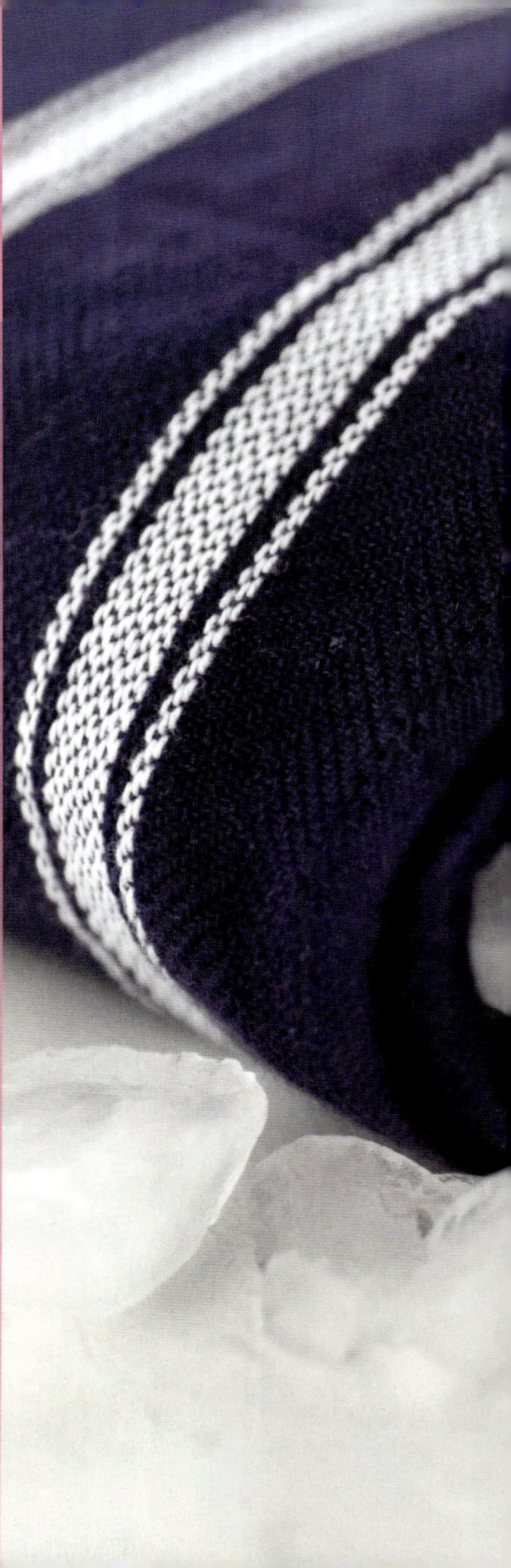

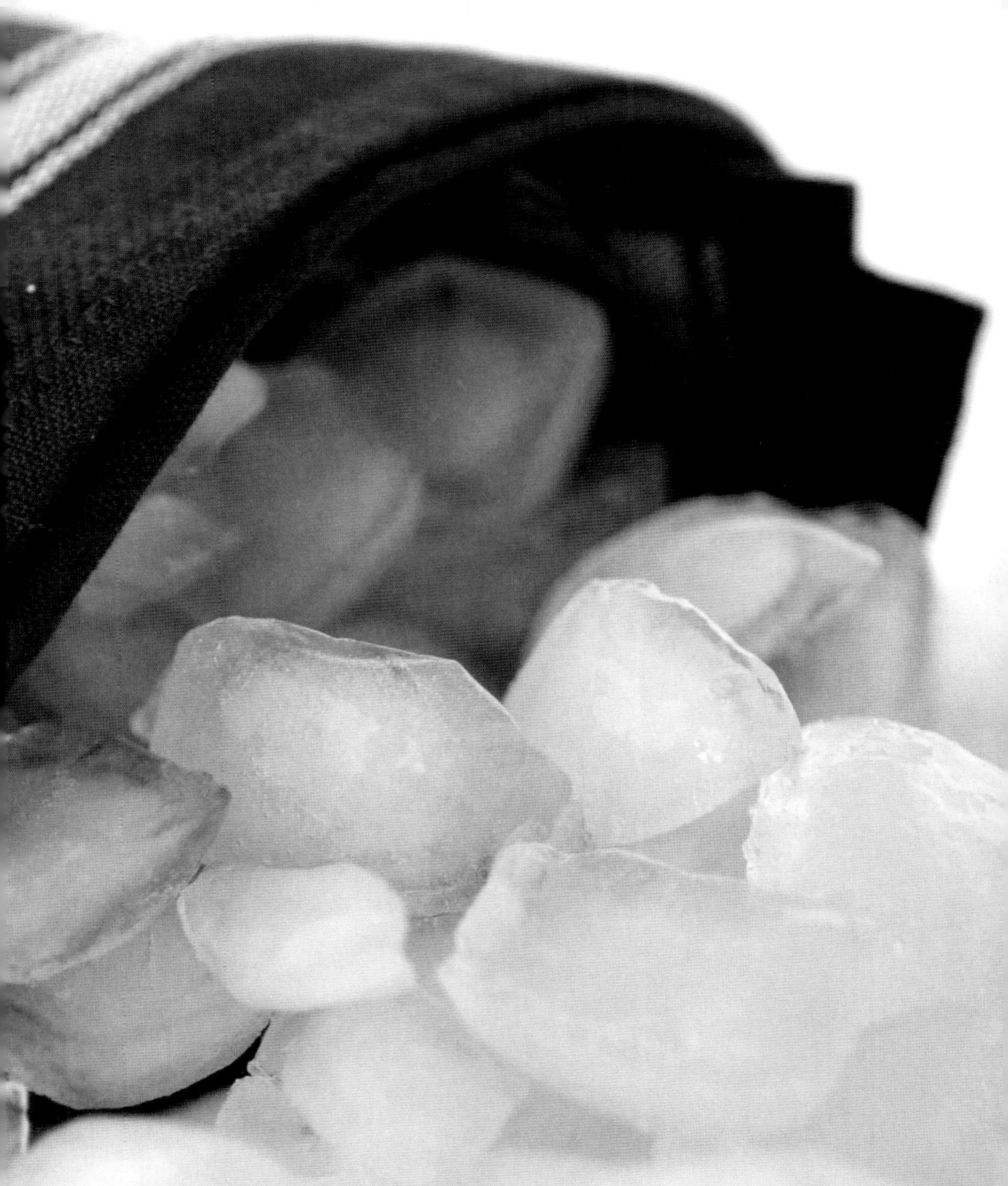

VERLETZUNGEN DES BEWEGUNGSAPPARATES

DAS SKELETT

Der Körper ist um ein Gerüst aus Knochen, das Skelett, aufgebaut. Es stützt Muskeln, Blutgefäße und Nerven. Viele der Knochen schützen auch wichtige innere Organe wie Gehirn und Herz.

An zahlreichen Stellen sind die Knochen durch Gelenke verbunden. Diese werden durch Bänder und Muskeln gestützt, die über Sehnen an den Knochen ansetzen.

Das Skelett
Das Skelett besteht aus 206 Knochen, die ein schützendes Gerüst bilden. Schädel, Wirbelsäule und Brustkorb schützen lebenswichtige Organe, das Becken stützt die Bauchorgane und die Knochen und Gelenke von Armen und Beinen ermöglichen Körperbewegungen.

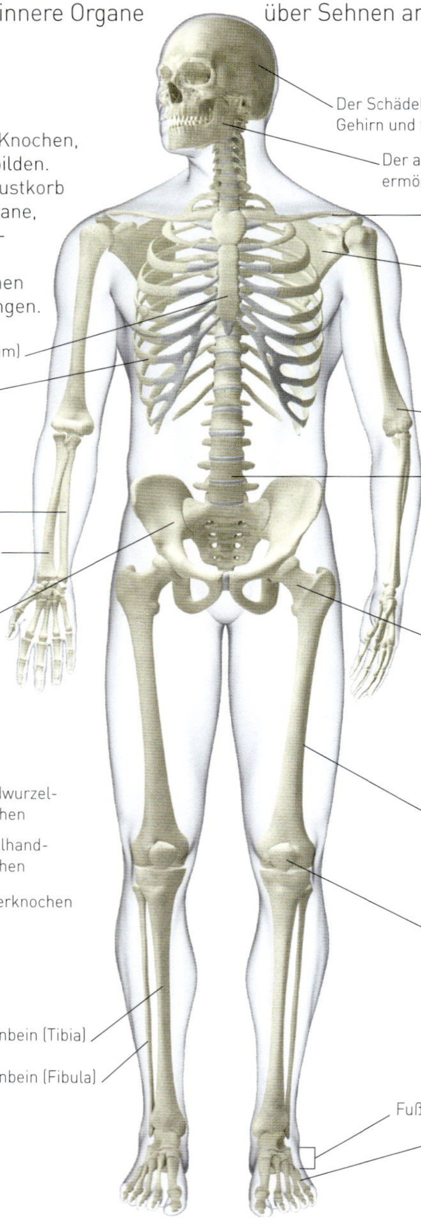

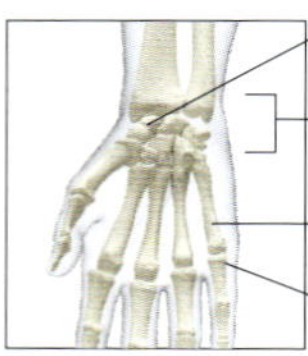

HANDKNOCHEN

DIE WIRBELSÄULE

Die Wirbelsäule trägt den Kopf, macht den Oberkörper beweglich, trägt das Körpergewicht und schützt das Rückenmark (S. 148). Sie besteht aus 33 Knochen, den Wirbeln, die gelenkig miteinander verbunden sind. Zwischen den Wirbelkörpern liegen Scheiben aus Bindegewebe, die Bandscheiben, die zur Beweglichkeit der Wirbelsäule beitragen und sie gegen Stöße abfedern. An den Wirbelkörpern ansetzende Muskeln und Bänder stabilisieren die Wirbelsäule und kontrollieren die Rückenbewegungen.

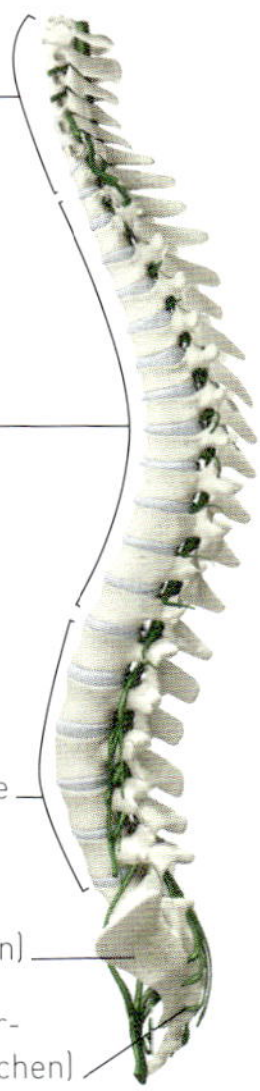

Wirbelsäule
Die Wirbel bilden fünf Gruppen. Die Halswirbel stützen Hals und Kopf, die Brustwirbel sind Ansatzstellen der Rippen, die Lendenwirbel tragen das Körpergewicht und sorgen für Stabilität, das Kreuzbein hält das Becken, und das Steißbein bildet das Wirbelsäulenende.

Beweglichkeit der Wirbelsäule
Die Zwischenwirbelgelenke und Bandscheiben gewährleisten die Wirbelsäulenbeweglichkeit. Zwischen benachbarten Wirbeln ist sie begrenzt, aber die Wirbelsäule als Ganzes hat einen gewissen Bewegungsspielraum.

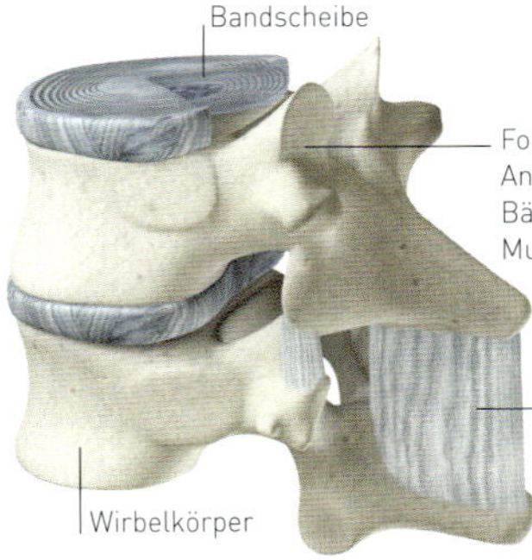

TEIL DER WIRBELSÄULE

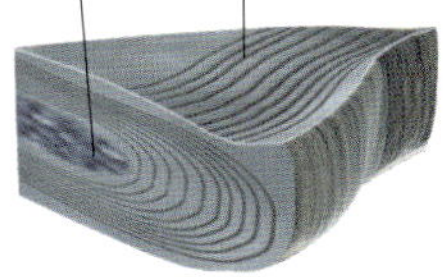

AUSSCHNITT EINER BANDSCHEIBE

DER SCHÄDEL

Der knöcherne Schädel schützt das Gehirn und das obere Rückenmark. Außerdem beherbergt er die Augen und andere Gesichtsanteile.

Der Schädel besteht aus mehreren Einzelknochen, die an sogenannten Haften verschmolzen sind. Auf der Schädelbasis liegt das Gehirn auf. Die das Gehirn bedeckenden Knochen bilden das Schädeldach, andere die Augenhöhlen, die Nase, die Wangenknochen und die Kiefer.

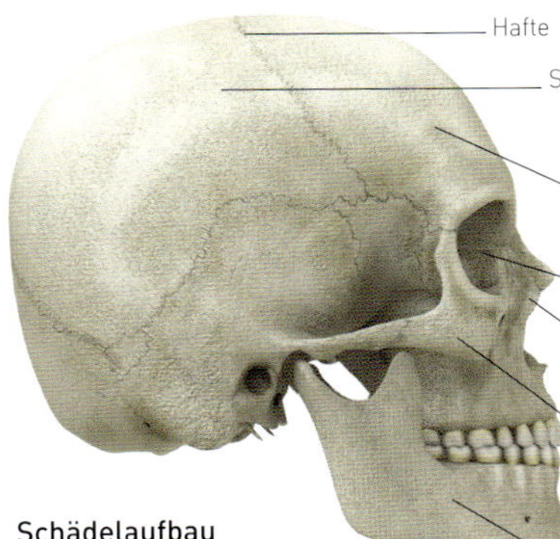

Schädelaufbau
Der Gehirnschädel und die wichtigsten Gesichtsknochen, von denen nur der Unterkiefer (Mandibula) beweglich ist.

KNOCHEN, MUSKELN UND GELENKE

DIE KNOCHEN

Knochen ist lebendes Gewebe, das große Mengen Kalzium und Phosphat enthält, durch die es hart, fest und stark ist. Knochen können lang, kurz oder flach sein. Sie wachsen von der Geburt bis ins junge Erwachsenenalter. Außerdem können Knochen nach Verletzungen, wie z.B. Brüchen, neues Gewebe bilden.

Im Alter und bei bestimmten Erkrankungen können Knochen weich und brüchig werden. Sie können dann spontan oder belastungsbedingt brechen oder zusammensinken. Bei Erb- und Knochenkrankheiten, wie Rachitis, Krebs und Infektionen, können Knochen krank und dünn werden. Durch Schäden in der Jugend können Knochen verkürzt oder in ihrer Beweglichkeit beeinträchtigt werden. Bei älteren Menschen kann die sogenannte Osteoporose die Knochendichte vermindern, wodurch die Knochen brüchig werden.

Knochenaufbau
Jeder Knochen ist von einer Haut umgeben, die Nerven und Blutgefäße führt. Darunter liegt eine Schicht aus dichtem Knochen (Kompakta), im Zentrum liegt schwammiger Knochen (Spongiosa). Einige Knochen haben Hohlräume, die das weiche Knochenmark enthalten.

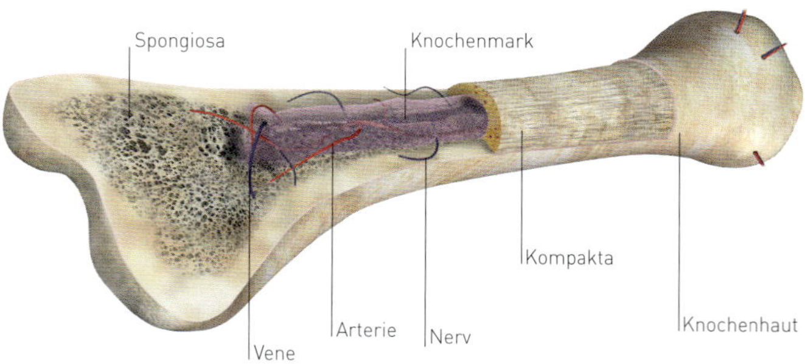

DIE MUSKELN

Durch Muskeln können sich einzelne Körperteile bewegen. Skelettmuskeln (willkürlich) kontrollieren Bewegungen und Körperhaltung. Sie sind über starke, faserige Sehnen an den Knochen befestigt und können in Gruppen agieren. Bei der Kontraktion einer Muskelgruppe entspannen ihre Gegenspieler. Unwillkürliche Muskeln bewegen auch im Schlaf die inneren Organe, wie das Herz. Sie werden vom autonomen Nervensystem gesteuert.

Den Arm strecken
Der Trizeps an der Oberarmrückseite verkürzt sich, um die Unterarmknochen zurückzuziehen. Der Bizeps an der Oberarmvorderseite entspannt.

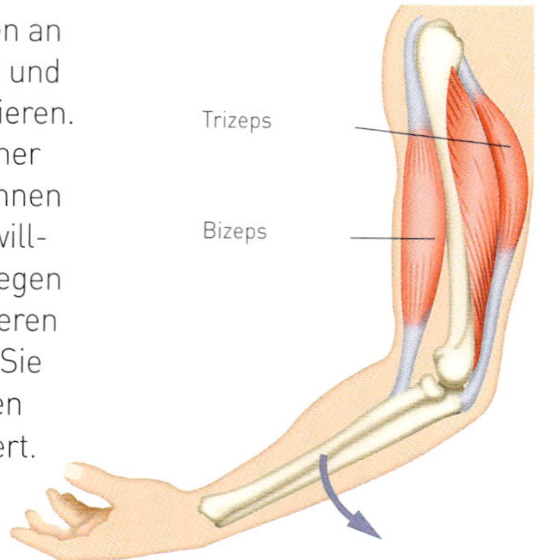

Den Arm beugen
Der Bizeps an der Oberarmvorderseite verkürzt sich, um die Unterarmknochen nach oben zu ziehen und den Arm zu beugen. Gleichzeitig entspannt und verlängert sich der Trizeps an der Oberarmrückseite.

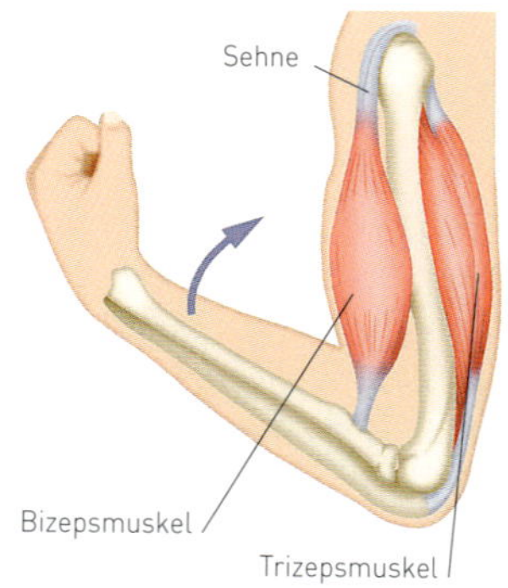

DIE GELENKE

An einem Gelenk treffen Knochen aufeinander. Bei einigen unbeweglichen Gelenken (»Haften«) sitzen die Knochen fest ineinander oder sind verschmolzen. Derartige Gelenke kommen in Schädel und Becken vor. Die meisten Gelenke, von denen es viele Formen gibt (siehe unten), sind beweglich. Dabei sind die Knochenenden durch bindegewebige Bänder verbunden, welche die Gelenkkapsel bilden. Die Auskleidung der Gelenkkapsel sondert eine Flüssigkeit ab, die das Gelenk feucht hält. Außerdem werden die Knochenenden von elastischem Knorpel geschützt. Die Gelenke bewegenden Muskeln sind über Sehnen an den Knochen befestigt. Art und Umfang der Bewegung sind je nach Gelenk unterschiedlich.

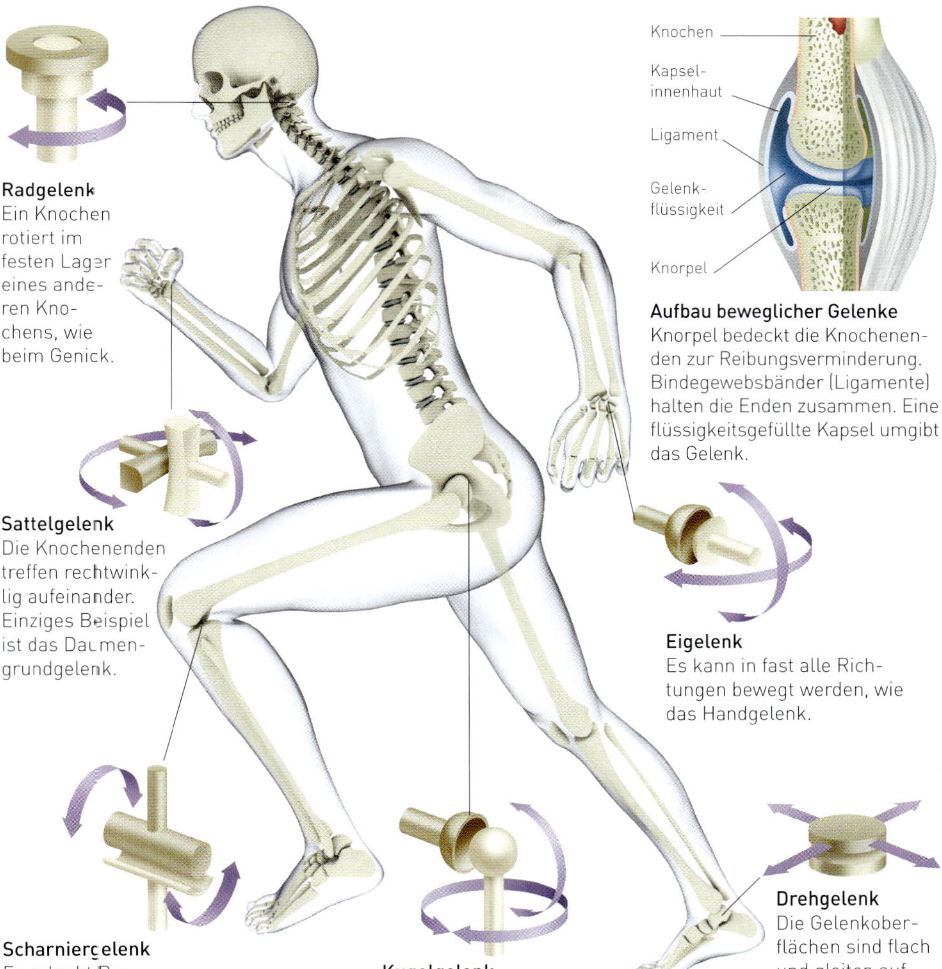

Aufbau beweglicher Gelenke
Knorpel bedeckt die Knochenenden zur Reibungsverminderung. Bindegewebsbänder (Ligamente) halten die Enden zusammen. Eine flüssigkeitsgefüllte Kapsel umgibt das Gelenk.

Radgelenk
Ein Knochen rotiert im festen Lager eines anderen Knochens, wie beim Genick.

Sattelgelenk
Die Knochenenden treffen rechtwinklig aufeinander. Einziges Beispiel ist das Daumengrundgelenk.

Eigelenk
Es kann in fast alle Richtungen bewegt werden, wie das Handgelenk.

Scharniergelenk
Es erlaubt Beugung und Streckung in einer Ebene, wie bei Knie und Ellenbogen.

Kugelgelenk
Es erlaubt Bewegungen in alle Richtungen, wie an Hüfte und Schulter.

Drehgelenk
Die Gelenkoberflächen sind flach und gleiten aufeinander, wie an Handgelenk und Spanngelenk.

KNOCHENBRÜCHE

ERKENNEN

Sichere Bruchzeichen:
- sichtbare Bruchenden
- Stufenbildung, Fehlstellung
- abnorme Beweglichkeit
- Knochenreiben/-knirschen

Unsichere Bruchzeichen:
- Ruhe- und Bewegungsschmerz
- Schwellung, Bluterguss
- Bewegungseinschränkung
- Schockzeichen

Siehe auch
Quetschungen S. 101
Innere Blutungen S. 90
Schock S. 88–89

Knochenbrüche (Frakturen) erfordern eine erhebliche Krafteinwirkung, sofern der Knochen nicht krank oder alt ist. Wachsende Knochen können dagegen leichter aufsplittern, biegen und brechen, daher die Bezeichnung Grünholzfraktur.

Knochen können durch direkte und indirekte Krafteinwirkung brechen: am Ort eines starken Schlages, z. B. beim Zusammenstoß mit einem Auto (direkte Kraft), oder durch eine Verdrehung oder Verrenkung (indirekte Kraft).

OFFENE UND GESCHLOSSENE BRÜCHE

Bei offenen Brüchen durchsticht eines der Knochenenden die Haut oder im Bereich des Bruches ist eine offene Wunde vorhanden. Offene Brüche entzünden sich sehr schnell.

Bei geschlossenen Brüchen ist die Haut über der Bruchstelle intakt. Allerdings können die Knochenenden verrutscht (instabil) sein und zu Gewebeschäden führen. Es können innere Blutungen auftreten (S. 90).

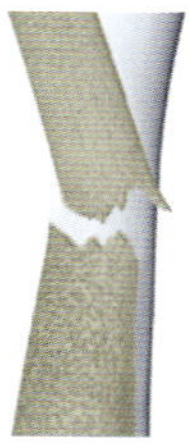

Offener Bruch
Knochen, der die Haut durchstoßen hat, ist sichtbar. Der Patient kann bluten und einen Schock haben. Es besteht ein Infektionsrisiko.

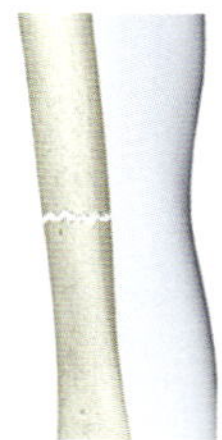

Geschlossener Bruch
Die Haut ist intakt, eine Verletzung von Gewebe und Blutgefäßen mit inneren Blutungen ist möglich.

STABILE UND INSTABILE BRÜCHE

Knochenbrüche können stabil oder instabil sein. Bei stabilen Brüchen bewegen sich die Bruchenden nicht, weil sie unvollständig voneinander getrennt oder ineinander geschoben sind. Solche Brüche betreffen meist Handgelenke, Schultern, Knöchel und Hüften. Bei vorsichtiger Versorgung ist eine Verschlimmerung unwahrscheinlich.

Bei instabilen Brüchen sind die Knochenenden leicht verschiebbar und können Blutgefäße, Nerven und Organe verletzen. Sie treten auf, wenn Knochen vollständig durchtrennt oder Bänder gerissen sind (Ruptur) und müssen mit äußerster Vorsicht versorgt werden, um weitere Verletzungen zu vermeiden.

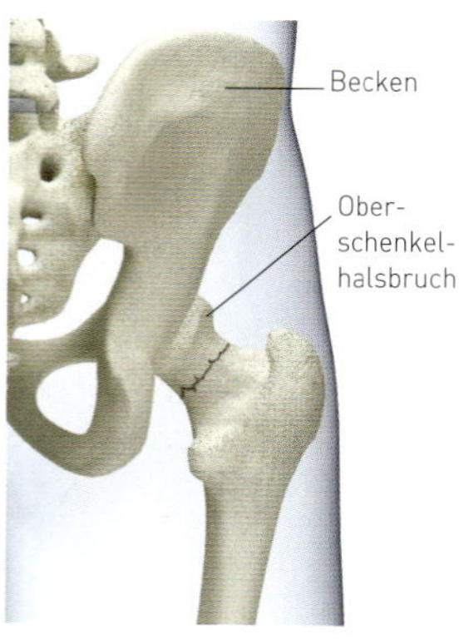

Stabiler Bruch
Die Bruchenden sind fixiert. Die Gefahr von Blutungen oder weiteren Schäden ist gering.

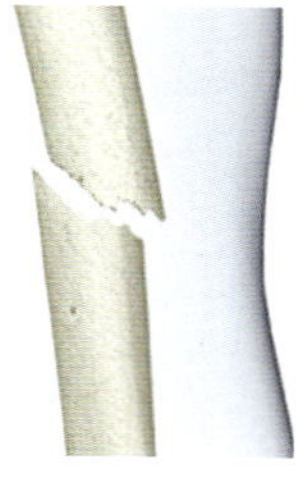

Instabiler Bruch
Die Bruchenden können leicht durch Bewegungen oder Muskelkontraktionen verschoben werden.

GESCHLOSSENER KNOCHENBRUCH

IHRE AUFGABEN

- die Verletzung ruhig stellen
- den Patienten betreuen und zudecken
- über NOTRUF ☎112 den Rettungsdienst rufen

MERKE

- Bewegen Sie den Patienten möglichst erst, wenn die verletzte Gliedmaße ruhig gestellt ist.
- Der Patient darf nicht essen, trinken und rauchen, da eine Vollnarkose erforderlich sein kann.

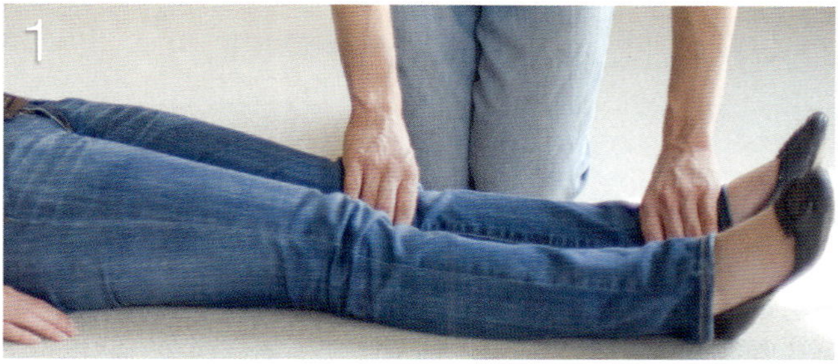

1 Der Patient soll die betroffene Extremität ruhig halten. Stützen Sie die Extremität, bis sie ruhig gestellt ist. Halten Sie ober- und unterhalb des Bruchs fest.

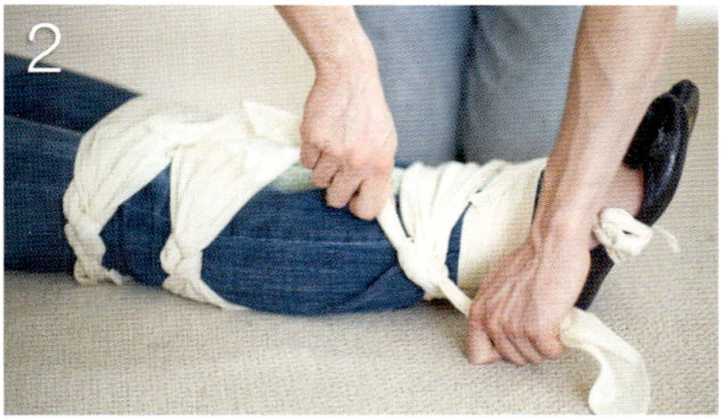

2 Zur Ruhigstellung kann man den verletzten Körperteil auch am Körper oder an einem gesunden Körperteil fixieren.
Bei einer Oberarmverletzung den Arm mit einem Armtragetuch am Oberkörper festbinden (S. 234).
Bei einer Oberschenkelverletzung kann das betroffene Bein am gesunden Bein fixiert werden.

3 Rufen Sie über NOTRUF ☎112 den Rettungsdienst. Überwachen Sie die Vitalfunktionen und decken Sie den Patienten zur Wärmeerhaltung zu.

SONDERFALL AUSRENKUNG

Prüfen Sie bei Vorliegen sicherer Bruchzeichen (S. 120) an einer Extremität stets die Durchblutung mit der Nagelbettprobe, die Beweglichkeit durch den Patienten selbst und das Gefühl in der Extremität durch Befragung. Sind Durchblutung, Beweglichkeit oder Gefühl gestört, müssen Sie die Extremität im Bruchbereich vorsichtig auseinander ziehen, sodass die Knochenenden wieder in ihre Ausgangsposition zurückgelangen können. Hören Sie aber sofort auf, falls der Zug unerträgliche Schmerzen auslöst.

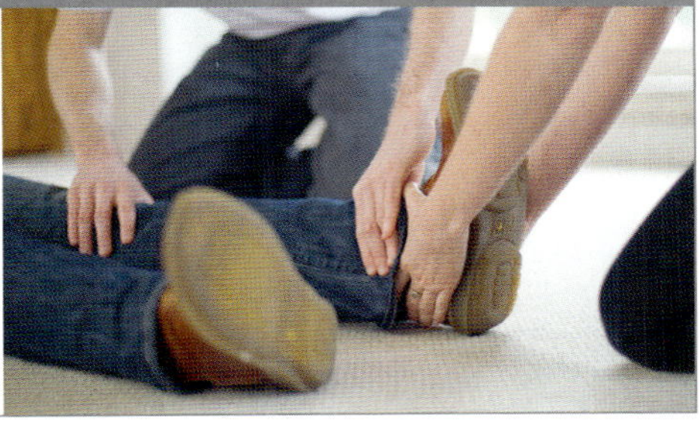

KNOCHENBRÜCHE (Fortsetzung)

OFFENER KNOCHENBRUCH

IHRE AUFGABEN

- Verhindern von Blutverlust, Bewegung und Wundinfektionen
- über ☎112 den Rettungsdienst verständigen

ACHTUNG

- Bewegen Sie den Patienten möglichst erst, wenn die verletzte Gliedmaße ruhig gestellt ist.
- Der Patient darf nicht essen, trinken und rauchen, da eine Vollnarkose erforderlich sein kann.
- Drücken Sie nicht direkt auf einen herausragenden Knochen.

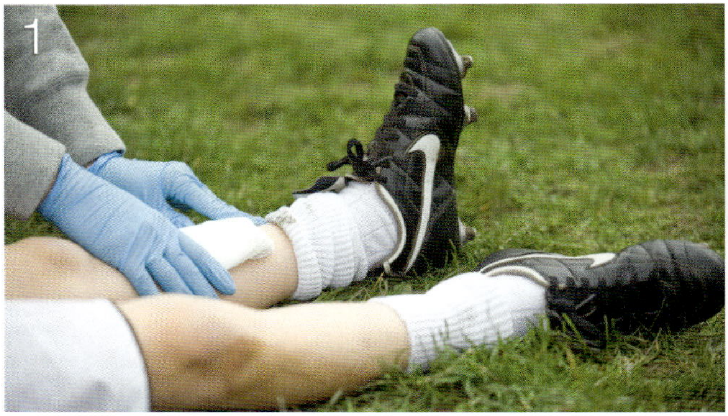

1 Bedecken Sie die Wunde mit einer sterilen Wundauflage, diese muss größer sein als die Wunde selbst. Üben Sie keinen Druck auf das Wundgebiet oder die Knochenenden aus.

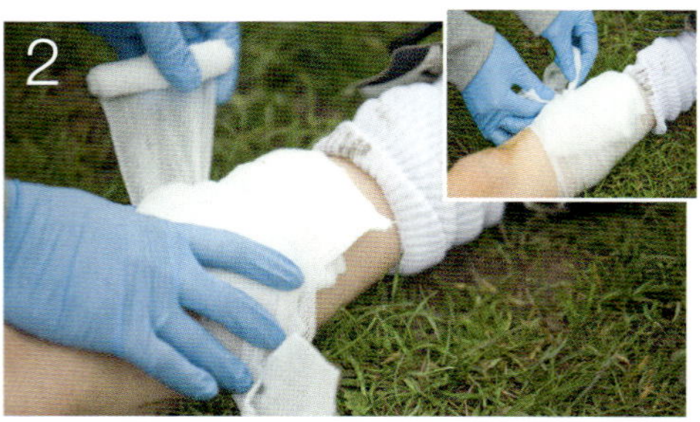

2 Legen Sie vorsichtig ein Polster um die Wundauflage herum.

3 Stellen Sie die betroffene Extremität ruhig. Umpolstern sie diese mit Gegenständen, wie Wolldecken und Dreiecktüchern.

4 Rufen Sie über NOTRUF ☎112 den Rettungsdienst. Decken Sie den Patienten mit einer Rettungsdecke zu und beruhigen Sie ihn.

5 Versorgen Sie einen Kreislaufschock (S. 88–89). Überwachen Sie die Vitalzeichen – Bewusstsein und Atmung (S. 46–47).

SONDERFALL
HERAUSRAGENDE KNOCHENENDEN

Legen Sie so lange Polster um einen herausragenden Knochen, bis Sie einen lockeren Verband über die Polster anlegen können, sodass der Knochen nicht berührt wird.

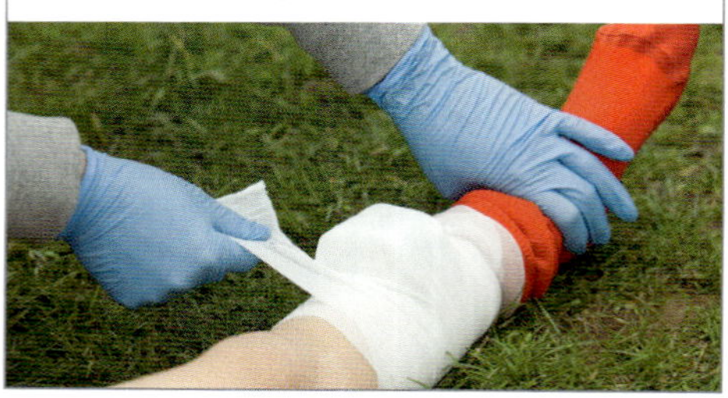

AUSGERENKTE GELENKE

ERKENNEN

- starke Schmerzen, Bewegungseinschränkung
- Schwellung und Bluterguss am Gelenk
- eine Verkürzung, Verformung oder Verdrehung des Gelenkbereiches

IHRE AUFGABEN

- die Verletzung ruhig stellen
- über NOTRUF ☎112 den Rettungsdienst rufen

MERKE

- Versuchen Sie nicht, die Knochen einzurenken da Sie weitere Verletzungen hervorrufen können.
- Bewegen Sie den Patienten möglichst erst, wenn die verletzte Gliedmaße ruhig gestellt ist.
- Der Patient darf nicht essen, trinken und rauchen, da eine Vollnarkose erforderlich sein kann.

Siehe auch
Knochenbrüche **S. 120–122**
Kreislaufschock **S. 88–89**
Verstauchungen und Zerrungen **S. 124–125**

Bei dieser Gelenkverletzung werden die Knochen teilweise oder vollständig verschoben. Diese äußerst schmerzhafte Verletzung betrifft meistens die Schulter, den Kiefer, Daumen- oder Fingergelenke. Bei Ausrenkungen können auch Bänder reißen (siehe Verstauchungen und Zerrungen, S. 124–125) und die Gelenkkapsel kann verletzt sein.

Gelegentlich können Ausrenkungen schwere Folgen haben. Beim Verrutschen von Wirbelkörpern kann das Rückenmark beschädigt werden. Schulter- oder Hüftausrenkungen können Nerven verletzen und zu Lähmungen führen. Außerdem können bei schweren Ausrenkungen auch Teile des Knochens gebrochen sein.

Die Unterscheidung von ausgerenkten Gelenken und geschlossenen Brüchen ist meist schwierig. Im Zweifelsfalls versorgen Sie die Verletzung wie einen Bruch.

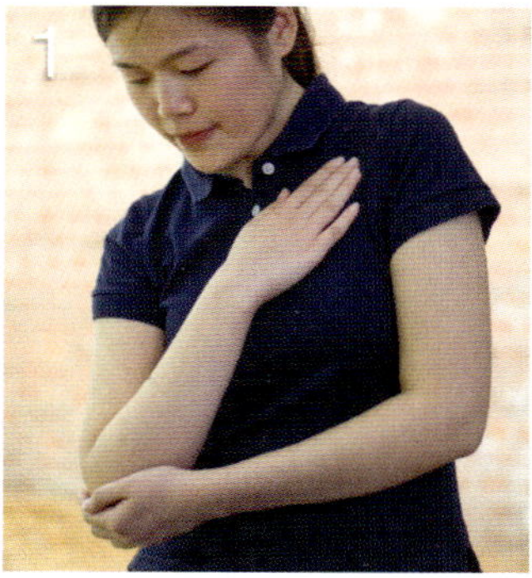

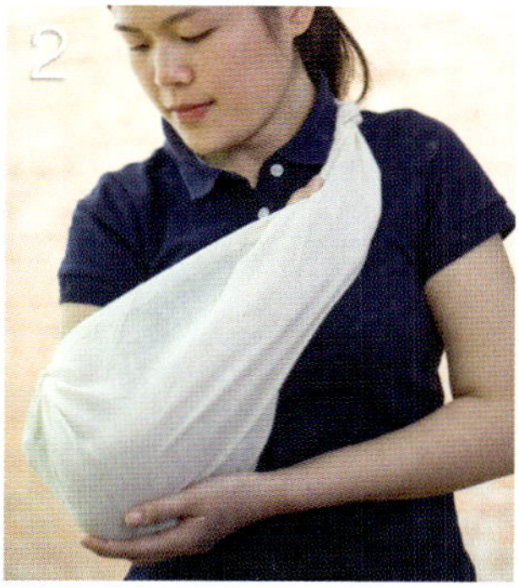

1 Der Patient soll sich nach Möglichkeit nicht bewegen. Fixieren Sie die verletzte Gliedmaße in der ihm angenehmsten Haltung.

2 Stellen Sie die Verletzung mit Polstern, Binden und Dreiecktuch ruhig (S. 230). Befestigen Sie sie mit einer Krawatte an einem gesunden Körperteil.

3 Rufen Sie über NOTRUF ☎112 den Rettungsdienst. Überwachen Sie die Vitalzeichen – Bewusstsein und Atmung (S. 46–47).

4 Hat der Patient einen Schock, bringen Sie ihn in die Schocklage. Decken Sie ihn mit einer Rettungsdecke zu.

VERSTAUCHUNGEN UND ZERRUNGEN

ERKENNEN

- Schmerzen und Berührungsempfindlichkeit
- Bewegungseinschränkung
- Schwellung und Blutergüsse im Bereich der Verletzung

Die Weichteile im Bereich von Knochen und Gelenken – Bänder, Muskeln und Sehnen – können verschiedene Verletzungen aufweisen, die meistens als Verstauchungen und Zerrungen bezeichnet werden. Sie treten auf, wenn die Weichteile durch heftige oder plötzliche Bewegungen überdehnt und teilweise oder vollständig zerrissen (rupturiert) werden. Verstauchungen und Zerrungen sind daher häufige Sportverletzungen.

MUSKEL- UND SEHNENVERLETZUNG

Muskeln und Sehnen können gezerrt, gerissen oder geprellt werden. Zerrungen treten bei der Überdehnung von Muskeln auf, die teilweise reißen können. Meistens ist der Übergang zwischen dem Muskel und der Sehne, die ihn am Knochen befestigt, betroffen. Bei einer Ruptur sind Muskel oder Sehne vollständig zertrennt, meistens im Muskelbauch oder in der Sehne. Tiefe Prellungen können in großen Muskeln erhebliche Ausmaße annehmen. Meistens kommt es zu Blutungen in die umliegenden Gewebe mit Schmerzen, Schwellungen und Blutergüssen.

Verstauchungen und Zerrungen sollten wie folgt behandelt werden:

P – ause: keine weitere Belastung der Extremität;
E – is: Extremität kühlen;
C – ompression: Stützverband anlegen;
H – ochlegen: Extremität hochlagern.

Versorgen Sie diese Verletzungen im Zweifel über die Verletzungsschwere wie einen Knochenbruch (S. 120–122).

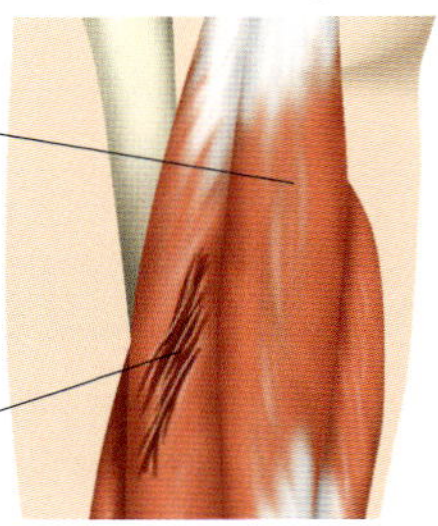

Muskelriss
Durch stärkste Muskelbewegungen können Muskelfasern reißen, was starke Schmerzen und Schwellungen hervorrufen kann.

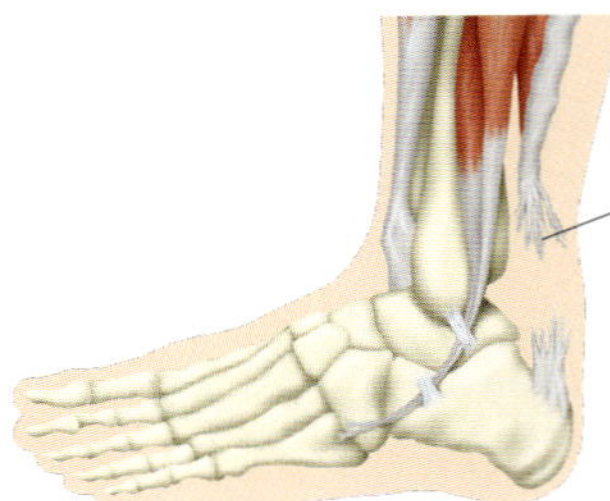

Gerissene Sehne
Sehnen befestigen Muskeln an den Knochen von Gelenken. Sie können durch eine plötzliche, gewaltsame Beugung reißen.

BÄNDERVERLETZUNG

Eine häufige Bänderverletzung ist die Verstauchung. Dabei wird ein Band zerrissen oder aus dem Knochen gerissen. Ursache ist meist eine plötzliche, unerwartete Verdrehung, wobei der Gelenkspalt auseinander gezogen wird.

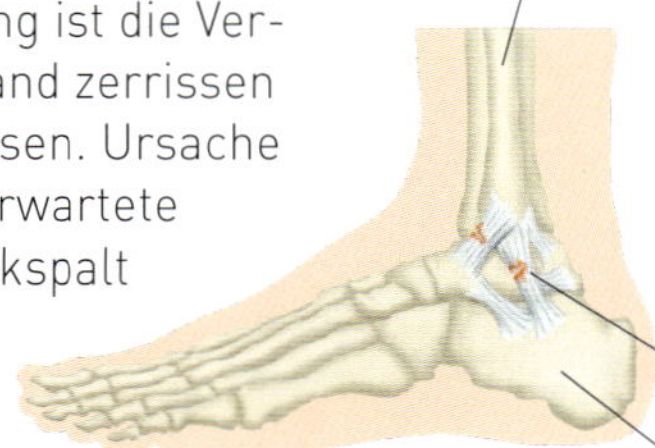

Verstauchter Knöchel
Ursache ist die Überdehnung oder Zerreißung eines Bandes, also der Faserstränge, die die Knochen eines Gelenkes verbinden. Hier ist eines der Knöchelbänder angerissen.

IHRE AUFGABEN

- Schwellung und Schmerzen vermindern
- Patienten zum Arztbesuch bewegen

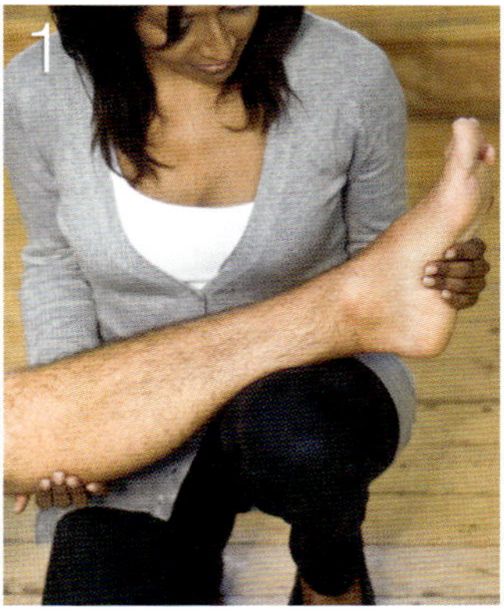

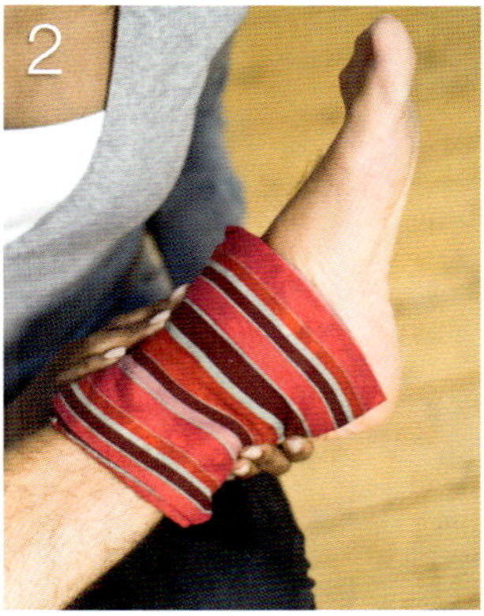

Siehe auch
Kühlkompressen **S. 222**
Knochenbrüche **S.120–122**

1 Stützen Sie die verletzte Gliedmaße am sitzenden oder liegenden Patienten ab.

2 Kühlen Sie frische Verletzungen mit einer Eispackung oder kalten Umschlägen, um Schwellung, Bluterguss und Schmerzen zu vermindern.

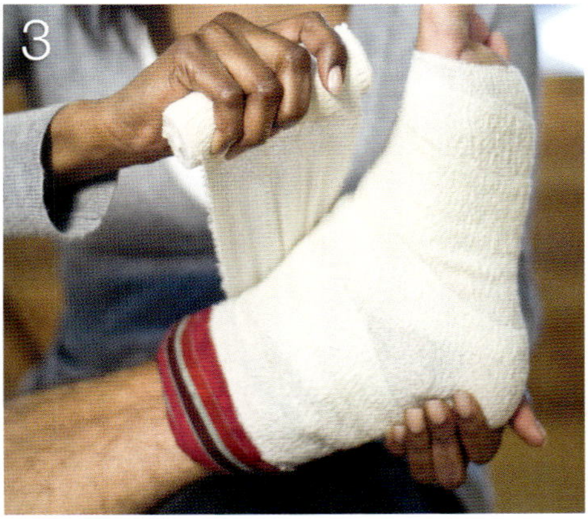

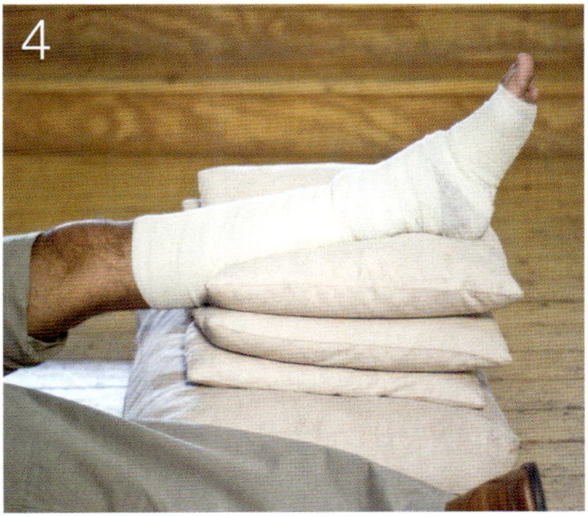

3 Sorgen Sie für eine bequeme Polsterung der verletzten Gliedmaße; belassen Sie die kalte Kompresse oder verwenden Sie eine dicke Polsterung wie Verbandwatte und befestigen Sie sie mit einer elastischen Binde, die auch das nächste Gelenk umfasst. Ein Verband am Knöchel sollte von den Zehen bis zum Knie reichen.

4 Legen Sie die verletzte Gließmaße hoch, um Blutergüsse und Schwellungen zu vermindern. Überprüfen Sie alle zehn Minuten die Durchblutung unter dem Verband. Wenn die Durchblutung beeinträchtigt ist, lockern Sie den Verband.

5 Bringen Sie den Patienten zu einem Unfallchirurgen, wenn er starke Schmerzen hat oder die verletzte Gliedmaße nicht bewegen kann. Andernfalls sollte der Patient sich schonen und eventuell den Hausarzt aufsuchen.

GESICHTSFRAKTUR

IHRE AUFGABEN

- ggf. lebensrettende Maßnahmen einleiten
- den Patienten so lagern, dass Blut und Schleim abfließen können
- die Atemwege freihalten

Siehe auch
Kopfverletzung S.151
Wirbelsäulenverletzung S.135–137

Die häufigsten Verletzungen des Gesichts sind Prellungen, Wunden und Brüche von Nasenbein, Jochbein und Kiefer.

Die Hauptgefahr besteht hier in der Verlegung der Atemwege durch Schwellungen, Blutungen oder z.B. ausgeschlagene Zähne. Daneben können auch das Gehirn, der Schädelknochen oder der Nackenbereich betroffen sein.

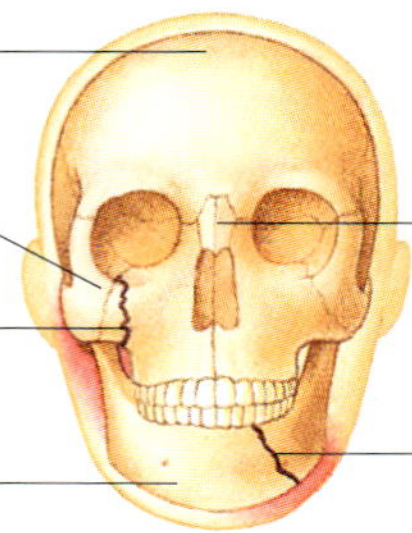

SCHWERE GESICHTSVERLETZUNGEN

Schwere oder mehrfache Gesichtsverletzungen sehen oft bedrohlich aus. Gesichtsknochen, Nase oder Augenhöhle können verformt sein, es kann zu Blutungen aus Nase, Mund und Wunden kommen. Im Vordergrund steht die Gefahr der Atemstörung. Ziehen Sie immer auch die Möglichkeit von Begleitverletzungen des Gehirns, am Schädel oder des Nackens in Betracht.

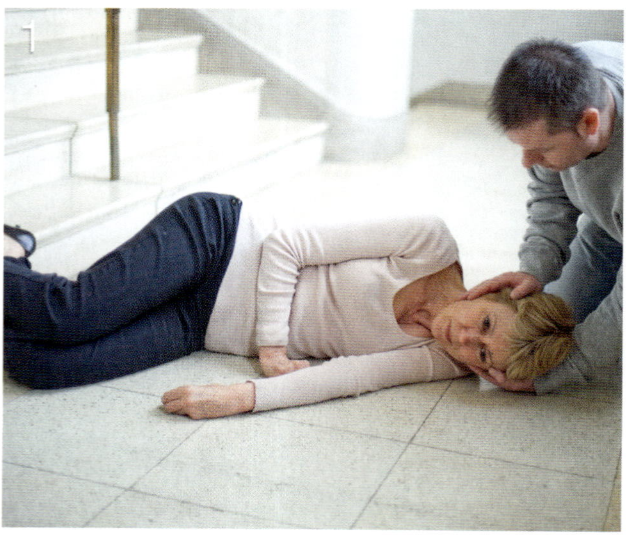

1 Prüfen Sie das Bewusstsein, machen Sie die Atemwege frei und prüfen Sie Atmung und Puls. Leiten Sie ggf. lebensrettende Sofortmaßnahmen ein (S. 42–69).

2 Rufen Sie über NOTRUF ☎112 den Rettungsdienst.

3 Lagern Sie auch einen Patienten mit erhaltenem Bewusstsein in der Seitenlage, damit Blut und Schleim abfließen können.

4 Überwachen Sie die Vitalfunktionen und betreuen Sie den Patienten.

WANGENKNOCHENFRAKTUR

ERKENNEN

Vorhanden sein können:

- Schmerzen, Schwellung und Blutergüsse
- Wunde oder Blutung aus Mund oder Nase

IHRE AUFGABEN

- Schmerzen und Schwellung eindämmen
- Bringen Sie den Patienten zum Arzt.

MERKE

- Tropft gelbliche Flüssigkeit aus der Nase des Patienten, versorgen Sie ihn wegen eines Schädelbruchs.

Frakturen der Wangenknochen und des Nasenbeins entstehen meist durch Schläge oder Stürze auf das Gesicht. Beschwerden entstehen durch geschwollenes Gewebe, das die Luftwege in der Nase blockieren und die Atmung erschweren kann.

Siehe auch
Nasenbluten **S.107**

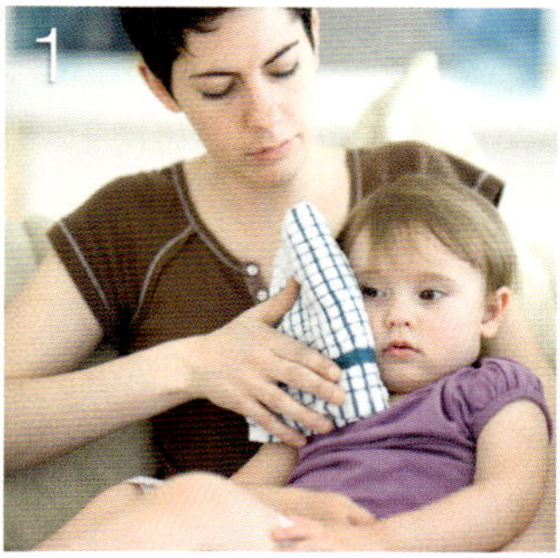

1 **Drücken Sie vorsichtig kalte Umschläge auf die Verletzung, um Schmerzen zu lindern und die Schwellung einzudämmen.**

2 **Stillen Sie Nasenbluten (S. 107). Bei starken Schmerzen oder Atembeschwerden rufen Sie über ☎112 den Rettungsdienst.**

UNTERKIEFERVERLETZUNG

ERKENNEN

- Schmerzen bei Kieferbewegungen
- Kieferfehlstellungen
- Schwellungen und Druckempfindlichkeit
- Wunde oder Schwellung im Mundraum

IHRE AUFGABEN

- der Schwellung und den Schmerzen entgegenwirken
- den Patienten auffordern einen Arzt aufzusuchen

Diese sehr schmerzhaften Verletzungen haben meist eine starke Gewalteinwirkung (Schlag, Stoß) als Ursache. Durch weites Öffnen des Mundes kann es zum Ausrenken des Kiefergelenks kommen.

1 **Helfen Sie dem Patienten, sich aufzusetzen. Der Kopf soll nach vorne gebeugt sein, damit Blut und Schleim abfließen können. Ausgeschlagene Zähne nach Möglichkeit in einer Zahnrettungsbox aufbewahren (S. 108).**

2 **Geben Sie dem Patienten ein Handtuch mit einer Kältekompresse in die Hand, um den Unterkiefer zu stützen.**

3 **Bringen Sie den Patienten zum Arzt.**

Siehe auch
Gesichtsfraktur **gegenüber**
Blutungen aus dem Mund **S.108**

SCHLÜSSELBEINBRUCH

ERKENNEN

- Stufenbildung des Schlüsselbeins an der Bruchstelle
- Schmerzen und Druckempfindlichkeit über dem Schlüsselbein
- Schmerzzunahme bei Bewegung des Arms im Schultergelenk
- Schonhaltung des Armes: Patient hält seinen Unterarm

IHRE AUFGABEN

- die verletzte Schulter samt Arm ruhig stellen
- den Patienten zum Arzt bringen

Das Schlüsselbein (Clavicula) stellt die Verbindung zwischen Brustbein und Schulter her. Bei Verletzungen des Schulterbeins handelt es sich oft um indirekte Gewalteinwirkung. Ein Sturz auf den ausgestreckten Arm oder die Schulter können die Ursache für diese Verletzung sein.

1 **Helfen Sie der betroffenen Person, den verletzten Arm von der verletzten Seite diagonal über die Brust zu legen, die Fingerspitzen zeigen zur Schulter. Den Kopf soll die Betroffene zur verletzten Seite neigen.**

2 **Beengende Kleidung, wie Büstenhalter, sind zu entfernen, sofern sie stören.**

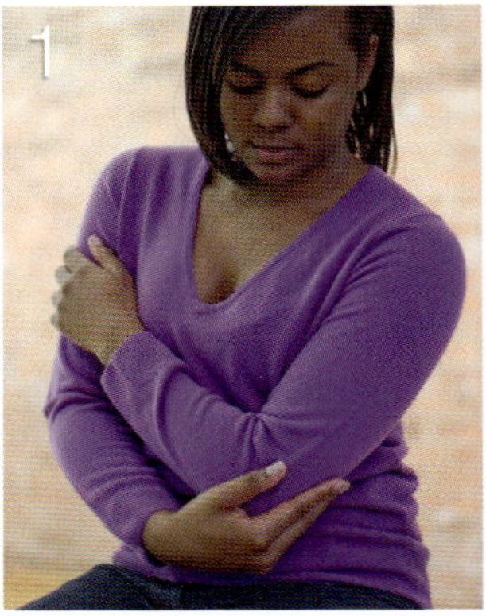

Siehe auch
Oberarmverletzung **S.130**

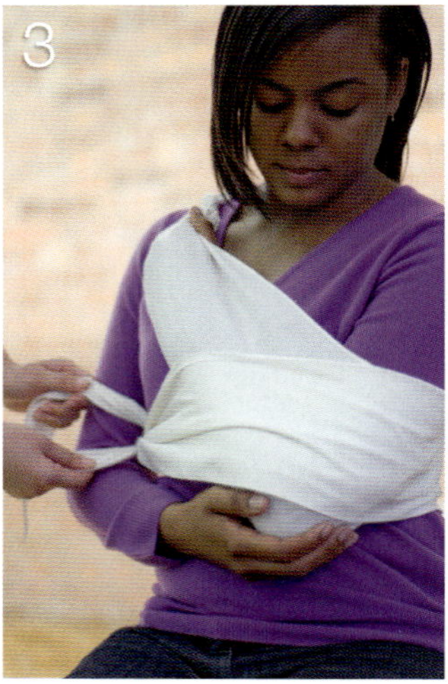

3 **Stellen Sie die verletzte Schulter samt Arm ruhig, indem Sie eine Armschlinge anbringen. Die Binde sollte breit gefaltet sein. Den Knoten auf der gesunden Seite anbringen.**

4 **Die Patientin sollte den Kopf nach Anlegen des Verbands aufrichten können.**

SCHULTERVERLETZUNG

ERKENNEN

Vorhanden sein können:

- bewegungsabhängige Schmerzen; Patient vermeidet es, sich zu bewegen
- Patient versucht, durch Halten des Armes und Neigen des Kopfes hin zur verletzten Seite, die Schmerzen zu lindern
- Schultergelenke sehen nicht seitengleich aus

IHRE AUFGABEN

- die verletzte Gliedmaße entlasten und ruhig stellen
- über NOTRUF ☎112 den Rettungsdienst verständigen

ACHTUNG

- Versuchen Sie nicht, das Gelenk wieder einzurenken.
- Der Patient darf nicht essen, trinken oder rauchen, da in der Klinik eine Vollnarkose erforderlich sein kann.

Ein Sturz auf die Schulter oder den ausgestreckten Arm kann den Kopf des Oberarmknochens (Humerus) ebenso wie eine verdrehende Kraft aus der Gelenkpfanne hebeln, wobei Bänder des Schultergelenkes zerreißen können. Diese schmerzhafte Verletzung wird Schulterausrenkung genannt. Sie tritt bei manchen Menschen immer wieder auf, sodass eine Straffungsoperation der Schulter erforderlich sein kann.

Durch den Sturz auf die Schulterwölbung können die zum Schlüsselbein ziehenden Bänder beschädigt werden. Weitere Schulterverletzungen betreffen die Gelenkkapsel sowie Sehnen im Schulterbereich und sind vor allem bei älteren Menschen häufig. Eine verletzte Schulter muss ruhig gestellt, gekühlt, komprimiert und hoch gelagert werden.

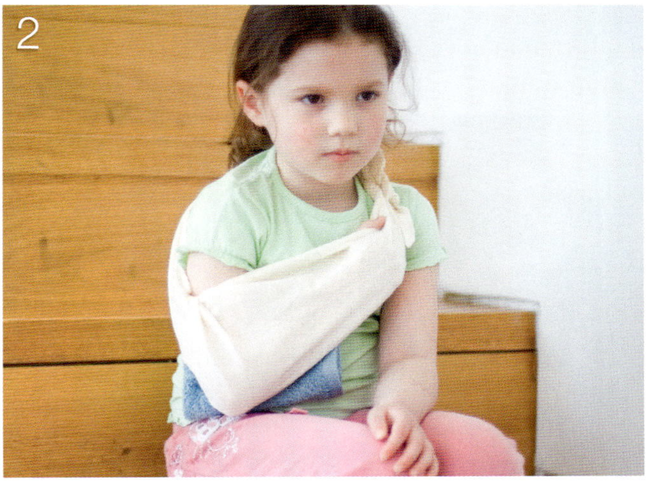

1 Helfen Sie dem Patienten, sich mit aufrechtem Oberkörper hinzusetzen. Er soll dabei den Arm der betroffenen Seite festhalten. Entfernen Sie Schmuck und Ringe von den Fingern.

2 Jede Bewegung des Arms schmerzt stark. Legen Sie ein Armtragetuch an (S. 234) oder improvisieren Sie die Ruhigstellung des Arms (S. 235).

3 Rufen Sie über NOTRUF ☎112 den Rettungsdienst.

4 Betreuen Sie den Patienten und überwachen Sie seine Vitalfunktionen. Wenn es schmerzbedingt zu einer Ohnmacht kommt, bringen Sie den Patienten in die Schocklage (S. 88–89).

OBERARMVERLETZUNG

ERKENNEN

- bewegungsabhängige Schmerzen;
- Druckschmerzen über der Bruchstelle;
- Schwellung und Blutergussbildung.

IHRE AUFGABEN

- den Arm ruhig stellen
- den Patienten zum Arzt bringen

Siehe auch
Knochenbrüche **S.120–122**

Die langen Röhrenknochen des Oberarms können durch direkte Gewalteinwirkung quer durch den Schaft brechen. Häufiger kommt es jedoch – vor allem bei älteren Menschen – vor, dass der Oberarm knapp unter dem Oberarmkopf bricht. Diese Brüche sind meist stabil. So kann es passieren, dass die Patienten diese Verletzung längere Zeit nicht merken und zum Teil erst nach Tagen über zunehmende Schmerzen klagen.

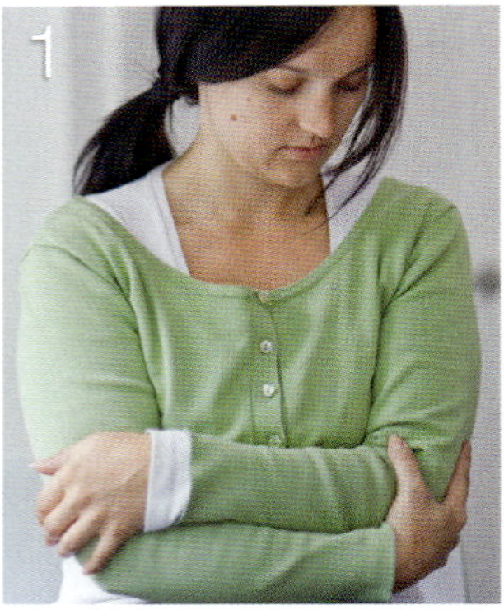

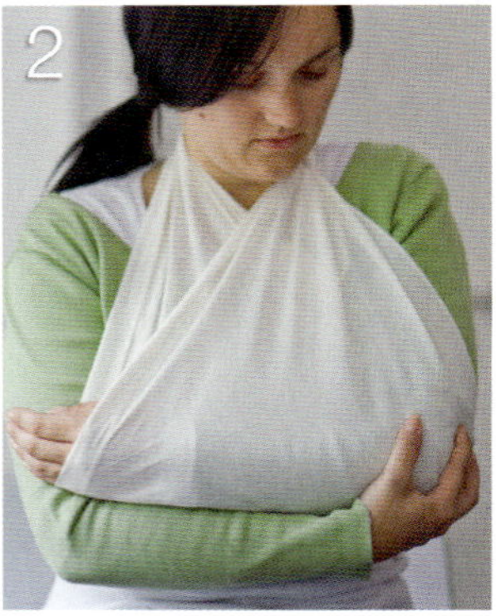

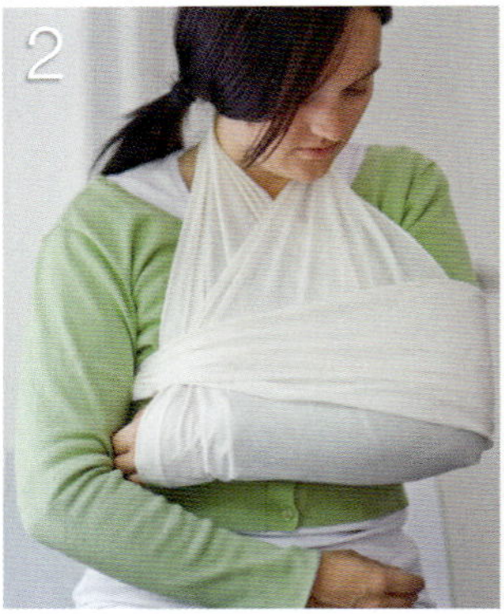

1 Helfen Sie dem Patienten, sich aufzusetzen. Er soll den betroffenen Arm halten. Entfernen Sie Schmuck und Ringe von den Fingern.

2 Fixieren Sie den Oberarm in einem Armtragetuch; das Dreiecktuch verknoten Sie auf der gesunden Seite (S. 234).

3 Liegt das Unfallereignis längere Zeit zurück und haben sich die Beschwerden und ggf. ein Bluterguss zwischenzeitlich langsam entwickelt, begleiten Sie den Patienten zum Arzt.

4 Handelt es sich um ein akutes Unfallereignis, rufen Sie über NOTRUF ☎112 den Rettungsdienst. Überwachen Sie die Vitalfunktionen und leiten Sie ggf. schockbekämpfende Maßnahmen ein (S. 88–89).

ELLENBOGENVERLETZUNG

ERKENNEN

- Schmerzen
- Bewegungseinschränkung
- Fehlstellung der Knochen
- Schwellung

IHRE AUFGABEN

- Stellen Sie den Arm in der vorgefundenen Position ruhig.
- Rufen Sie über NOTRUF ☎112 den Rettungsdienst.

ACHTUNG

- Versuchen Sie bei Verletzungen des Ellenbogens nie, das Gelenk wieder einzurichten (repositionieren)!

Ein direkter Sturz oder ein Sturz auf die Hand kann einen Ellenbogenbruch verursachen. Hierbei oder bei einer Ausrenkung kann das Gelenk nicht mehr frei bewegt werden. Kinder brechen sich oftmals den Oberarmknochen direkt oberhalb des Ellenbogens. Dadurch kann es auch zu Weichteilverletzungen kommen. Prüfen Sie die Durchblutung mit der Nagelbettprobe (S. 224) sowie Beweglichkeit und Gefühl in der Hand. Fehlt eines dieser Kriterien, melden Sie dies beim NOTRUF ☎112.

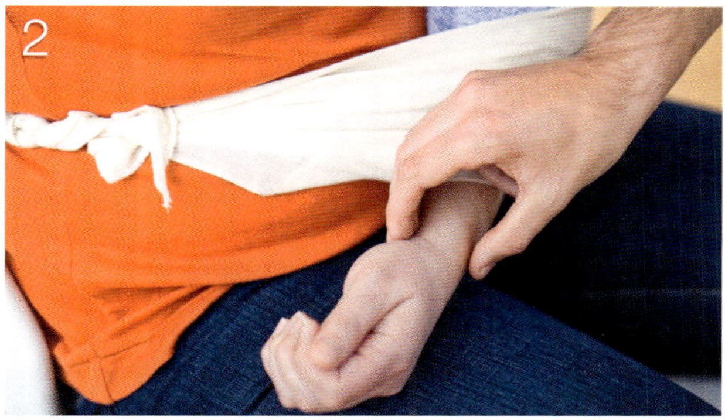

1 **Entfernen Sie Schmuck und Ringe von den Fingern. Umpolstern Sie das Ellenbogengelenk, z. B. mit einem Handtuch, in der für den Patienten angenehmsten Lage.**

2 **Prüfen Sie den Puls am Handgelenk, die Beweglichkeit der Finger und das Gefühl in der Hand. Teilen Sie das Ergebnis dieser Prüfung dem Rettungsdienst mit.**

3 **Rufen Sie über NOTRUF ☎112 den Rettungsdienst.**

4 **Fixieren Sie den betroffenen Arm mit Dreiecktuchkrawatten (S. 230) am Oberkörper.**

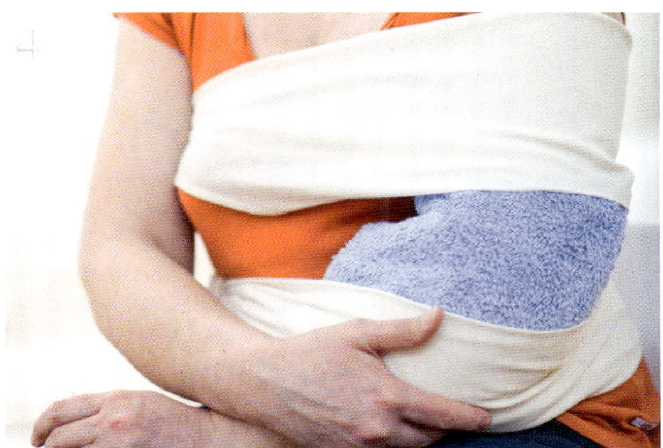

UNTERARMVERLETZUNGEN

ERKENNEN

- bewegungsabhängige Schmerzen
- Schwellung, Bluterguss und Fehlstellung
- bei offenen Brüchen eine blutende Wunde

IHRE AUFGABEN

- den Arm ruhig stellen
- den Patienten zum Arzt bringen

Die Unterarmknochen (Elle und Speiche) können durch einen heftigen Schlag quer durch den Schaft brechen. Das Handgelenk wird bei einem Sturz auf die Hand häufig verletzt. Bei jüngeren Menschen sind Verstauchungen, bei älteren Menschen oft Brüche die Folge. Verstauchungen sind von Brüchen oft nicht zu unterscheiden. Erst eine Röntgenuntersuchung beim Arzt gibt näheren Aufschluss. Manchmal sind diese Handgelenksbrüche jedoch schon an einer Fehlstellung zu erkennen. Seltener ist auch das Kahnbein, ein Handwurzelknochen, verletzt.

Siehe auch
ausgerenkte Gelenke **S.123**
Knochenbrüche **S.120–122**

2

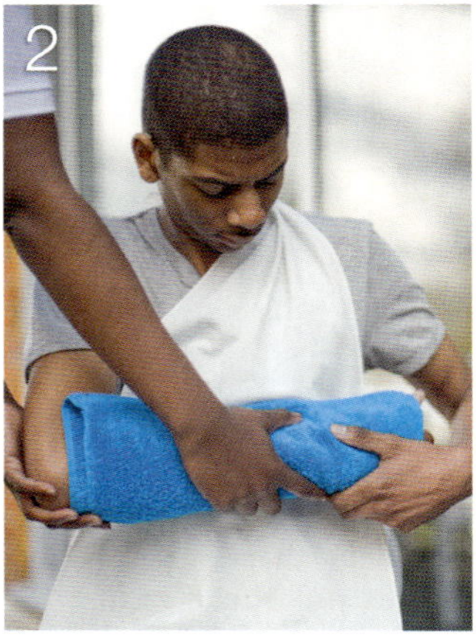

2

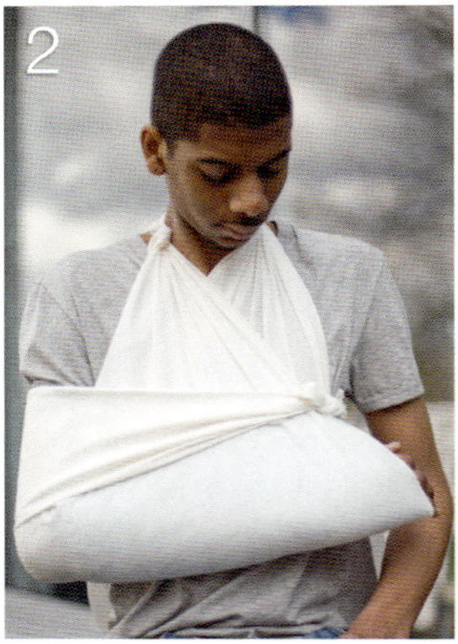

1 Setzen Sie den Patienten hin. Fordern Sie ihn auf, seinen verletzten Unterarm zu stützen und vor dem Oberkörper quer zu legen. Entfernen Sie Schmuck und Ringe von den Fingern.

2 Stellen Sie den Arm mit einem Armtragetuch ruhig (S. 234) oder improvisieren Sie ein Armtragetuch (S. 235). Legen Sie den verletzten Arm in ein weiches Polstermaterial, wie z. B. ein Handtuch. Um den Arm zu fixieren, verknoten Sie die Dreieckstuchkrawatte auf der unverletzten Seite.

3 Prüfen Sie die Durchblutung mit der Nagelbettprobe (S. 224), die Beweglichkeit der Finger und das Gefühl in der Hand. Ist alles in Ordnung, begleiten Sie den Patienten zum Arzt.

4 Wenn Sie feststellen, dass die Durchblutung, die Beweglichkeit der Finger oder das Gefühl in der Hand nicht in Ordnung sind, rufen Sie über NOTRUF ☎112 den Rettungsdienst.

HAND- UND FINGERVERLETZUNGEN

ERKENNEN

- bewegungsabhängige Schmerzen
- Schwellung, Bluterguss und Fehlstellung
- bei offenen Brüchen eine blutende Wunde

IHRE AUFGABEN

- die Hand ruhig stellen und hoch lagern
- den Patienten zum Arzt bringen

Siehe auch
Quetschungen **S. 101**
ausgerenkte Gelenke **S. 123**
Knochenbrüche **S.120–122**

Die Handknochen und -gelenke können zahlreiche Verletzungen aufweisen. Kleinere Brüche treten meist durch direkte Krafteinwirkung auf. Die häufigste – ein Bruch des Kleinfingerknöchels am Übergang zur Hand – ist oft Folge eines fehlplatzierten Faustschlages.

Mehrfachbrüche vieler oder aller Handknochen treten meist nach Quetschungen auf. Sie können offen sein und mit massiver Schwellung und Blutung einhergehen, sodass sofortige ärztliche Hilfe erforderlich ist.

Nach Stürzen auf die Hand können die Finger- oder Daumengelenke ausgerenkt oder verstaucht sein (z. B. beim Skifahren oder Eislaufen). Vergleichen Sie die gebrochene Hand immer mit der gesunden, da die Fehlstellungen bei Fingerbrüchen nicht immer offensichtlich sind.

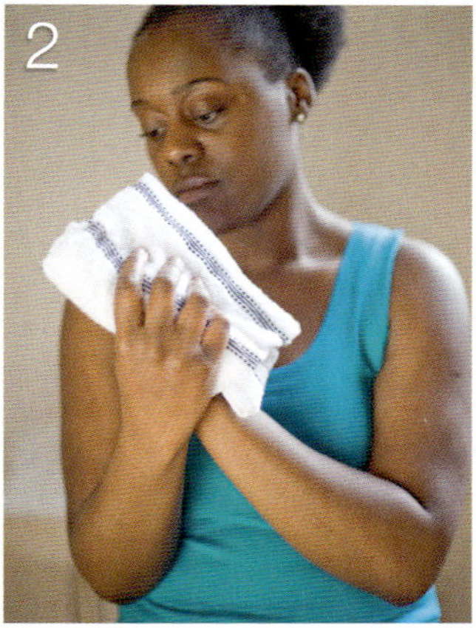

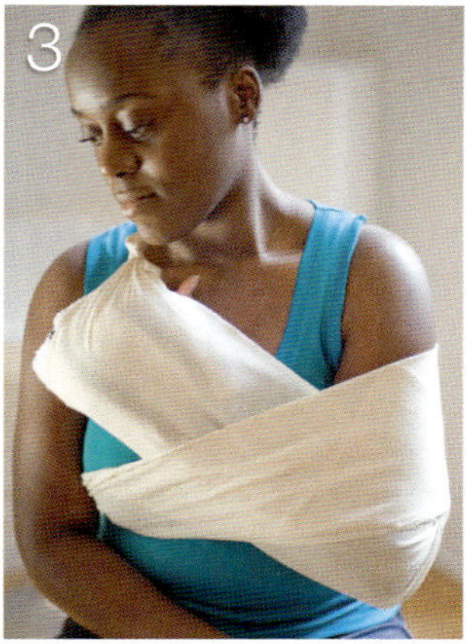

1 Setzen Sie den Patienten hin. Er soll seine verletzte Hand hochhalten. Entfernen Sie Schmuck und Ringe von den Fingern. Versorgen Sie ggf. offene Wunden (S. 96–99).

2 Umpolstern Sie die verletzte Hand mit einem weichen Stoff oder Watte und legen Sie diese in eine Armschlinge. Stützen Sie dabei das Handgelenk.

3 Binden Sie die Armschlinge zur Schulter der gegenüberliegenden Seite hoch. Die breit gefaltete Binde, die um den Brustkorb verläuft, spart die Verletzung und die Polsterung aus.

4 Begleiten Sie den Patienten zu einem Arzt.

BRUSTKORBVERLETZUNGEN

ERKENNEN

Abhängig von der Schwere können vorhanden sein:

- stechende Schmerzen an der betroffenen Seite und beim tiefen Einatmen
- flache Atmung
- eine offene Wunde über dem Bruch, durch die die Luft hörbar in den Brustkorb gesaugt wird
- »paradoxe« Atmung
- Zeichen für innere Blutungen (S. 90) und Kreislaufschock (S. 88–89)

IHRE AUFGABEN

- die Brustwand abstützen
- den Transport in eine Klinik veranlassen

MERKE

- Ist eine Lagerung in stabiler Seitenlage (S. 48–49) erforderlich, legen Sie den Patienten auf die verletzte Seite. Dadurch kann die Lunge der unverletzten Seite ungehindert arbeiten.

Eine oder mehrere Rippen können durch direkt auf die Brust treffende Gewalt brechen, z. B. bei einem Sturz, einem Schlag oder einem Aufprallunfall. Die Atmung kann lebensbedrohlich gestört sein, wenn über dem Bruch eine offene Wunde liegt oder eine gebrochene Rippe die Lunge perforiert.

Bei Brustkorbverletzungen mit Rippenserienbrüchen können sich herausgebrochene Stücke bewegen und beim Einatmen nach innen und beim Ausatmen nach außen pendeln.

Brüche der unteren Rippen können innere Organe verletzen und innere Blutungen verursachen (S. 90).

Siehe auch
Bauchwunden S. 110
Brustkorbverletzungen S. 80–81
Kreislaufschock S. 88–89

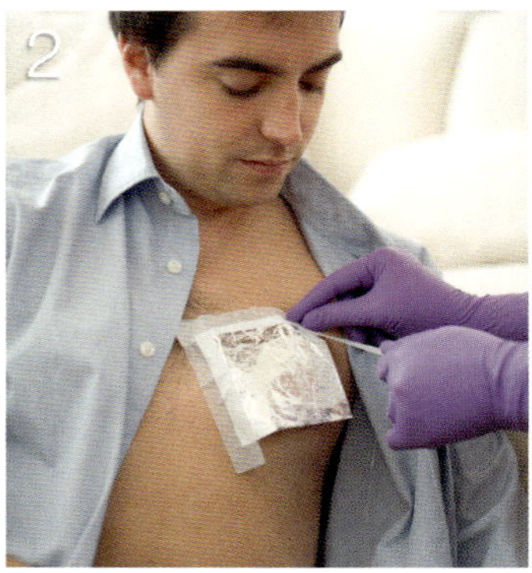

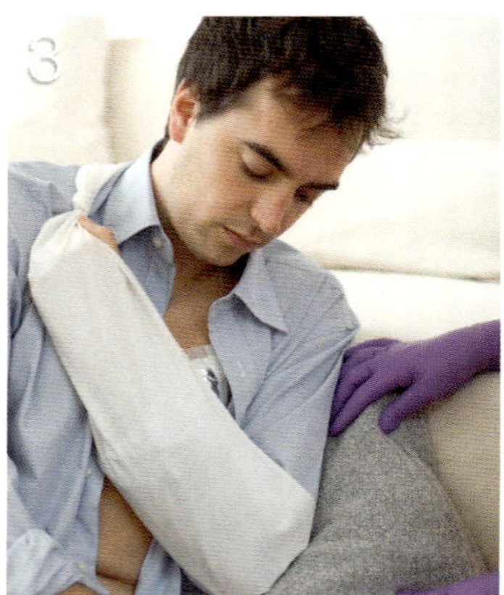

1 **Setzen Sie den Patienten mit aufrechtem Oberkörper hin und unterstützen Sie diese Lagerung. Öffnen Sie beengende Kleidung und öffnen Sie ein Fenster.**

2 **Decken Sie Brustkorbverletzungen sofort mit einer sterilen Wundauflage locker ab. Lagern Sie den Arm der verletzten Seite in einem Armtragetuch.**

3 **Lagern Sie den Oberkörper zur verletzten Seite hin. Dies erleichtert die Atmung.**

4 **Rufen Sie über NOTRUF ☎112 den Rettungsdienst.**

5 **Bewusstlose Rippenverletzte werden auf der betroffenen Seite gelagert.**

WIRBELSÄULENVERLETZUNG

ERKENNEN

Hinweise auf eine Wirbelsäulenverletzung:

- Schmerzen im Nacken oder Rücken infolge einer vorausgegangenen Gewalteinwirkung
- Stufenbildung, Verdrehung oder eine Unregelmäßigkeit der Wirbelsäule
- Druckschmerz bereits beim behutsamen Abtasten der Wirbelsäule

Hinweise auf eine Rückenmarksschädigung:

- Kontrollverlust der Gliedmaßen, Bewegungen sind nur noch schwach oder gar nicht mehr möglich
- unbemerkter, spontaner Urin- oder Stuhlabgang
- Gefühlsstörungen, wie Brennen oder Kribbeln
- Beine oder Arme werden vom Patienten als »schwer« empfunden
- Atemstörungen

Siehe auch
Kopfverletzung S. 151
Bewusstlosigkeit S. 150

Die Gefahr bei Wirbelsäulenverletzungen besteht in einer Mitbeteiligung des Rückenmarks. Eine Schädigung kann Gefühlsverlust in einem Körperteil unterhalb des Verletzungsbereichs verursachen. Eine vorübergehende Schädigung kann auftreten, wenn das Rückenmark oder abgehende Nerven durch eine vorgefallene Bandscheibe oder ein abgebrochenes Knochenstück eingeklemmt werden. Eine Dauerschädigung entsteht, wenn das Rückenmark ganz oder teilweise durchtrennt wird.

WIRBELKÖRPERBRÜCHE

Zur Beurteilung der tatsächlichen Verletzungsschwere werden u. a. Röntgenaufnahmen benötigt. Am Unfallort muss man daher immer von der schlimmstmöglichen Verletzung ausgehen. Dies ist der Bruch eines oder mehrerer Wirbelkörper und die daraus resultierende Instabilität. Abgebrochene oder verkeilte Knochensplitter könnten durch eine Bewegung oder Belastung in den Wirbelkanal rutschen und dort das Rückenmark verletzen.

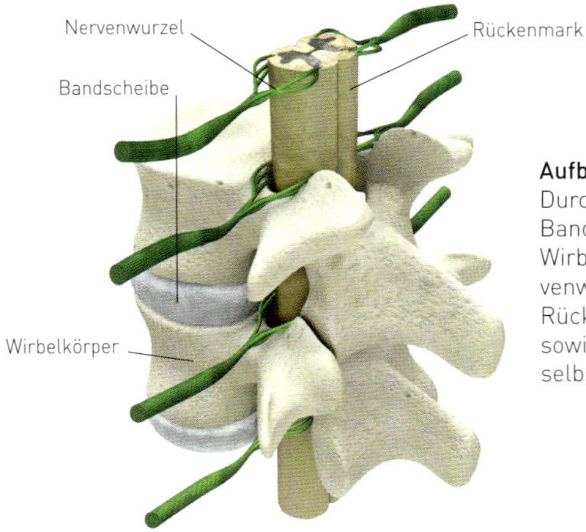

Aufbau der Wirbelsäule
Durch Schäden an den Bandscheiben oder den Wirbelkörpern können Nervenwurzeln, die aus dem Rückenmark abzweigen, sowie das Rückenmark selbst beschädigt werden.

WIRBELSÄULENVERLETZUNG (Fortsetzung)

WACHER PATIENT

IHRE AUFGABEN

- weitere Schäden verhindern
- über NOTRUF ☎112 den Rettungsdienst rufen

MERKE

- Bewegen Sie den Patienten nicht, sofern keine Gefahr besteht.

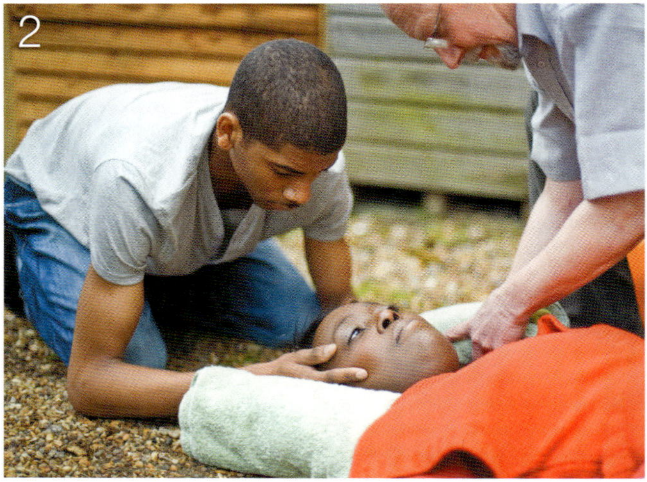

1 Beruhigen Sie den Patienten und fordern Sie ihn auf, ruhig zu liegen. Rufen Sie über Notruf ☎112 den Rettungsdienst.

2 Knien Sie sich hinter den Kopf des Patienten, erfassen Sie den Kopf fest an beiden Seiten, sodass Ihre Hände über den Ohren liegen und der Patient noch hören kann. Stützen Sie den Kopf in Neutralstellung ab (siehe unten).

Fordern Sie einen Helfer auf, zusammengerollte Decken, Handtücher oder Kleidung beidseitig neben Kopf und Hals des Patienten zu legen, während Sie den Kopf in Neutralstellung halten, wenn Sie eine Halswirbelsäulenverletzung vermuten.

Stützen Sie Kopf und Hals des Patienten ab, bis der Rettungsdienst dies übernimmt.

3 Decken Sie den Patienten zu, bis der Rettungsdienst kommt. Wird der Patient bewusstlos und atmet, bringen Sie ihn zu zweit in die Seitenlage (siehe unten).

MERKE

Neutralstellung des Kopfes

- Die unbedenklichste Haltung des Kopfes bei Verdacht auf eine Wirbelsäulenverletzung ist die Neutralstellung. Kopf, Nacken und Wirbelsäule werden in gerader Linie ausgerichtet. Nase und Nabel sollen eine Linie bilden. Hierzu umfassen Sie den Kopf des Patienten fest mit beiden Händen über den Ohren und bringen ihn langsam in die richtige Position. Vermeiden Sie es, am Kopf zu ziehen.

STABILE SEITENLAGE BEI WIRBELSÄULENVERLETZUNGEN

Auch bei einem Verdacht auf eine Wirbelsäulenverletzung müssen Sie einen Bewusstlosen in die Seitenlage bringen. Die Sicherung der Atemwege hat stets Vorrang. Bei Wirbelsäulenverletzungen sollte die Seitenlage so abgestützt werden, dass Kopf und Rumpf des Patienten in gerader Linie (Neutralstellung) ausgerichtet sind.

Hierzu ist mindestens ein Helfer notwendig, besser sind mehrere Helfer. Aber auch wenn Sie allein sind, müssen Sie den Bewusstlosen auf jeden Fall in die Seitenlage bringen.

1 **Knien Sie sich hinter den Kopf des Patienten. Legen Sie beide Hände auf seine Ohren und halten Sie seinen Kopf in Neutralstellung.**

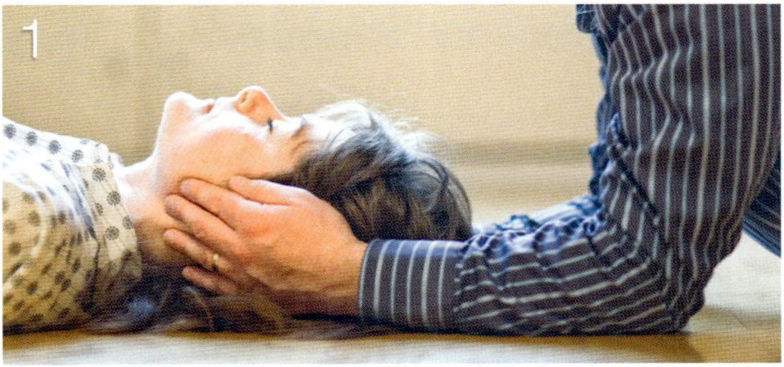

2 **Während der andere Helfer den Patienten behutsam in die Seitenlage bringt, führen Sie den Kopf des Patienten so mit, dass er auch während der Bewegung in der Neutralstellung bleibt.**

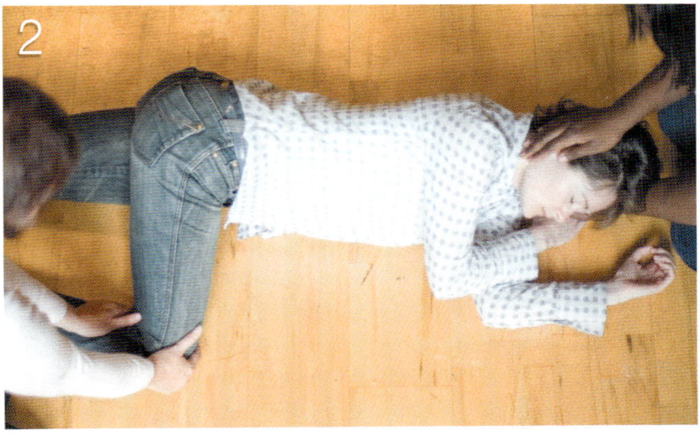

3 **Sie müssen den Kopf nun leicht in den Nacken überstrecken und so halten, bis der Rettungsdienst kommt.**

4 **Rufen Sie über NOTRUF ☎112 den Rettungsdienst. Decken Sie den Patienten zu und kontrollieren Sie regelmäßig die Vitalfunktionen.**

RÜCKENSCHMERZEN

ERKENNEN

- dumpfe Schmerzen;
- Schmerzausstrahlung in Gesäß, Beine, Schultern und Arme;
- Muskelverkrampfungen;
- Berührungsempfindlichkeit.

IHRE AUFGABEN

- die Schmerzen des Patienten lindern;
- einen Arzt hinzuziehen.

MERKE

So entstehen Rückenschmerzen

- Durch die Überdehnung der Muskeln oder die Einklemmung von Nerven entsteht ein Basisschmerz. Dieser führt zur Anspannung der Muskeln (»Schonhaltung«). Hierdurch wird der Schmerz verstärkt. Dies führt wiederum zu einer Zunahme der Muskelspannung. Diese Schmerzspirale muss durch die ärztliche Behandlung durchbrochen werden. Das Anwinkeln der Beine führt zu vorübergehender Schmerzlinderung.

Im Hals- und Lendenwirbelbereich kommt es häufig zu Muskelzerrungen. Durch eine Fehlbewegung kann es zu einer minimalen Verschiebung der Wirbelkörper kommen (Subluxation). Durch Abnutzung geschädigte Bandscheiben können sogar das Rückenmark eindrücken (Bandscheibenprolaps) und zu erheblichen Beschwerden führen.

VERSCHIEDENE URSACHEN FÜR RÜCKENSCHMERZEN

Durch eine Muskeldehnung (z. B. beim Schleudertrauma), beim Heben und gleichzeitigem Drehen oder durch einen Sturz kann es zur Zerrung oder Subluxation, selten auch zum Bandscheibenprolaps kommen. Auch Nierenerkrankungen und Schwangerschaft (S. 202–205) können Rückenschmerzen auslösen. Typisch sind die Rückenschmerzen auch bei einem Hinterwandinfarkt am Herzen (S. 92).

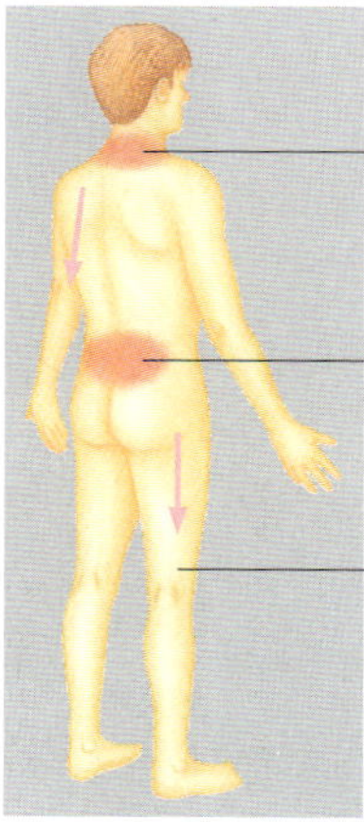

Nackenschmerzen können in die Arme hinunter ziehen.

»Hexenschuss« mit Schmerzen im Lendenwirbelbereich

»Ischialgie« bei Nerveinklemmung im Lendenwirbelbereich mit Schmerzausstrahlung über das Gesäß bis in das Bein

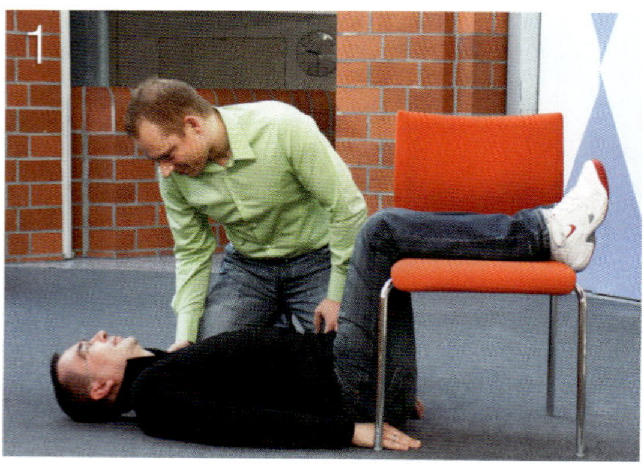

1 Lagern Sie den Patienten auf dem Rücken und winkeln Sie Oberschenkel und Knie um ca. 90° an. Hierdurch wird die verkrampfte Rückenmuskulatur entspannt.

2 Legen Sie den Patienten auf ein Heizkissen, sodass der schmerzende Muskelbereich gewärmt wird. Dies entspannt die Muskeln zusätzlich.

3 Rufen Sie den Hausarzt. Wenn Taubheitsgefühle oder andere Zeichen einer schwereren Rückenschädigung auftreten (S. 135–137), rufen Sie über NOTRUF ☎112 den Rettungsdienst.

BECKENBRUCH

ERKENNEN

Vorhanden sein können:

- Geh- und Stehunfähigkeit bei unverletzten Beinen
- Ruhe-, Bewegungs- und Druckschmerz im Hüft-, Leisten- oder Kreuzbeinbereich
- insbesondere bei Männern Blut an der Harnröhrenmündung; das Wasserlassen kann unmöglich oder schmerzhaft sein
- Zeichen eines Schocks und innerer Blutungen

IHRE AUFGABEN

- die Schockgefahr begrenzen
- über NOTRUF ☎112 den Rettungsdienst rufen

MERKE

- Bei einem Beckenbruch darf der Patient nicht in die Schocklage gebracht werden, da durch das Hochlagern der Beine die Verletzung verstärkt werden könnte.

Beckenverletzungen werden meistens durch indirekte Krafteinwirkung verursacht. So führt der seitliche Aufprall eines Fahrzeugs bei Fußgängern oder Pkw-Insassen beispielsweise häufig zum Beckenbruch.

Der Bruch von Beckenknochen wird oft von Gewebe- und Organverletzungen, wie der Harnblase und der Harnwege, im Becken kompliziert. Außerdem können schwere innere Blutungen auftreten, da im Becken zahlreiche große Organe und Blutgefäße liegen. Diese Blutungen führen oft zu einem Schock, der sofort behandelt werden muss.

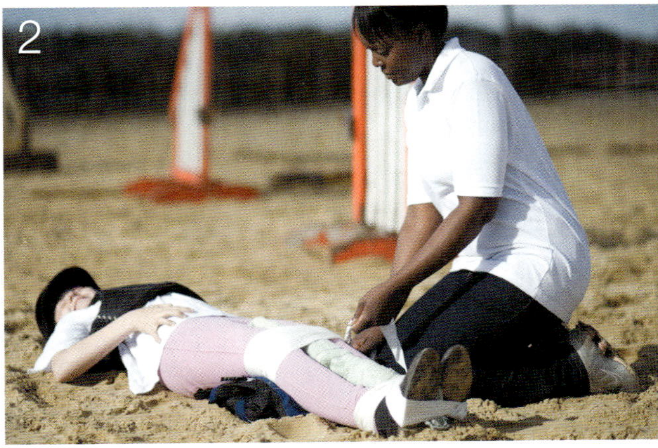

1 Der Patient soll sich auf den Rücken legen. Strecken Sie seine Beine oder helfen Sie ihm dabei. Falls es für ihn angenehmer ist, sie leicht anzuwinkeln, polstern Sie die Knie mit einer Decke oder gefalteter Kleidung ab.

2 Fixieren Sie die Beine mit gefalteten Dreieckstüchern an Füßen und Knöcheln sowie den Knien aneinander.

3 Rufen Sie über NOTRUF ☎112 den Rettungsdienst. Decken Sie den Patienten zu.

4 Überwachen Sie die Vitalzeichen – Bewusstsein und Atmung (S. 46–47) –, bis der Rettungsdienst eintrifft.

Siehe auch
Innere Blutungen **S. 90**
Kreislaufschock **S. 88–89**

OBERSCHENKELVERLETZUNGEN

ERKENNEN

- Schmerzen an der Verletzungsstelle
- Unfähigkeit, das Bein zu belasten
- Verkürzung des ganzen Beins
- Außenrotation des Beins
- Schockzeichen

IHRE AUFGABEN

- verletztes Bein ruhig stellen
- über NOTRUF ☎112 den Rettungsdienst rufen

ACHTUNG

- Der Patient darf nicht essen, trinken oder rauchen, da in der Klinik eine Vollnarkose erforderlich sein kann.
- Heben Sie das verletzte Bein auch bei Anzeichen eines Schocks nicht an, da dies weitere Verletzungen verursachen kann.

Siehe auch
Ausgerenkte Gelenke **S. 123**
Knochenbrüche **S. 120–122**
Kreislaufschock **S. 88–89**

Der gesunde Oberschenkelschaft bricht nur unter erheblicher Gewalteinwirkung (z. B. bei Verkehrsunfällen oder Stürzen aus großer Höhe). Meist kommt es zu starken Einblutungen (Hämatomen). Hierdurch wird evtl. ein Schock verursacht.

Brüche des Oberschenkelhalses nahe des Hüftgelenks kommen häufig bei älteren Menschen vor. Hierzu bedarf es meist nur eines einfachen Sturzes auf die Hüfte. In seltenen Fällen (bei Osteoporose) kann der Schenkelhals auch spontan, ohne ein Unfallgeschehen, brechen. Nur in ganz seltenen Fällen kommt es zu Hüftgelenksluxationen.

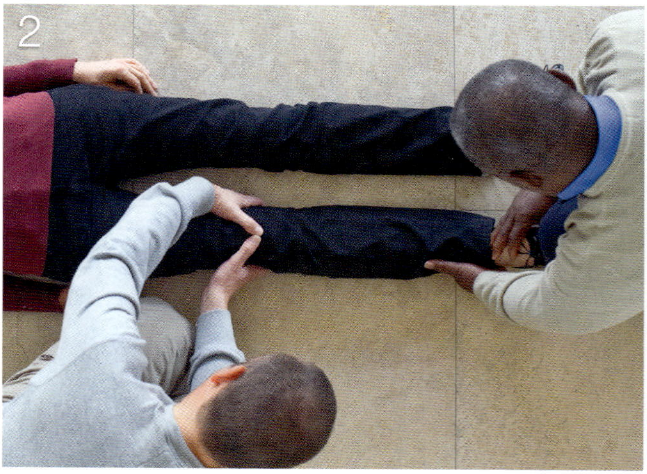

1 Legen Sie den Verletzten vorsichtig auf den Rücken. Lassen Sie das verletzte Bein von einem Helfer stützen.

2 Fassen Sie mit beiden Händen am Sprunggelenk und üben Sie zunehmend kräftigen Zug aus (S. 121), um das Bein zu stabilisieren.

3 Rufen Sie über NOTRUF ☎112 den Rettungsdienst.

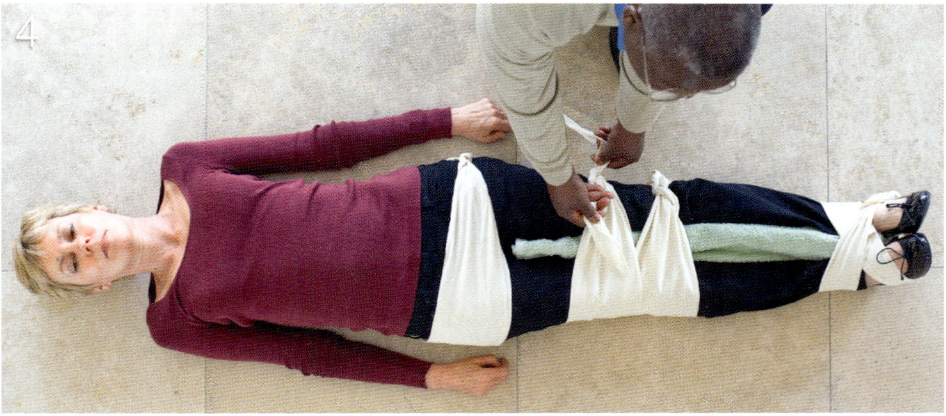

4 Decken Sie den Patienten zu und lagern Sie das unverletzte Bein hoch (improvisierte Schocklage).

Wenn der Rettungsdienst den Notfallort nicht in angemessener Zeit erreichen kann (Wald, Gebirge etc.), stellen Sie das Bein mit einer behelfsmäßigen Schienung ruhig. Hierzu benötigen Sie einen Helfer:

1 Legen Sie das gesunde Bein vorsichtig neben das verletzte.
2 Ziehen Sie, während Sie Zug ausüben, zwei Dreiecktuchkrawatten unter den Knien hindurch. Positionieren und verknoten Sie diese ober- und unterhalb der Bruchstelle. Ziehen Sie eine dritte Krawatte unter den Knien hindurch und verknoten Sie diese. Die vierte Krawatte knoten Sie verkreuzt um die Knöchel.
3 Polstern Sie die Bereiche zwischen den Beinen ab.
4 Lassen Sie den Zug erst nach, wenn alle Krawatten verknotet sind.

MUSKELZERRUNG UND MUSKELRISS

Wird eine Muskelfaser überdehnt, kann sie an winzigen Stellen einreißen. Hierbei handelt es sich um eine Zerrung. Zerreißt eine ganze Muskelfaser, spricht man von einem Muskelfaserriss. Dass ein ganzer Muskel zerreißt, kommt äußerst selten vor.

Muskelverletzungen entstehen vor allem bei starker Belastung der Muskeln ohne Erwärmungsphase, dauerhafter Überbeanspruchung oder einem Stoß oder Schlag auf den angespannten Muskel. Neben den Schmerzen kommt es zu Einblutungen im Muskelgewebe (Hämatom).

Diese Verletzungen kommen häufig im großen Streckermuskel des Oberschenkels vor. Meist entstehen sie in der Freizeit beim Sport oder bei übermäßiger Belastung.

So erkennen Sie eine Muskelverletzung:

- punktartiger, stechender Ruhe- und Bewegungsschmerz
- starke Druckschmerzempfindlichkeit
- tastbarer Defekt im Muskel (Riss oder »Muskellücke«)

Maßnahmen der Ersten Hilfe:

- »PECH«-Formel anwenden (siehe auch S. 124):
  P AUSE – betroffenes Körperteil schonen
  E IS – längere Zeit kühlen
  C OMPRESSION – Stützverband anlegen
  H OCHLAGERN der betroffenen Extremität
- Begleiten Sie den Patienten zum Arzt.

KNIEVERLETZUNGEN

ERKENNEN

- von der Verletzung tief in das Gelenk einstrahlender Schmerz
- »Blockade« des gebeugten Knies
- Schmerzen bei Streckversuchen des Knies
- stark zunehmende Kniegelenksschwellung

IHRE AUFGABEN

- das Knie ruhig stellen
- über NOTRUF ☎112 den Rettungsdienst rufen

ACHTUNG

- Versuchen Sie nicht, das Knie gewaltsam zu strecken. Dies kann durch verrutschte Menisken oder innere Blutungen unmöglich sein.
- Der Patient darf nicht essen, trinken oder rauchen, da in der Klinik eine Vollnarkose erforderlich sein kann.
- Der Patient darf nicht laufen.

Siehe auch
Verstauchungen und Zerrungen **S. 124–125**

Das Knie ist ein Scharniergelenk zwischen Oberschenkelknochen und Schienbein. Es kann gebeugt, gestreckt und in Beugung leicht gedreht werden.

Das Kniegelenk wird durch kräftige Muskeln und Bänder gesichert und vorne von der Kniescheibe (Patella) geschützt. Die Oberflächen der großen Knochen sind von Knorpelscheiben bedeckt, die durch direkte Schläge, gewaltsame Verdrehungen und Verstauchungen verletzt werden können. Mögliche Knieverletzungen sind Kniescheibenbrüche, Bänderrisse und Knorpelschäden.

Bei einer Knieverletzung kann die Gelenkbeugung unmöglich sein.

2

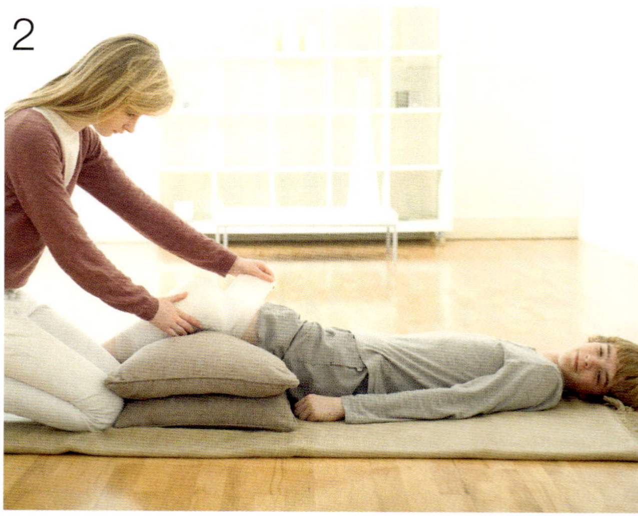

1 Helfen Sie dem Patienten, sich auf den Rücken zu legen. Stützen Sie das verletzte Knie in der bequemsten Stellung mit einem weichen Polster ab.

2 Befestigen Sie einen Verband mit einer elastischen Binde von der Mitte des Unterschenkels bis zur Mitte des Oberschenkels am Knie.

3 Veranlassen Sie den liegenden Transport mit dem Rettungsdienst in eine Klinik, da der Patient in dieser Haltung verbleiben muss.

UNTERSCHENKELVERLETZUNG

ERKENNEN

- Ruhe-, Belastungs- und Druckschmerz über der Bruchstelle
- Belastungsunfähigkeit
- Schwellung, Stufenbildung, Knochenreiben
- eine offene Wunde

IHRE AUFGABEN

- das Bein ruhig stellen
- über NOTRUF ☎112 den Rettungsdienst rufen

Der Unterschenkel besteht aus zwei Knochen, dem Schienbein (Tibia) und dem Wadenbein (Fibula). Die Tibia bricht nur unter erheblicher Krafteinwirkung, z. B. durch die Stoßstange eines PKW bei einem angefahrenen Fußgänger.

Die Fibula kann schon durch eine Drehbewegung brechen. Oft bleibt diese Verletzung unbemerkt.

Siehe auch
Verstauchungen und Zerrungen **S. 124–125**

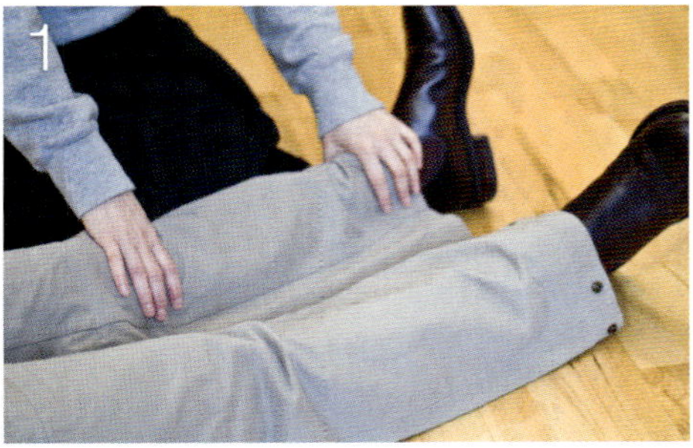

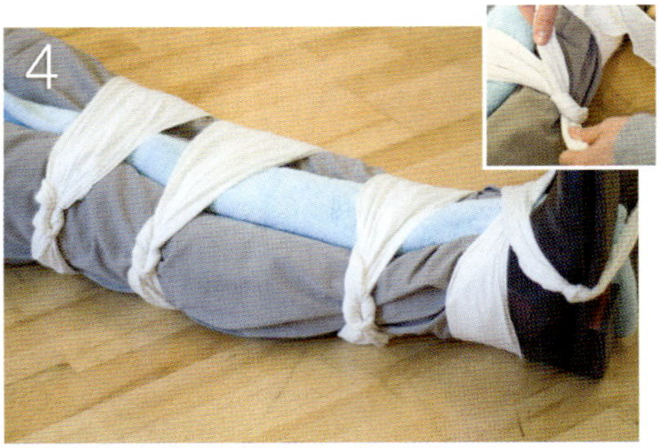

1 Helfen Sie dem Patienten, sich auf den Rücken zu legen. Lagern Sie das verletzte Bein ruhig und stützen Sie es ab. Entfernen Sie die Kleidungsstücke über einer Wunde (evtl. offener Bruch) und versorgen Sie die Wunde (S. 122).

2 Fassen Sie mit einer Hand das Sprunggelenk und üben Sie zunehmend kräftigen Zug aus (S. 121). Stützen Sie mit der anderen Hand das Bein.

3 Rufen Sie über NOTRUF ☎112 den Rettungsdienst.

4 Decken Sie den Patienten zu und lagern Sie das unverletzte Bein hoch (improvisierte Schocklage).
Wenn der Rettungsdienst den Notfallort nicht in angemessener Zeit erreichen kann (Wald, Gebirge etc.), stellen Sie das Bein mit einer behelfsmäßigen Schienung ruhig. Hierzu benötigen Sie einen Helfer:

1 Legen Sie das gesunde Bein vorsichtig neben das verletzte.
2 Ziehen Sie, während Sie Zug ausüben, zwei Dreiecktuchkrawatten unter dem Unterschenkel hindurch. Positionieren Sie diese ober- und unterhalb der Bruchstelle und verknoten Sie diese. Ziehen Sie eine dritte Krawatte unter den Knien hindurch und verknoten Sie diese. Die vierte Krawatte knoten Sie verkreuzt um die Knöchel.
3 Polstern Sie die Bereiche zwischen den Beinen ab.

KNÖCHELVERLETZUNG

ERKENNEN

- bewegungs- oder belastungsabhängiger Schmerz
- Bluterguss und Schwellung

IHRE AUFGABEN

- Schmerz und Schwellung lindern
- den Patienten zum Arzt begleiten

MERKE

- Bei Verdacht auf gebrochene Knochen sollte der Patient das Bein nicht belasten. Versorgen Sie den Unterschenkel (S. 143) und rufen Sie über NOTRUF ☎112 den Rettungsdienst.

Gebrochene Knöchel werden wie Unterschenkelbrüche behandelt (S. 143). Häufiger sind Verstauchungen (S. 124–125), meist infolge eines »Umknickens«. Der betroffene Knöchel muss ruhig gestellt, gekühlt, und hoch gelagert werden.

Siehe auch
Verstauchungen und Zerrungen **S. 124–125**
Unterschenkelverletzung **S. 143**

1 Stützen und stellen Sie den Fuß in der für den Patienten angenehmsten Lage ruhig, idealerweise erhöht.

2 Kühlen Sie den Knöchel mit einem Eisbeutel oder einer Kältekompresse, um Blutergüsse und Schwellungen zu vermindern.

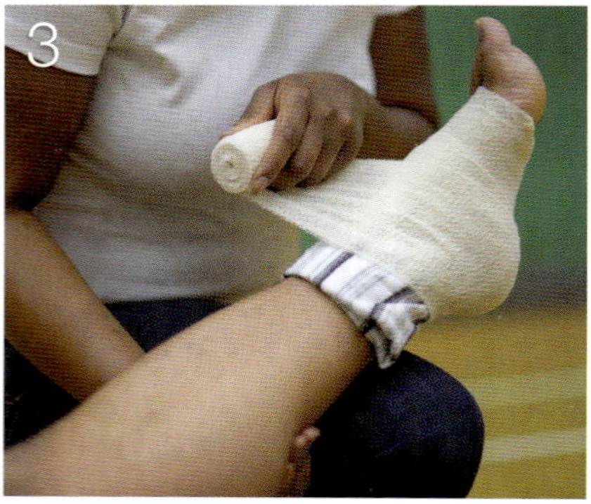

3 Sorgen Sie für eine bequeme Polsterung der verletzten Gliedmaße; belassen Sie die kalte Kompresse oder verwenden Sie eine dicke Polsterung wie Verbandwatte und befestigen Sie sie mit einer elastischen Binde, von den Zehen bis zum Knie.

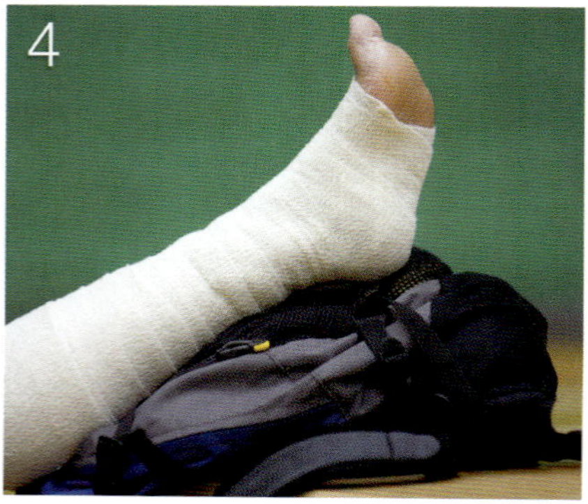

4 Legen Sie die verletzte Gliedmaße hoch, um Blutergüsse und Schwellungen zu vermindern. Überprüfen Sie alle zehn Minuten die Durchblutung unter dem Verband. Wenn die Durchblutung beeinträchtigt ist, lockern Sie den Verband. Raten Sie dem Verletzten, den Knöchel ruhig zu halten und falls nötig einen Arzt aufzusuchen.

FUSS- UND ZEHENVERLETZUNGEN

ERKENNEN

- erschwertes Gehen
- Ruhe-, Druck- und Belastungsschmerz
- Bluterguss und Schwellung

IHRE AUFGABEN

- Schmerz und Schwellung lindern
- über NOTRUF ☎112 cen Rettungsdienst rufen

Die Knochen und Gelenke am Fuß können vielerlei Verletzungen erleiden, wie Brüche, Schnittverletzungen und Prellungen. Kleinere Brüche entstehen für gewöhnlich durch direkte Gewaltenwirkung. Vergleichen Sie immer den verletzten mit dem unverletzten Fuß, da Knochenbrüche auf den ersten Blick nicht sichtbare Fehlstellungen hervorrufen können. Mehrfachbrüche, die viele oder alle Fußknochen betreffen, entstehen meist durch Quetschungen. Dies können offene Knochenbrüche mit starken Blutungen und Schwellungen sein, die schnellstmögliche Versorgung benötigen. Fuß- und Zehenverletzungen müssen ärztlich versorgt werden.

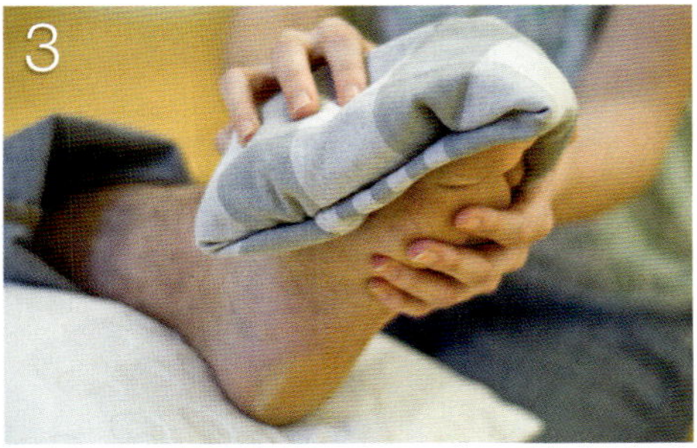

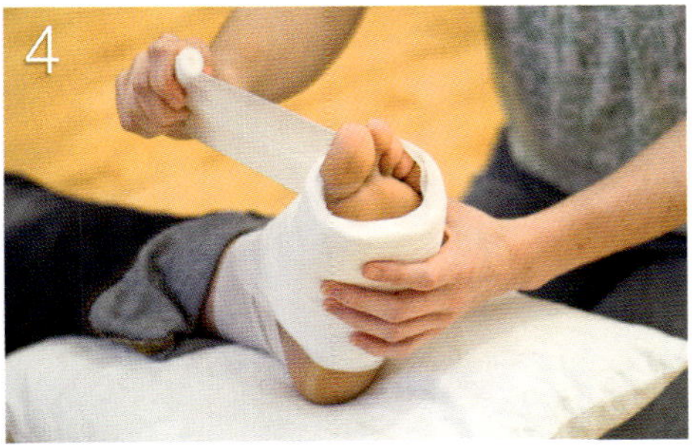

1 **Helfen Sie dem Patienten, sich hinzusetzen, und stellen Sie das verletzte Bein ruhig. Wenn eine Verletzung vorliegt, legen Sie sie frei und stillen Sie die Blutung. Versorgen Sie sie mit einer sterilen Kompresse.**

2 **Entfernen Sie Schmuck, bevor der Fuß anschwillt.**

3 **Kühlen Sie den Knöchel mit einem Eisbeutel oder einer Kältekompresse, um Blutergüsse und Schwellungen zu vermindern.**

4 **Polstern Sie den Fuß des Patienten und verbinden Sie ihn.**

5 **Bringen Sie den Patienten ins Krankenhaus. Wenn Transport nicht mit einem Krankenwagen stattfindet, versuchen Sie, während der Fahrt den Fuß hochzulegen.**

7

Das Nervensystem ist der kompliziertest Teil des Körpers. Sein Kontrollzentrum, das Gehirn, ist der Sitz des Bewusstseins, der Gedanken, des Sprach- und des Erinnerungsvermögens. Es erhält von den Körpernerven Informationen, die es auswertet, und steuert die Funktionen des Körpers. Bei vollem Bewusstsein sind wir wach und zu Ort, Zeit und Person orientiert. Bei Bewusstseinsstörungen gehen die Schutzreflexe, wie der Hustenreflex, verloren, und die Skelettmuskulatur erschlafft.

BEHANDLUNGSPRIORITÄTEN
Die in diesem Kapitel behandelten Störungen führen unversorgt fast immer zur Bewusstlosigkeit. Lagern Sie daher im Zweifelsfall den Patienten in der stabilen Seitenlage (S. 48–49).

ERSTE HILFE KOMPAKT

- Bewusstseinstörungen erkennen
- Bewusstseinsverlust vorbeugen
- Seitenlage bei Bewusstlosigkeit
- Notruf ☎112
- Vitalfunktionen überwachen

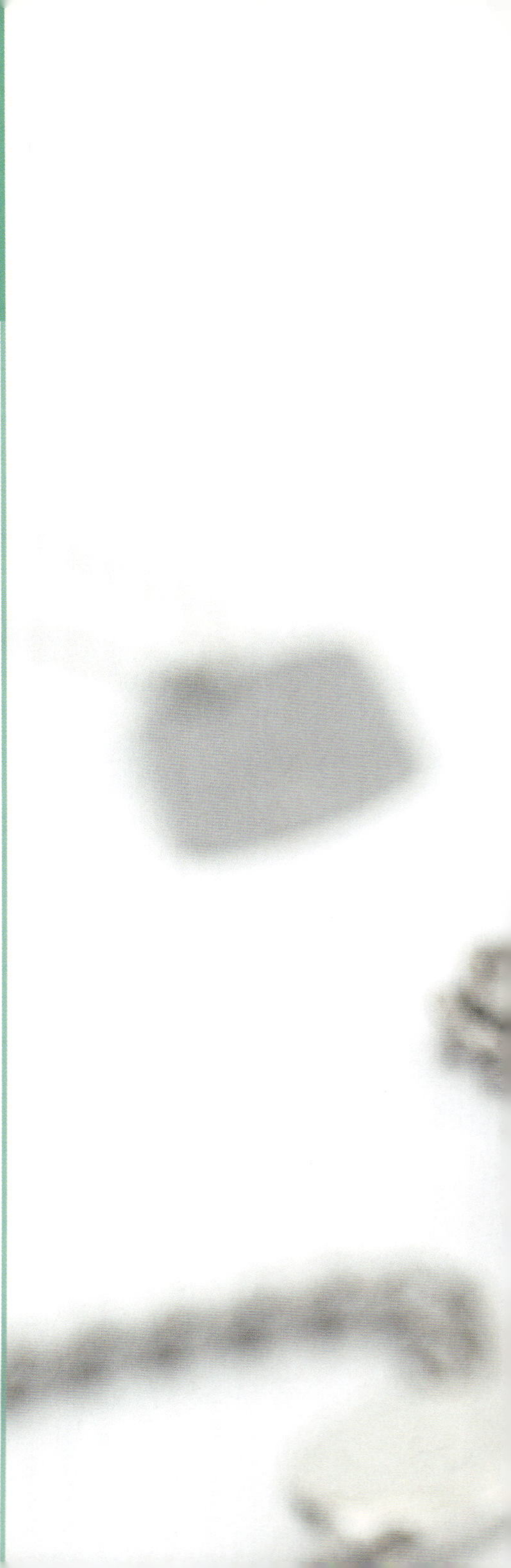

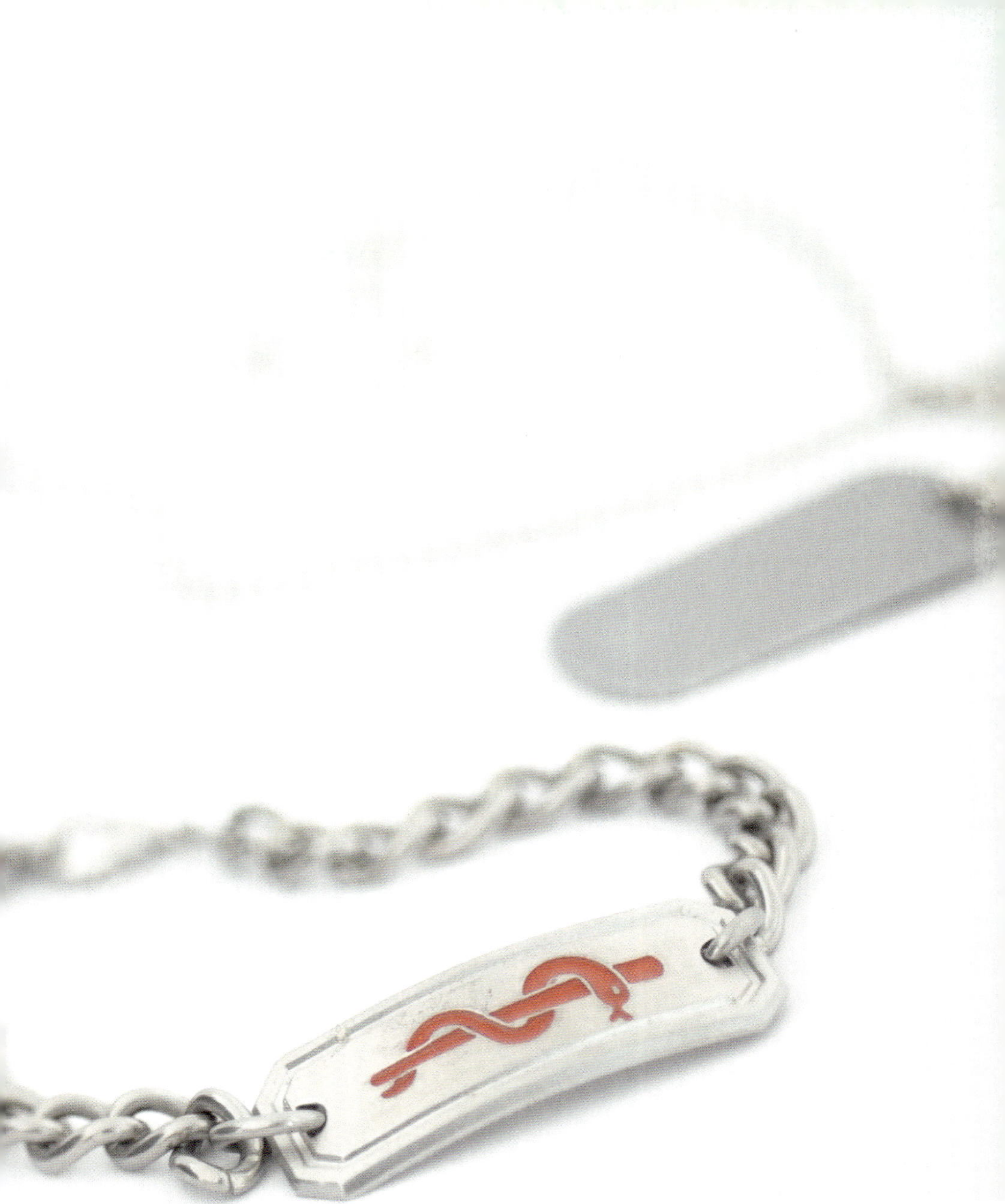

BEWUSSTSEINS-
STÖRUNGEN

DAS NERVENSYSTEM

Das Nervensystem ist das körpereigene Informations- und Kontrollsystem. Es besteht aus einer Zentrale – dem Gehirn – und einem komplexen Netzwerk aus Nerven und Fasern.

Das Nervensystem besteht aus drei Hauptteilen: dem zentralen Nervensystem (ZNS) aus Gehirn und Rückenmark, dem peripheren Nervensystem (PNS) mit allen Nerven, die Gehirn und Rückenmark mit dem Körper verbinden sowie dem vegetativen Nervensystem (unwillkürlich), welches Körperfunktionen, wie Verdauung, Herzschlag und Atmung, steuert. Die Nerven transportieren die Informationen als elektrische Hochgeschwindigkeitsimpulse zwischen dem Gehirn und dem Rest des Körpers hin und her.

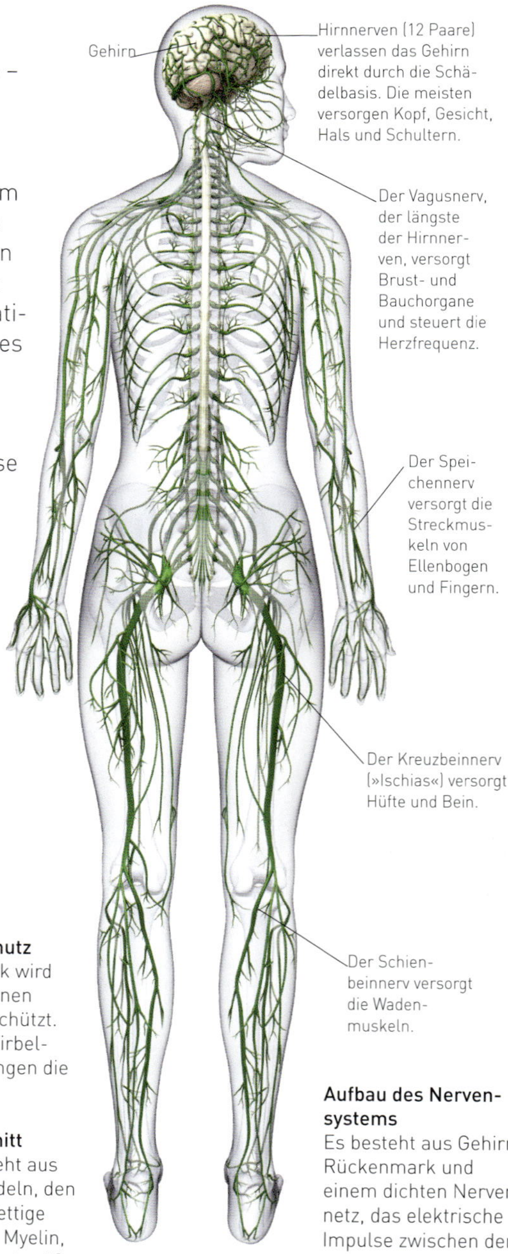

Aufbau des Nervensystems
Es besteht aus Gehirn, Rückenmark und einem dichten Nervennetz, das elektrische Impulse zwischen dem Gehirn und dem Rest des Körpers hin und her leitet.

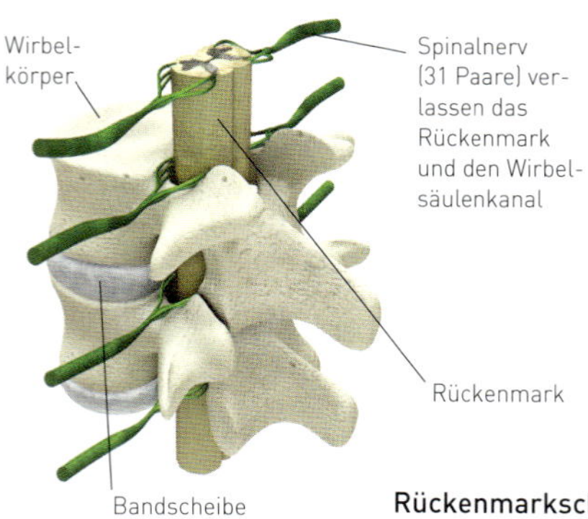

Rückenmarkschutz
Das Rückenmark wird von der knöchernen Wirbelsäule geschützt. Zwischen den Wirbelkörpern entspringen die Spiralnerven.

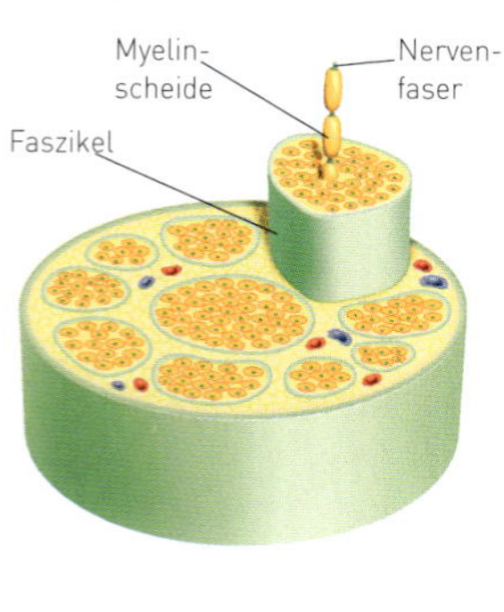

Nervenquerschnitt
Jeder Nerv besteht aus Nervenfaserbündeln, den Faszikeln. Eine fettige Schutzhülle, das Myelin, umgibt und isoliert größere Nervenfasern.

ZENTRALES NERVENSYSTEM

Gehirn und Rückenmark bilden das Zentralnervensystem (ZNS). Es besteht aus Billionen miteinander verbundener Nervenzellen (Neuronen) und wird von drei Hirnhäuten umgeben. Um Gehirn und Rückenmark fließt eine klare Flüssigkeit, der Liquor. Er dient als Stoßdämpfer, Sauerstoff- und Nährstofflieferant und entfernt Abfallstoffe.

Das besteht aus drei Hauptbereichen: dem Großhirn, das für Gedanken, Gefühle und bewusste Bewegungen verantwortlich ist, dem Kleinhirn, das Bewegungen, Gleichgewicht und Haltung steuert, und dem Hirnstamm, der Grundfunktionen wie die Atmung steuert.

Hauptaufgabe des Rückenmarkes ist die Weiterleitung von Signalen zwischen Gehirn und peripherem Nervensystem.

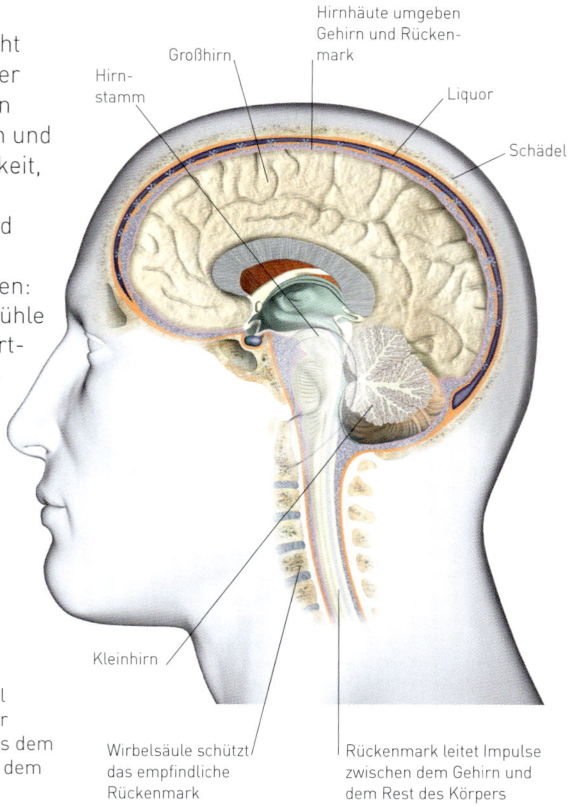

Gehirnaufbau
Das Gehirn wird vom Schädel umschlossen. Es liegt auf der Schädelbasis und besteht aus dem Großhirn, dem Kleinhirn und dem Hirnstamm.

PERIPHERES NERVENSYSTEM

Dieser Teil des Nervensystems besteht aus den Hirn- und den Spinalnerven, die das ZNS mit dem Körper verbinden. Die Hirnnerven verlassen in zwölf Paaren die Gehirnunterseite. Die 31 Spinalnervenpaare zweigen zwischen den Wirbelkörpern vom Rückenmark ab und laufen zum Rest des Körpers. Diese Nerven leiten die einkommenden (sensorischen) und ausgehenden (motorischen) Signale weiter.

VEGETATIVES NERVENSYSTEM

Einige der Hirnnerven und zahlreiche Spinalnerven bilden das vegetative Nervensystem. Es steuert lebenswichtige Körperfunktionen, wie Herzfrequenz und Atmung. Es besteht aus zwei Anteilen, Sympathikus und Parasympathikus. Sie wirken als Gegenspieler. Der Sympathikus bereitet den Körper auf Aktionen vor, indem er die Herzfrequenz erhöht und die Blutversorgung von Haut und Eingeweiden reduziert. Der Parasympathikus ist z. B. während der Verdauung aktiv.

BEWUSSTLOSIGKEIT

Fällt das Bewusstsein aus, erschlaffen die Skelettmuskeln. Der Patient fällt hin. Hierbei besteht eine große Verletzungsgefahr, da auch die Schutzreflexe erloschen sind. Die ebenfalls erschlaffte Zunge kann in den Rachen fallen und die Atemwege verlegen. Erbricht der Patient in diesem Zustand, kann das Erbrochene nicht ablaufen. Da auch der Hustenreflex erloschen ist, fließt es in die Atemwege und verlegt diese. Die Salzsäure aus dem Magen verätzt die Schleimhäute der Atemwege und kann irreparable Schäden an den Lungenbläschen anrichten. Aus diesen Gründen ist Bewusstlosigkeit immer lebensbedrohlich! Lebensrettende Sofortmaßnahmen werden im Kapitel 2 beschrieben (S. 42–69).

DAS KANN PASSIEREN

Eine Verletzung des Gehirns durch heftige Gewalteinwirkungen oder durch den Druck von Tumoren, Blutgerinnseln, Eiter oder Blutungen kann zu Bewusstseinsstörungen führen.
Eine Verletzung des Rückenmarks oder die Druckerhöhung durch Tumoren, Blutgerinnsel, Eiter oder Blutungen kann Sensibilitätsstörungen oder Lähmungen verursachen.
Verminderte Durchblutung oder Sauerstoffversorgung, wie beim Herz-Kreislauf-Stillstand oder Schlaganfall, führen innerhalb weniger Minuten zum irreparablen Absterben von Hirnzellen.

IHRE AUFGABEN

- die Atemwege frei halten
- die Bewusstlosigkeit beurteilen
- über NOTRUF ☎112 den Rettungsdienst rufen

Siehe auch
Zuckerkrankheit S. 158
Kopfverletzung S. 151
Lebensrettende Sofortmaßnahmen S. 42–69
Wirbelsäulenverletzung S. 135–137

BEWUSSTSEIN PRÜFEN

ANSEHEN

Sehen Sie sich die Person an. Ist die Gesichtsfarbe blassbläulich, liegt ein Sauerstoffmangel vor. Können Sie Verletzungen bereits auf den ersten Blick feststellen, berücksichtigen Sie diese bei den später erforderlichen Maßnahmen.

ANSPRECHEN

Sprechen Sie die Person laut an. Meist dringt eine laute Ansprache auch zu stark bewusstseinsgetrübten Patienten noch durch und sie wachen wieder auf.

ANFASSEN

Rütteln Sie den Patienten vorsichtig an beiden Schultern. Durch das Rütteln wird ein weiterer Reiz gesetzt, der den Patienten erwecken kann.

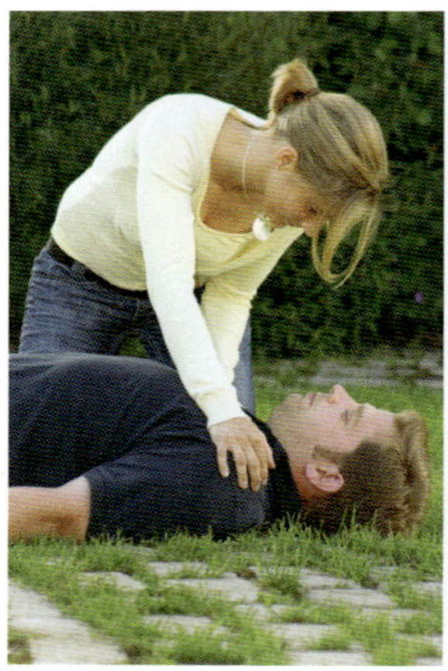

Öffnet der Patient seine Augen nicht und gibt er keine Antwort, ist er bewusstlos. Machen Sie in diesem Fall sofort die Atemwege frei und prüfen Sie Atmung und Bewusstsein (S. 46–47).

KOPFVERLETZUNG

IHRE AUFGABEN

- den Patienten beurteilen und beobachten und falls nötig entsprechende Hilfe holen

ACHTUNG

- Stabilisieren Sie den Kopf des Patienten, um Wirbelsäulenschäden zu vermeiden.
- Wenn der Patient bewusstlos ist, überstrecken Sie den Kopf und überprüfen Sie die Atmung.

Siehe auch
Hirnblutung **S. 153**
Gehirnerschütterung **S. 152**
Lebensrettende Sofortmaßnahmen **S. 42–69**
Kopfplatzwunden **S. 105**
Wirbelsäulenverletzung **S. 135–137**

Durch einen Schlag, Stoß oder Sturz auf den Kopf kommt es zu Platzwunden. Sie bluten oft stark, sind meist aber nicht lebensgefährlich (S. 105), ähnlich wie stumpfe Verletzungen der Kopfhaut oder des Schädels. Auch von diesen Schädelprellungen geht meist keine Lebensbedrohung aus.

Gefährlich können die Verletzungen im Innern des Schädels sein. Wird das Gehirn erschüttert oder der Schädelknochen verletzt, kann eine Lebensbedrohung von einer Anschwellung des Gehirns oder einer Blutung im Schädelinnern ausgehen. Es entsteht ein Überdruck (»Hirndruck«), was die Durchblutung des Gehirns stört und zu Bewusstseinsstörungen, langsamem Puls und Blutdruckanstieg führt (»Druckpuls«). Zudem wird das Gehirn in das Hinterhauptsloch gepresst, was zu Atemstörungen führt.

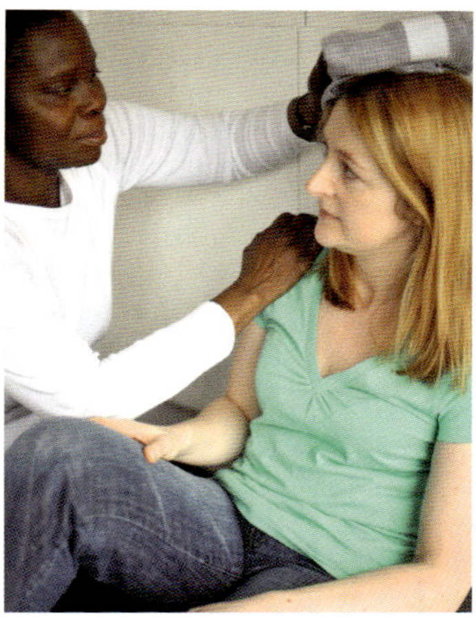

WENN DER PATIENT BEI BEWUSSTSEIN IST

Wenn der Patient bei Bewusstsein ist, helfen Sie ihm, sich bequem hinzusetzen. Geben Sie ihm eine kalte Kompresse für den Kopf und beobachten Sie seinen Zustand. Wenn der Patient sich nicht erholt, schläfrig oder verwirrt wirkt, über stärker werdende Kopfschmerzen, Übelkeit oder Doppelbilder klagt, rufen Sie den Notruf 112.

SO ERKENNEN SIE EINE GEFÄHRLICHE KOPFVERLETZUNG

Raten Sie dem Patienten, einen Arzt aufzusuchen, wenn eines der folgenden Symptome auftritt:

- zunehmende Schläfrigkeit
- stärker werdende Kopfschmerzen
- Verwirrung, seltsames Verhalten, Gedächtnisverluste und Erbrechen nach dem Unfall
- Lähmungen in Armen oder Beinen, Sprachstörungen
- Schwindel, Balanceprobleme oder Krampfanfälle
- Sehstörungen
- Austritt von Blut oder klarer Flüssigkeit aus Ohr oder Auge
- Atemstörungen

Raten Sie dem Patienten, keinen Alkohol oder Medikamente (außer verordneten Medikamenten) zu sich zu nehmen, bis er vollständig erholt ist.

GEHIRNERSCHÜTTERUNG

ERKENNEN

Vorhanden sein können:

- kurz dauernde Bewusstseinsstörung nach Schlag, Sturz oder Stoß auf den Kopf
- Benommenheit und Schwindel
- Übelkeit und Erbrechen
- Verlust der Erinnerung an den Unfall und die Zeit kurz davor
- leichte generalisierte Kopfschmerzen
- Lichtempfindlichkeit.

IHRE AUFGABEN

- für Ruhe sorgen
- den Patienten bequem mit leicht erhöhtem Oberkörper lagern
- über NOTRUF ☎112 den Rettungsdienst rufen.

Das Gehirn hat nur wenig Bewegungsspielraum im Schädel und kann deshalb durch eine größere Gewalteinwirkung hin und her geschüttelt werden. Diese Verletzung des Gehirns, bei der es zu mikroskopisch kleinen Einblutungen im Gehirn kommen kann, nennt man Gehirnerschütterung (*Commotio cerebri*). Einzelne Hirnzellen können absterben oder in ihrer Funktion vorübergehend gestört werden.

Fehlen kurzzeitige Bewusstlosigkeit, Erbrechen und die Gedächtnisbrücke als Symptome, handelt es sich lediglich um eine leichte Schädelprellung.

Mechanismus der Gehirnerschütterung Gehirnerschütterungen sind meist Folge eines Schlages auf den Kopf, der das Gehirn »durchschüttelt«, was zu einer vorübergehenden Störung der Gehirnfunktionen führt.

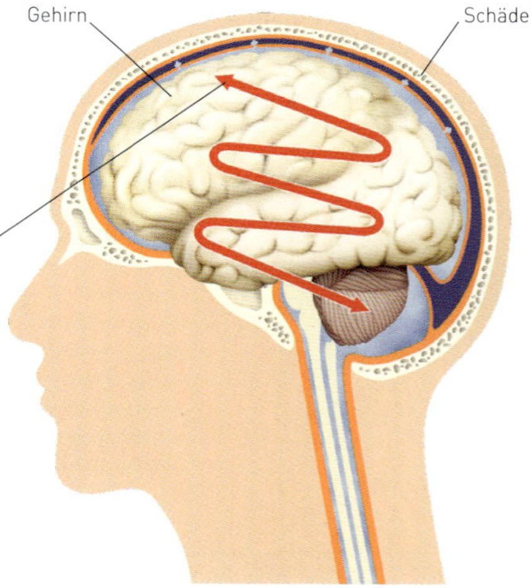

Siehe auch
Hirnblutung **gegenüber**
Lebensrettende Sofortmaßnahen **S. 42–69**
Wirbelsäulenverletzung **S. 135–137**

1 Ist der Patient noch bewusstlos, atmet und hat einen Puls, bringen Sie ihn in die Seitenlage. Dauert die Bewusstlosigkeit länger als drei Minuten an, besteht der Verdacht auf eine schwerere Verletzung. Rufen Sie über NOTRUF ☎112 sofort den Rettungsdienst.

2 Ist der Patient bei Bewusstsein, beruhigen Sie ihn. Oft wissen die Patienten nicht, was geschehen ist. Sagen Sie ihm, was Sie tun. Wenn er erbrechen muss, unterstützen Sie ihn dabei.

3 Lagern Sie den Kopf und den Oberkörper leicht erhöht. Vermeiden Sie laute Geräusche und helles Licht. Decken Sie den Patienten zu und rufen Sie über NOTRUF ☎112 den Rettungsdienst.

HIRNBLUTUNG

ERKENNEN

Vorhanden sein können:

- abnehmende Ansprechbarkeit, kann in Bewusstseinsstörung übergehen
- vorausgegangene Kopfverletzung
- stärkste Kopfschmerzen
- langsamer werdende, laute Atmung
- langsamer, aber kräftiger Puls
- ungleiche Pupillengröße
- Schwäche oder Lähmung einer Gesichts- oder Körperhälfte
- deutliche Persönlichkeits- oder Verhaltensänderung, wie Reizbarkeit

IHRE AUFGABEN

- über NOTRUF ☎112 den Rettungsdienst rufen

ACHTUNG

- Machen Sie bei Bewusstlosen die Atemwege durch Anheben des Unterkiefers frei und überprüfen Sie die Atmung. Geben Sie eventuell Herzdruckmassagen und Atemspenden (siehe lebensrettende Sofortmaßnahmen, S. 44–69).
- Rufen Sie über NOTRUF ☎112 den Rettungsdienst.
- Halten Sie bei atmenden Patienten die Atemwege in der vorgefundenen Lage frei.

MERKE

- Der Patient darf nicht essen, trinken oder rauchen, da in der Klinik eine Vollnarkose erforderlich sein kann.

Eine Blutung im Schädelinneren führt immer zu einem Druck auf das Gehirn.

Hirnblutungen entstehen meistens nach Kopfverletzungen. Andere Ursachen sind Schlaganfälle (S. 154), das Anschwellen des Gehirns bei Infektionen oder die Druckzunahme bei wachsenden Gehirntumoren. Das Krankheitsbild kann unmittelbar nach einer Kopfverletzung, um wenige Stunden oder um Tage verzögert, auftreten. Daher sollten Sie immer erfragen, ob ein Patient in letzter Zeit eine Kopfverletzung erlitten hat.

Siehe auch
Lebensrettende Sofortmaßnahen S. 42–69
Wirbelsäulenverletzung S. 135–137

Hirndruckanstieg durch Blutungen
Blutungen ins Schädelinnere können nach Kopfverletzungen oder Schlaganfällen auftreten. Das austretende Blut kann das Gehirngewebe komprimieren.

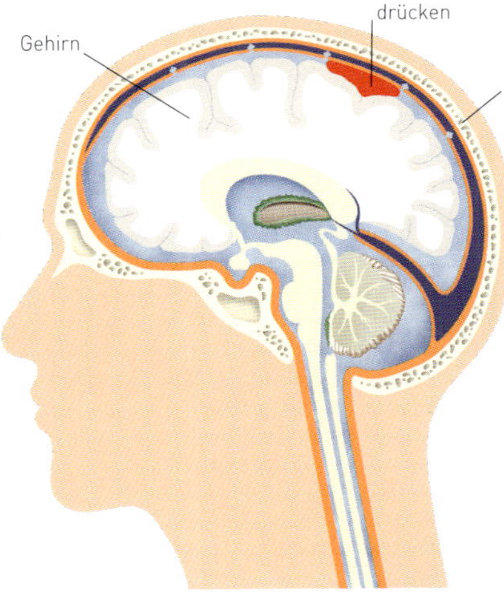

1 **Rufen Sie über NOTRUF ☎112 den Rettungsdienst. Lagern Sie wache Patienten in einer bequemen Ruheposition mit leicht erhöhtem Oberkörper. Beruhigen Sie den Patienten.**

2 **Überwachen Sie die Vitalzeichen – Bewusstsein und Atmung (S. 46–47) –, bis Hilfe eintrifft.**

3 **Trübt der Patient weiter ein, bringen Sie ihn in die Seitenlage (S. 48–49).**

SCHLAGANFALL

ERKENNEN

Vorhanden sein können:

- Halbseitenlähmung mit schlaffem Arm und/oder Bein
- Schluck- und Sprachschwierigkeiten
- Gesichtshälftenlähmung mit hängendem Mundwinkel
- Kraftverlust oder Lähmung der Gliedmaßen
- plötzliche schwere Kopfschmerzen
- Verwirrtheit und Gefühlsbetontheit, die mit einem Alkoholrausch verwechselt werden können
- plötzlicher oder allmählicher Bewusstseinsverlust

IHRE AUFGABEN

- die Atemwege offen halten
- über NOTRUF ☎112 den Rettungsdienst rufen

MERKE

- Geben Sie dem Patienten nichts zu essen oder zu trinken, da ein Schlaganfall zu Schluckstörungen führen kann.

Dieses schlagartig einsetzende Ereignis hat meistens einen Gefäßverschluss im Gehirn als Ursache (ca. 85 %). In wenigen Fällen (ca. 15 %) ist eine Hirnblutung die Ursache (S. 153). Häufig sind ältere Menschen mit Bluthochdruck und Kreislauferkrankungen betroffen. Die Folgen eines Schlaganfalls sind abhängig von der Art und dem Umfang des betroffenen Areals im Gehirn. Sind größere Areale betroffen, kann der Schlaganfall auch tödlich enden. Die meisten Menschen erholen sich aber wieder gut. Voraussetzung hierfür ist eine schnellstmögliche intensivtherapeutische Behandlung in einem Schlaganfallzentrum.

Gefäßverschluss

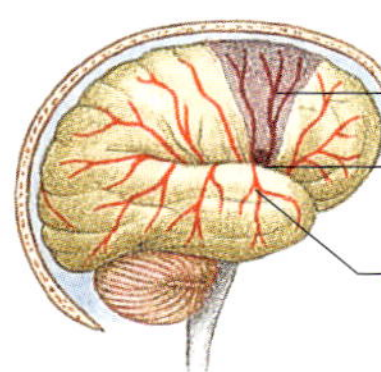

Hirnblutung

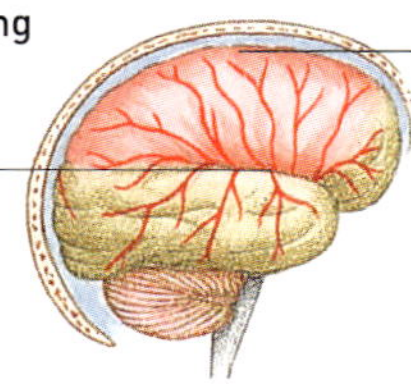

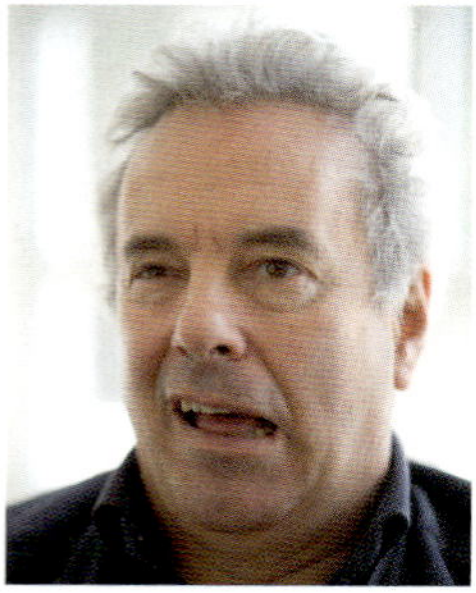

Anzeichen für einen Schlaganfall ist eine Gesichtshälftenlähmung, bei der ein Mundwinkel herunterhängt.

1 **Prüfen Sie die Vitalfunktionen und leiten Sie ggf. die erforderlichen lebensrettenden Sofortmaßnahmen ein (S. 42–69).**

2 **Bei erhaltenem Bewusstsein setzen Sie den Patienten mit erhöhtem Oberkörper hin. Sorgen Sie für eine ruhige Umgebung und betreuen Sie den Patienten.**

3 **Rufen Sie über NOTRUF ☎112 den Rettungsdienst.**

4 **Die Weiterbehandlung sollte möglichst in einem Schlaganfallzentrum erfolgen. Der Rettungsdienst wird das geeignete Krankenhaus anfahren.**

KRAMPFANFÄLLE

ERKENNEN

- plötzliches Umfallen und Muskelstarre
- Muskelzucken am ganzen Körper
- schnelles Atmen mit Speichelbildung
- Aufschäumen des Speichels in den Mundwinkeln
- ggf. Blut im Speichel infolge eines Bisses auf die Zunge

IHRE AUFGABEN

- den Patienten beobachten und die Vitalzeichen kontrollieren
- ggf. lebensrettende Maßnahmen einleiten
- den Patienten vor Verletzungen schützen

Die Überlastung des Gehirns mit Reizen kann zu einem Krampfanfall führen. Dabei ist die Schwelle, ab der eine Überlastung vorliegt, individuell und je nach Allgemeinzustand von Mensch zu Mensch sehr unterschiedlich. Grundsätzlich kann jeder Mensch einen Krampfanfall erleiden. Beim Anfall kommt es zu unwillkürlichen Muskelbewegungen, die meist mit Bewusstseinsstörungen einhergehen.

Auch Schädelverletzungen, Sauerstoff- oder Zuckermangel im Blut, hohes Fieber oder eine Vergiftung können zu Krampfanfällen führen. Wenn ein Mensch wiederkehrend an Krampfanfällen leidet, nennt man das Epilepsie. Krampfanfälle können sich auf unterschiedliche Art äußern. Am gefährlichsten sind die generalisierten Krampfanfälle, die mit Bewusstlosigkeit verbunden sind.

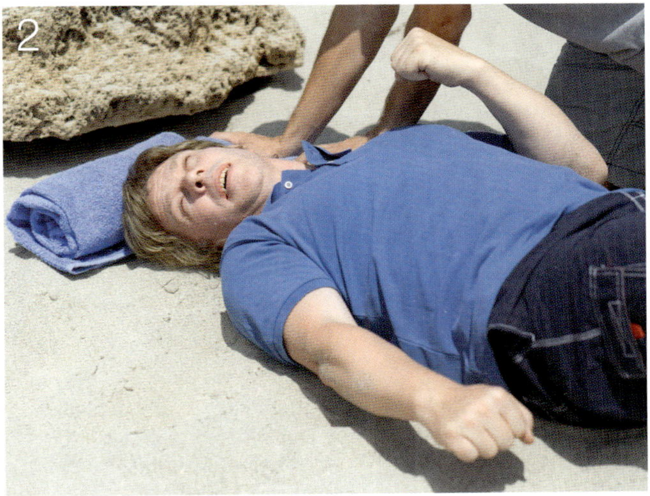

1 Sehen Sie den Betroffenen stürzen, versuchen Sie, seinen Sturz noch abzufangen. Machen Sie um den Patienten herum Platz und schicken Sie Umstehende fort.

2 Lockern Sie die Kleidung im Halsbereich und schützen Sie, wenn möglich, den Kopf des Patienten.

KRAMPFANFÄLLE (Fortsetzung)

ACHTUNG

- Halten Sie den Patienten während des Krampfes nicht fest und stecken Sie ihm nichts in den Mund!

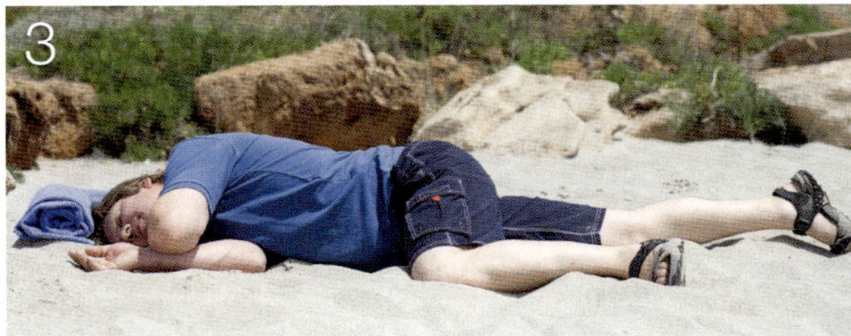

3 Wenn die Krampfphase nachlässt, bringen Sie den Patienten in die Seitenlage (S. 48–49). Überwachen Sie die Vitalfunktionen. Bleiben Sie bei dem Patienten, bis er wieder völlig zu sich gekommen ist.

4 Wenn der Anfall zum ersten Mal aufgetreten ist oder länger als fünf Minuten dauert oder ein weiterer Anfall folgt, ohne dass der Patient zwischenzeitlich aufgewacht ist, rufen Sie über NOTRUF ☎112 den Rettungsdienst. Andernfalls raten Sie dem Patienten, seinem Haus- oder Nervenarzt von dem Anfall zu berichten.

FOKALE ANFÄLLE

IHRE AUFGABEN

- den Patienten beobachten und die Vitalzeichen kontrollieren
- den Patienten vor Verletzungen schützen

Bei diesen Anfällen kann es zu Tagträumen (Absencen) kommen, bei denen der Patient nicht ansprechbar ist. Eine andere Form ist das unwillkürliche Zucken einzelner Muskeln bei vollem Bewusstsein. Aus einem fokalen Anfall kann sich ein generalisierter Anfall entwickeln.

1 Helfen Sie dem Patienten, sich an einem ruhigen Ort hinzusetzen. Entfernen Sie Gefahrenobjekte, wie heiße oder scharfe Gegenstände.

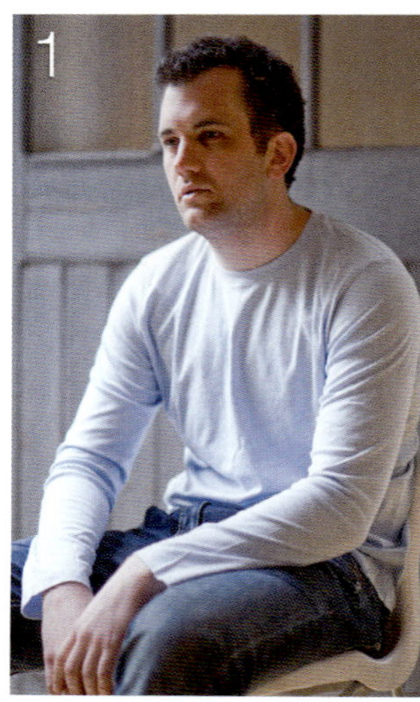

2 Beruhigen Sie den Patienten und schirmen Sie ihn ab. Bleiben Sie bei ihm, bis der Anfall vorüber ist.

3 Dauert der Anfall länger als fünf Minuten oder tritt er erstmalig auf, rufen Sie über NOTRUF ☎112 den Rettungsdienst.

FIEBERKRÄMPFE BEI KINDERN

ERKENNEN

- rote, feuchte, heiße Haut
- heftige Muskelzuckungen am ganzen Körper
- Gesichtszuckungen mit Schielen oder verdrehten Augen
- Atemanhalten mit blau anlaufendem Gesicht
- Bewusstlosigkeit oder Bewusstseinstrübung

IHRE AUFGABEN

- das Kind vor Begleitverletzungen schützen
- dem Kind Kühlung verschaffen
- die Eltern beruhigen

Grundsätzlich können kleine Kinder auch von den umseitig beschriebenen Krampfanfällen betroffen sein. Häufiger kommen Krampfanfälle bei ihnen aber in Verbindung mit Fieber vor (»Fieberkrämpfe«).

Diese Krämpfe wirken sehr beängstigend, sind aber meist harmlos. Sicherheitshalber sollte das Kind nach Beendigung des Krampfes dem Kinderarzt vorgestellt werden. Er kann den Eltern fiebersenkende und krampfdurchbrechende Medikamente in Form von Zäpfchen verschreiben, die im Bedarfsfall angewandt werden können.

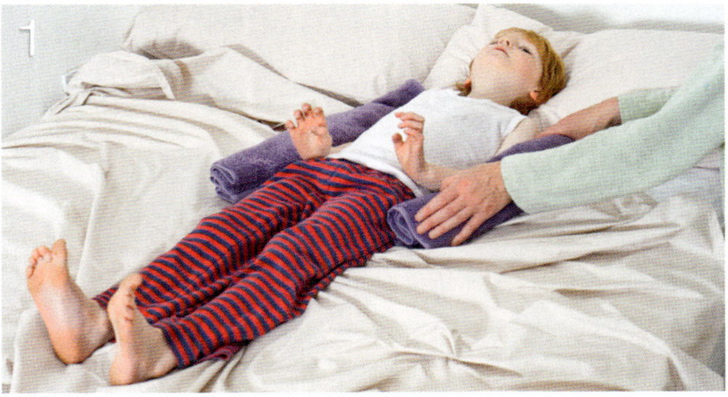

Siehe auch
Notfalldiagnostik Kind **S. 56–57**

1 Legen Sie Kissen oder Decken um das Kind, um Verletzungen zu verhindern. Halten Sie es auf keinen Fall fest.

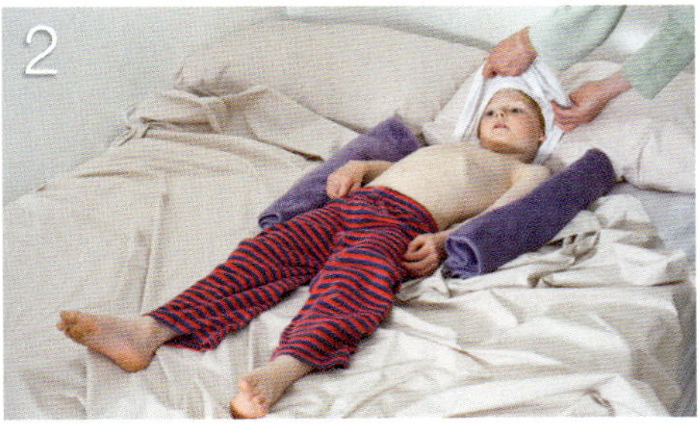

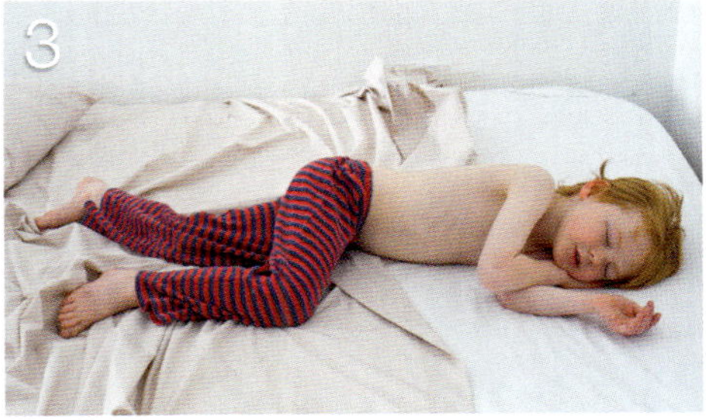

2 Entkleiden Sie das Kind und entfernen Sie alle Decken. Dazu müssen Sie wahrscheinlich bis zum Ende des Krampfes warten. Sorgen Sie für Frischluft, unterkühlen sie das Kind jedoch nicht.

3 Bringen Sie das Kind in die Seitenlage, wenn der Krampf vorüber ist. Setzen Sie den NOTRUF ☎112 ab.

4 Beruhigen Sie das Kind und die Eltern. Beobachten Sie die Vitalfunktionen – Bewusstsein, Atmung und Kreislauf – bis der Rettungsdienst eintrifft.

ZUCKERKRANKHEIT

Bei der Zuckerkrankheit (Diabetes mellitus) gelingt es dem Körper nicht, die Konzentration des Zuckers im Blut zu regulieren. Der Blutzuckerspiegel wird normalerweise durch ein in der Bauchspeicheldrüse produziertes Hormon (Insulin) reguliert. Ohne Insulin steigt der Blutzuckerspiegel und es kann eine Überzuckerung (Hyperglycämie) entstehen. Dieser Vorgang dauert meist mehrere Tage.

Diabetiker müssen genauestens auf den Zucker- oder Stärkeanteil in ihrer Nahrung achten. Sie müssen ihren Blutzuckerspiegel regelmäßig kontrollieren. Diabetikern vom Typ 1 (sog. »Jugenddiabetikern«) gelingt das nur mit Hilfe von Insulinspritzen. Patienten mit dem sogenannten »Altersdiabetes« vom Typ 2 genügt meistens die Einnahme von Tabletten. Diese regen die Insulinproduktion an. Hierdurch sinkt der Blutzuckerspiegel. Wenn diese Maßnahme nicht mehr ausreicht, müssen auch sie regelmäßig Insulin in das Unterhautfettgewebe spritzen. Nehmen die Diabetiker dann nicht rechtzeitig Zucker zu sich oder strengen sie sich übermäßig an, kommt es in kurzer Zeit zur Unterzuckerung (Hypoglycämie).

Die meisten Diabetiker wissen um diese Gefahren und haben für den Notfall stets Traubenzucker bei sich.

VERGLEICH VON UNTERZUCKERUNG UND ÜBERZUCKERUNG

KATEGORIE		ÜBERZUCKERUNG	UNTERZUCKERUNG
Anamnese	▪ kürzliche Essgewohnheiten	▪ sehr viel gegessen	▪ zu wenig gegessen
	▪ Insulinbedarf	▪ nicht ausreichend für die Nahrungsmenge	▪ zu viel für die Nahrungsmenge
	▪ Entwicklung der Symptome	▪ langsam	▪ schnell
Symptome	▪ Durst	▪ vorhanden	▪ fehlt
	▪ Hunger	▪ fehlt	▪ vorhanden
	▪ Erbrechen	▪ häufig	▪ selten
	▪ Wasserlassen	▪ viel	▪ normal
Befunde	▪ Atemgeruch	▪ fruchtig/süß	▪ normal
	▪ Atmung	▪ schnell	▪ normal
	▪ Puls	▪ schnell und schwach	▪ schnell und kräftig
	▪ Haut	▪ warm und trocken	▪ blass und kaltschweißig
	▪ Krampfanfälle	▪ selten	▪ häufig
	▪ Bewusstsein	▪ träge	▪ schneller Bewusstseinsverlust

ÜBERZUCKERUNG

ERKENNEN

- trockene Haut und schneller Puls
- tiefe, langsame Atmung
- die Ausatemluft riecht nach Aceton
- Antriebslosigkeit, Müdigkeit
- massive Urinausscheidung
- großer Durst

IHRE AUFGABEN

- bei Bewusstlosigkeit den Patienten in die Seitenlage bringen
- über NOTRUF ☎112 den Rettungsdienst rufen

Insbesondere zu Beginn einer Zuckerkrankheit kann es zu einer Überzuckerung kommen. Über Tage und Wochen hinweg steigt der Blutzuckerspiegel langsam an. Der Patient verspürt zunehmend Durst und scheidet große Mengen Urin aus. Später wird er abgeschlagen, müde und schläfrig. Die Atmung wird ruhig und tief. Der Patient verliert das Bewusstsein. Diesen Zustand nennt man »diabetisches Koma«.

1 **Überprüfen Sie die Vitalfunktionen.**

2 **Wenn der Patient bewusstlos ist, rufen Sie über NOTRUF ☎112 den Rettungsdienst.**

3 **Bringen Sie den Patienten andernfalls zu seinem Hausarzt.**

UNTERZUCKERUNG

ERKENNEN

- Patient ist bekannter Diabetiker
- Schwächegefühl, Ohnmacht oder Hunger
- Herzrasen und Muskelzittern
- auffälliges Verhalten
- Schweißausbrüche
- nasskalte Haut
- schneller Puls

IHRE AUFGABEN

- bei erhaltenem Bewusstsein dem Patienten Traubenzucker geben
- bei Bewusstlosigkeit den Patienten in die Seitenlage bringen
- über NOTRUF ☎112 den Rettungsdienst rufen

Wenn der Blutzuckergehalt unter die normale Konzentration sinkt (Hypoglykämie), hat dies sofort Auswirkungen auf die Gehirnfunktion. Dies kann bei Diabetikern schnell passieren. Aber auch im Zusammenhang mit einem Krampfanfall oder nach einer Alkoholvergiftung kann eine Unterzuckerung auftreten. Sie kann außerdem eine Komplikation bei Hitzeerschöpfung (S. 177) oder Unterkühlung (S. 179–180) sein.

Diabetiker führen oft ein Blutzuckermessgerät mit sich und sind gut auf einen Notfall vorbereitet. Sie haben Traubenzucker bei sich, den sie einnehmen können, um ihren Blutzuckerspiegel zu heben.

Im fortgeschrittenen Stadium führt die Hypoglykämie zur Bewusstseinsstörung oder Bewusstlosigkeit. Außerdem kann sie die Symptome vieler anderer Krankheiten aufweisen (z. B. Asthmaanfall, Schlaganfall, Herzinfarkt, Schock).

8

Verbrennungen entstehen durch trockene Hitze, Feuer, Reibungswärme oder Strahlen. Verbrühungen werden durch feuchte Hitze, wie heiße Flüssigkeiten oder Dämpfe, hervorgerufen. Verätzungen sind Folgen des Kontakts mit einer Säure oder Lauge.

Verbrühungen oder Verbrennungen werden oft von anderen Verletzungen begleitet. Der Patient muss daher nach der Sofortversorgung der Verbrühung oder Verbrennung stets gründlich untersucht werden.

BESONDERHEITEN

Die Rettung und Versorgung von Brandopfern wird durch die speziellen Umstände an der Unglücksstelle erschwert. Gefährdungen durch offene Flammen, extreme Hitze, Explosions- oder Einsturzgefahr, Rauch, Strom oder giftige Dämpfe sind nur einige Beispiele hierfür (S. 24–27).

Hinzu kommt die große psychische Belastung für Patienten und Helfer.

ERSTE HILFE KOMPAKT

- Eigenschutz geht vor
- für frische Luft sorgen
- Wunde steril abdecken
- nach weiteren Verletzungen suchen
- Notruf ☎112

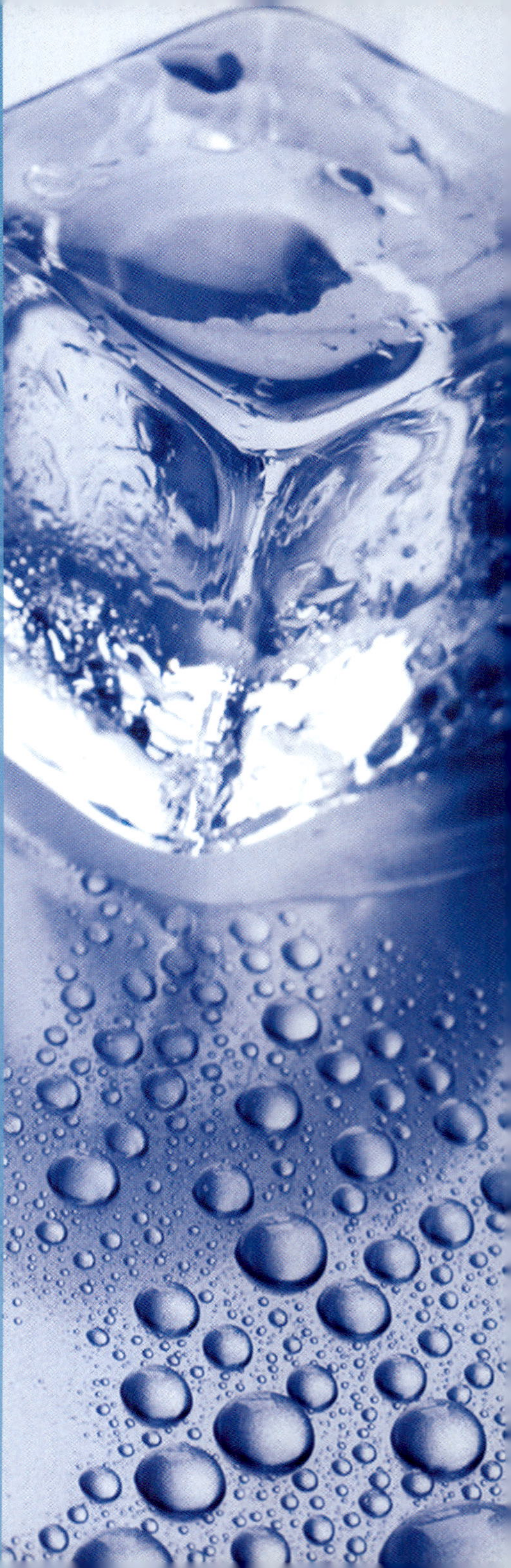

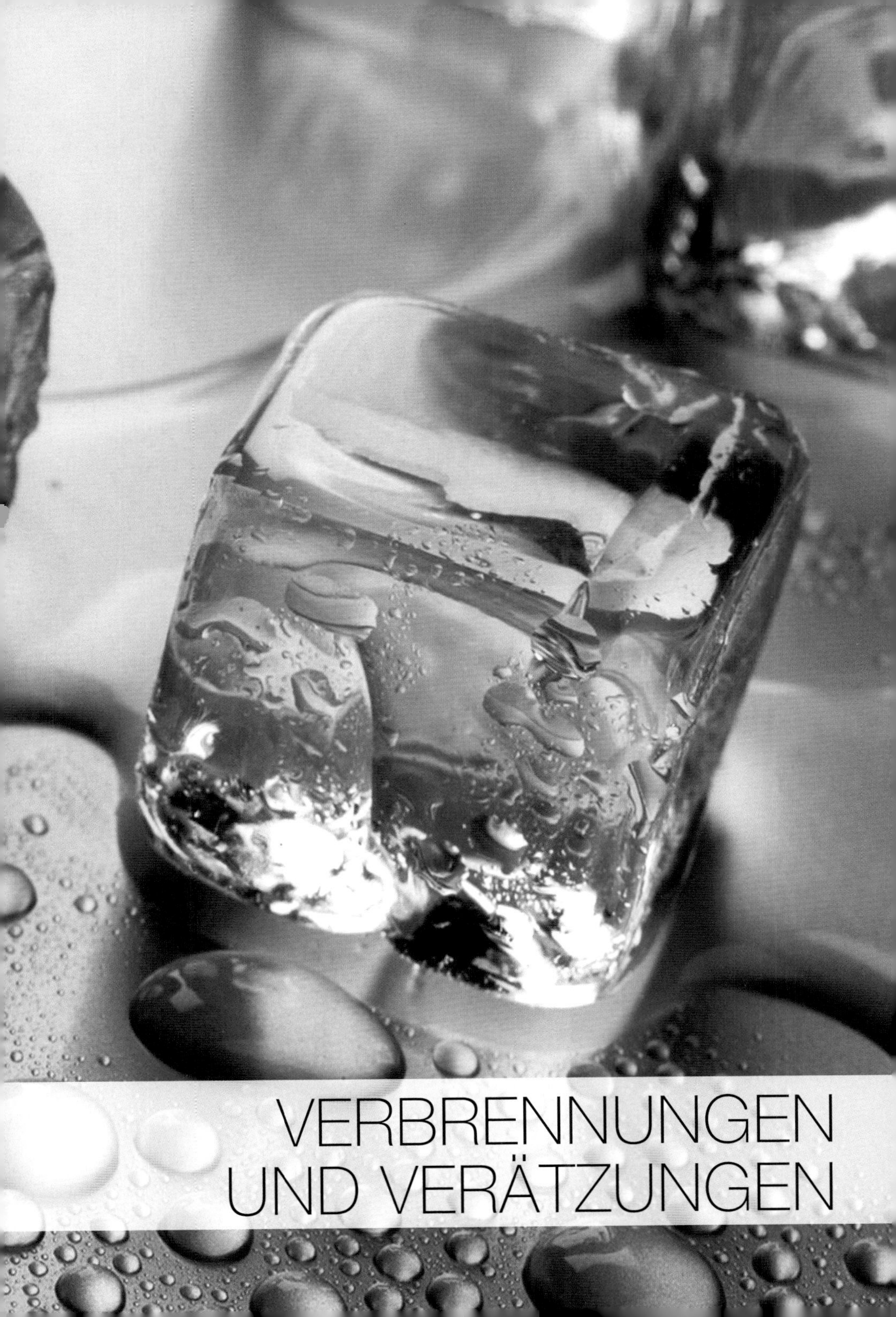

VERBRENNUNGEN UND VERÄTZUNGEN

DIE HAUT

Die Haut (Cutis) ist das größte Organ des menschlichen Körpers. Sie besteht aus drei Schichten: der Oberhaut (Epidermis), der Lederhaut (Dermis) und der Unterhaut (Subcutis).

Die Oberhaut besteht aus verhornten Zellen. Die Lederhaut enthält Blutgefäße, Nerven, Haarwurzeln und -muskeln, Talgdrüsen und Schweißdrüsen. Über die sensorischen Nerven der Lederhaut werden Wärme-, Kälte-, Schmerz- und Berührungsreize wahrgenommen und an das Gehirn weitergeleitet. Die Unterhaut besteht aus Fettgewebe. Die Haut schützt den Körper nicht nur vor Verletzungen und Infektionen. Sie reguliert auch die Körpertemperatur und bewahrt den Körper vor Austrocknung.

Die Blutgefäße erweitern sich und die Haut gibt mehr Flüssigkeit ab, wenn es dem Körper zu warm ist. Wenn der Körper Wärme braucht, verengen sich die Blutgefäße und die Körperhaare richten sich auf (»Gänsehaut«). Zusätzlich kann Wärme durch Muskelzittern produziert werden (»Zähneklappern«).

Aufbau der Haut
Die Haut besteht aus der dünnen Oberhaut (Epidermis) und der dickeren Lederhaut (Dermis) sowie dem Unterhautfettgewebe (Subcutis).

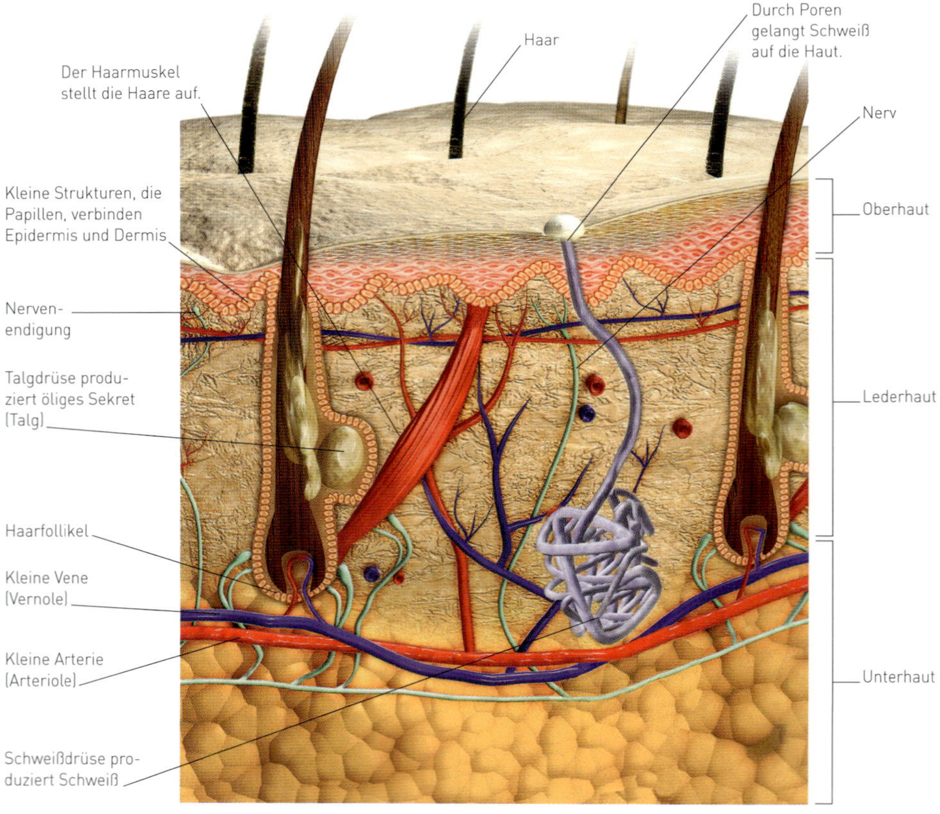

VERBRENNUNGSWUNDEN

Eine verbrannte Haut ist keine wirksame natürliche Infektionsbarriere mehr. Außerdem kann Körperflüssigkeit verloren gehen, da die Hautgefäße Gewebeflüssigkeit (Serum) verlieren. Diese Flüssigkeit sammelt sich entweder unter der Haut an und bildet Blasen oder sie gelangt auf die Hautoberfläche.

Durch Einstufung einer Verbrennung vor Beginn einer Behandlung können Sie beurteilen, ob mit Begleitverletzungen, deutlichen Flüssigkeitsverlusten oder Infektionen zu rechnen ist.

EINSTUFUNG

Bei der Einstufung von Verbrennungen muss der Unfallhergang berücksichtigt werden, ob die Atemwege betroffen sind sowie das Ausmaß, der Ort und die Tiefe der Verbrennung.

Verbrennungen können viele Ursachen haben (unten). Durch Erfassen der Verbrennungsursache kann der Ersthelfer weitere Probleme identifizieren, die durch den Unfall hervorgerufen wurden. So wird ein Feuer in einem geschlossenen Raum mit einiger Sicherheit giftiges Kohlenmonoxid produziert haben und andere giftige Dämpfe können freigesetzt worden sein, wenn entsprechendes Material verbrannt ist. Sind die Atemwege betroffen, kann der Patient Atemstörungen aufweisen und muss schnell medizinisch versorgt und in eine Klinik gebracht werden.

Das Ausmaß der Verbrennung bestimmt, ob sich ein Schock entwickelt.

Ein Schock ist ein lebensbedrohlicher Zustand, der auftritt, wenn übermäßig viel Körperflüssigkeit verloren geht. Bei großflächigen Verbrennungen gehen erhebliche Flüssigkeitsmengen verloren – deshalb wird sich mit einiger Wahrscheinlichkeit ein Schock entwickeln.

Bei Gliedmaßenverbrennungen kann sich die Flüssigkeit im Gewebe ansammeln und eine Schwellung und Schmerzen auslösen. Diese Flüssigkeitseinlagerung ist besonders gefährlich, wenn die Gliedmaße durch Kleidung, oder Schuhe oder Ähnlichem eingezwängt ist.

Siehe auch
Atemwegsverbrennungen **S. 168**
Kreislaufschock **S. 88–89**

VERBRENNUNGSARTEN UND IHRE URSACHEN

VERBRENNUNGSART	URSACHEN
Verbrennungen	▪ Flammen ▪ Kontakt mit heißen Gegenständen, wie Haushaltsgeräten oder Zigaretten ▪ Reibung – z. B. bei Seilverbrennungen
Verbrühung	Dampf ▪ heiße Flüssigkeiten, wie Tee, Kaffee oder heißes Fett
Verbrennung durch Strom	Niedrigspannungsstrom, z. B. in Haushaltsgeräten ▪ Hochspannungsstrom, z. B. in Überlandleitungen, Lichtbogen
Strahlenverbrennung	Sonnenbrand ▪ zu langes Einwirken von ultraviolettem Licht in Solarien ▪ Einwirken radioaktiver Quellen, wie Röntgenstrahlung

TIEFENAUSDEHNUNG

Die Schwere der Verbrennung oder Verbrühung drückt sich durch die Tiefenausdehnung der Brandwunde aus. Man unterscheidet drei Verbrennungsgrade.

Bei Verbrennungen dritten Grades geht das Schmerzempfinden verloren, was zu Fehleinschätzungen führen kann!

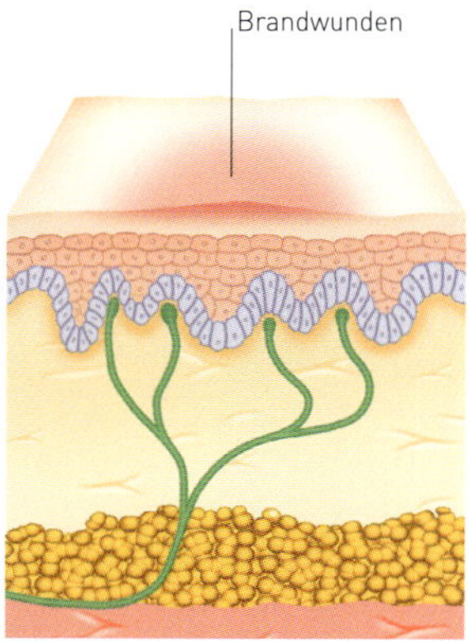

Verbrennung ersten Grades
Nur die oberflächlichen Hautschichten sind beteiligt. Typisch sind Hautrötung, Schwellung und Druckschmerzempfindlichkeit. Diese Verletzung heilt folgenlos.

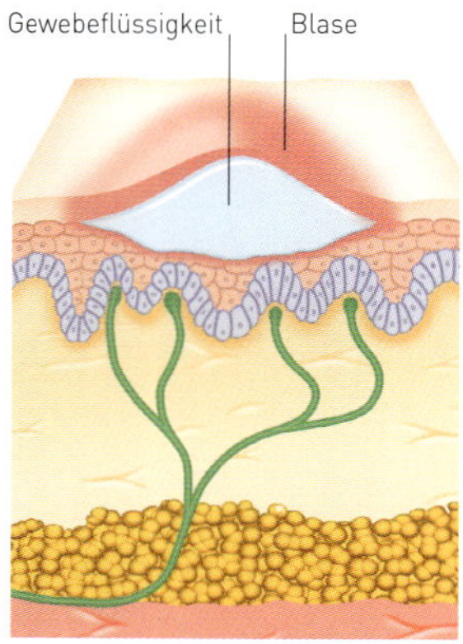

Verbrennung zweiten Grades
Auch tiefer liegende Hautschichten sind geschädigt. Es kommt zu Blasenbildung und Flüssigkeitsverlust. Bei großflächigen Wunden besteht Schockgefahr. Es besteht eine hohe Infektionsgefahr.

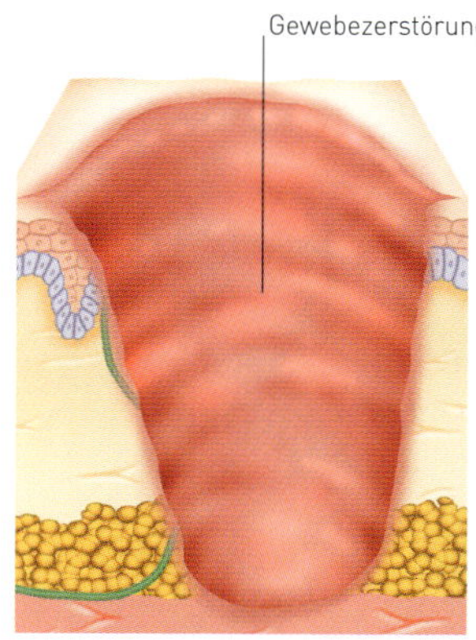

Verbrennung dritten Grades
Alle Hautschichten und ggf. darunter liegende Muskeln und Knochen sind zerstört. Diese Stellen sehen meist weiß-wachsfarben oder verkohlt aus und verursachen keine Schmerzen. Eine chirurgische Versorgung ist nötig.

DIE FLÄCHENAUSDEHNUNG

Um die Gefahr, die von einer Brandwunde ausgeht, einschätzen zu können und um die notwendigen Maßnahmen einleiten zu können, muss man die Flächenausdehnung der geschädigten Haut erfassen.

Hierzu dient die »9er-Regel« (für Erwachsene), bei der man jedes Körperteil in einzelne Abschnitte zu je 9 % der Körperoberfläche (KOF) einteilt. Außerdem gilt: Die Fläche der Hand entspricht 1 % der KOF.

VERSORGUNGSREGELN

- Jede Brandwunde über 1% KOF muss einem Arzt vorgestellt werden.
- Jede Brandwunde über 9% KOF muss vom Rettungsdienst versorgt werden.
- Jede Brandwunde dritten Grades muss chirurgisch versorgt werden.

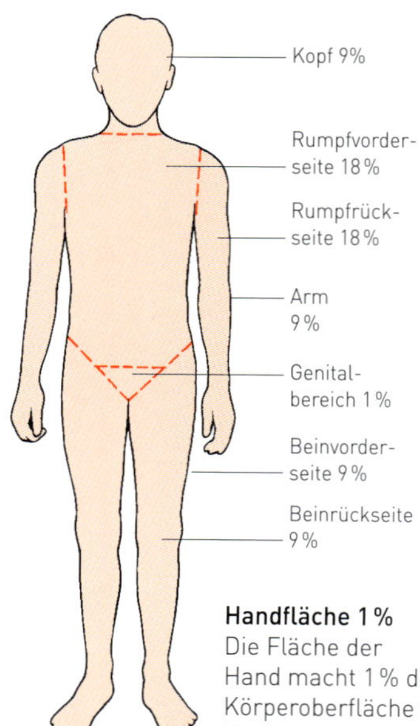

Handfläche 1 %
Die Fläche der Hand macht 1 % der Körperoberfläche des Menschen aus.

SCHWERE VERBRENNUNGEN

IHRE AUFGABEN

- Vitalfunktionen erhalten oder wiederherstellen;
- ggf. lebensrettende Maßnahmen einleiten;
- Schwellung und Schmerzen lindern;
- das Infektionsrisiko senken;
- Begleitverletzungen versorgen.

ACHTUNG

- Am Körper haftende Kleidung nicht entfernen. Dies ist Aufgabe des Arztes.
- Brandwunde nicht berühren und Brandblasen nicht öffnen! Es besteht eine sehr hohe Infektionsgefahr
- Salben, Öle, Fette, Mehl oder andere Substanzen dürfen nicht auf eine Brandwunde aufgebracht werden!

Siehe auch
Lebensrettende Sofortmaßnahmen **S. 42–69**
Kreislaufschock **S. 88–89**
Atemwegsverbrennungen **S. 168**

Brandwunden zweiten bis dritten Grades und großflächige Verbrennungen ab 10% Körperoberfläche (KOF) sind lebensgefährlich. Je länger die Hitzeeinwirkung angedauert hat, desto größer ist die Gewebsschädigung. Bei Verletzungen durch offenes Feuer muss auch von einer Verbrennung oder Verätzung der Atemwege durch Rauch ausgegangen werden.

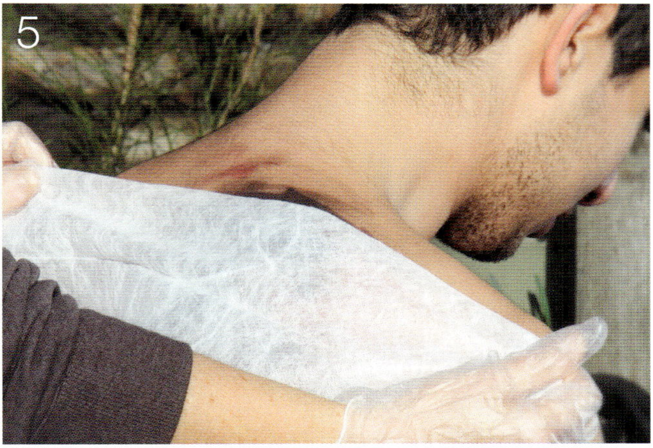

1 Legen oder setzen Sie den Patienten auf den Boden. Der verbrannte Bereich darf – soweit möglich – nicht mit dem Boden in Kontakt kommen.

2 Beruhigen Sie den Patienten und rufen Sie über NOTRUF ☎112 den Rettungsdienst.

3 Überwachen Sie die Vitalfunktionen und betreuen Sie den Patienten.

4 Entfernen Sie Ringe, Armbänder, Uhren, Schmuck, Gürtel und Schuhe sowie beengende Kleidung im Verletzungsbereich.

5 Schützen Sie die Brandwunde vor Infektionen, indem Sie sie mit einem sterilen Verbandtuch bedecken.

SCHWERE VERBRENNUNGEN (Fortsetzung)

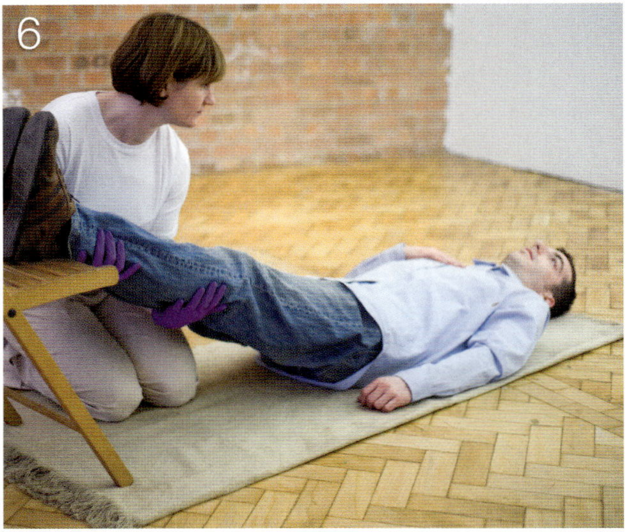

6 Bringen Sie den Patienten zur Schockbekämpfung in die Schocklage (S. 264–265), wenn die Verletzung nicht an der Körperrückseite ist.

7 Überprüfen Sie regelmäßig die Vitalfunktionen des Patienten.

8 Wenn der Patient Verbrennungen im Gesicht hat, ist dort keine Abdeckung erforderlich. Beruhigen Sie den Patienten, bis der Rettungsdienst eintrifft.

BRANDVERLETZUNGEN

Wenn eines der folgenden Kriterien vorliegt, wird der Patient in einem »Zentrum für Brandverletzte« behandelt:

- Patienten mit mehr als 20 % zweitgradig verbrannter Körperoberfläche;
- Patienten mit mehr als 10 % drittgradig verbrannter Körperoberfläche;
- Patienten mit mechanischen Begleitverletzungen (Brüche etc.);
- Patienten mit Verbrennung der Atemwege;
- Beteiligung von Gesicht/Hals, Händen, Füßen, Genitalbereich, Achselhöhlen, Bereichen großer Gelenke oder sonstige Komplikationen;
- Patienten mit Vorerkrankungen;
- Patienten über 60 oder unter acht Jahren;
- Patienten mit elektrischen Verletzungen;

Die Verlegung in ein »Zentrum für Brandverletzte« erfolgt in der Regel erst nach intensiver Erstversorgung in einem Krankenhaus vor Ort.

LEICHTE VERBRENNUNGEN

IHRE AUFGABEN

- die Wärmewirkung stoppen
- Schwellung und Schmerzen lindern
- das Infektionsrisiko senken

ACHTUNG

- Brandwunde nicht berühren und Brandblasen nicht öffnen! Es besteht eine sehr hohe Infektionsgefahr!
- Salben, Öle, Fette, Mehl oder andere Substanzen dürfen nicht auf eine Brandwunde aufgebracht werden!

Oberflächliche oder kleine Brandwunden entstehen oft bei Haushaltsunfällen. Häufig heilen sie allein durch die Maßnahmen der Ersten Hilfe aus. Wenn Sie im Zweifel über die Schwere einer Verletzung sind, sollten Sie aber einen Arzt aufsuchen.

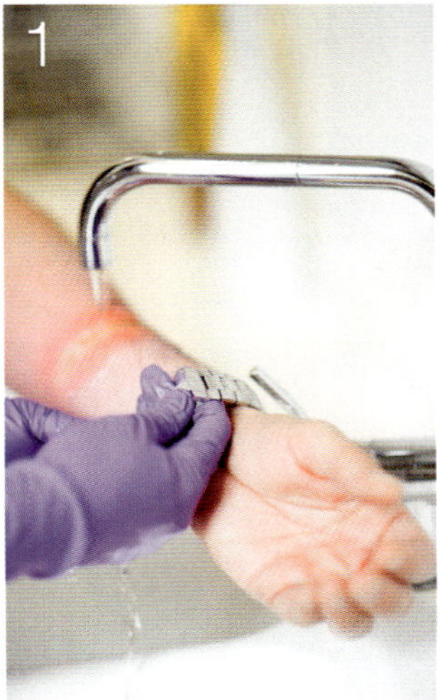

1 Kleine Brandwunden (z. B. Fingerkuppe) können zunächst mit Wasser gekühlt werden. Achten Sie darauf, dass es nicht zu einer Unterkühlung kommt.

2 Entfernen Sie vorsichtig Kleidung, Schmuck, Armbanduhren und Gürtel aus dem Wundumfeld.

3 Verbinden Sie die Brandwunde nach dem Kühlen mit einem sterilen Verbandtuch. Kleben Sie keine Pflasterstreifen auf die betroffene Haut bzw. wickeln Sie das Verbandtuch nur locker mit einer Mullbinde an.

SONDERFALL BRANDBLASEN

Durch Hitze oder Reibung geschädigte Haut bildet dünne Hautblasen. Sie entstehen dort, wo Gewebeflüssigkeit im Verbrennungsbereich in die Oberhaut abgesondert wird. Während des Heilungsprozesses bildet sich am Blasengrund eine neue Haut. Die Gewebeflüssigkeit wird resorbiert und die äußere Schicht der abgestorbenen Haut (Blase) wird abgestoßen.

Brandblasen dürfen wegen der hohen Infektionsgefahr nicht geöffnet werden. Ist die Brandblase größer und droht dadurch bei Bewegungen von alleine aufzugehen, sollte sie vom Arzt entfernt werden.

ATEMWEGSVERBRENNUNGEN

ERKENNEN

- Ruß um Mund oder Nase
- versengte Nasenhaare
- Rötung, Schwellung oder Verbrennung der Zunge
- Hautschäden im Mundbereich
- Heiserkeit
- Atembeschwerden

IHRE AUFGABEN

- Zuschwellen der Atemwege verhindern
- für Frischluftzufuhr sorgen
- über NOTRUF ☎112 den Rettungsdienst rufen

ACHTUNG

Machen Sie bei einem Bewusstlosen die Atemwege frei und überprüfen Sie die Atmung. Führen Sie eventuell Herzdruckmassagen und Atemspenden durch (siehe lebensrettende Sofortmaßnahmen, S. 44–69). Lagern Sie ihn, sobald er atmet, in stabiler Seitenlage (S. 48–49).

Verbrennungen im Gesicht, im Mund- und Rachenraum sowie am Hals und Brustkorb können zum gefährlichen Anschwellen der Atemwege führen.

In diesen Fällen gelten die allgemeinen Regeln für die Versorgung von Patienten mit Atemnot und Anschwellen der Atemwege (S. 75). Es besteht die akute Gefahr, dass die Atemwege zuschwellen und der Patient erstickt. Rufen Sie daher sofort über NOTRUF ☎112 den Rettungsdienst.

Siehe auch
Lebensrettende Sofortmaßnahmen **S. 42–69**
Kreislaufschock **S. 88–89**

1 Rufen Sie über NOTRUF ☎112 sofort den Rettungsdienst.

2 Lagern Sie den Patienten mit erhöhtem Oberkörper, öffnen Sie beengende Kleidung, bringen Sie ihn an die frische Luft oder öffnen Sie ein Fenster.

3 Kühlen Sie die Atemwege durch feuchte, kalte Umschläge und geben Sie dem Patienten Eis zum Lutschen.

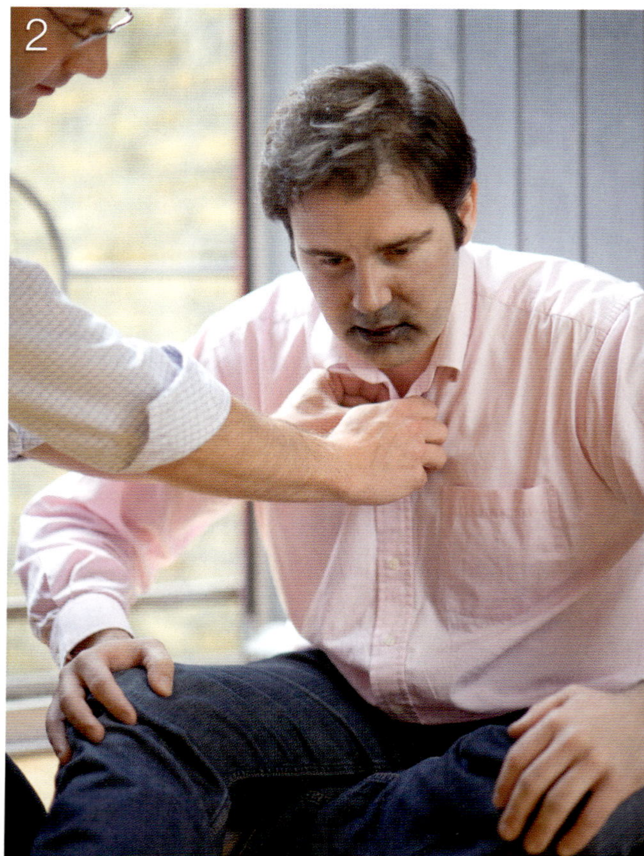

VERBRENNUNGEN DURCH STROM

ERKENNEN

- Bewusstlosigkeit
- Verbrennungen 3. Grades an der Ein- und Austrittstelle des Stroms (»Strommarken«)
- Schockzeichen
- Herzrhythmusstörungen

IHRE AUFGABEN

- Versorgung von Verbrennung und Schock
- über NOTRUF ☎112 den Rettungsdienst rufen

ACHTUNG

- Bei Unfällen mit Hochspannung (über 1000 Volt) dürfen Sie sich nur bis max. 25 m nähern. Es besteht Lebensgefahr!

Siehe auch
Stromunfälle S. 26–27
Lebensrettende Sofortmaßnahmen S. 42–49
Schwere Verbrennungen S. 165–166
Kreislaufschock S. 88–89

Wird elektrischer Strom durch den Körper geleitet, können innere Verbrennungen entstehen. Außerdem kommt es zu Verbrennungen an der Stromeintritts- und Stromaustrittsstelle (»Strommarken«). Die inneren Verbrennungen liegen dann in dem Bereich zwischen den beiden Strommarken.

GEFAHREN DER STROMVERLETZUNG

Je länger die Strecke ist, die der Strom durch den Körper zurückgelegt hat, desto größer ist die Schockgefahr. Ist der Strom durch den Brustkorb geflossen, kann das Herz in seiner eigenen elektrischen Aktivität gestört worden sein. Lebensgefährliche Herzrhythmusstörungen können auch noch mehrere Stunden nach dem Vorfall auftreten. Daher muss jeder Patient nach einem solchen Stromschlag ärztlich überwacht werden.

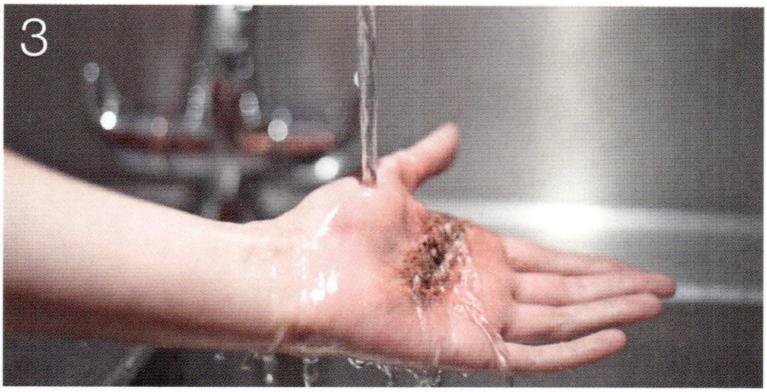

1 Stellen Sie sicher, dass der Kontakt zur Stromquelle unterbrochen ist (S. 26).

2 Prüfen Sie die Vitalfunktionen. Achten Sie auf Schockzeichen wie Blässe, Kälte, Schweiß. Sind Bewusstsein, Atmung oder Puls erloschen, leiten Sie sofort die lebensrettenden Maßnahmen ein (S. 42–69).

3 Suchen Sie nach den beiden Strommarken. Kühlen Sie die Strommarken bis zu 5 Minuten mit fließendem Wasser. Entfernen Sie hierzu ggf. die Kleidung.

4 Rufen Sie über NOTRUF ☎112 den Rettungsdienst.

5 Verbinden Sie nach der Kühlphase die Strommarken mit sterilem Verbandmaterial und überwachen Sie die Vitalfunktionen.

VERÄTZUNGEN DER HAUT

ERKENNEN
- Chemikalien in der unmittelbaren Umgebung
- Patient schildert einen intensiven, stechenden Schmerz
- langsame Blasenbildung, Abschälung der Haut und Schwellung

IHRE AUFGABEN
- Spülen Sie die ätzende Substanz weg.

ACHTUNG
- Säuren und Laugen nicht neutralisieren, sondern nur mit Wasser abspülen und verdünnen. Die Neutralisation führt zu Hitzeentwicklung, die zusätzlich Verbrennungen verursachen würde.

Säuren und Laugen können die Haut reizen oder zerstören. Die Schädigung ähnelt einer Verbrennung. Anders als bei thermischen Schäden entwickeln sich die Zeichen der Schädigung bei einer Verätzung jedoch langsam. Die meisten Ätzmittel finden sich in der Industrie, im Handwerk und im Haushalt. Hier stößt man häufig auf Spülmaschinenreiniger, Ofenreiniger, Rohrfrei oder Abbeizmittel.

Eine Verätzung bedarf stets der ärztlichen Behandlung. Hierfür benötigt der Arzt einen Hinweis, um welche ätzende Substanz es sich gehandelt hat. Achten Sie bei der Versorgung des Patienten auf den Eigenschutz: Bereits die Dämpfe einiger Mittel sind schädlich.

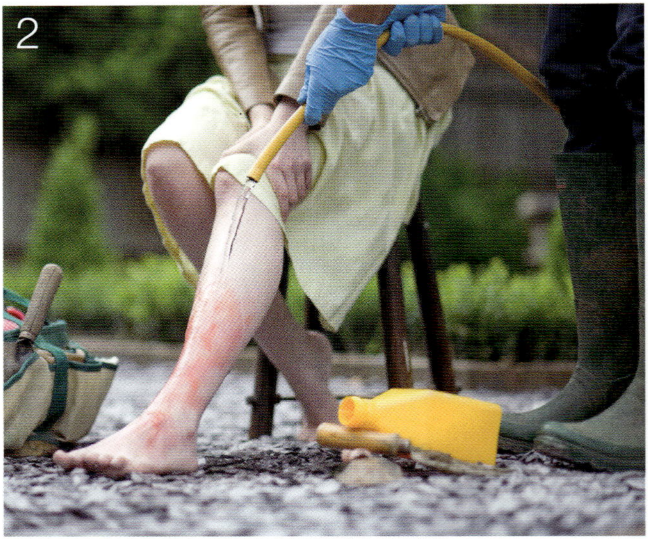

Siehe auch
Verätzungen des Auges **gegenüber**
Vergiftungen über die Atemwege **S. 78–79**

1 Sorgen Sie an der Unfallstelle für Sicherheit. Denken Sie an den Eigen- und Fremdschutz. Tragen Sie Schutzhandschuhe. Fragen Sie den Patienten nach dem Namen der Substanz. Gehen Sie mit Chemikalien nicht leichtfertig um. Öffnen Sie Fenster und retten Sie den Patienten aus der Gefahrenzone.

2 Spülen Sie den betroffenen Bereich ausgiebig mit fließendem, kühlem Wasser.

3 Entfernen Sie die verätzte Kleidung unter fließendem Wasser.

4 Rufen Sie über NOTRUF ☎112 den Rettungsdienst.

5 Verbinden Sie die verätzten Stellen mit sterilem Verbandsmaterial. Informieren Sie das Rettungsdienstpersonal, um welche ätzende Substanz es sich handelt.

VERÄTZUNGEN DES AUGES

ERKENNEN

- starke Augenschmerzen
- Unfähigkeit, das Auge zu öffnen
- Rötung und Schwellung am Auge
- starker Tränenfluss
- Sehstörungen

IHRE AUFGABEN

- die ätzende Substanz aus dem Auge spülen
- den Patienten unverzüglich zu einem Augenarzt bringen

ACHTUNG

- Vermeiden Sie, das betroffene Auge zu berühren.

REIZGASVERÄTZUNG

- Das »CS«-Gas wird von der Polizei und Privatpersonen zur Abwehr mitgeführt. Es reizt die Augen und die oberen Atemwege durch eine sehr leichte Verätzung. Die Wirkung lässt meist innerhalb der ersten Stunde deutlich nach. Bei Asthmatikern kann CS-Gas einen Asthmaanfall auslösen.

MASSNAHMEN

- Bringen Sie den Patienten an die frische Luft oder öffnen Sie ein Fenster. Halten Sie ihn davon ab, sich das Gesicht oder die Augen zu reiben. Spülen Sie die Gasrückstände aus den Augen, wie oben beschrieben. Gasdurchtränkte Kleidung muss ausgezogen werden.

Spritzer von Säuren und Laugen können im Auge schwere Schäden, von der dauerhaften Sehstörung bis zur Erblindung, verursachen. In Betrieben, Schulen und Labors stehen hierfür Augenspülflaschen zur Verfügung. Andernorts spülen Sie mit lauwarmem Wasser. Achten Sie darauf, dass die Spülflüssigkeit nicht in das unverletzte Auge fließen kann.

1

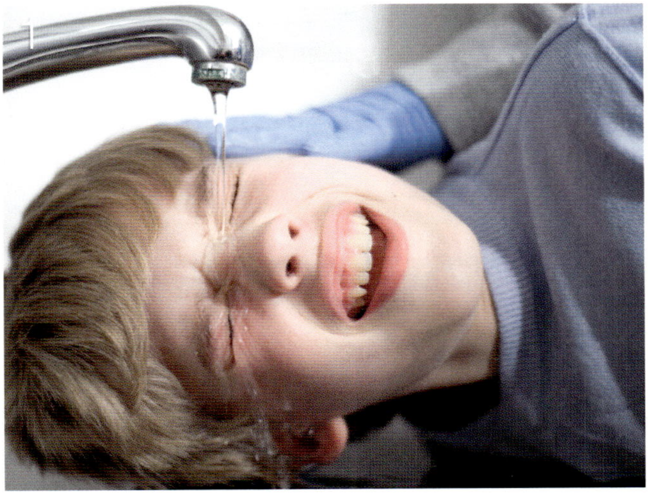

1 Tragen Sie Handschuhe. Das betroffene Auge unter einem leichten, lauwarmem Wasserstrahl ausgiebig spülen. Das Wasser soll von der Nasenwurzel nach außen fließen. So kann es nicht in das andere Auge gelangen.

2 Sorgen Sie dafür, dass das verschmutzte Wasser nicht in das unverletzte Auge gelangt. Nutzen Sie dazu ggf. ein Glas oder Augendusche.

3

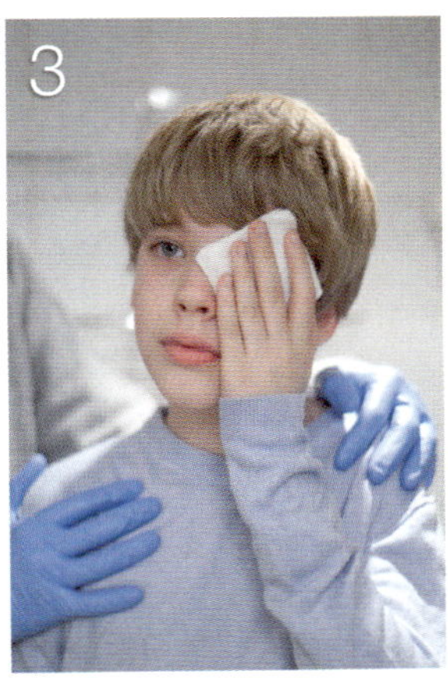

3 Legen Sie eine sterile Kompresse auf das betroffene Auge und verbinden Sie beide Augen mit einer Dreiecktuchkrawatte.

4 Bringen Sie den Patienten sofort zum Augenarzt. Im Zweifelsfall über NOTRUF ☎112 den Rettungsdienst rufen.

LICHTVERBLITZUNG DES AUGES

ERKENNEN

- starke Augenschmerzen
- Lichtempfindlichkeit
- gerötete, tränende Augen

IHRE AUFGABEN

- eine weitere Schädigung verhindern
- den Patienten der augenärztlichen Behandlung zuführen

Durch diese schmerzhafte Störung, von der meist beide Augen betroffen sind, kann die Augenoberfläche durch ultraviolette Strahlung, Blick in eine Elektroschweißflamme oder direkte Sonnenlichteinstrahlung geschädigt werden.

Bis die Augen sich wieder erholt haben, kann es bis zu einer Woche dauern.

MERKE

- Kontaktlinsen nicht entfernen!

SONNENBRAND

IHRE AUFGABEN

- den Betroffenen aus der Sonne bringen
- die verbrannten Stellen kühlen
- ggf. mit dem Patienten zum Arzt gehen

Wenn die Haut zu lange der Sonnenstrahlung ausgesetzt wird, verbrennt die Oberhaut. Es kommt zu Hautrötung und Blasenbildung. Manchmal kommt begleitend eine Hitzeerschöpfung (S. 177) oder, bei zeitgleicher Einnahme von Medikamenten, eine allergische Reaktion (S. 213) hinzu.

Bei jedem Sonnenbrand wird die Zellstruktur der Haut geschädigt, so dass es nach Jahren zur Entstehung von Hautkrebs kommen kann. Gegen Sonnenbrand kann man sich durch konsequente Anwendung von Sonnenschutzmitteln wirksam schützen.

1 **Bringen Sie den Patienten in den Schatten. Der Betroffene sollte seine Haut mit leichter Kleidung bedecken.**

2 **Kühlen Sie die betroffenen Hautstellen mit feuchten, kühlen Umschlägen. Vermeiden Sie aber eine Unterkühlung. Geben Sie dem Patienten Mineralwasser zu trinken.**

3 **Nutzen Sie geeignete Hautpflegemittel (Aftersunlotion), wenn eine Hautrötung vorliegt. Bei Blasenbildung sollten Sie jedoch einen Arzt aufsuchen.**

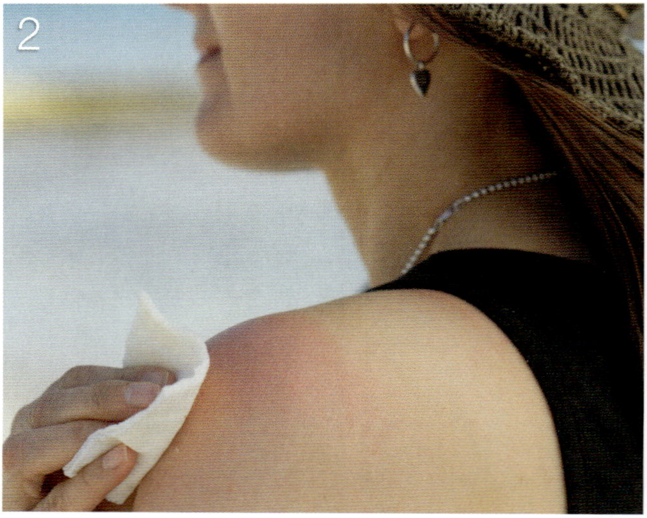

FLÜSSIGKEITSMANGEL

ERKENNEN

- Mundtrockenheit und trockene Augen
- trockene und spröde Lippen
- Kopfschmerzen (Benommenheit)
- Schläfrigkeit und Verwirrung
- dunkel verfärbter Urin
- Reduzierung der Urinausscheidung
- Krämpfe mit einer Anspannung der am häufigsten genutzten Muskeln wie den Waden
- Bei Babys und Kleinkindern: Blässe, eingesunkene Augen, eingesunkene Fontanelle

IHRE AUFGABE

- Den Verlust an Flüssigkeit und Salzen ausgleichen

Siehe auch:
Hitzeschäden S. 177

Wenn ein Flüssigkeitsverlust im Körper nicht ausreichend ersetzt wird, kommt es zur Dehydratation. Dies kann schon bei einem Flüssigkeitsverlust von einem Prozent des Körpergewichtes beginnen. An einem warmen Tag verliert der Körper bei Anstrengung etwa zwei bis sechs Prozent seines Gewichts; die Flüssigkeitsaufnahme beträgt etwa 2,5 Liter, um den Verlust auszugleichen. Darüber hinaus verliert der Körper beim Schwitzen wichtige Salze.

Flüssigkeitsmangel entsteht durch: starkes Schwitzen bei sportlicher Betätigung, insbesondere bei großer Hitze; langen Aufenthalt in der Sonne oder in heißer, schwüler Umgebung; Schwitzen aufgrund erhöhter Körpertemperatur bei Fieber; Flüssigkeitsverlust bei starkem Durchfall und Erbrechen. Besonders gefährdet sind kleine Kinder, alte Menschen und Personen, die lange großer Anstrengung ausgesetzt sind. Starker Flüssigkeitsmangel kann aufgrund des Salzverlustes zu Muskelkrämpfen und unbehandelt zur Hitzeerschöpfung führen. Das Ziel der Ersten Hilfe ist, die fehlende Flüssigkeit und Salze zu ersetzen. Dazu sind am besten Wasser und isotonische Getränke geeignet.

1 **Beruhigen Sie den Patienten und helfen Sie ihm, sich hinzusetzen.**

2 **Geben Sie ihm reichlich zu trinken. Wasser ist ausreichend, isotonische Getränke können beim Ersatz der Körpersalze helfen.**

3 **Wenn der Patient einen Krampf hat, dehnen und massieren Sie den betroffenen Muskel. Raten Sie dem Patienten zu einer Pause.**

4 **Beobachten Sie den Zustand des Patienten. Wenn er sich verschlechtert, suchen Sie sofort einen Arzt auf.**

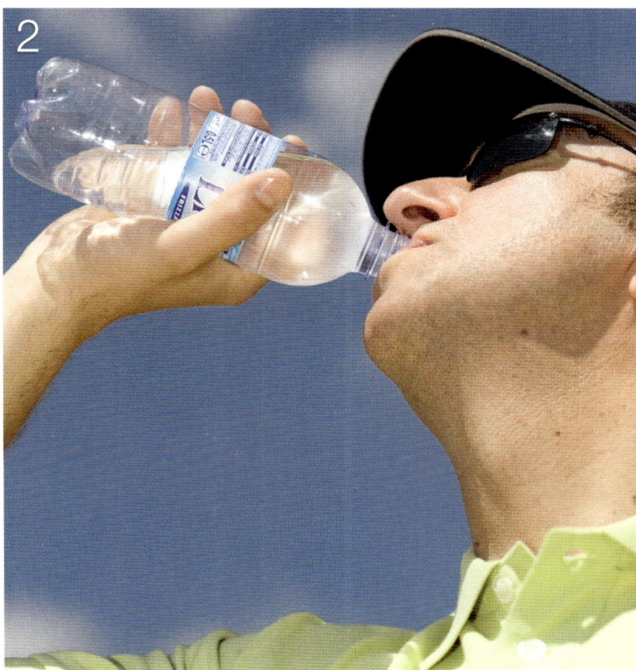

9

Um optimal funktionieren zu können, benötigt der menschliche Körper eine Körpertemperatur von 36,5°C bis 37,0°C. Um diese Temperatur zu halten, verfügt der Körper über Mechanismen, die bei kalter Umgebungstemperatur Wärme erzeugen und bei Überwärmung die Körpertemperatur senken. Diese Mechanismen werden durch das Wärmeregulationszentrum im Gehirn gesteuert. Funktionieren sie nicht, kann es zu lebensbedrohlichen Hitze- und Kälteschäden kommen.

GEFAHREN DURCH EXTREME TEMPERATUREN

Schäden durch extreme Temperaturen können lokal begrenzt sein. Hierzu gehört beispielsweise die Erfrierung (S. 181). Sie können aber auch den gesamten Körper betreffen, wie bei der Unterkühlung, der Hitzeerschöpfung und beim Hitzschlag. Zu diesen Störungen kommt es häufig bei Kindern und älteren Menschen.

ERSTE HILFE KOMPAKT

- für normale Umgebungstemperatur sorgen
- bei Überwärmung sanft kühlen
- bei Unterkühlung sanft wärmen
- Vitalstörungen beheben
- Notruf ☎112

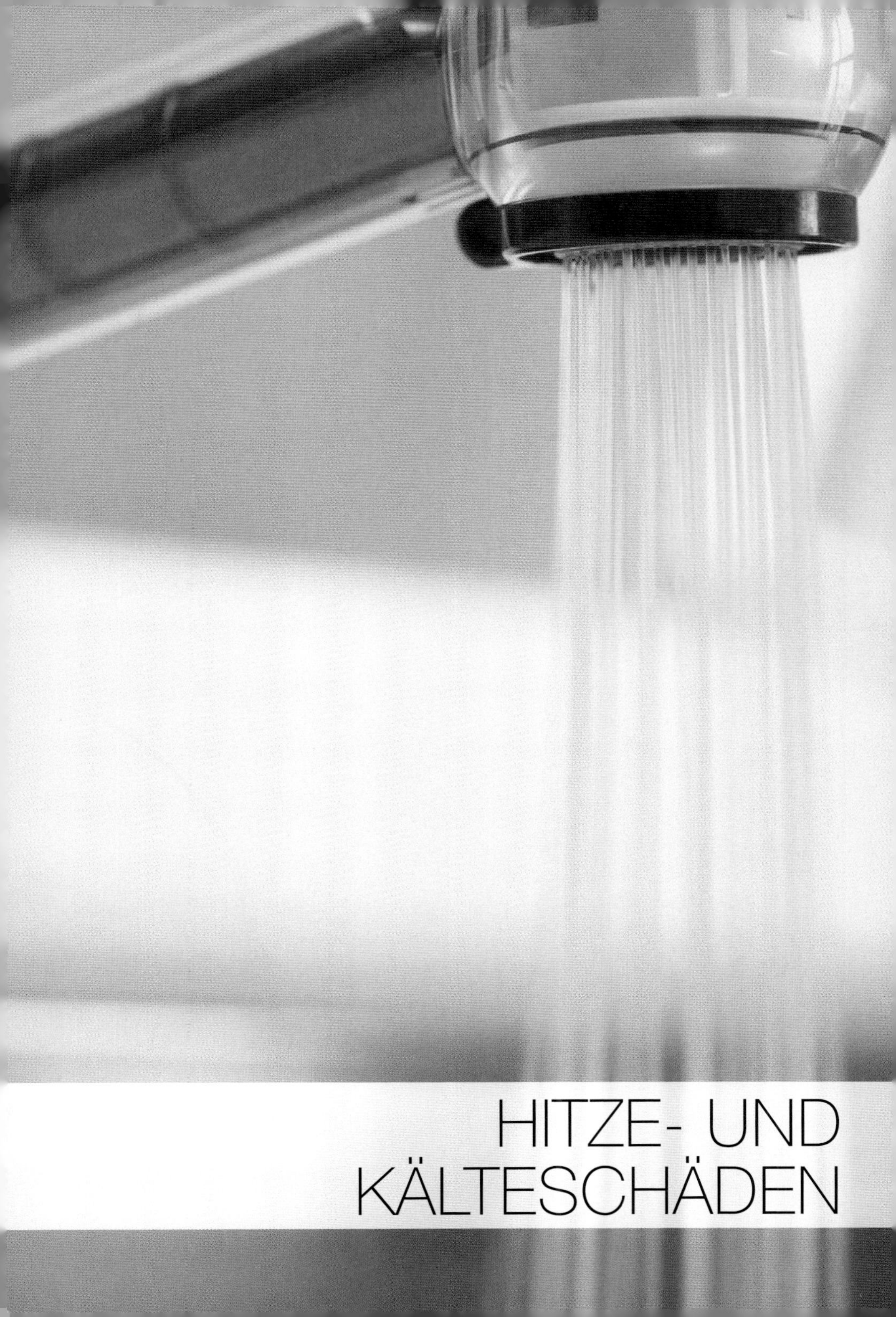

HITZE- UND KÄLTESCHÄDEN

DIE KÖRPERTEMPERATUR

Eine der Hauptfunktionen der Haut ist die Aufrechterhaltung der Körpertemperatur im Normalbereich von 36-37 °C. Die Körpertemperatur wird ständig von einem »Thermostaten« überwacht, der im Gehirn liegt. Sobald sich die Temperatur des durch diesen Thermostaten fließenden Blutes in einen Bereich außerhalb des Optimums verändert, setzt er Mechanismen in Gang, um es entweder zu erwärmen oder zu kühlen.

WÄRMEERZEUGUNG DES KÖRPERS

Sobald der Körper auskühlt, werden Maßnahmen ergriffen, um die Wärme zurückzuhalten. Blutgefäße an der Hautoberfläche verengen sich, damit das warme Blut im Hauptteil (Kern) des Körpers verbleibt. Die Schweißdrüsentätigkeit wird reduziert und die Haare werden aufgestellt, um Wärme dicht über der Haut zu »fangen«. Neben den Mechanismen, die den Wärmeverlust verhindern, stellen andere Körpersysteme zusätzliche Wärme her. Die Stoffwechselrate wird erhöht, außerdem produzieren die Muskeln entweder willkürlich Wärme (z. B. beim Sport) oder unwillkürlich (Kältezittern).

WÄRMEVERLUST DES KÖRPERS

In warmer Umgebung oder bei Überwärmung stellen sich Blutgefäße unmittelbar unter der Hautoberfläche weit (d.h., sie dilatieren). Dadurch gelangt mehr Blut an die Körperoberfläche und gibt Wärme ab. Außerdem werden die Schweißdrüsen aktiviert und setzen Schweiß frei, der beim Verdunsten die Haut kühlt.

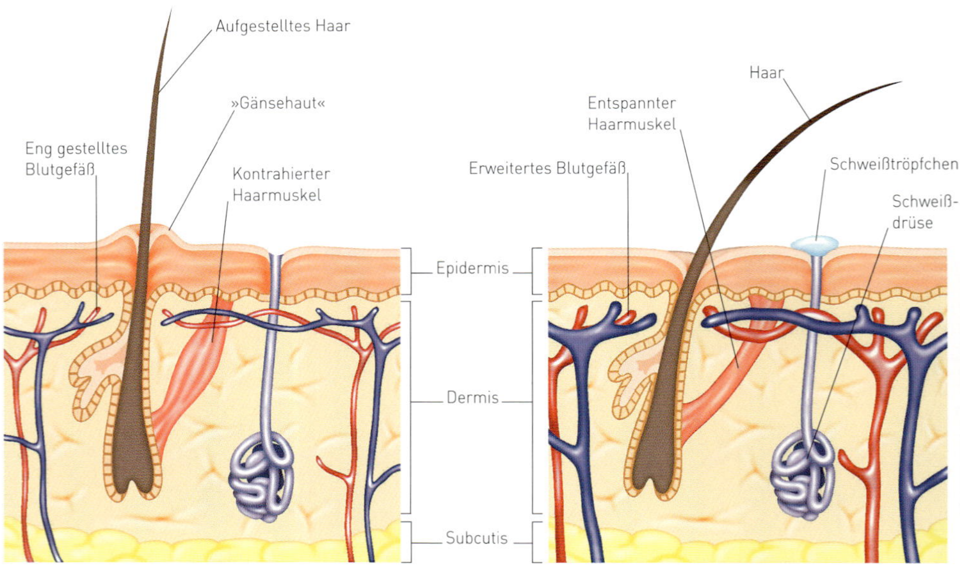

Reaktion der Haut auf niedrige Temperaturen
Blutgefäße verengen sich (kontrahieren), um den Blutfluss zur Haut zu vermindern. Der Haarmuskel stellt Haare auf, die somit Wärme an der Hautoberfläche halten.

Reaktion der Haut auf hohe Temperaturen
Blutgefäße erweitern sich, sodass die Haut gerötet erscheint und Wärme abgegeben wird. Schweißdrüsen setzen Schweiß frei, der beim Verdunsten die Haut kühlt.

HITZESCHÄDEN

ERKENNEN

- Kopfschmerzen, Schwindel, Verwirrtheit
- Appetitlosigkeit und Übelkeit
- Schweißausbruch mit feuchter, blasser Haut
- Krämpfe in den Armen und Beinen
- Puls und Atmung schnell und schwach

IHRE AUFGABEN

- den Patienten kühlen
- für Flüssigkeits- und Elektrolytzufuhr sorgen

MODEDROGE »ECSTASY«

Durch Modedrogen wie Ecstasy (»XTC«) verspürt der Konsument bei großen körperlichen Anstrengungen (z. B. Tanzen) über einen ungewöhnlich langen Zeitraum keine Erschöpfung. Trotzdem erwärmt sich der Körper und wird durch Schweißproduktion gekühlt. Hierdurch trocknet der Körper aus und es tritt schnell eine Hitzeerschöpfung ein. Später kommt es dann zum Hitzschlag.

Siehe auch
Flüssigkeitsmangel S. 173
Hitzschlag S. 178
Lebensrettende Sofortmaßnahmen S. 42–69

Wenn die Umgebungstemperatur genauso hoch ist wie die Körpertemperatur, kann der Körper keine Wärme mehr abgeben. Liegt auch hohe Luftfeuchtigkeit vor, ist die Schweißverdunstung nicht mehr möglich. Unter diesen Umständen, vor allem aber bei anstrengender körperlicher Betätigung, kann es zur Hitzeerschöpfung oder zum Hitzschlag kommen.

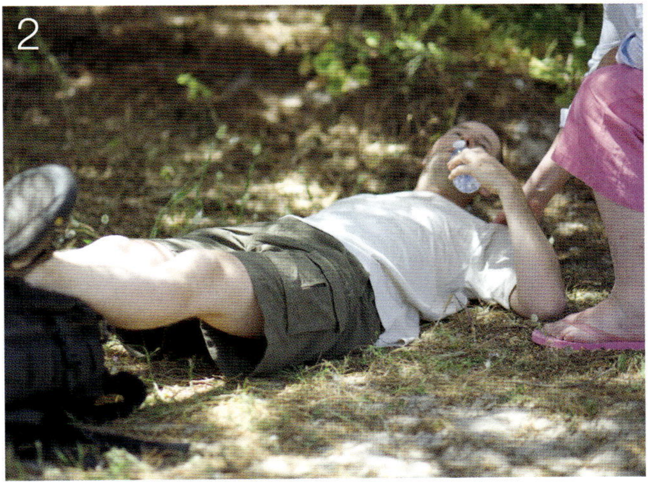

1 **Bringen Sie den Patienten an einen kühlen Ort. Legen Sie ihn auf den Rücken und lagern sie die Beine hoch (Schocklage)**

2 **Geben Sie dem Patienten reichlich Wasser oder isotonische Getränke zu trinken. Dies gleicht den Wasser- und Elektrolythaushalt aus.**

3 **Beobachten Sie den Patienten und überwachen Sie die Vitalfunktionen (Bewusstsein, Atmung, Kreislauf). Raten Sie dem Patienten, einen Arzt aufzusuchen, auch wenn sich sein Zustand bessert.**

4 **Wenn sich der Zustand des Patienten verschlechtert, rufen Sie über NOTRUF ☎112 den Rettungsdienst. Beobachten Sie die Vitalfunktionen (Bewusstsein, Atmung, Kreislauf), bis der Rettungsdienst eintrifft.**

HITZSCHLAG

ERKENNEN

- Kopfschmerzen, Schwindel, Verwirrtheit
- Unwohlsein und Unruhe
- heiße, gerötete und trockene Haut
- schneller, kräftiger Puls
- zunehmende Bewusstseinsstörungen
- Körpertemperatur über 40 °C

IHRE AUFGABEN

- ggf. lebensrettende Maßnahmen einleiten
- die Körpertemperatur schnellstmöglich wieder senken

Zum Hitzschlag kommt es, wenn das Wärmeregulationszentrum im Gehirn versagt. Es entsteht eine gefährliche Überhitzung (über 40 °C) durch hohes, lang anhaltendes Fieber oder langen Aufenthalt in großer Hitze. Manchmal folgt der Hitzschlag der Hitzeerschöpfung, wenn die Schweißproduktion völlig eingestellt wird. Der Hitzschlag tritt plötzlich ein und verursacht innerhalb weniger Minuten eine Bewusstlosigkeit.

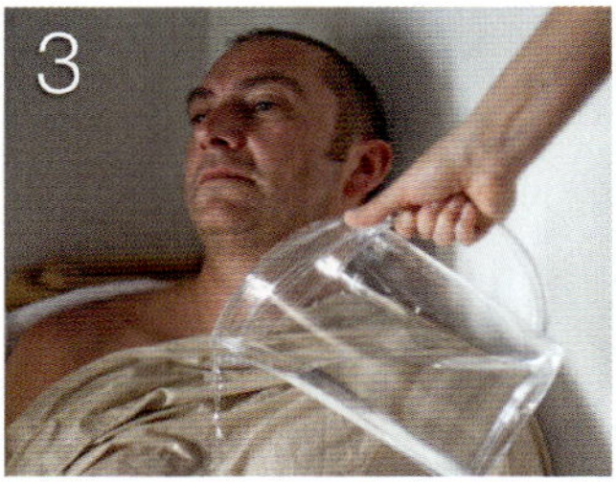

1 Lagern Sie den ansprechbaren Betroffenen mit erhöhtem Oberkörper und entkleiden Sie ihn. Bedecken Sie ihn nur mit einem leichten, dünnen Laken.

2 Rufen Sie über NOTRUF ☎112 den Rettungsdienst.

3 Kühlen Sie den Patienten, indem Sie das Laken ständig mit Wasser benetzen, bis seine Körpertemperatur unter 38 °C ist.

4 Überwachen Sie seine Vitalfunktionen. Ergreifen Sie ggf. die notwendigen lebensrettenden Sofortmaßnahmen (S. 42–69).

KÖRPERTEMPERATUR MESSEN

- Verwenden Sie ein Digitalthermometer oder ein Infrarot-Ohrmessgerät.
- Messen Sie die Körperkerntemperatur mit dem Digitalthermometer im After.
- Prüfen Sie alle fünf Minuten, wie sich die Temperatur verändert.

SONNENSTICH

ERKENNEN

- hochroter, heißer Kopf
- normale Körpertemperatur
- Schwindel, Übelkeit, Erbrechen
- Kopfschmerzen
- Nackenschmerzen
- Bewusstseinsstörungen

IHRE AUFGABEN

- Patienten in den Schatten bringen
- Kopf des Patienten kühlen
- ggf. über NOTRUF ☎112 den Rettungsdienst rufen

Bei starker oder längerer Sonneneinstrahlung auf den ungeschützten Kopf erwärmt sich dieser. Das Gehirn dehnt sich aus, die Hirnhäute werden gereizt, der Kopf stärker durchblutet. Besonders gefährdet sind Menschen ohne Kopfbehaarung (vor allem Kleinkinder und ältere Männer). Es kommt zu Kopfschmerzen, Übelkeit, Schwindel, Bewusstseinsstörungen. Wird die Sonneneinstrahlung beendet und der Kopf gekühlt, nimmt die Symptomatik oft schnell wieder ab.

1 Patienten aus der Sonne in den Schatten bringen. Vitalfunktionen, Bewusstsein, Atmung überprüfen. Patienten bei erhaltenem Bewusstsein mit aufrechtem Oberkörper lagern.

2 Kopf des Patienten mit kühlen, nassen Tüchern kühlen.

3 Über NOTRUF ☎112 den Rettungsdienst rufen, wenn sich der Zustand des Patienten nicht bessert oder gar verschlechtert.

UNTERKÜHLUNG

ERKENNEN

- Zittern und blass-kalte, trockene Haut
- Teilnahms- und Orientierungslosigkeit
- unangemessenes Verhalten, Streitlust
- Niedergeschlagenheit und Müdigkeit
- langsame, flache Atmung; langsamer Puls
- Bewusstseinsstörungen.

IHRE AUFGABEN

- weitere Wärmeverluste verhindern
- den Patienten langsam erwärmen
- über NOTRUF ☎ 112 den Rettungsdienst rufen

Siehe auch
Beinahe-Ertrinken **S. 77**
Lebensrettende Sofortmaßnahmen **S. 42–69**

Sinkt die Körperkerntemperatur unter 35 °C, kommt es zur Unterkühlung. Das Ausmaß der Schädigung hängt davon ab, wie schnell sich die Unterkühlung entwickelt hat und wie tief die Temperatur abgesunken ist. Die Folgen einer leichten Unterkühlung (über 33 °C) bilden sich in der Regel komplett wieder zurück. Eine Unterkühlung unter 30 °C führt jedoch zu Bewusstseinsverlust und Herzstillstand. Da der Stoffwechsel dann fast zum Erliegen gekommen ist, können unterkühlte Patienten oft auch nach längerer Zeit des Kreislaufstillstands noch erfolgreich wiederbelebt werden (S. 42–69).

SO KANN ES ZUR UNTERKÜHLUNG KOMMEN

Eine Unterkühlung kann sich z. B. in schlecht beheizten Gebäuden über mehrere Tage hinweg entwickeln. Besonders gefährdet sind Säuglinge, Kinder, Obdachlose, ältere Menschen und Untergewichtige.

Mangelnde Beweglichkeit, chronische Krankheiten, Müdigkeit, Alkohol-, Drogen- und Medikamenteneinfluss sind weitere begünstigende Faktoren. Eine Unterkühlung kann auch durch längeres Verweilen in windiger oder feuchter Kälte und im kühlen Wasser (Meer, Freibad) entstehen. Durch den Sprung in kaltes Wasser kann es zum plötzlichen Herz-Kreislauf-Stillstand kommen. Im Wasser kühlt der Körper 30-mal schneller aus als im Wind.

1 **Tauschen Sie bei einem aus dem Freien ins Haus gebrachten Patienten nasse Kleidung gegen trockene aus.**

2 **Junge und gesunde Patienten, die selbst in die Badewanne steigen können, werden in einem Bad mit nicht zu warmem Wasser (ungefähr 40 °C) erwärmt.**

3 **Legen Sie den Patienten ins Bett und decken Sie ihn gut zu. Bedecken Sie auch den Kopf mit einer Mütze. Geben Sie ihm Heißgetränke, Suppen oder hochenergetische Nahrung, wie Schokolade, zum Aufwärmen.**

4 **Überwachen und notieren Sie die Vitalzeichen – Wachheit, Atmung, Puls und Körpertemperatur (S. 46–47). Bleiben Sie beim Patienten, bis die Haut warm und rot ist.**

5 **Rufen Sie bei Zweifeln über den Zustand des Patienten grundsätzlich einen Arzt. Bei der Unterkühlung von älteren Menschen oder Säuglingen muss immer für medizinische Hilfe gesorgt werden.**

UNTERKÜHLUNG (Fortsetzung)

VERSORGUNG IM FREIEN

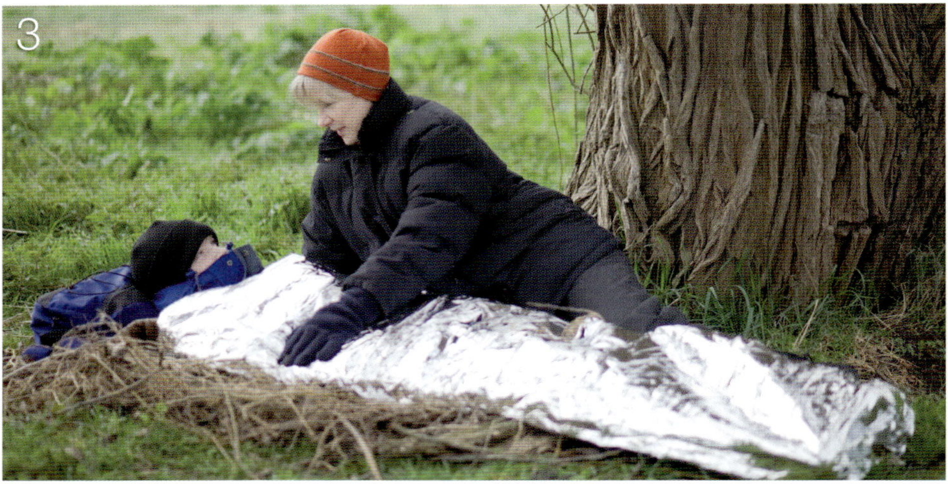

1 Hüllen Sie den Patienten in zusätzliche Kleidung oder in Decken und bedecken Sie seinen Kopf.

2 Tragen Sie den Patienten, möglichst zusammen mit weiteren Helfern, an eine windgeschützte Stelle.

IHRE AUFGABEN

- weitere Wärmeverluste verhindern
- den Patienten langsam erwärmen
- über NOTRUF ☎112 den Rettungsdienst rufen

MERKE

- Verabreichen Sie keinen Alkohol, da er die oberflächlichen Blutgefäße weit stellt, Wärmeverluste begünstigt und die Unterkühlung verstärkt.

3 Isolieren Sie den Untergrund, z. B. mit Tannenästen oder einer Isomatte. Wickeln Sie den Patienten nach Möglichkeit in eine Rettungsdecke.

4 Lassen Sie den Patienten nicht allein. Schicken Sie andere Helfer, um Hilfe zu holen. Rufen Sie über NOTRUF ☎112 den Rettungsdienst. Zur Überwachung ist eine stationäre Behandlung dringend erforderlich.

5 Prüfen Sie regelmäßig die Vitalfunktionen. Ist oder wird der Patient bewusstlos, lagern Sie ihn in der Seitenlage (S. 48–49).

ERFRIERUNG

ERKENNEN

Vorhanden sein können:

- zunächst Hautkribbeln
- Blässe mit nachfolgender Taubheit
- Verhärtung und Versteifung der Haut
- Farbwechsel des betroffenen Bereiches: zunächst weiß, dann fleckig und blau. Beim Auffinden kann die Haut rot, heiß, schmerzhaft und blasig sein. Abgestorbenes Gewebe ist wegen der mangelhaften Blutversorgung schwarz.

IHRE AUFGABEN

- den betroffenen Bereich langsam erwärmen, um weitere Gewebeschäden zu verhindern
- über NOTRUF ☎112 den Rettungsdienst rufen

MERKE

- die Erfrierung keiner direkten Hitze aussetzen
- die Erfrierung nicht auftauen, wenn sie später erneut gefrieren kann
- Der Patient darf nicht rauchen und keinen Alkohol oder Kaffee trinken.

Erfrierungen sind örtlich begrenzte Schäden der Gewebe der Gliedmaßen – meist der Finger und Zehen – aufgrund zu niedriger Temperaturen. In schweren Fällen können diese Erfrierungen zum dauerhaften Verlust der Sensibilität und durch dauerhafte Gefäßschäden eventuell zum Gewebetod führen.

Erfrierungen treten meist bei Frost oder bei kaltem, windigem Klima auf. Bewegungsunfähige Menschen sind besonders anfällig. Erfrierungen gehen oft mit einer Unterkühlung einher (S. 179–180).

Siehe auch
Unterkühlung S .179–180

1 Bringen Sie den Patienten an einen warmen Ort, bevor Sie die Erfrierung ganz langsam erwärmen.

2 Nehmen Sie vorsichtig Handschuhe, Stiefel und andere beengende Dinge wie Ringe ab. Wärmen Sie den betroffenen Bereich mit Ihren Händen oder der Achselhöhle des Patienten. Reiben Sie nicht, weil das die Haut schädigen kann.

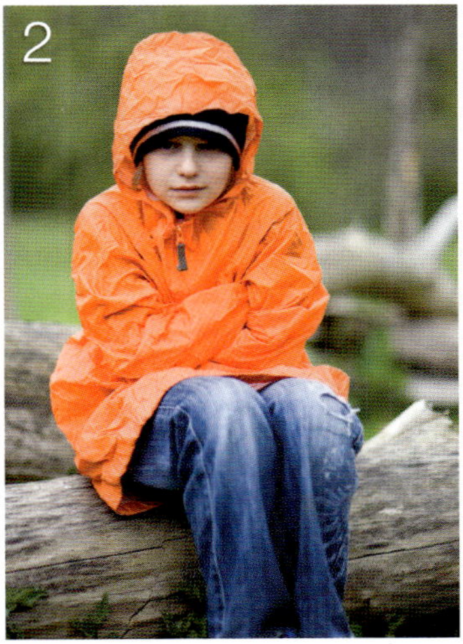
2

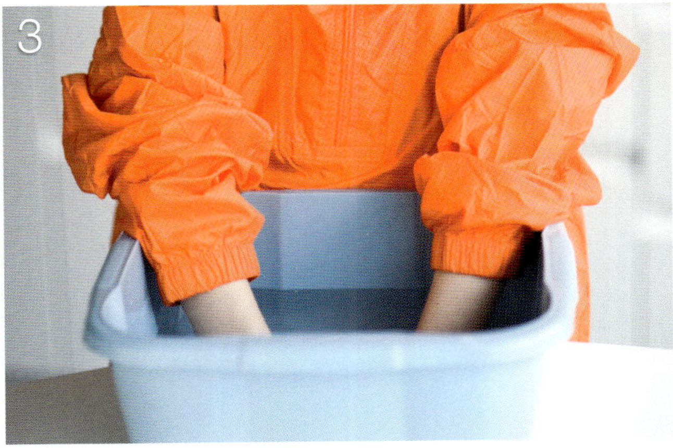
3

3 Legen Sie den betroffenen Körperteil in warmes Wasser, das Wasser soll lauwarm, nicht heiß sein. Trocknen Sie ihn vorsichtig ab und verbinden Sie ihn locker mit einer Mullbinde.

4 Lagern Sie die betroffene Gliedmaße hoch, um die Schwellung zu reduzieren. Rufen Sie über NOTRUF ☎112 den Rettungsdienst.

10

Gegenstände, die über eine Wunde in der Haut oder über eine Körperöffnung in den Körper eindringen, werden als Fremdkörper bezeichnet. Hierzu zählt das Staubkorn im Auge ebenso wie die Glasmurmel in der Nase eines Kleinkindes, der abgerutschte Schraubendreher im Oberschenkel oder die eingeatmete Erbse. Eines haben meist alle Fremdkörperverletzungen gemeinsam: Sie sind schmerzhaft und unangenehm.

VERSORGUNG

Dieses Kapitel gibt zunächst einen Überblick der Sinnesorgane: Haut, Augen, Ohren und Mund. Darauf folgen Ratschläge, wie Fremdkörper aus Wunden und Körperöffnungen entfernt werden können, und was beim Einatmen von Fremdkörpern zu tun ist.

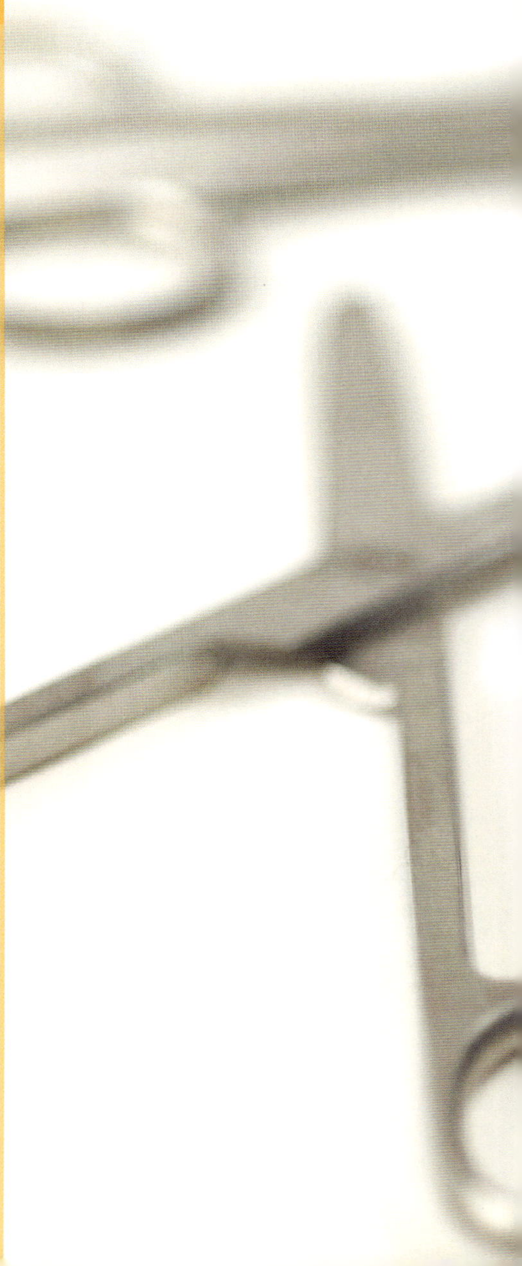

ERSTE HILFE KOMPAKT

- oberflächliche Fremdkörper sollen vom Ersthelfer entfernt werden
- tief eingedrungene Fremdkörper verbleiben im Körper und werden vom Arzt entfernt
- lebensrettende Maßnahmen einleiten
- Fremdkörper sicher verbinden und abpolstern
- über NOTRUF ☎112 den Rettungsdienst verständigen

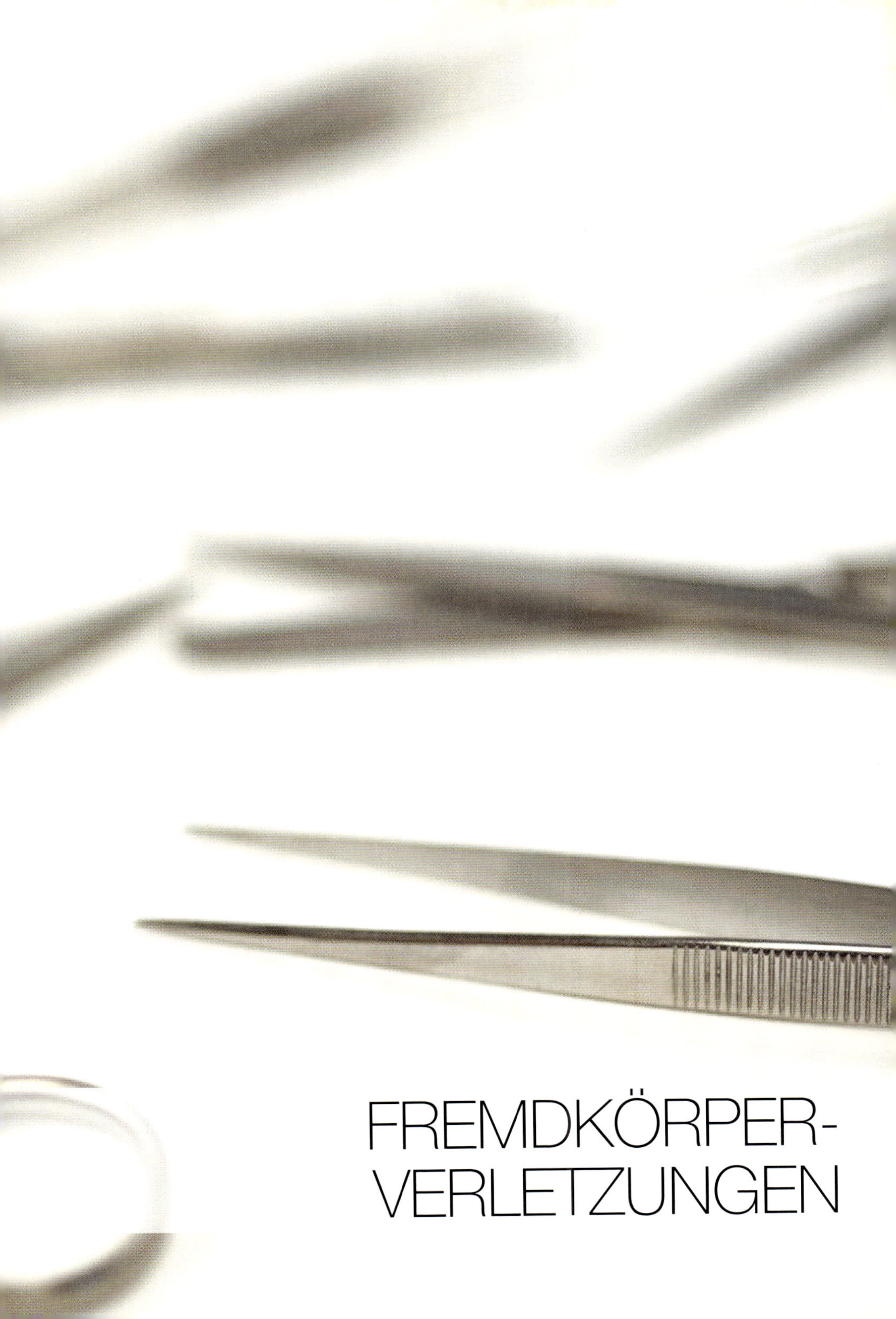

FREMDKÖRPER-VERLETZUNGEN

DIE SINNESORGANE

DIE HAUT

Die Haut, eines der größten Körperorgane, bedeckt und schützt den Körper. Sie besteht aus der Oberhaut und der Lederhaut. Die Haut bildet eine Barriere gegen gefährliche Stoffe und Keime und ist ein wichtiges Sinnesorgan. Sie enthält Nerven, über die der Körper Hitze, Kälte, Schmerzen und Berührungen wahrnehmen kann.

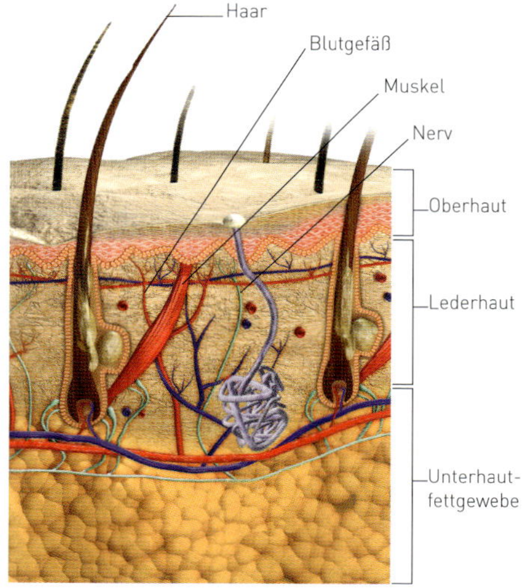

Aufbau der Haut
Die Haut besteht aus der dünnen Oberhaut und der dickeren Lederhaut auf einer Fettgewebsschicht. Blutgefäße, Nerven, Muskeln, Talgdrüsen, Schweißdrüsen und Haarwurzeln liegen in der Lederhaut.

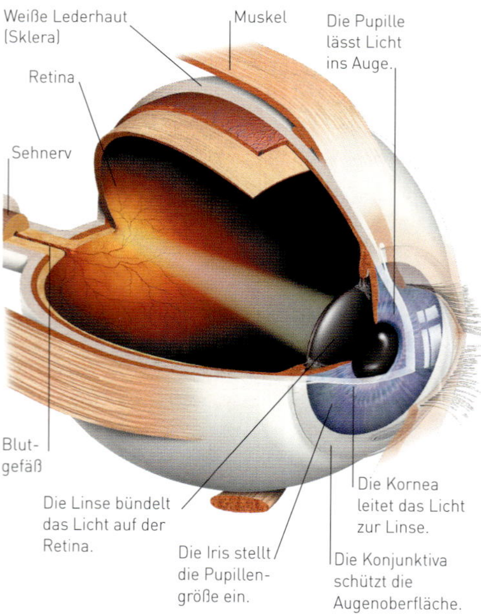

Aufbau des Auges
Das Auge mit einem Durchmesser von ungefähr 2,5 cm besteht aus einem fokussierenden Teil (Kornea, Linse) sowie den licht- und farbempfindlichen Zellen der Retina.

DIE AUGEN

Mit diesen komplexen Organen können wir unsere Umgebung sehen. Augen bestehen aus einem farbigen Anteil (Iris) mit einer kleinen Öffnung (Pupille), durch die Lichtstrahlen in das Auge eindringen können. Die Pupillengröße ändert sich mit der Lichtmenge.

Die Lichtstrahlen werden von der durchsichtigen Linse auf einen »Schirm« (Retina) an der Augenhinterseite gebündelt. Zellen in der Retina übersetzen diese Information in elektrische Impulse, die über den Sehnerv zur Auswertung in das Sehzentrum des Gehirns gelangen.

Die Augen liegen in den knöchernen Augenhöhlen des Schädels. Die Lider und die zarte Bindehaut schützen es von vorne. Die Tränen bilden einen schützenden Film auf der Bindehaut (Konjunktiva), um die Oberfläche zu schmieren und Schmutz wegzuspülen.

DIE OHREN

Neben ihrer Funktion als Hörorgane sind die Ohren auch am Gleichgewichtssinn beteiligt. Ihr sichtbarer Teil, die Ohrmuschel, leitet Geräusche zum Gehörgang, damit sie das Trommelfell zum Vibrieren bringen. Kleine Härchen im Gehörgang filtern Staub, und Drüsen setzen Ohrenschmalz frei, um kleine Teilchen zu binden. Die Trommelfellvibrationen wandern über das Mittelohr zum Hörapparat (Kochlea) im Innenohr. Dort werden sie in Nervenimpulse umgewandelt und über den Hörnerv ans Gehirn weitergeleitet. Der Vestibularapparat im Innenohr trägt zum Körpergleichgewicht bei.

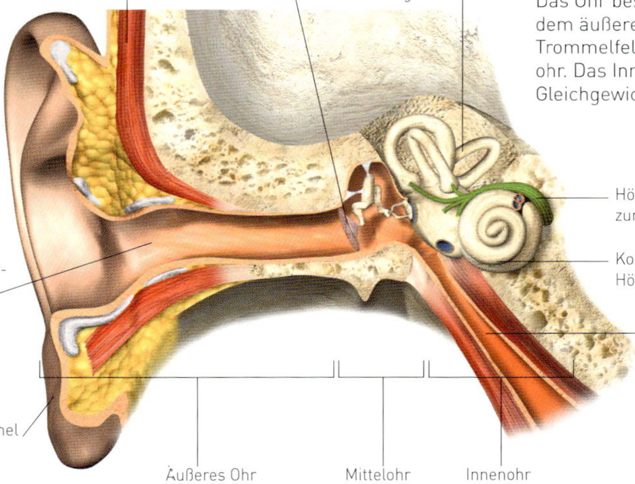

Aufbau des Ohres
Das Ohr besteht aus drei Hauptteilen: dem äußeren, Mittel- und Innenohr. Das Trommelfell trennt äußeres und Mittelohr. Das Innenohr enthält die Hör- und Gleichgewichtsorgane.

MUND UND NASE

Diese Höhlen bilden den Eingangsbereich der Verdauungs- und Atemwege. Die Nasenhöhlen sind mit dem Rachen verbunden und mit Blutgefäßen und Schleimhäuten ausgekleidet, die Schleim absondern, um Schmutz in der Nase abzufangen. Nahrung gelangt durch den Mund und die Speiseröhre (Ösophagus) in den Magen. Der Kehldeckel (Epiglottis) verschließt beim Schluckvorgang die Luftröhre (Trachea).

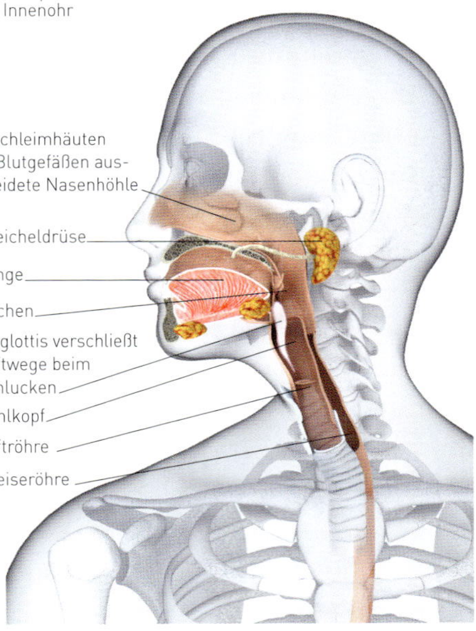

Aufbau von Mund und Nase
Die Nasenlöcher führen in zwei Nasenhöhlen, die mit Schleimhäuten und Blutgefäßen ausgekleidet sind und in den oberen Rachen übergehen.

FREMDKÖRPER IM AUGE

ERKENNEN

- verschwommenes Sehen
- Schmerzen oder Unbehagen
- Augenrötung und Tränenfluss
- verkrampfte, geschlossene Augenlider

IHRE AUFGABEN

- weitere Augenschäden vermeiden
- Patienten zu einem Augenarzt bringen

ACHTUNG

- Fremdkörper, die im Augapfel feststecken, nicht berühren. In diesem Fall sofort beide Augen verbinden und den Patienten zum Augenarzt bringen.

Siehe auch
Augenverletzungen **S. 106**

Ein Staubkörnchen, eine Wimper oder Kontaktlinsen können buchstäblich auf dem Augapfel schwimmen. Sie lassen sich problemlos entfernen.

All jene Fremdkörper, die im Auge feststecken, also den Augapfel durchbohren, dürfen jedoch nur vom Augenarzt entfernt werden.

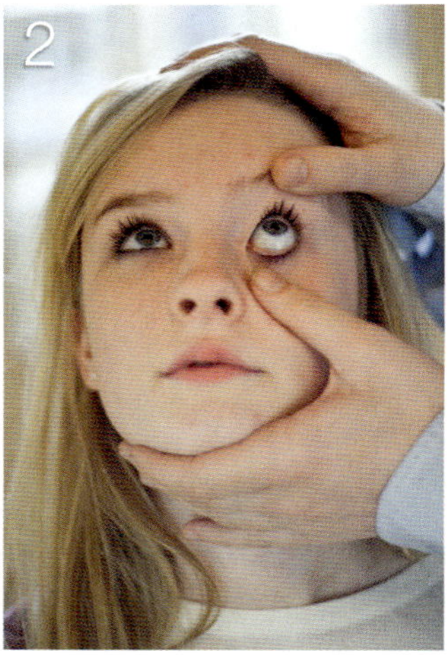

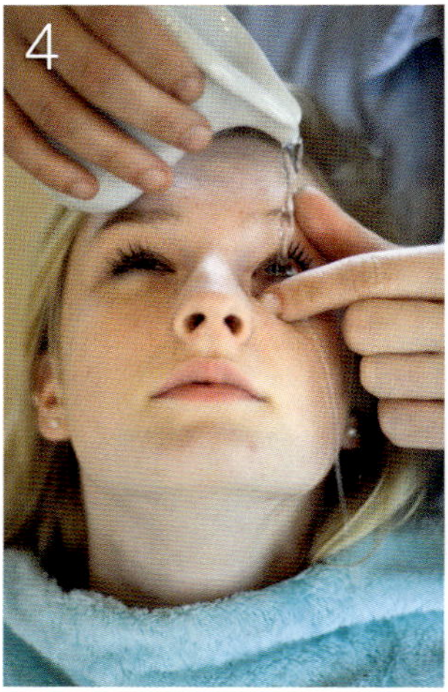

1 Verhindern Sie, dass der Betroffene das Auge reibt. Er soll sich setzen und ins Licht schauen.

2 Ziehen Sie die Augenlider sanft mit Daumen und Zeigefinger auseinander und inspizieren Sie das Auge. Bitten Sie den Betroffenen nach rechts, links, oben und unten zu schauen.

3 Haben Sie den Fremdkörper entdeckt, ziehen Sie das Oberlid sanft über die Wimpern des Unterlids und lassen Sie den Patienten das Auge wieder öffnen. Oft bleibt das Fremdkörperchen an den Wimpern des Unterlids hängen. Bleibt der Fremdkörper im Auge, muss ihn ein Augenarzt entfernen.

4 Handelt es sich um feinen Staub oder Ähnliches, kann das Auge auch ausgespült werden. Lassen Sie lauwarmes Wasser in den inneren Augenwinkel fließen. Bei ätzenden Flüssigkeiten Handschuhe tragen und längere Zeit unter fließendem Wasser spülen (S. 171).

FREMDKÖRPER IM OHR

IHRE AUFGABEN

- weitere Schädigung des Ohres verhindern
- Insekten aus dem Gehörgang entfernen
- Beruhigen Sie den Patienten.

MERKE

- Versuchen Sie nicht, Fremdkörper aus dem Ohr zu entfernen, da Sie sie noch tiefer hineinschieben könnten.

Den Gehörgang blockierende Fremdkörper können eine vorübergehende Taubheit verursachen und gelegentlich das Trommelfell beschädigen. Kleinkinder schieben sich oft Gegenstände in die Ohren, bei Erwachsenen kann die Watte von Ohrstäbchen im Gehörgang verbleiben. Auch Insekten können in das Ohr gelangen.

1 **Beruhigen Sie den Patienten. Er soll sich nicht ans Ohr fassen. Verbinden Sie das Ohr ggf. mit einer Dreiecktuchkrawatte (S. 230).**

2 **Bringen Sie den Patienten zum Hals-Nasen-Ohren-Arzt.**

SONDERFALL INSEKT IM GEHÖRGANG

Der Patiente soll sich setzen. Halten Sie den Kopf an der gesunden Seite. Spülen Sie das Ohr vorsichtig mit lauwarmem Wasser, um das Insekt herauszuspülen. Bringen Sie den Patienten zum HNO-Arzt, falls dies nicht gelingt.

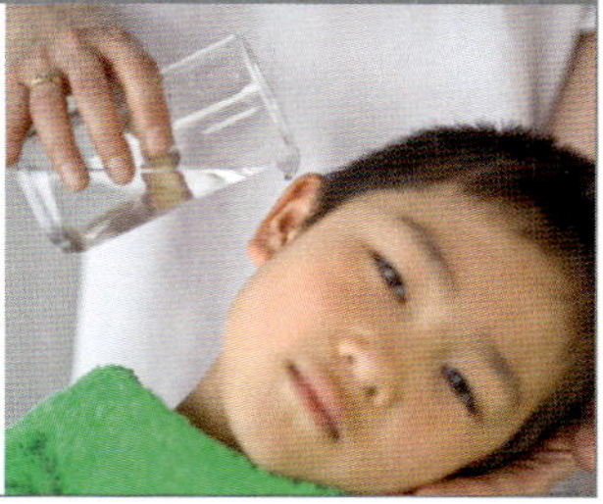

FREMDKÖRPER IN DER NASE

ERKENNEN

Vorhanden sein können:

- Atembeschwerden oder geräuschvolle Nasenatmung
- Schwellung der Nase
- übelriechende oder blutige Absonderung aus der Nase als Zeichen für einen schon länger festsitzenden Fremdkörper

IHRE AUFGABEN

- Versuchen Sie, dass der Patient den Fremdkörper durch Schnauben entfernt.
- Bringen Sie den Patienten andernfalls zu einem Hals-Nasen-Ohren-Arzt.

Kleine Kinder stecken sich manchmal Gegenstände in die Nase. Dies verstopft den Nasengang und kann eine Infektion verursachen oder die Nasenschleimhaut verletzen. Versuchen Sie nicht, den Fremdkörper von außen zu entfernen. Die Verletzungsgefahr ist hierbei zu hoch.

1 **Beruhigen Sie den Patienten und fordern Sie ihn auf, das freie Nasenloch zu verschließen. Dann soll er durch das verstopfte Nasenloch in ein Taschentuch ausschnauben.**

2 **Kommt der Fremdkörper auf diesem Wege nicht heraus, muss der Patient einen Hals-Nasen-Ohrenarzt aufsuchen.**

FREMDKÖRPER IN WUNDEN

IHRE AUFGABEN

- ggf. lebensrettende Maßnahmen einleiten
- den Fremdkörper wie vorgefunden belassen und vor Bewegungen schützen
- über NOTRUF ☎112 den Rettungsdienst verständigen

Ist ein größerer Fremdkörper tief in den Körper eingedrungen und steckengeblieben, muss er vom Arzt entfernt werden. Da die genaue Tiefe und der Stichkanal von außen nicht zu beurteilen sind, darf man den Fremdkörper nicht selbst entfernen. Möglicherweise hat er Blutgefässe, Nerven, Sehnen, Bänder, Muskeln oder gar Organe beschädigt. Diese inneren Verletzungen müssen bei der Entfernung sofort ärztlich versorgt werden. Im Rahmen der Ersten Hilfe werden der Fremdkörper und die Wunde durch einen Fremdkörperwundverband versorgt. Dieser Verband muss so hoch sein wie der eingedrungene Fremdkörper

Siehe auch
Bedrohliche Blutungen **S. 98–99**
Bauchwunden **S. 110**
Brustkorbverletzungen **S. 134**

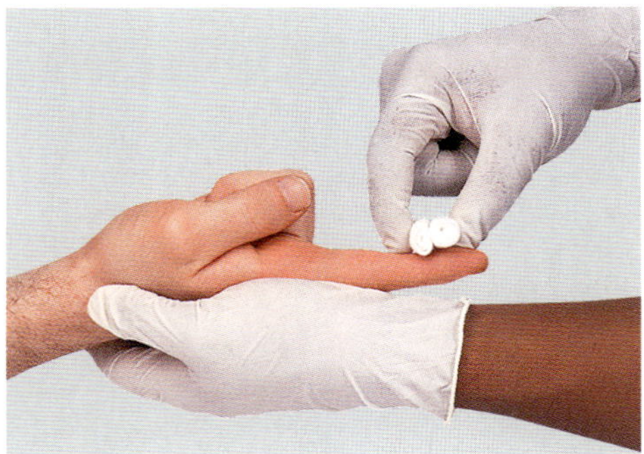

1 Legen Sie den Patienten auf den Boden und decken Sie ihn zu. Lagern Sie ihn mit erhöhten Beinen, um einem Kreislaufschock vorzubeugen (S. 88–89).

2 Tragen Sie Handschuhe. Inspizieren Sie die Wunde mit dem Fremdkörper und stützen Sie diesen gegebenenfalls manuell ab.

3 Schneiden Sie eine sterile Wundauflage ein, sodass Sie sie um den Fremdkörper herumlegen können. Legen Sie von allen Seiten Polstermaterial um den Fremdkörper und fixieren Sie dieses.

4 Rufen Sie über NOTRUF ☎112 den Rettungsdienst. Betreuen und beruhigen Sie den Patienten und wirken Sie darauf hin, dass der Patient den Fremdkörper nicht selbst entfernt.

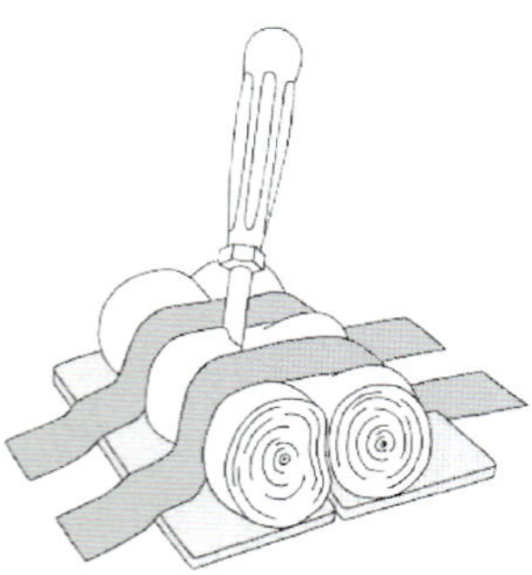

SONDERFALL PFÄHLUNGSVERLETZUNGEN

Eine sehr seltene Sonderform der Fremdkörperverletzung ist die Pfählungsverletzung. Hierbei ist der Patient auf einen unbeweglichen Fremdkörper (z. B. Gartenzaun) gestürzt. Dieser ist in den Körper des Patienten eingedrungen. Bei dieser Verletzung steht die Vitalgefährdung des Patienten im Vordergrund. Meist kommt es hierbei zu schweren inneren Verletzungen mit Blutverlust. Lagern Sie den Patienten daher – soweit möglich – mit erhöhten Beinen in Kopftieflage!

Bringen Sie einen Fremdkörperwundverband (siehe oben) an. Rufen Sie über NOTRUF ☎112 den Rettungsdienst. Weisen Sie darauf hin, dass eine technische Rettung durch die Feuerwehr erforderlich ist.

FREMDKÖRPER IN DER HAUT

IHRE AUFGABEN

- den Splitter entfernen
- das Infektionsrisiko minimieren

Holzsplitter oder Glassplitter verursachen kleine Stichwunden, die wenig oder gar nicht bluten. Wenn ein solcher Fremdkörper aus der Haut herausschaut, können Sie versuchen, ihn zu entfernen. Tragen Sie Handschuhe und benutzen Sie Hilfsmittel, z. B. eine Pinzette, die Sie zuvor desinfizieren. Steckt der Fremdkörper tiefer in einer Wunde, bewegen und entfernen Sie den Fremdkörper nicht.

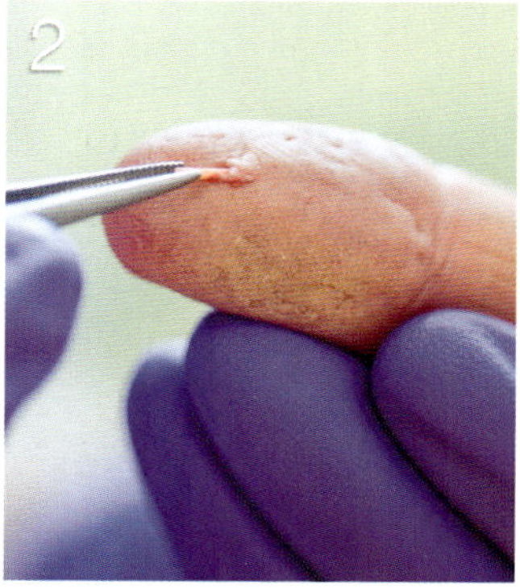

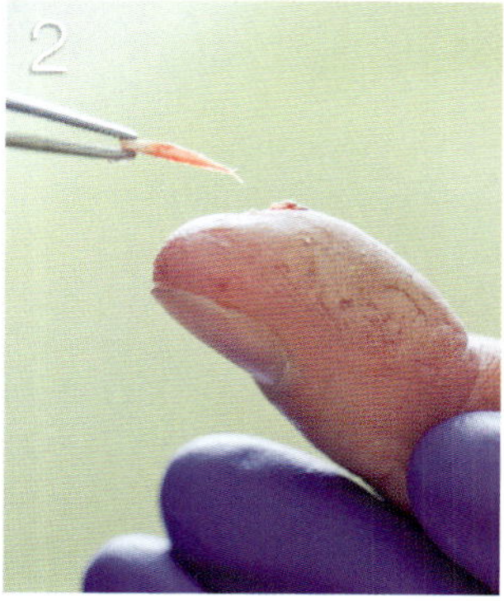

Siehe auch
Fremdkörper in Wunden **gegenüber**
Bedrohliche Blutungen **S. 98–99**
Wundinfektionen **S. 104**
Impfungen **S. 215**

1 Besprühen Sie die Haut um den Fremdkörper herum flächendeckend mit Wunddesinfektionsmittel.

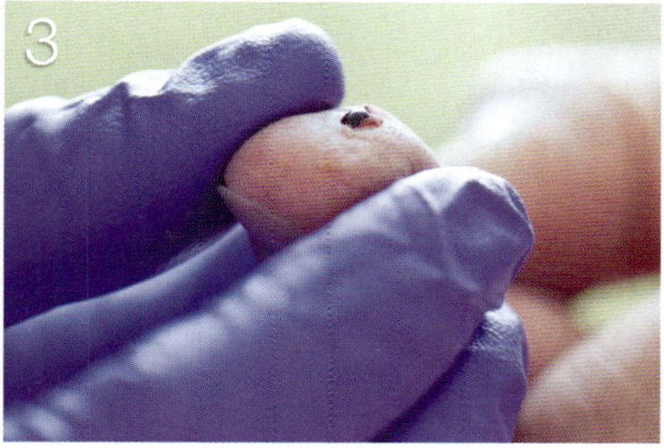

2 Greifen Sie den Splitter mit der Pinzette möglichst nahe über der Haut und ziehen Sie ihn vorsichtig in Richtung seines Eintrittskanals heraus.

3 Wenn der Fremdkörper entfernt ist, drücken Sie seitlich die Haut um die Wunde herum zusammen, sodass die Wunde blutet. Dies reinigt die Wunde und aktiviert die Selbstheilungskräfte (Abwehrsystem, Blutgerinnung, Wundheilung) des Körpers.

4 Desinfizieren Sie den Wundbereich nochmals mit Wunddesinfektionsmittel und verbinden Sie die Wunde mit einem Wundschnellverband. Prüfen Sie den Tetanusimpfschutz des Patienten.

SONDERFALL SPLITTERVERLETZUNGEN

Holz-, Metall- oder Glassplitterverletzungen an den Händen sind häufige Fremdkörperverletzungen. Die Splitter lassen sich meist problemlos mit einer Pinzette entfernen. Steckt der Splitter tiefer im Körper oder direkt über einem Gelenk, belassen Sie ihn dort. Diese Fremdkörper sollten von einem Arzt entfernt werden.

11

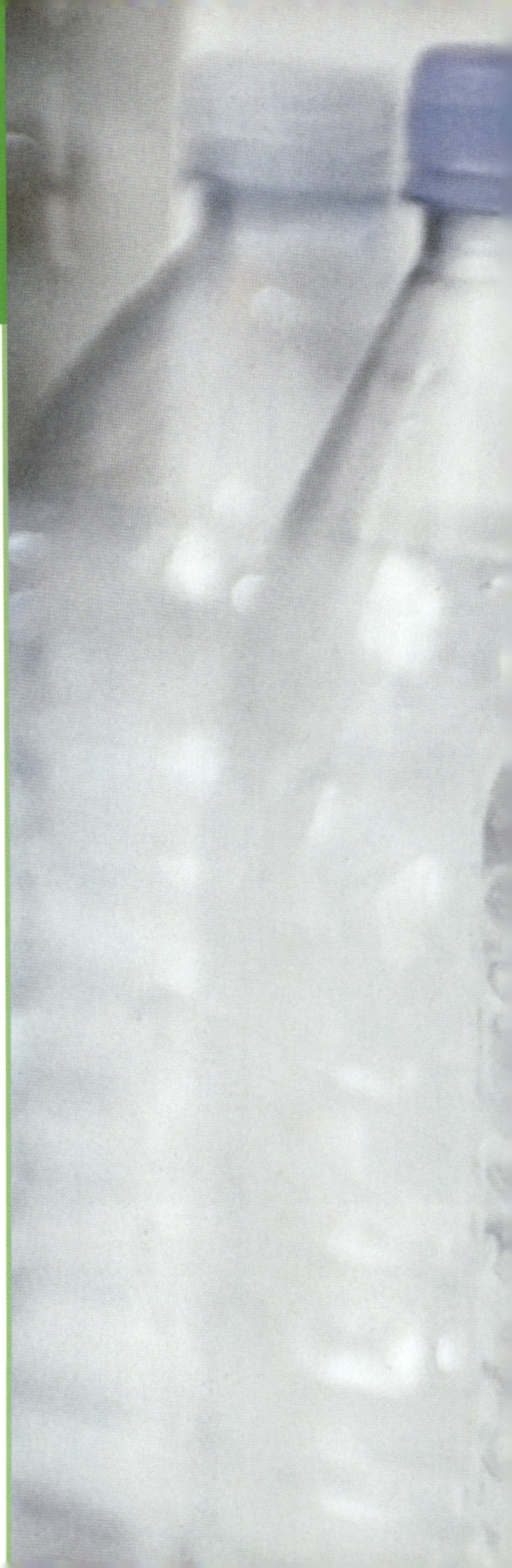

Vergiftungen können durch einen Unfall, z.B. ein Leck in einer Gasleitung, durch den Genuss kontaminierter Nahrungsmittel oder giftiger Pflanzen oder durch Einnahme von Medikamenten, Drogen und Rauschmitteln entstehen.

SO ERKENNEN SIE VERGIFTUNGEN

Das vom Körper aufgenommene Gift verteilt sich über den Blutweg im ganzen Körper und kann so Schädigungen des gesamten Organismus verursachen. Dies macht es häufig schwierig, eine Vergiftung sofort als solche zu erkennen. Achten Sie daher auf Hinweise, wie etwa leere Medikamentenverpackungen, leere Flaschen, Alkoholgeruch, Reste von Nahrungsmitteln oder Pilzen. Einstichstellen an den Unterarmen können auf einen Drogenmissbrauch hinweisen. Sind Kleinkinder von einer Vergiftung betroffen, wird die Diagnostik zusätzlich erschwert, da die Kinder häufig nicht gezielt befragt werden können.

ERSTE HILFE KOMPAKT

- Eigenschutz beachten
- Giftzufuhr stoppen, Gift entfernen
- lebensrettende Maßnahmen einleiten
- über NOTRUF ☎112 den Rettungsdienst verständigen
- Gift aufbewahren und mitgeben

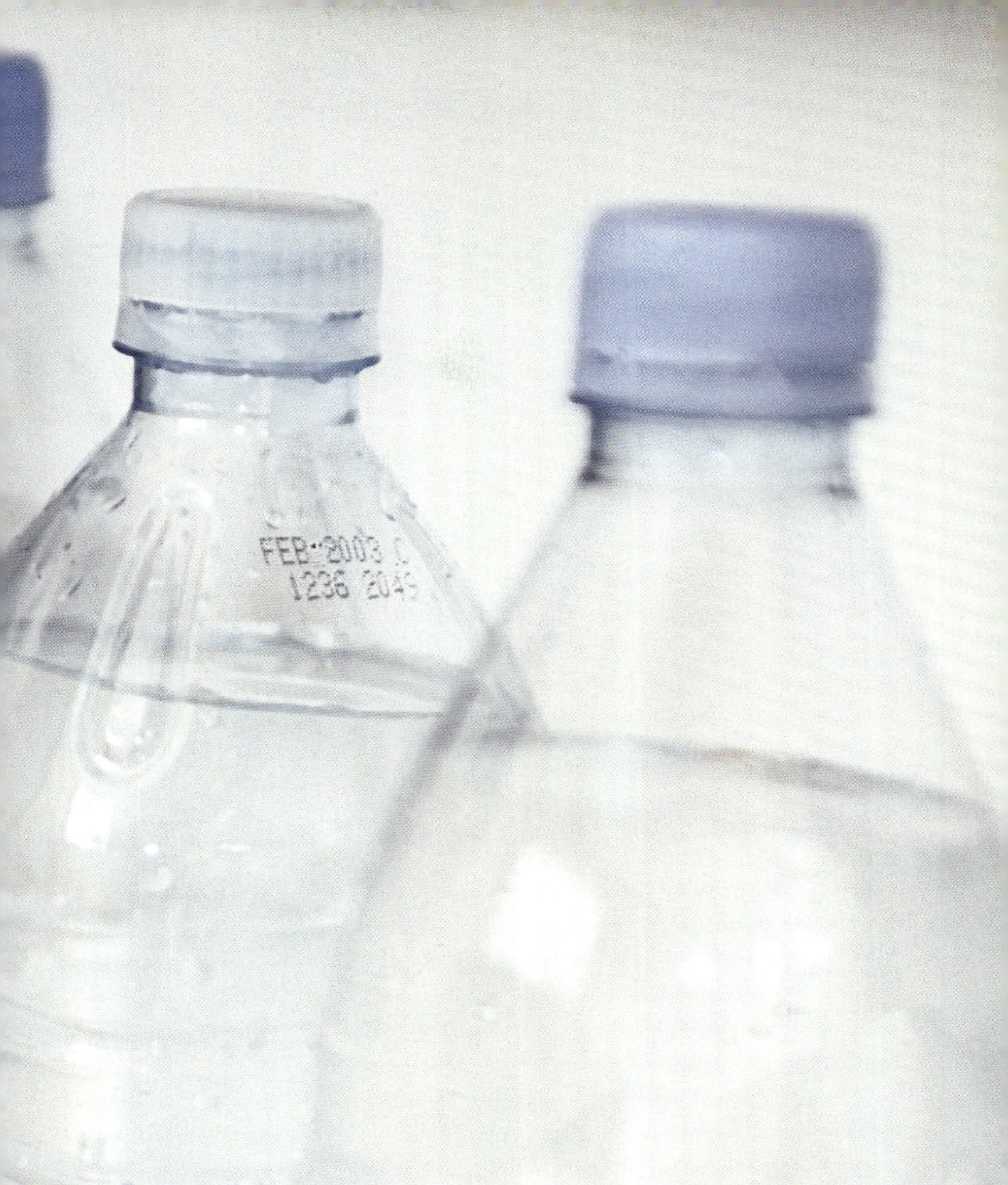

VERGIFTUNGEN

GIFTWIRKUNGEN AUF DEN KÖRPER

Gifte können vorübergehende oder dauerhafte Schäden verursachen, wenn ausreichende Mengen in den Körper gelangen. Sie können verschluckt, über die Haut aufgenommen, inhaliert oder direkt in die Blutbahn injiziert werden. Einmal im Körper, werden sie durch das Blut und in alle Organe und Gewebe verteilt. Symptome und Befunde schwanken abhängig vom Gift – sie können sich schnell oder über mehrere Tage entwickeln. Bei Verschlucken des Giftes erbrechen die Patienten häufig. Inhalierte Gifte führen zu Atemstörungen.

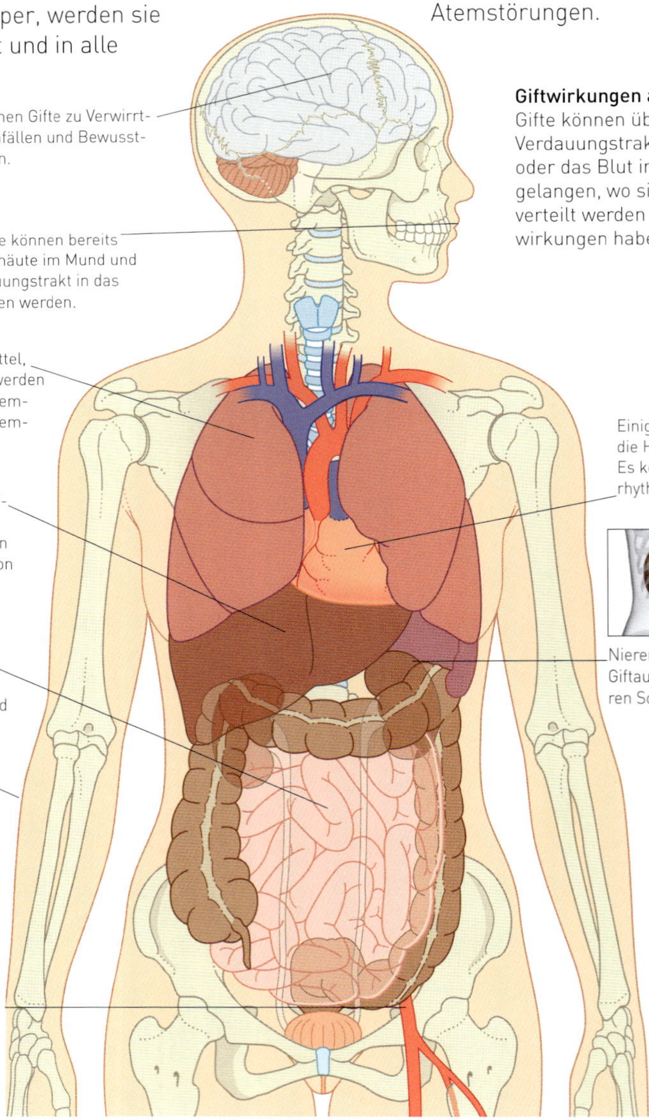

Giftwirkungen auf den Körper
Gifte können über die Haut, den Verdauungstrakt, die Lunge oder das Blut in den Körper gelangen, wo sie über das Blut verteilt werden und viele Auswirkungen haben können.

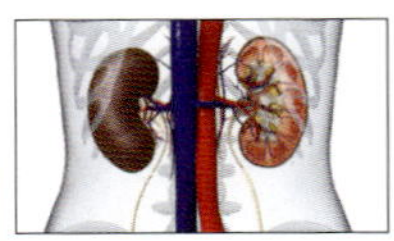

Nieren können bei der Giftausscheidung schweren Schaden nehmen.

ALLGEMEINE SYMPTOME

Die Symptome einer Vergiftung sind immer sehr stark von der Art der Vergiftung abhängig. Überprüfen Sie daher immer auch sorgfältig das Umfeld des Patienten, um die Vergiftungsquelle zu entdecken.

ALLGEMEINE VERGIFTUNGSZEICHEN

- Übelkeit, Erbrechen, Durchfall
- plötzliche Schmerzen im Bauch
- Kopfschmerzen, Schwindel
- Veränderungen der Pulsfrequenz
- Bewusstseinsstörungen, Bewusstlosigkeit
- Atemstörung, Atemstillstand
- Herz-Kreislauf-Stillstand

Schildern Sie während des Notrufes immer alle Symptome des Patienten. Wenn Sie sich nicht sicher sind, ob es sich um eine Vergiftung handelt oder ob die eingenommene Substanz überhaupt giftig ist, können Sie sich an ein Giftinformationszentrum wenden.

GIFTINFORMATIONSZENTREN

Die Giftinformationszentren (GIZ) beraten im 24-Stunden-Dienst die Bevölkerung, insbesondere Eltern und Ärzte, sowie Behörden und Institutionen.

SO ERREICHEN SIE DIE GIFTINFORMATIONSZENTREN

DEUTSCHLAND

Berlin
Landesberatungsstelle für Vergiftungserscheinungen
Tel.: +49 (0 30)19240

Bonn
Informationszentrale gegen Vergiftungen
Tel.: +49 (02 28) 19240

Erfurt
Giftinformationszentrum Erfurt
Tel.: +49 (03 61) 73073-0

Freiburg
Vergiftungs-Informations-Zentrale
Tel.: +49 (07 61) 19240

Göttingen
Giftinformationszentrum-Nord
Tel.: +49 (05 51) 19240

Homburg
Informations- und Behandlungszentrum für Vergiftungen
Tel.: +49 (0 68 41) 19240

Mainz
Beratungsstelle bei Vergiftungen
Tel.: +49 (0 61 31) 19240

München
Giftnotruf München
Tel.: +49 (0 89) 19240

Nürnberg
Giftinformationszentrale Nürnberg
Tel.: +49 (09 11) 398-2451

ÖSTERREICH

Wien
Vergiftungsinformations-zentrale Wien
Tel.: (01) 406-4343

SCHWEIZ

Zürich
Schweizerisches Toxikologisches Informationszentrum
Tel.: 145
(für Anrufe in der Schweiz)

HAUSHALTSMITTELVERGIFTUNGEN

IHRE AUFGABEN

- lebensrettende Maßnahmen einleiten
- versuchen, die Giftaufnahme zu stoppen
- die giftige Substanz eventuell verdünnen
- die giftige Substanz identifizieren und diese sicherstellen

ACHTUNG

- Kein Erbrechen herbeiführen!

Giftige Substanzen, wie Wasch-, Bleich-, Geschirrspül-, Lösungs- oder Unkrautvernichtungsmittel, gibt es praktisch in jedem Haushalt. Häufig sind es Kinder, die sich aus Neugierde und Unwissenheit versehentlich mit einem Haushaltsmittel vergiften.

Wenn der Patient beatmet werden muss und ein Kontaktgift eingenommen hat, benötigen Sie einen ausreichenden Schutz, zum Beispiel eine Beatmungsmaske.

Wenn der Patient bei Bewusstsein ist und ohne Ihre Hilfe trinken kann, sollte er Leitungswasser trinken, um das Gift zu verdünnen.

Ausnahme: Der Patient hat schäumende Substanzen eingenommen. In diesem Fall darf er nichts trinken!

Siehe auch
Verätzungen S. 170
Bewusstlosigkeit S. 48–49, 67
Giftinformationszentren S. 193

VERGIFTUNGEN VORBEUGEN

- giftige Substanzen kindersicher aufbewahren (nicht unter der Spüle!)
- Medikamente in einem verschlossenen Schrank aufbewahren
- giftige Haushaltsmittel immer in ihrer Originalverpackung aufbewahren
- Kaufen Sie nur Haushaltsreiniger mit kindersicheren Verschlüssen.
- alte Medikamente (Apotheke) und alte Chemikalien (öffentliche Entsorgungsstelle) entsorgen

VERSCHLUCKEN VON GIFTSTOFFEN

1 **Prüfen Sie Bewusstsein, Atmung und Puls. Beginnen Sie ggf. sofort unter Berücksichtung des Eigenschutzes mit lebensrettenden Sofortmaßnahmen (S. 42–69).**

2 **Rufen Sie über NOTRUF ☎112 den Rettungsdienst und teilen Sie bereits beim Notruf die Art der Vergiftung mit.**

MEDIKAMENTE UND DROGEN

SUBSTANZ	WIRKUNG
Schmerzmittel: Acetylsalicylsäure	▪ Oberbauchbeschwerden, Übelkeit und Erbrechen (möglicherweise blutig) ▪ Klingeln in den Ohren ▪ Verwirrtheit und Delirium
Schmerzmittel: Paracetamol	▪ anfangs kaum Wirkung ▪ später Zeichen einer Leberschädigung: Oberbauchbeschwerden ▪ Abwehrspannung der Bauchdecke ▪ Übelkeit und Erbrechen
Beruhigungs- und Schlafmittel: Barbiturate und Benzodiazepine (z B. Diazepam)	▪ Teilnahmslosigkeit und Schläfrigkeit, die zur Bewusstlosigkeit führen kann ▪ flache Atmung ▪ schwacher, unregelmäßiger oder stark verlangsamter oder beschleunigter Puls
Aufputschmittel und Halluzinogene: Amphetamine (z. B. Ecstasy), LSD, Kokain	▪ nervöses, hyperaktives Verhalten ▪ wahnhafte Selbstüberschätzung ▪ Panikreaktionen ▪ Schwitzen ▪ Zittern ▪ Halluzinationen, wie Stimmenhören oder Farbensehen
Opiate: Morphin, Heroin	▪ verengte Pupillen ▪ Verwirrtheit ▪ Trägheit bis zur Bewusstlosigkeit ▪ langsame, flache Atmung bis zum Atemstillstand
Lösungsmittel: Klebstoff, Spiritus	▪ Übelkeit und Erbrechen ▪ Kopfschmerzen ▪ Halluzinationen ▪ Bewusstseinsstörungen bis zur Bewusstlosigkeit

ALKOHOLVERGIFTUNG

ERKENNEN

- starker Alkoholgeruch der Atemluft
- Lallen, Gleichgewichtsstörungen
- Benommenheit bis hin zu tiefer Bewusstlosigkeit
- gerötetes Gesicht

IHRE AUFGABEN

- lebensrettende Maßnahmen einleiten
- den Patienten vor Unterkühlung schützen

ACHTUNG

- Aspirationsgefahr
- Unterkühlungsgefahr
- Krampfanfälle
- Unterzuckerung

Siehe auch
Unterkühlung **S. 179–180**
Bewusstlosigkeit **S. 48–49**

Alkohol ist ein Rauschmittel, das dämpfend auf das zentrale Nervensystem wirkt. Übermäßiger Alkoholgenuss kann sich negativ auf alle körperlichen und geistigen Funktionen auswirken. Letztlich führt Alkoholvergiftung zu einer tiefen Bewusstlosigkeit. Die hierdurch entstehende Lebensgefahr ist nicht zu unterschätzen, auch wenn Alkohol ein gesellschaftlich akzeptiertes Rauschmittel ist.

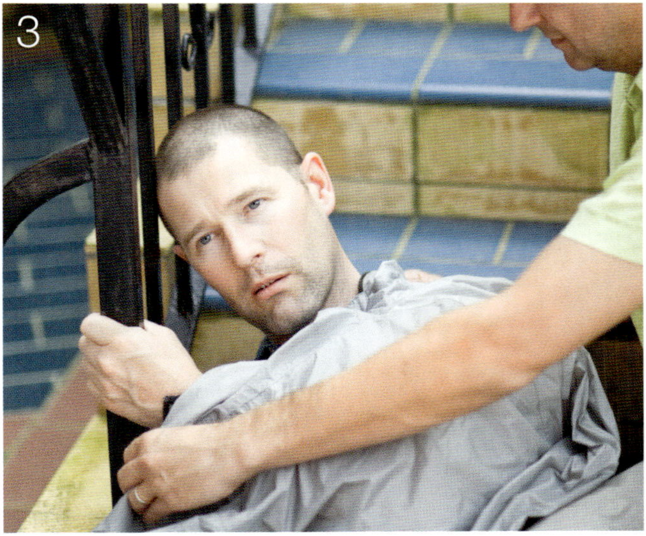

1 Prüfen Sie Bewusstsein, Atmung und Puls. Beginnen Sie ggf. sofort mit lebensrettenden Sofortmaßnahmen (S. 42–69).

2 Ist der Patient bei Bewusstsein oder durch Ansprache erweckbar, betreuen Sie ihn und versuchen Sie, ihn wach zu halten.

3 Schützen Sie den Patienten vor Kälte: Legen Sie etwas Isolierendes unter ihn und decken Sie ihn zu.

4 Rufen Sie über NOTRUF ☎112 den Rettungsdienst.

LEBENSMITTELVERGIFTUNG

ERKENNEN

- Übelkeit und Erbrechen
- krampfartige Bauchschmerzen
- Durchfall (möglicherweise blutig)
- Kopfschmerzen oder Fieber
- Schockzeichen
- Kreislaufkollaps

IHRE AUFGABEN

- den Patienten beruhigen und ggf. mit angewinkelten Beinen lagern
- ärztlichen Rat einholen oder ggf. den Rettungsdienst rufen
- dem Patienten reichlich Wasser zu trinken geben

Siehe auch
Kreislaufschock S. 88–89
Erbrechen und Durchfall S. 212

Eine Lebensmittelvergiftung wird häufig durch den Genuss verdorbener Lebensmittel verursacht, die von Mikroorganismen befallen sind. Hierzu zählen insbesondere Salmonellen, die häufig in Geflügel und Eiern vorkommen, und Staphylokokken. Die Krankheitssymptome entwickeln sich unterschiedlich schnell.

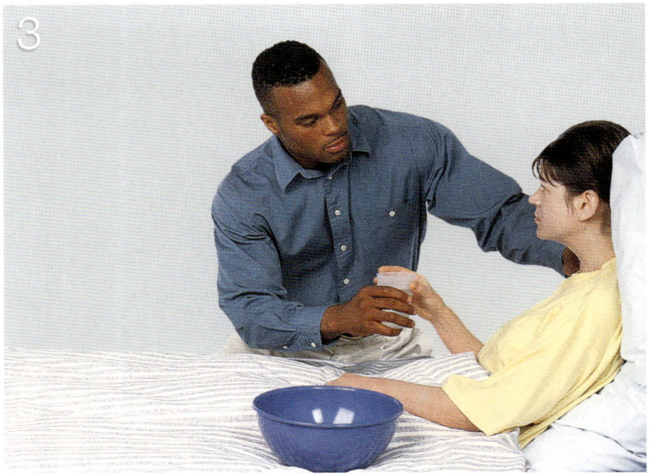

1 Helfen Sie dem Patienten, sich (ggf. mit angewinkelten Beinen) hinzulegen, decken Sie ihn zu.

2 Holen Sie ärztlichen Rat ein. Rufen Sie bei einem Giftinformationszentrum an und lassen Sie sich beraten (S. 193).

3 Geben Sie dem Patienten reichlich Wasser zu trinken und eine Schüssel, falls er sich erbrechen muss.

4 Wenn die Vitalfunktionen bedroht sind, rufen Sie über NOTRUF ☎112 den Rettungsdienst.

LEBENSMITTELVERGIFTUNGEN VORBEUGEN

- Tauen Sie Geflügel und Fleisch immer erst kurz vor dem Garen auf.
- Garen Sie Fleisch, Geflügel, Fisch und Eier gründlich durch, um Mikroorganismen abzutöten.
- Bewahren Sie Nahrungsmittel im Kühlschrank auf.
- Waschen Sie sich vor der Nahrungsmittelzubereitung die Hände.
- Tragen Sie Schutzhandschuhe oder verwenden Sie ein wasserfestes Pflaster, wenn Sie eine offene Wunde an der Hand haben.

VERGIFTUNGEN MIT PFLANZEN

IHRE AUFGABEN

- lebensrettende Maßnahmen einleiten
- Rat eines Giftinformationszentrums einholen
- die giftige Pflanze sicherstellen

ACHTUNG

- Kein Erbrechen herbeiführen!

Siehe auch
Bewusstlosigkeit
S. 48–49, 67

In Mitteleuropa gibt es eine ganze Reihe zum Teil hoch giftiger Pflanzen und Beeren, die zu schweren Vergiftungserscheinungen mit Bewusstseinsstörungen bis zum Herz-Kreislauf-Stillstand führen können. Besonders Kinder sind aufgrund ihrer Neugier extrem gefährdet.

1 Prüfen Sie Bewusstsein, Atmung und Puls. Beginnen Sie ggf. sofort mit lebensrettenden Sofortmaßnahmen (S. 44–69).

2 Ist der Patient bei Bewusstsein, versuchen Sie, ihn wach zu halten.

3 Rufen Sie über NOTRUF ☎112 den Rettungsdienst. Teilen Sie bereits beim Notruf die Art der Pflanze mit. Wenn Sie sich nicht sicher sind, ob es sich bei der Pflanze um eine giftige Pflanze handelt, holen Sie sich bei einem Giftinformationszentrum Rat (S. 193).

GIFTIGE PFLANZEN

Sträucher und Blumen

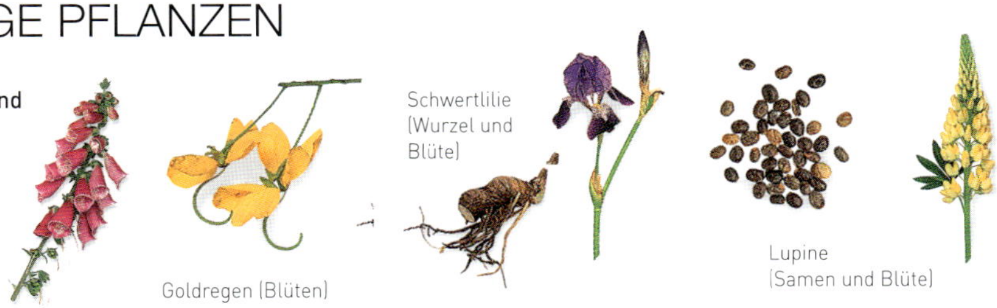

Fingerhut

Goldregen (Blüten)

Schwertlilie (Wurzel und Blüte)

Lupine (Samen und Blüte)

Beeren und Früchte

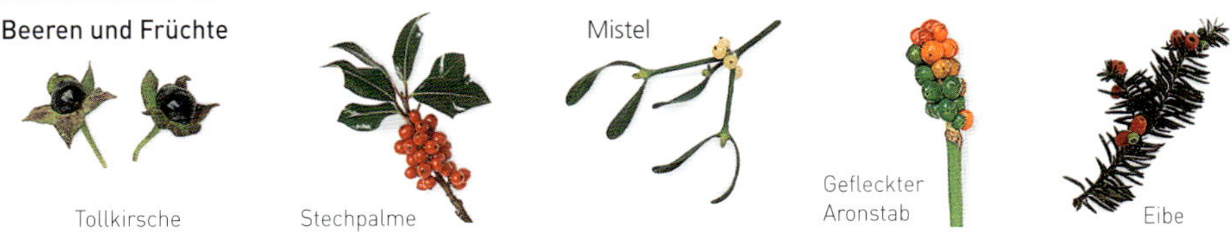

Tollkirsche

Stechpalme

Mistel

Gefleckter Aronstab

Eibe

Pilze

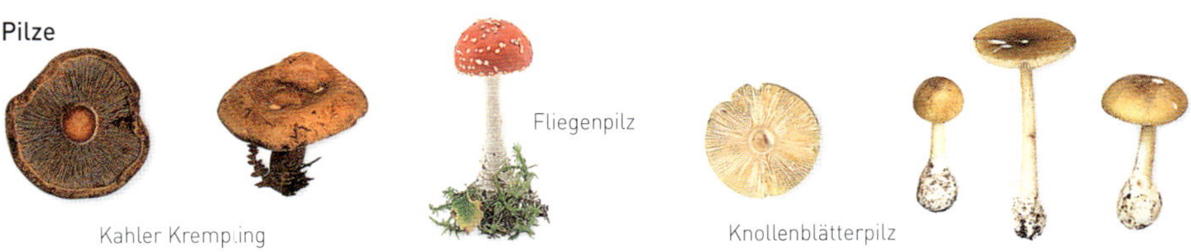

Kahler Krempling

Fliegenpilz

Knollenblätterpilz

12

Neben Erkrankungen und Verletzungen des Körpers gibt es auch Störungen und Erkrankungen der Seele. Häufig verlaufen diese Erkrankungen schleichend und sind mit einer langsamen Persönlichkeitsveränderung verbunden. Sie können aber auch akut eintreten.

URSACHEN FÜR PSYCHIATRISCHE NOTFÄLLE

- körperlich bedingte Erkrankungen/Verletzungen, z. B. durch Verletzungen des Gehirns, Vergiftungen oder Sauerstoffmangel
- seelische Reaktionen auf veränderte Lebensumstände, z. B. den Verlust des Lebenspartners, Kindes oder des Arbeitsplatzes
- seelische Reaktionen, die auf eine Krankheit zurückzuführen sind
- Krankheiten, die auf Dispositionen des Körpers, Umwelteinflüsse und eine auslösende Situation zurückzuführen sind
- Drogenmissbrauch oder -entzug

ERSTE HILFE KOMPAKT

- Gespräch mit dem Patienten suchen
- Verständnis für die Situation des Patienten zeigen
- intensive Betreuung des Patienten gewährleisten
- Haus- oder Nervenarzt hinzurufen
- NOTRUF ☎112 (nur bei Selbst- oder Fremdgefährdung)

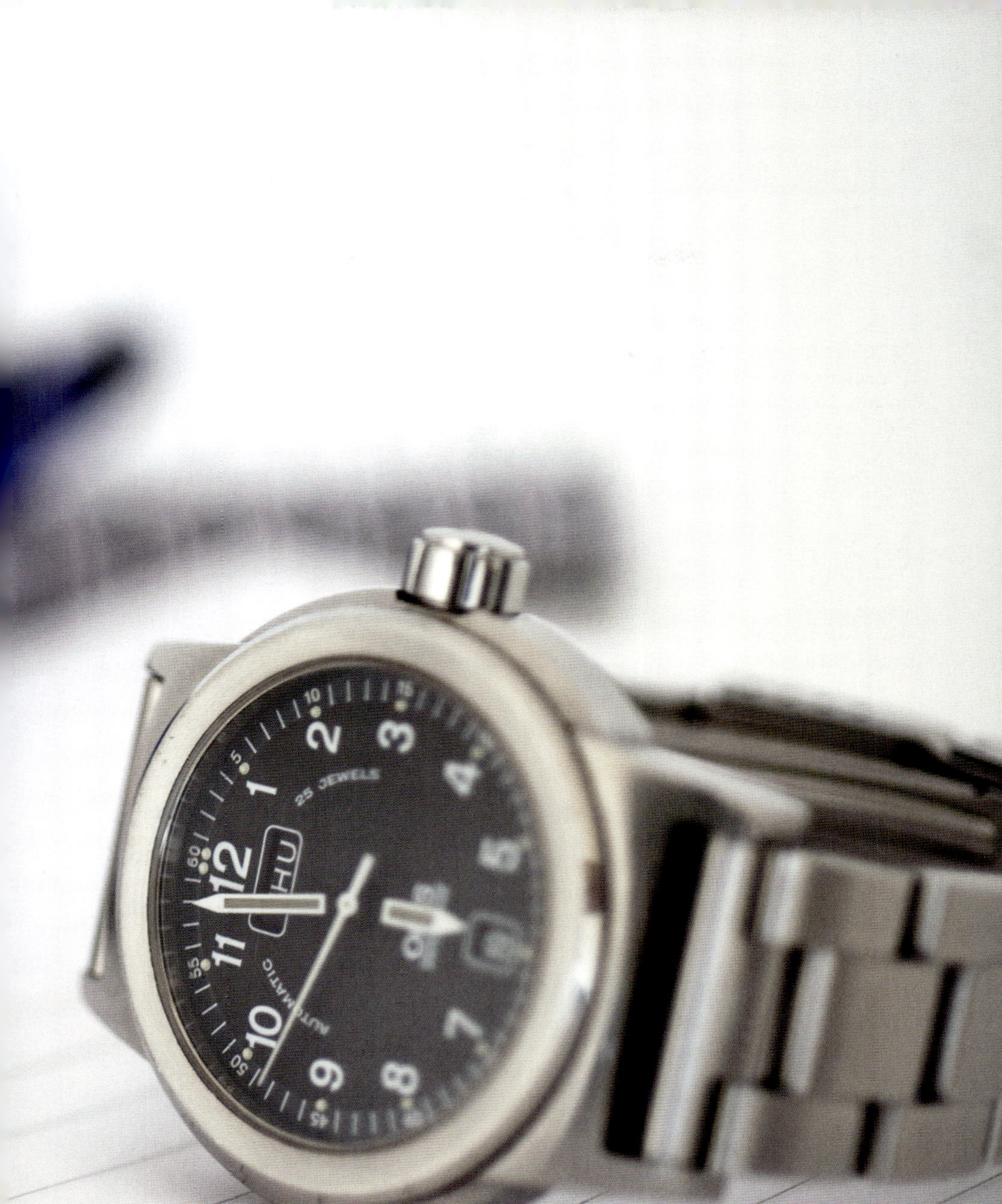

PSYCHIATRISCHE NOTFÄLLE

DEPRESSION

ERKENNEN

- Niedergeschlagenheit ohne erkennbaren Grund
- Antriebslosigkeit
- Zurückgezogenheit

Es gibt Situationen, in denen Traurigsein (»Depression«) normal ist, beispielweise beim Verlust eines nahe stehenden Menschen. Depressionen können aber auch krankhaft, d.h. ohne äußeren Anlass auftreten. Der Patient leidet sehr unter der Depression. Für Angehörige ist es oft schwer, Verständnis hierfür aufzubringen. Beschwichtigungen wie »das wird schon wieder« helfen dem Patienten nicht, sondern lassen die notwendige Gesprächsbasis zerfallen.

1 **Hören Sie dem Patienten aktiv zu. Bilden Sie mit Gesprächen eine Vertrauensbasis. Bagatellisieren Sie das Leiden des Patienten dabei nicht.**

2 **Sagen Sie dem Patienten, dass ihm geholfen wird. Informieren Sie den Haus- oder Nervenarzt. Rufen Sie bei Selbsttötungsgefahr über NOTRUF ☎112 den Rettungsdienst.**

MANIE

ERKENNEN

- grundlos übertriebene Heiterkeit
- gesteigerter Bewegungs- und Handlungsdrang
- sprunghaftes Denken

Unter Manie versteht man eine »Besessenheit« oder »Getriebenheit«. Sie kann als Gegenteil der Depression bezeichnet werden. Es kommt zu einer völligen Selbstüberschätzung des Patienten.

1 **Treten Sie dem Patienten bestimmt, aber aggressionsfrei gegenüber und sagen Sie ihm, was er tun soll. Bewahren Sie den Patienten vor offensichtlich vollkommen unüberlegten Handlungen (große Anschaffungen, »Mutproben«, »Draufgängertum«).**

2 **Informieren Sie den Haus- oder Nervenarzt und alarmieren Sie bei Gefahr sofort über NOTRUF ☎112 den Rettungsdienst.**

DER VERWIRRTE PATIENT

ERKENNEN

- Gedächtnisstörung, Konzentrationsverlust
- Orientierungsverlust zu Ort, Zeit und Person
- Verkennung der Umgebung
- Sinnestäuschungen (Halluzinationen)
- Angst und Unruhe
- unkoordiniertes Reden und Handeln

Verwirrtheit ist eine Störung des geordneten Denkens, Handelns und der Wahrnehmungsfähigkeit, hervorgerufen durch Hirnschädigung oder mangelnde Hirndurchblutung.

1 **Sprechen Sie verständnisvoll mit dem Patienten. Versuchen Sie, die ihm möglicherweise außerordentlich bedrohlich erscheinende Situation zu entdramatisieren.**

2 **Schützen Sie ihn vor Verletzungen. Bitten Sie den Haus- oder Nervenarzt hinzu oder rufen Sie über NOTRUF ☎112 den Rettungsdienst, wenn vom Patienten eine Selbst- oder Fremdgefährdung ausgeht.**

SCHIZOPHRENIE

ERKENNEN

- große Angst
- Wahnideen (z. B. Verfolgung)
- Sinnestäuschung/Halluzination (Stimmen hören)
- Doppelorientierung mit sprunghaften Wechseln zwischen Real- und Wahnwelt
- der Patient fühlt sich beobachtet, gelenkt oder abgehört
- persönlichkeitsfremde, sinnlose und gewalttätige Handlungen

Schizophrenie ist eine »Spaltung« von Denken und Wollen, Denken und Fühlen, Individuum und Welt oder der Persönlichkeit des Betroffenen. Hierunter leidet der Patient oft sehr und hat meist auch große Angst. Diese Angst kann zu gefährlichen Handlungen verleiten.

1 **Gewinnen Sie durch Gespräche das Vertrauen des Patienten. Zeigen Sie ihm, dass Sie ihm helfen möchten, aber drängen Sie sich und Ihre Hilfe dabei nicht auf.**

2 **Akzeptieren Sie ihn so, wie er ist. Holen Sie Rat beim Haus- oder Nervenarzt oder rufen Sie bei Eigen- oder Fremdgefährdung über den NOTRUF ☎112 den Rettungsdienst.**

DROGENPSYCHOSE

ERKENNEN

- Rauschzustand
- Verlangsamtes Denken
- Intensivierung der Wahrnehmung
- Veränderung des Zeit-Raum-Erlebens
- Minderung von Ermüdungsgefühl
- Vergiftungserscheinungen
- Bewusstseins- oder Atemstörungen

Infolge von Drogenkonsum kommt es sowohl zu körperlichen als auch psychischen Beeinträchtigungen.

1 **Leiten Sie unverzüglich lebensrettende Maßnahmen ein, wenn Störungen der Vitalfunktionen vorliegen. Rufen Sie sofort über NOTRUF ☎112 den Rettungsdienst.**

2 **Betreuen Sie den Patienten und beruhigen Sie ihn.**

SELBSTTÖTUNGSABSICHT

ACHTUNG

- Angestaute Aggression kann sich auch plötzlich gegen den Helfer entladen.

ERKENNEN

- Rückzug aus beruflichen und privaten Bindungen
- Resignation und Teilnahmslosigkeit
- Hineinsteigern in ein ausweglos erscheinendes Problem

In Deutschland ereignen sich jährlich mehr als 10 000 Selbsttötungen. Die Zahl der Versuche liegt wesentlich höher. Die Dunkelziffer kann nicht einmal geschätzt werden.

1 **Bei Verdacht auf Selbsttötungsabsicht signalisieren Sie Gesprächsbereitschaft, lenken aber nicht von sich aus das Gespräch auf das Thema. Bauen Sie eine Vertrauensbasis auf.**

2 **Holen Sie sich Rat bei einem Arzt, einer Beratungsstelle oder einem Notfallseelsorger. In akuten Situationen rufen Sie unverzüglich über NOTRUF ☎112 den Rettungsdienst.**

13

Schwangerschaft und Geburt sind natürliche und im Regelfall komplikationslose Vorgänge. In über 80% der Geburten kommt es zur Spontanentbindung eines reifen, normalgewichtigen Kindes aus der normalen Endlage. Dennoch kann es im Schwangerschaftsverlauf und während der Geburt zu Situationen kommen, die das Eingreifen eines Ersthelfers erforderlich machen können. Symptome, die bei Schwangerschaftsstörungen häufig auftreten, sind Unterleibsschmerzen, vaginale Blutungen, Fruchtwasserabgang, vorzeitige Wehentätigkeit, ein Krampfanfall oder eine Ohnmacht.

Eher selten setzt in der fortgeschrittenen Schwangerschaft die Wehentätigkeit so plötzlich und heftig ein, dass der Gebärenden keine Zeit verbleibt, ihre Hebamme oder die Klinik aufzusuchen. Dann kommt es zu einer ungeplanten Hausgeburt.

ERSTE HILFE KOMPAKT

- Beruhigen Sie die Schwangere.
- Bitten Sie eine geburtserfahrene Frau hinzu.
- Rufen Sie die betreuende Hebamme.
- Versuchen Sie nicht, die Geburt hinauszuzögern.
- NOTRUF ☎112 in bedrohlichen Situationen
- Leiten Sie ggf. lebensrettende Sofortmaßnahmen ein (S. 42–69).

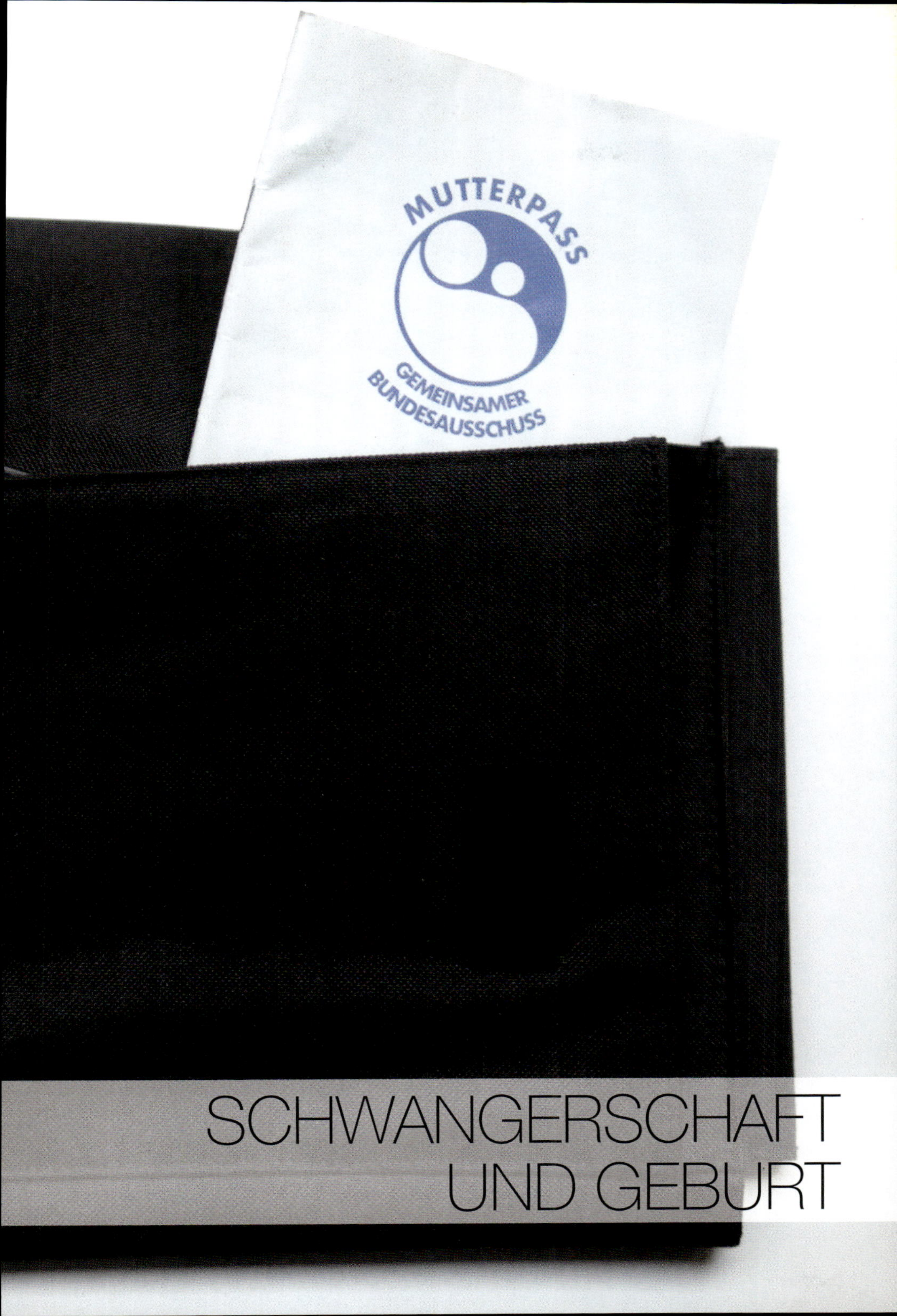

SCHWANGERSCHAFT UND GEBURT

GEBURT UND NOTFÄLLE

Viele werdende Eltern bereiten sich durch verschiedene Kurse auf die Geburt vor. Haben die Wehen eingesetzt, erinnern sie sich aber oft vor Aufregung nicht mehr an das Gelernte. Als Ersthelfer ist es wichtig, für Ruhe zu sorgen. Meist dauert die Wehentätigkeit mehrere Stunden, sodass Zeit bleibt, um in die Klinik zu fahren. Bei Mehrgebärenden verkürzt sich die Zeit zwischen den Wehenphasen meist. Versuchen Sie nicht, die Geburt hinauszuzögern. Die Geburt soll ungestört ablaufen.

Befindet sich die Gebärende bereits in der Austreibungsphase, reicht die Zeit nicht mehr aus, um rechtzeitig das Geburtshaus bzw. die Entbindungsklinik zu erreichen. Der Transport mit dem Auto oder in einem Taxi wäre für Mutter und Kind lebensgefährlich. Die Entbindung muss dann an Ort und Stelle durchgeführt werden.

DREI GEBURTSPHASEN	VERÄNDERUNGEN	SYMPTOME
Eröffnungsphase 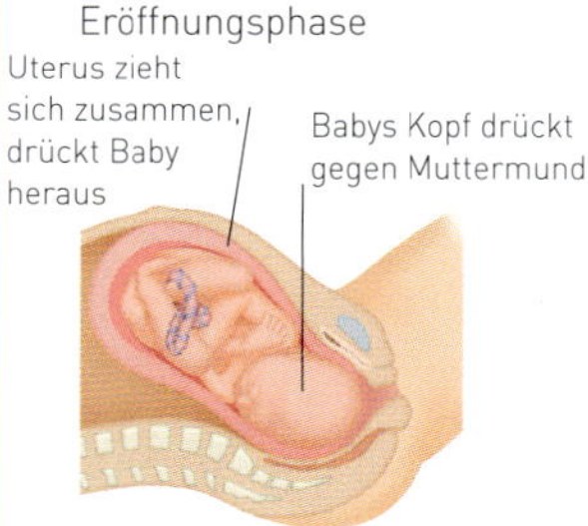	▪ Platzen der Fruchtblase (»Blasensprung«) ▪ Öffnung des Muttermundes ▪ Wehen kommen regelmäßig ▪ Dauer bei Erstgebärenden: ca. 7–10 Stunden ▪ Dauer bei Mehrgebärenden: häufig unter 4 Stunden	▪ Abgang eines Schleimpfropfens ▪ Austritt von Fruchtwasser ▪ Beginn regelmäßiger Wehentätigkeit
Austreibungsphase 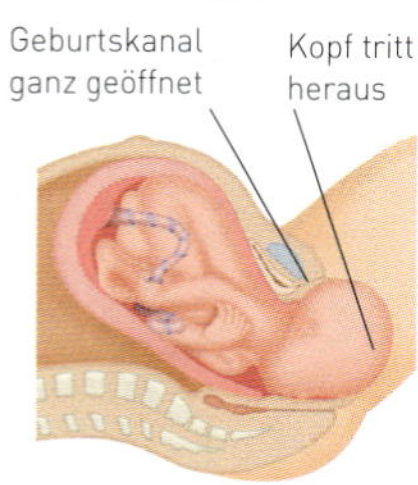	▪ Muttermund voll eröffnet ▪ bei Erstgebärenden: bis 2 Std. ▪ bei Mehrgebärenden: <1 Std. ▪ Presswehenphase ▪ Dauer der Presswehenphase bei Erstgebärenden ca. 30 Min. ▪ Dauer der Presswehenphase bei Mehrgebärenden deutlich kürzer ▪ Entbindung des Kindes unter Dammschutz	▪ Wehen kommen häufiger ▪ Wunsch zu pressen ▪ Kopf des Kindes entwickelt sich im Geburtskanal ▪ Kopf des Kindes dreht sich ▪ vordere Schulter entwickelt ▪ hintere Schulter entwickelt ▪ problemlos folgt mit der nächsten Wehe der restliche Körper ▪ das Kind beginnt zu schreien
Nachgeburtsphase 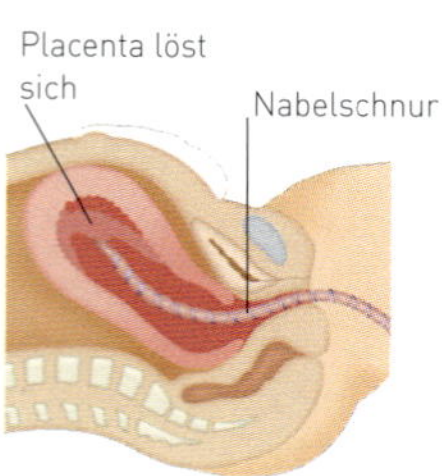	▪ beginnt nach der Durchtrennung der Nabelschnur ▪ Nabelschnur und Mutterkuchen (Placenta) werden ausgestoßen ▪ Dauer: bis zu einer Stunde	▪ Nachwehentätigkeit setzt ein ▪ Nachgeburt aus Nabelschnur und Mutterkuchen wird ausgestoßen ▪ leichte Blutungen nach dem Ausstoßen der Nachgeburt

IHRE AUFGABEN

- für eine bequeme Lagerung der Gebärenden sorgen
- sie psychisch unterstützen
- das Baby versorgen.

HILFSMITTEL

- Verbandskasten
- Plastikunterlage
- Schüssel heißes Wasser zum Waschen
- Waschlappen, Handtücher
- Plastiktüten
- Damenbinden

MERKE

- Nach dem Blasensprung nicht mehr baden
- Die Gebärende soll nichts essen oder trinken. Befeuchten Sie ihre Lippen
- Kind nicht am Kopf und an den Schultern ziehen!
- Nicht an der Nabelschnur ziehen, nicht durchtrennen!

1 Bett, Sofa oder Fußboden mit Plastikfolie und sauberen Handtüchern abdecken. Der Frau in eine bequeme Lage helfen.

2 Die Hebamme oder Entbindungsklinik verständigen und über NOTRUF ☎112 den Rettungsdienst rufen. Wichtige Informationen weitergeben: z. B. errechneter Entbindungstermin, medizinische Besonderheiten.

3 Sicherstellen, dass sie alle hinderlichen Kleidungsstücke ausgezogen hat und sie mit einer Rettungsdecke zudecken, wenn gewünscht.

4 Tragen Sie ein kurzärmliges Oberteil, Hände gründlich mit Wasser und Seife waschen. Einmalhandschuhe tragen, so vermeiden Sie Infektionen bei Mutter und Kind.

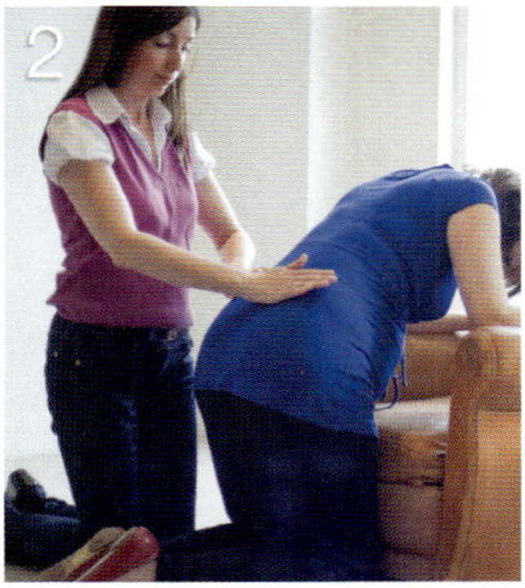

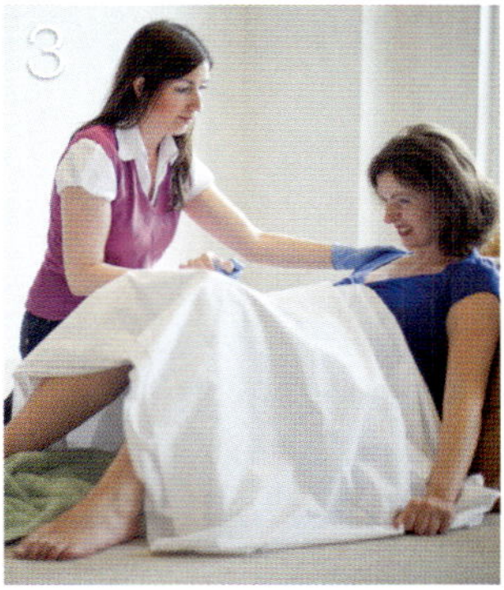

5 Sobald der kindliche Kopf im Geburtskanal sichtbar wird, darf die Frau nicht mehr pressen, sondern soll mit der Hechelatmung beginnen.

6 Wenn der Kopf geboren ist, dreht sich das Kind zur Seite, damit erst die obere, dann die untere Schulter folgen kann.

7 Ist das Kind vollständig entbunden, es vorsichtig aufnehmen, auf den Oberkörper der Mutter legen. Achten Sie darauf, dass das Fruchtwasser aus den Atemwegen des Kindes herausfließen kann.

8 Jetzt sollte das Kind schreien oder anfangen zu atmen, wenn nicht: sofort mit den lebensrettenden Maßnahmen (S. 63–67) beginnen.

9 Kind und die Mutter mit einer Rettungsdecke zudecken.

NACHGEBURTSPHASE

Nach der Entbindung werden Nabelschnur und der Mutterkuchen ausgestoßen. Da das Neugeborene noch immer mit der Nabelschnur verbunden ist, sollte die Nabelschnur hierbei mit einer Mullbinde kräftig abgebunden werden. Die Durchtrennung der Nabelschnur führt später der Rettungsdienst oder die Hebamme durch.

14

Die Grenze zwischen Erster Hilfe und Hausmedizin ist fließend. Die in diesem Kapitel behandelten Themen gehören nicht zur Ersthelferausbildung. Häufige Erkrankungen, wie Kopfschmerzen, Muskelkrämpfe oder Fieber, können sich jedoch schnell entwickeln und Sofortmaßnahmen durch einen Ersthelfer erforderlich machen.

MEDIKAMENTE

Grundsätzlich ist die Medikamentengabe dem Arzt oder Apotheker vorbehalten. Ersthelfer sollen den Notfallpatienten lediglich bei der Einnahme seiner eigenen Medikamente unterstützen.

ARZTBESUCH

Bei Bagatellerkrankungen lässt sich keine allgemeingültige Aussage treffen, wann der Hausarzt aufgesucht werden muss. Stellt sich jedoch trotz Durchführung und Anwendung der in diesem Kapitel empfohlenen Maßnahmen nach einiger Zeit keine Besserung ein, sollte der Betroffene im Zweifelsfall immer den Hausarzt konsultieren, ggf. auch telefonisch. Rufen Sie über NOTRUF ☎112 den Rettungsdienst, wenn sich aus der Erkrankung eine Lebensbedrohung entwickelt (S. 42–69).

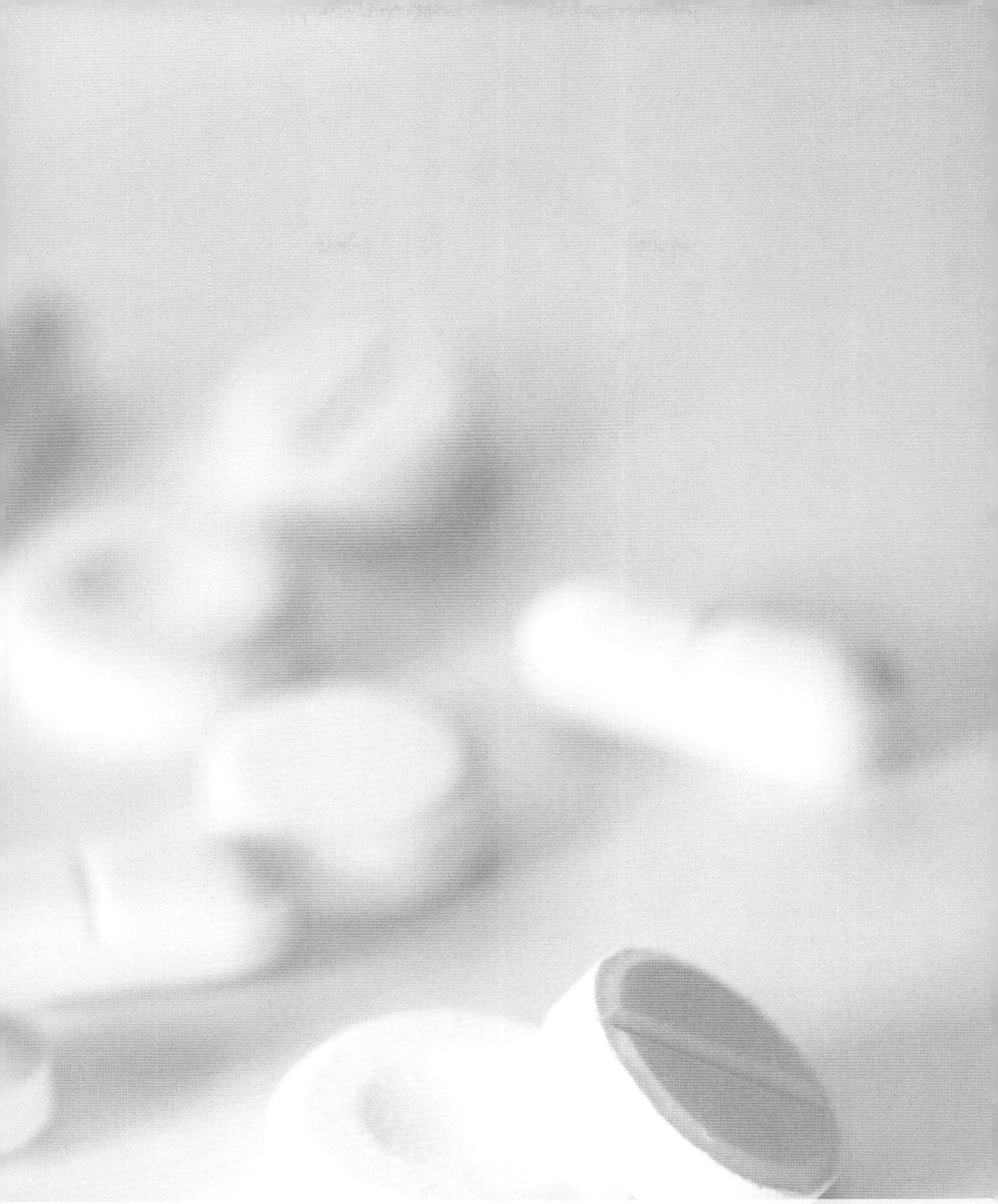

ERKRANKUNGEN

FIEBER

ERKENNEN

- Körpertemperatur im After >38,0 °C
- Mattigkeit, Abgeschlagenheit
- ausgeprägtes Krankheitsgefühl
- Kopf- und Gliederschmerzen
- Überempfindlichkeit gegen Licht
- heiße, stark gerötete Haut
- glasige Augen bei Fieber (>39 °C)
- Fieberträume, Fieberdelirium bei sehr hohem Fieber (>40 °C)

IHRE AUFGABEN

- es dem Patienten bequem machen
- fiebersenkende Maßnahmen ergreifen
- ggf. den Hausarzt rufen

1 **Sorgen Sie für eine dünne Decke und eine Raumtemperatur um 18 °C.**

2 **Geben Sie dem Patienten viel gesüßten Tee oder Apfelsaftschorle zu trinken.**

3 **Wechseln Sie die durchgeschwitzte Wäsche. Betreiben Sie ab 39,0 °C Fiebersenkung (Wadenwickel, Medikamente). Wischen Sie mit einem feuchten Lappen den Schweiß ab.**

4 **Rufen Sie den Hausarzt, wenn das Fieber über 40 °C steigt oder nach ein paar Tagen keine Besserung eintritt. Bei Fieberkrämpfen oder Bewusstlosigkeit: über NOTRUF ☎112 Rettungsdienst rufen.**

Die normale Körpertemperatur beträgt 36,5–37,5 °C. Körpertemperaturen von 38,0 °C oder höher werden als Fieber bezeichnet. Ursache ist meist eine bakterielle oder virusbedingte Infektion.
Fieber bis 39,9 °C tritt bei den meisten Erkältungskrankheiten oder Infektionen auf und dient der Verstärkung der körpereigenen Abwehr. Diese Temperaturen bedürfen leichter Bettruhe. Ein Arztbesuch ist oft erst bei einer Dauer über mehrere Tage oder bei Temperaturen über 40 °C notwendig. Bei Babys und Kleinkindern kann es zu Fieberkrämpfen (S. 157) kommen.

Siehe auch
Hitzeschlag S. 178

2

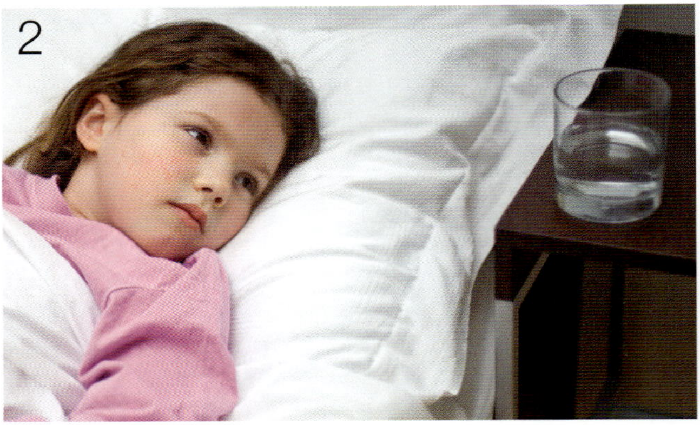

WADENWICKEL

Wadenwickel werden bei Körpertemperaturen über 39 °C angelegt, um das Fieber zu senken. Sie dürfen nicht bei Herz-Kreislauf-Erkrankten angewandt werden.

Material:
- aufgeschnittener Plastiksack;
- ein Badelaken, zwei Handtücher.

Durchführung:
- Beine des Patienten aufdecken, Plastikfolie und Badelaken unterlegen
- beide Handtücher mit ca. 25 °C warmem Wasser tränken und auswringen
- um jeden Unterschenkel ein Handtuch wickeln
- nach 10–15 Minuten Handtücher mit etwas kühlerem Wasser als zuvor tränken, auswringen und um die Unterschenkel legen
- diesen Vorgang höchstens vier Mal nacheinander ausführen
- Körpertemperatur soll um nicht mehr als höchstens 1–2 °C sinken.

KOPFSCHMERZEN

IHRE AUFGABEN

- die Schmerzen lindern
- ärztlichen Rat einholen
- ggf. lebensrettende Maßnahmen einleiten

Kopfschmerzen können Symptom vieler Krankheiten sein. Sie treten bei fiebrigen Erkältungen und Infektionen auf und können Leitsymptom bei einer Hirnhautentzündung oder einem Schlaganfall sein. Ebenso treten sie bei Rauchgasinhalation, übermäßigem Alkoholgenuss, Rauschmittelkonsum oder als Nebenwirkung verschiedener Medikamente auf.

Kopfschmerzen können auch scheinbar grundlos auftreten, gehen dann aber häufig auf Überlastung, Übermüdung, Stress oder nervöse Anspannung zurück. Die Schmerzintensität kann von leichten anhaltenden Beschwerden bis hin zum arbeitsunfähig machenden Migränekopfschmerz reichen.

Siehe auch
Kopfverletzungen S. 151
Schlaganfall S. 154

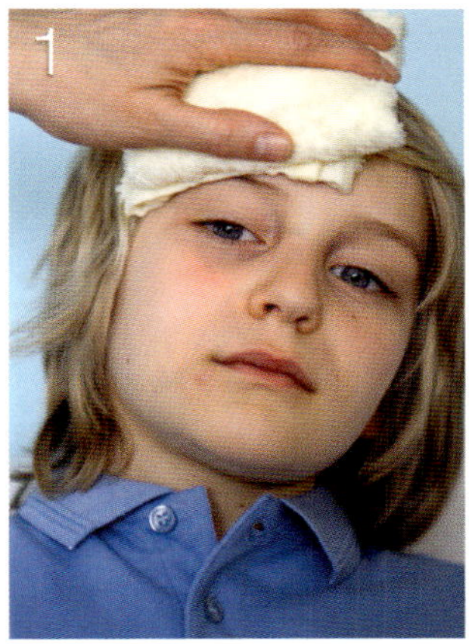

1 Machen Sie es dem Patienten bequem. Er sollte sich hinsetzen oder hinlegen. Störquellen, wie Lärm oder helles Licht, vermeiden und für frische Luft sorgen. Geben Sie ihm eine kalte Kompresse für den Kopf, sie wirkt schmerzlindernd.

2 Unterstützen Sie die Medikamenteneinnahme nach Anweisungen des Arztes oder Apothekers. Rufen Sie den Hausarzt, wenn trotz dieser Maßnahmen keine Besserung eintritt. Rufen Sie über NOTRUF ☎112 den Rettungsdienst, wenn den Kopfschmerzen eine lebensbedrohende Ursache zu Grunde liegt.

MIGRÄNE

ERKENNEN

- Vorzeichen, wie Sehstörungen (flackernde Lichter, »Blinder Fleck« etc.)
- intensive, klopfende Kopfschmerzen, manchmal nur einseitig
- Schwindelanfälle
- Oberbauchbeschwerden, Übelkeit, Erbrechen
- Empfindlichkeit gegen helles Licht und laute Geräusche

An dieser schweren Form von Kopfschmerzen leiden viele Menschen. Sie kann durch zahlreiche Faktoren ausgelöst werden wie Allergien, Stress oder Müdigkeit. Die meisten Migränepatienten erkennen den Beginn eines Anfalls frühzeitig und wissen, was zu tun ist. Viele von ihnen tragen für diesen Fall Notfallmedikamente bei sich.

Die Maßnahmen bei einem Migräneanfall sind die gleichen wie bei anderen Kopfschmerzen auch. Helfen Sie dem Betroffenen bei der Einnahme seiner Medikamente. Meist klingen die Beschwerden nach einigen Stunden ab. Rufen Sie den Hausarzt, wenn der Patient dies wünscht.

OHR- UND ZAHNSCHMERZEN

IHRE AUFGABEN
- die Schmerzen lindern
- den Betroffenen zu einem Arztbesuch bewegen

Ursache für Ohrenschmerzen ist oft eine Mittelohrentzündung, die mit einer Erkältung, Rachenmandelentzündung oder Grippe einhergeht. Manchmal bringt ein Druck im Ohr das Trommelfell zum Platzen, Eiter und Sekret laufen ab. Ohrenschmerzen können auch durch eine Infektion, eine Haarbalgentzündung, einen Fremdkörper im Gehörgang oder ausstrahlende Zahnschmerzen verursacht sein und mit teilweisem oder vollständigem Hörverlust verbunden sein.

Ursache für anhaltende Zahnschmerzen sind oft Karies oder eine entzündete Zahnwurzel. Der Kontakt mit heißen oder kalten Getränken oder Speisen verstärkt den Schmerz. Pochende Zahnschmerzen deuten auf eine Infektion hin. Es kann zu Mundgeruch kommen. Schmerzausstrahlung von Nasen- und Ohrenentzündungen sind häufig.

1 Wärme lindert die Schmerzen häufig. Benutzen Sie hierfür eine Rotlichtlampe oder eine in ein Handtuch eingeschlagene Wärmflasche. Brille wird abgesetzt, der Mundbereich freigemacht.

2 Ohrenschmerzen: Halten die Schmerzen an oder kann der Patient schmerzbedingt nicht schlafen, liegen Ohrausfluss oder ein Hörverlust vor, soll er den Hausarzt konsultieren oder einen Hals-Nasen-Ohrenarzt aufsuchen.

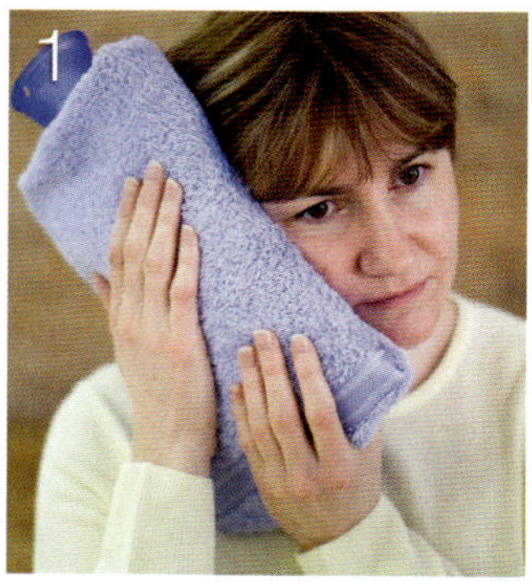

3 Halten die Schmerzen an oder kann der Patient schmerzbedingt nicht schlafen, soll er schnellstmöglich einen Zahnarzt aufsuchen.

HALSSCHMERZEN

IHRE AUFGABEN
- die Schmerzen lindern
- ggf. ärztlichen Rat einholen

Die Entzündung der Rachenschleimhaut führt zu Halsschmerzen. Ursachen hierfür können eine Erkältung oder eine Grippe sein. Meist klingen diese Schmerzen nach zwei Tagen wieder ab. Wenn auch die Rachenmandeln betroffen sind, können die Beschwerden länger anhalten. Bei Eiterbelag der Rachenmandeln muss der Hausarzt konsultiert werden.

1 Geben Sie dem Betroffenen viel zu trinken. Dies lindert die Schmerzen und verhindert, dass die Schleimhäute trocken werden.

2 Unterstützen Sie die Medikamenteneinnahme nach Anweisungen des Arztes oder Apothekers. Der Betroffene soll keine Acetysalicylsäure (ASS, Aspirin) einnehmen.

3 Bei Eiterbelag der Rachenmandeln muss der Hausarzt konsultiert werden.

BAUCHSCHMERZEN

IHRE AUFGABEN

- Schmerzen und Unwohlsein lindern
- ggf. den Betroffenen zu einem Arztbesuch bewegen

Schmerzen im Bauchraum können viele Ursachen ganz unterschiedlicher Schwere haben. Blähungen, Verdauungsstörungen, Magen-Darm-Infektionen, Regelbeschwerden oder eine Blinddarmreizung sind häufig auftretende, weniger bedrohliche Ursachen. Koliken der Gallenblase oder Niere, ein Magengeschwür, ein Leistenbruch, eine Magen- oder Darmperforation, Durchblutungsstörungen des Darms, akute Entzündungen von Bauchorganen oder ein Darmverschluss führen als bedrohlichere Ursachen hingegen zu akuten, plötzlichen und sehr heftigen Bauchschmerz mit einem harten Bauch. Die Schmerzen können aber auch ausstrahlen und Ursachen außerhalb des Bauchraums haben. So sind beim Herzinfarkt einer Frau Bauchschmerzen eine häufige Begleiterscheinung.

Siehe auch
Vergiftungen S. 190–197

1 **Oft hilft es, durch Anwinkeln der Beine die Bauchdecke zu entspannen. Geben Sie dem Patienten eine Schüssel, wenn er erbrechen muss.**

2 **Bei leichten Bauchschmerzen kann eine Wärmflasche Linderung verschaffen. Hilft das nicht oder nimmt der Schmerz zu und erbricht der Patient, rufen Sie den Hausarzt. Bei bedrohlichen, akuten Bauchschmerzen, z. B. mit Schockzeichen oder Bewusstseinsstörungen, rufen Sie sofort über NOTRUF ☎112 den Rettungsdienst.**

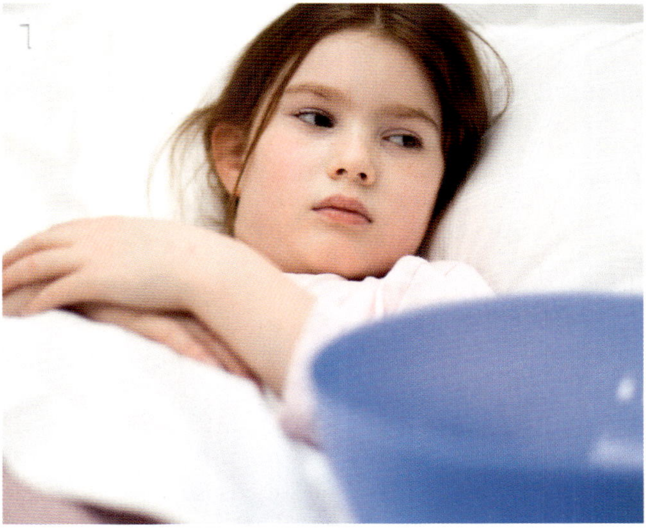

SONDERFALL BLINDDARMENTZÜNDUNG

Eine akute Reizung oder Entzündung des Wurmfortsatzes, im Volksmund auch »Blinddarmentzündung« (Appendizitis) genannt, kommt verhältnismäßig häufig vor. Hauptsymptom ist ein starker Bauchschmerz im rechten Unterbauch, begleitet von Appetitlosigkeit, Übelkeit und Erbrechen, Mundgeruch und Fieber. Der entzündete Blinddarm muss häufig operativ entfernt werden. Platzt der Blinddarm, kommt es zur lebensbedrohlichen Bauchhöhlenentzündung. Im Falle einer Wurmfortsatzreizung oder -entzündung darf keine Wärme angewandt werden!

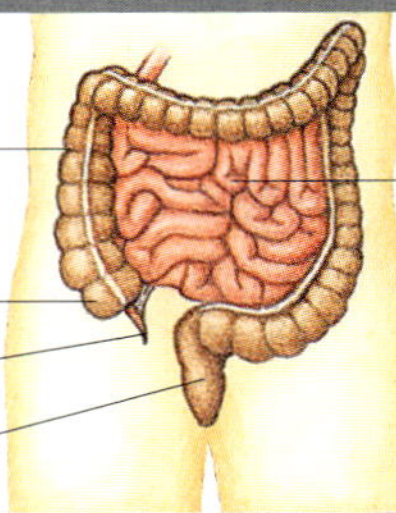

ERBRECHEN UND DURCHFALL

IHRE AUFGABEN

- den Flüssigkeitsverlust des Patienten ausgleichen
- ggf. lebensrettende Maßnahmen einleiten
- ggf. ärztlichen Rat einholen

Erbrechen und Durchfall können einzeln oder zusammen auftreten. Ursachen sind häufig Virusinfektionen oder andere Erkrankungen des Magen-Darm-Traktes. Aber auch eine Lebensmittelvergiftung (S. 196), ungewohnte oder exotische Speisen sowie eine Schwangerschaft (S. 202–205) können zu Erbrechen und Durchfall führen. Eine Magenschleimhautreizung, eine Medikamentennebenwirkung oder Entzündungen der Gallenblase oder Bauchspeicheldrüse kommen ebenfalls als Ursache infrage. Sie bedürfen der ärztlichen Behandlung.

Auch Drehschwindel, eine Augeninnendruckerhöhung, ein Sturz auf den Kopf, ein Sonnenstich (S. 178) oder ein Herzinfarkt (S. 92) können die Ursache sein. In diesen Fällen leiten Sie sofort die lebensrettenden Maßnahmen ein und rufen über NOTRUF ☎112 den Rettungsdienst.

Bei Brechdurchfällen besteht die Gefahr des Flüssigkeitsverlustes. Bei Babys und Kleinkindern kann schon nach wenigen Stunden ein lebensbedrohlicher Kreislaufschock eintreten (S. 88–89).

1 **Betreuen Sie den Betroffenen und überwachen Sie seine Vitalfunktionen. Unterstützen Sie ihn beim Erbrechen und reichen Sie ihm ein feuchtes Tuch, um sich zu säubern und zu erfrischen.**

2 **Unterstützen Sie die Medikamenteneinnahme nach Anweisungen des Arztes oder Apothekers. Reichen Sie dem Patienten elektrolytreiche Getränke zum Ausgleich des Flüssigkeitsverlusts.**

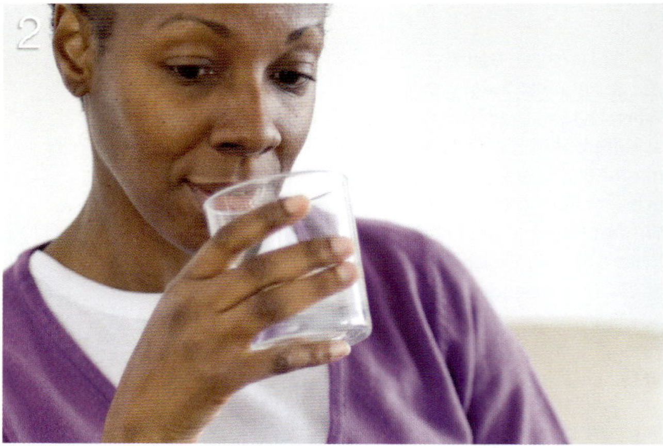

3 **Sind dem Erbrochenen oder dem Stuhlgang Blut, Schleim, Eiter oder Fett beigemengt oder behält der Patient die elektrolytreichen Getränke nicht bei sich, rufen Sie den Hausarzt. Bei Schockzeichen: lebensrettende Maßnahmen einleiten und NOTRUF ☎112!**

ELEKTROLYTREICHE GETRÄNKE

Sie können ein Elektrolytgetränk in der Apotheke erwerben oder selbst herstellen:

- 1 Liter abgekochtes Wasser
- 1 gestr. TL Kochsalz
- 1 gestr. TL Backpulver
- 10 TL Zucker
- 1 Glas Fruchtsaft
- 1 zerdrückte Banane

Mischen Sie diese Zutaten. Der Patient soll jeden Tag mindestens einen Liter dieser Elektrolytlösung trinken.

ALLERGISCHE REAKTIONEN

Eine Allergie ist die übersteigerte, krankmachende Abwehrreaktion des Körpers auf harmlose Stoffe, wie Pollen, Nahrungsmittel, Chemikalien oder Medikamente. Das Immunsystem kann nicht mehr zwischen unschädlichen und schädlichen Stoffen unterscheiden.

FORMEN ALLERGISCHER ERKRANKUNGEN

ERKRANKUNG	SYMPTOME	URSACHEN	BEMERKUNGEN
Heuschnupfen	▪ juckende Nase ▪ Niesanfälle ▪ Fließnase ▪ Bindehautentzündung der Augen	tritt in der Zeit der Baum- und Gräserblüte auf	kann in ein allergisches Asthma übergehen
Allergischer Dauerschnupfen	▪ verstopfte Nase ▪ Fließnase ▪ Niesreizanfälle	▪ Kot der Hausstaubmilbe ▪ Tierhautschuppen ▪ Schimmelpilze ▪ Nahrungsmittel ▪ Chemikalien	kann in ein allergisches Asthma übergehen
Asthma bronchiale	▪ oft morgendliche Atemnotanfälle ▪ tritt häufig nur bei langjährigen Allergikern auf	▪ Kot der Hausstaubmilbe ▪ Tierhautschuppen ▪ Schimmelpilze ▪ Nahrungsmittel, Chemikalien ▪ Medikamente	Lebensgefahr beim Asthmaanfall (S. 83)
Nahrungsmittelallergie	▪ chronische, blutige Durchfälle, Erbrechen ▪ Anschwellen der Mund-/Rachenschleimhaut ▪ krampfartige Bauchschmerzen ▪ bei Kindern oft Hautausschlag	alle Nahrungsmittel, Nahrungsmittelbestandteile und Nahrungsmittelzusätze können Auslöser sein	oft sind Eiweiße, Nüsse, Gewürze o. moderne Lebensmittelchemikalien (Farb-, Geschmacks- und Konservierungsstoffe) Auslöser
Kontaktekzem	▪ meist lokal begrenzte Hautrötung ▪ Juckreiz ▪ nässende Bläschen ▪ Schwellung	▪ Metalle ▪ Kunststoffe, Kosmetika ▪ Spülmittel ▪ Gummi ▪ Farben oder andere Chemikalien oder auf der Haut angewandte Medikamente	tritt oft erst 1 bis 3 Tage nach dem Kontakt auf
Nesselsucht	▪ sich über den ganzen Körper ausbreitende Hautrötung ▪ Juckreiz ▪ nässende Bläschen ▪ Schwellung, Schock	alle Allergene können durch Hautkontakt Auslöser sein	Lebensgefahr durch einen anaphylaktischen Schock (S. 91)
Insektengiftallergie	Juckreiz ▪ Schwellung der Einstichstelle ▪ Übelkeit, Hitzewallung ▪ Schluck- und Atembeschwerden ▪ Schock	▪ Wespengift ▪ Bienengift	Patienten führen häufig Notfallmedikamente (Spritze) mit; Lebensgefahr durch einen anaphylaktischen Schock (S. 91)
Medikamentenallergie	Hautrötungen ▪ Übelkeit, Erbrechen ▪ Asthmaanfälle	Antibiotika ▪ Schmerzmittel ▪ Röntgenkontrastmittel	Packungsbeilage beachten

1 Nehmen Sie die vom Patienten geschilderten Symptome ernst. Versorgen Sie den Patienten entsprechend seiner Symptome.

2 Holen Sie ärztlichen Rat ein und begleiten Sie den Patienten zum Arzt. Leiten Sie ggf. sofort lebensrettende Maßnahmen ein. Rufen Sie dann sofort den Rettungsdienst: NOTRUF ☎112.

REISEKRANKHEITEN

Durch den Tourismus auch in weit entfernte Regionen der Welt steigt die Gefahr, an Krankheiten zu erkranken, die in Mitteleuropa nicht vorkommen. Oft herrscht in den weit entfernten Urlaubsgebieten ein anderer hygienischer und medizinischer Standard als im Heimatland. Es kann zu Infektionskrankheiten kommen, gegen die Sie sich durch eine rechtzeitige Impfung wirksam schützen können (S. 215). Das ungewohnte, häufig heiße Klima sorgt für eine zusätzliche Schwächung des Körpers und macht ihn für Krankheiten anfälliger. Es kann auch zu Sonnenstich, Sonnenbrand, Hitzeerschöpfung und Hitzschlag kommen (S. 177–178).

REISEVORBEREITUNG

Bei der Planung von Fernreisen sollten Sie sich umfassend über die in der Reiseregion anzutreffenden gesundheitlichen Probleme informieren. Holen Sie sich Informationsmaterial von Ihrem Reiseveranstalter und Rat bei Ihrem Hausarzt oder einer reisemedizinischen Beratungsstelle:

- Bernhard-Nocht-Institut für Tropenmedizin
  Reisemedizinisches Zentrum
  Bernhard-Nocht-Straße 74,
  D-20359 Hamburg
  Tel.: (0900) 1234999,
  Fax: (040) 428-18-340
  www.gesundes-reisen.de
  (Service: kostenpflichtiger individueller Beratungsbrief)

- Tropen- und reisemedizinische Beratung Freiburg
  Häge 20, D-79111 Freiburg
  Tel.: (0761) 34100, Fax: (0761) 33916
  www.tropenmedizin.de
  (Service der Tropen- und reisemedizinische Beratung Freiburg: kostenpflichtiger individueller Beratungsbrief)

- Zentrum für Reisemedizin – Österreich
  Univ. Prof. Dr. Herwig Kollaritsch
  Zimmermanngasse 1a, A-1090 Wien
  Tel.: (01) 403 83 43
  www.reisemed.at
  (Service: kostenpflichtige persönliche Beratung)

- Ostschweizer Infostelle für Reisemedizin
  Rorschacherstr. 238, CH-9016 St. Gallen
  Tel.: (071) 288 50 66
  www.osir.ch

REISEAPOTHEKE

Wenn Sie regelmäßig Medikamente einnehmen, sollten Sie diese rechtzeitig vor Reiseantritt in ausreichender Anzahl vom Hausarzt rezeptieren lassen und in der Apotheke holen. Nehmen Sie möglichst nur volle Packungen mit Beipackzettel mit. Begrenzen Sie die Mitnahme nicht auf die Anzahl der geplanten Reisetage, sondern nehmen Sie zur Sicherheit von vornherein mehr mit. Die Grundausstattung der Reiseapotheke soll beinhalten:

- Mittel gegen Schmerzen, Fieber (z. B. Paracetamol, ASS)
- Mittel zur Vorbeugung und Behandlung von Insektenstichen
- Mittel gegen Durchfälle (z. B. Loperamid)
- Mittel gegen Übelkeit und Erbrechen (z. B. Dimenhydrenat)
- Sonnenschutzmittel mit angemessenem, individuellem Lichtschutzfaktor
- 2 Einmalspritzen, 2 Einmalkanülen
- Wunddesinfektionsmittel (z. B. Octenisept)
- Wundschnellverband
- 2 Verbandpäckchen

Diese Medikamente und Medizinprodukte sind in der Apotheke rezeptfrei erhältlich.

IMPFUNGEN

Impfungen sind die wirksamsten vorbeugenden Maßnahmen der Medizin. Die heute eingesetzten Impfstoffe sind gut verträglich. Sie verfolgen das Ziel, den Geimpften vor einer ansteckenden Krankheit zu schützen.

In Deutschland besteht keine Impfpflicht. Die Ständige Impfkommission (STIKO) am Robert-Koch-Institut in Berlin spricht aber regelmäßig offizielle Impfempfehlungen aus (www.rki.de).

IMPFKALENDER FÜR SÄUGLINGE, KINDER UND JUGENDLICHE

Der Impfkalender für Säuglinge, Kinder und Jugendliche umfasst Impfungen zum Schutz vor Diphtherie, Pertussis (Keuchhusten), Tetanus (Wundstarrkrampf), Haemophilus influenzae Typ b (»Hib«), Hepatitis B, Poliomyelitis (Kinderlähmung) sowie gegen Masern, Mumps und Röteln. Die empfohlenen Impfungen werden vom Kinder- oder Hausarzt auf Kosten der Krankenkasse durchgeführt.

AUFFRISCHIMPFUNGEN

Die STIKO empfiehlt, verschiedene Impfungen regelmäßig aufzufrischen. Folgende Auffrischimpfungen werden von den Hausärzten auf Kosten der Krankenkassen durchgeführt: Diphtherie, Poliomyelitis, Tetanus.

INDIKATIONSIMPFUNGEN

Besonders gefährdeten Personengruppen wird empfohlen, ihr persönliches Infektionsrisiko durch Impfungen zu minimieren. Fragen Sie Ihren Haus- oder Betriebsarzt, ob Sie einer solchen Gruppe angehören und sich gegen eine der folgenden Erkrankungen impfen lassen sollten: FSME (Frühsommermeningoenzephalitis), Hepatitis A, Hepatitis B, Influenza (Grippe), Masern, Meningokokken-Infektionen (Gruppen A, C,W135, Y), Mumps, Pneumokokken-Infektionen, Röteln, Tollwut, Varizellen.

REISEIMPFUNGEN

Impfungen gegen besondere Reisekrankheiten werden nach dem von der Weltgesundheitsorganisation (WHO) veröffentlichten Informationen über Gebiete mit besonderem Infektionsrisiko empfohlen. Fragen Sie frühzeitig vor Reiseantritt Ihren Hausarzt oder eine reisemedizinische Beratungsstelle über die Notwendigkeit einer der folgenden Impfungen:

Cholera, FSME (Frühsommermeningoenzephalitis), Gelbfieber, Hepatitis A, Hepatitis B, Tollwut, Typhus.

IMPFAUSWEIS

Die Impfungen sollen in einem international gültigen Formular, dem Impfbuch des Deutschen Grünen Kreuzes, Marburg, dokumentiert werden. Dies erleichtert den Nachweis von durchgeführten Impfungen und kann im Zweifelsfall Auskunft über bestehenden Impfschutz geben.

Führen Sie Ihren Impfausweis vor allem bei Reisen immer in Ihren Dokumenten mit.

15

Unter einem Verband werden verschiedene Versorgungstechniken bei Verletzungen oder Erkrankungen verstanden. Er hat eine Schutz- und Ruhigstellungsfunktion. Wunden werden zusätzlich durch eine Wundauflage geschützt. Im Rahmen der Erste-Hilfe-Maßnahmen werden vorübergehende Verbände angelegt.

UMGANG MIT VERBANDMATERIAL

Wundauflagen- und Verbandart sowie die Verbandtechnik hängen immer von der Verletzung ab. In Kraftfahrzeugen müssen Verbandskästen mitgeführt werden. Nur wenn Sie nicht auf steriles Verbandmaterial zurückgreifen können, dürfen Sie mit sauberen Hilfsmitteln (Handtücher etc.) improvisieren.

WUNDAUFLAGEN SOLLEN:

- die Blutungen stillen
- die Wunden bedecken und schützen
- die Infektionsgefahr senken

VERBÄNDE SOLLEN:

- Wundauflagen befestigen
- direkten Druck über einer Wunde ausüben, um eine Blutung zu stillen
- Schwellungen verhindern oder eingrenzen
- verletzte Extremitäten oder Gelenke abstützen
- den verletzten Bereich ruhig stellen

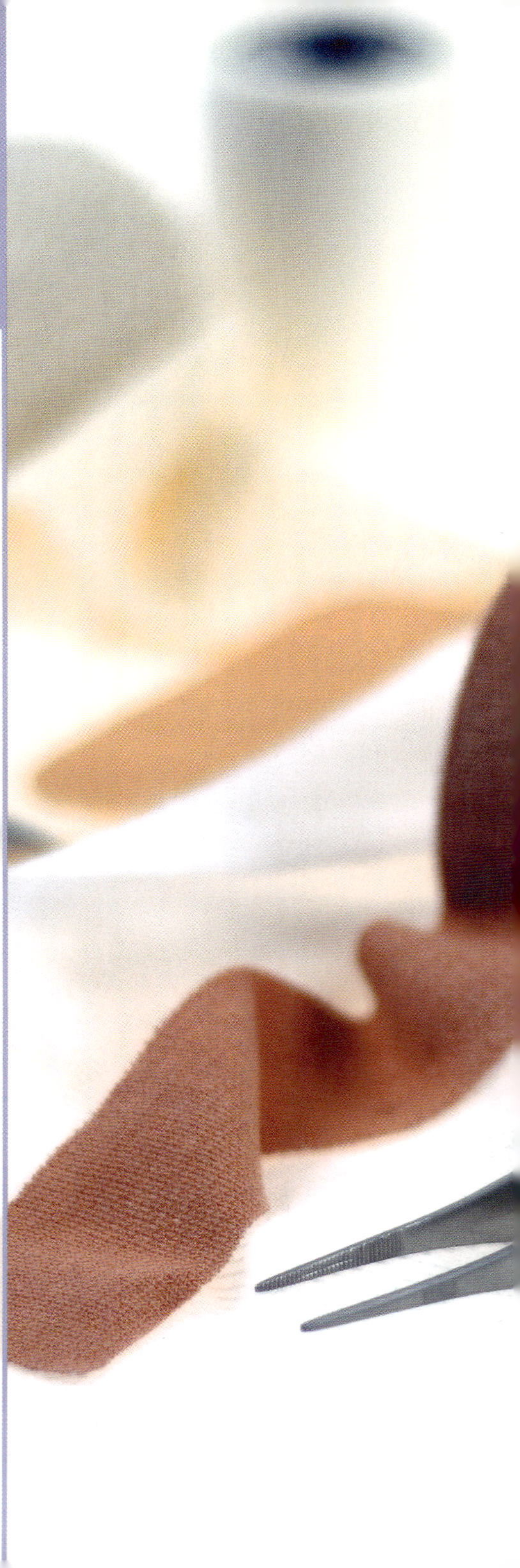

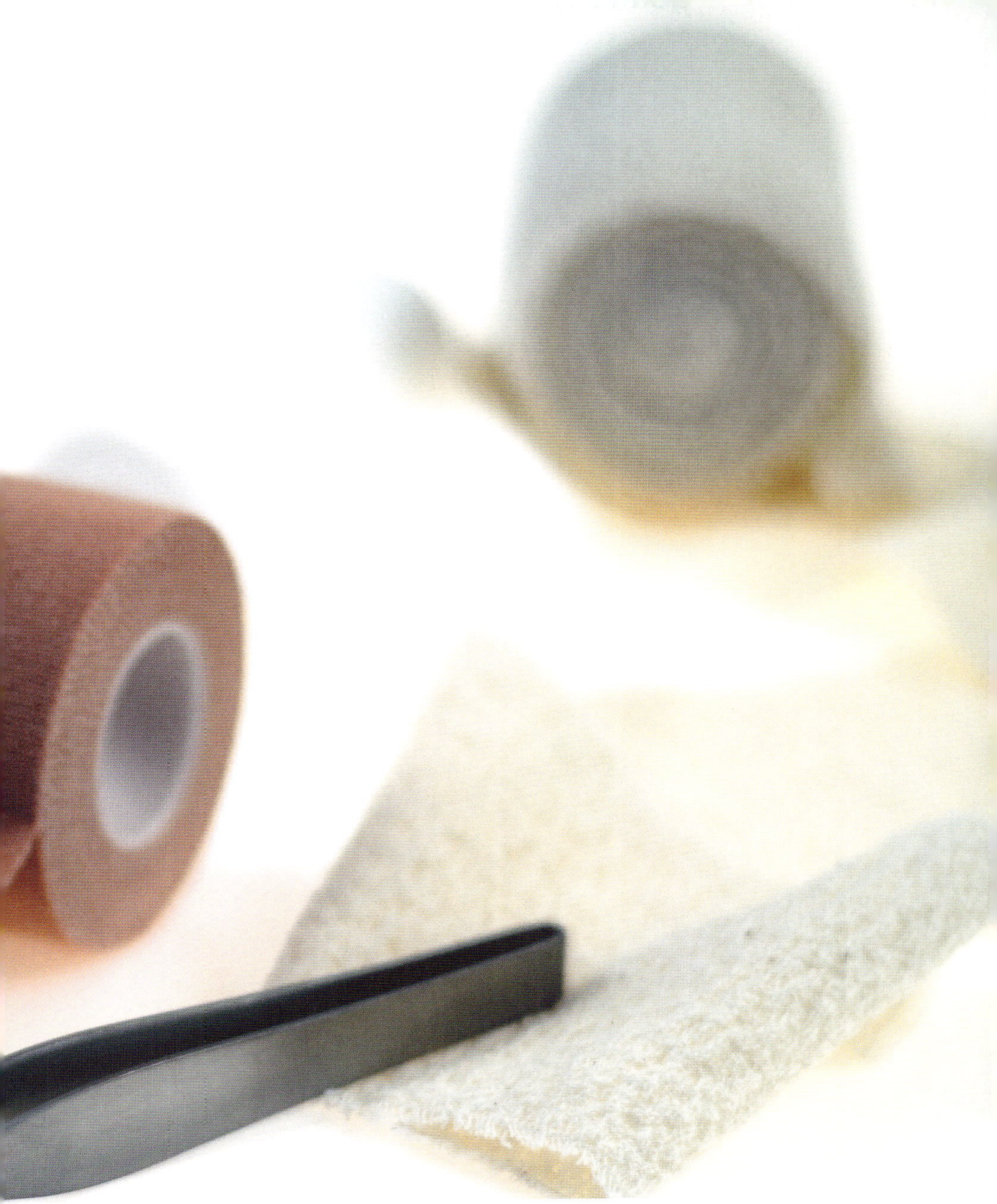

WUND- UND STÜTZVERBÄNDE

VERBANDKASTEN/-MATERIAL

Zur fachgerechten Versorgung von offenen oder geschlossenen Verletzungen benötigen Sie Verbandmaterial. In allen Kraftfahrzeugen, öffentlichen Gebäuden (Schulen, Kaufhäusern etc.) und in Arbeitsstätten (Büros, Geschäfte, Werkstätten, Fabriken, Baustellen etc.) sind Verbandkästen mit genormtem Inhalt vorgeschrieben.

Einen solchen Verbandkasten (DIN 13164, ÖNORM V 5101) sollten Sie auch als Grundausstattung für zu Hause verwenden. Diese Grundausstattung können Sie dann um weitere Verbandmaterialien erweitern. Diese Ausstattung soll jederzeit – auch Kindern – zugänglich sein. Lagern Sie das Material kühl und trocken. Das Schlafzimmer ist daher besser zur Lagerung geeignet als das Badezimmer.

Zusätzlich sollte eine Hausapotheke mit verschiedenen Medikamenten in einem abschließbaren Schrank oder Behältnis kindersicher aufbewahrt werden.

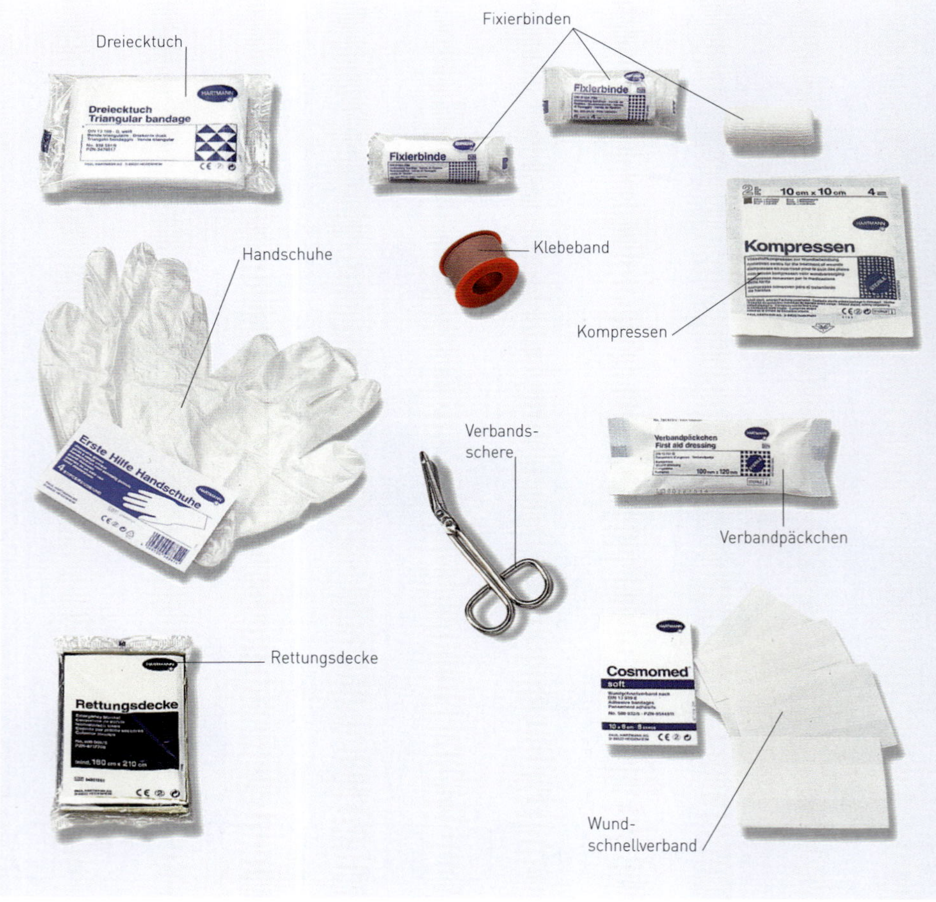

ZUSÄTZLICHES VERBANDMATERIAL:

- **ein Sortiment Pflasterstrips** verschiedener Größen [1]
- **zwölf elastische Binden** verschiedener Breite (6 cm, 8 cm, 10 cm) [2]
- **drei Dreiecktücher** aus Stoff, eines zur Krawatte gefaltet [3]
- **eine Verbandschere,** abgeknickt mit Kopf (nach Lister) [4]
- **eine Packung Einmalhandschuhe** [5]
- **zehn Sicherheitsnadeln** [6]
- **Rettungsdecke** [14]
- **Pflaster** [15]
- **Erste-Hilfe-Buch, Impfausweise**
- **eine Packung Wundschnellverband** (6 cm x 5 m)

KRANKENPFLEGEARTIKEL:

- **Fieberthermometer** [7]
- **zehn Mundspatel** (Holz) [8]
- **Lederfingerling** [9]
- **sterile Mulltupfer** [10]
- **ein Wunddesinfektionsmittel,** das frei verkäuflich in der Apotheke erhältlich ist [11]
- **wenn Kinder** im Haushalt leben: Zahnrettungsbox (z. B. »Dento-Safe«) [12]
- **Pinzette** [13]
- **im Eisfach** des Kühlschranks: zwei wiederverwendbare Wärme-Kälte-Packs
- **Wärmflasche**

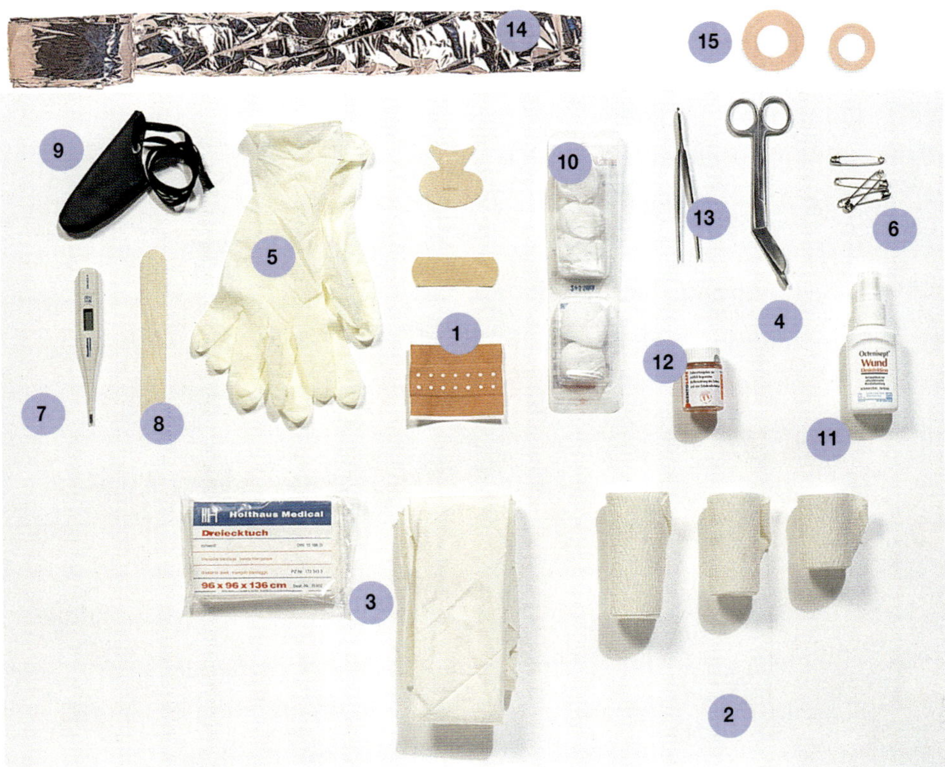

WUNDVERBÄNDE

Zur Versorgung offener Wunden stehen sterile Wundauflagen aus dem Verbandkasten zur Verfügung. Sie stoppen die Blutung und verhindern das Eindringen von Krankheitserregern in die Wunde. Nur wenn diese nicht verfügbar sind, können Sie mit einem sauberen, nicht fusselndem Tuch (z. B. Geschirrtuch o. ä.) improvisieren.

INFEKTIONSSCHUTZ

Sie schützen sich selbst und den Patienten wirksam vor einer Ansteckung mit Krankheitserregern, wenn Sie die nachfolgenden Punkte bei der Wundversorgung beachten:

- **Tragen Sie Einmalhandschuhe.** Sie sind in jedem Verbandkasten enthalten.
- **Waschen Sie Ihre Hände** vor und nach der Wundversorgung mit Seife.
- **Bedecken Sie kleine Verletzungen** Ihrer Haut mit wasserdichtem Wundschnellverband.
- **Vermeiden Sie, die Wunde** und die sterile Wundauflage zu berühren.
- **Vermeiden Sie, über der Wunde** oder der sterilen Wundauflage zu sprechen, zu husten oder zu niesen.
- **Wenn Ihnen keine Einmalhandschuhe** zur Verfügung stehen, behelfen Sie sich so: Lassen Sie den Patienten die Wundauflage selbst unter Ihrer Anleitung auf die Wunde aufbringen oder ziehen Sie saubere Plastiktüten über Ihre Hände (z. B. von einer Gefrierbeutelrolle).

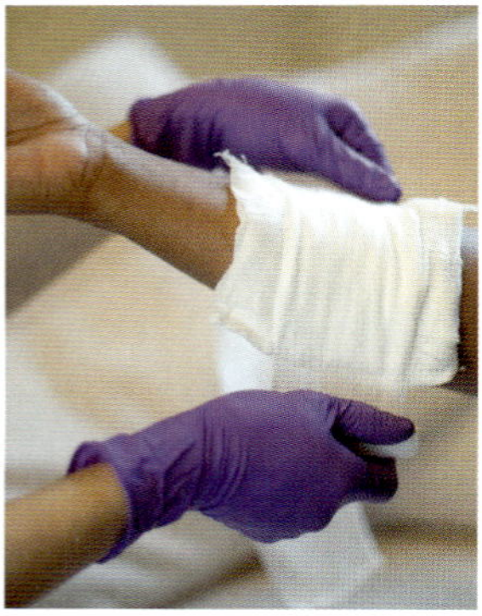

Wundauflage direkt von oben auflegen

ALLGEMEINE VERBANDREGELN

- **Die Wundauflage sollte** stets etwa ein Drittel über jeden Wundrand hinausreichen.
- **Legen Sie die Wundauflage** immer direkt von oben auf die Wunde. Ist die Wundauflage verrutscht, verwenden Sie eine neue.
- **Wenn Blut durch** die Wundauflage sickert, legen Sie weitere Wundauflagen darüber.

Sollten Sie trotz dieser Schutzmaßnahmen in Kontakt mit Blut oder anderen Körperflüssigkeiten des Patienten gekommen sein, waschen Sie die Verunreinigungen schnellstmöglich unter fließendem Wasser mit Seife ab. Bitten Sie den Rettungsdienst, Ihnen Handdesinfektionsmittel zur Verfügung zu stellen und desinfizieren Sie nach Anleitung des Rettungsdienstpersonals Ihre Haut.

ENTSORGUNG/REINIGUNG

Wenn der Rettungsdienst den Patienten versorgt und abtransportiert hat oder der Patient zum Arzt gebracht wurde, gehört das Aufräumen und Reinigen des Unfallorts zur Vorbeugung einer weiteren Infektionsgefahr. Tragen Sie währenddessen stets Einmalhandschuhe und beseitigen Sie die mit Blut oder Körperflüssigkeiten des Patienten verunreinigten Gegenstände (z. B. Kleidungsstücke o. Ä.). Füllen Sie diese in eine Plastiktüte und dokumentieren Sie, wem die Gegenstände gehören. Bevor Sie etwas wegwerfen, bitten Sie den Eigentümer um sein Einverständnis.

Spritzabfall, wie Kanülen, aufgebrochene Ampullen etc., entsorgt das Rettungsdienstpersonal im Regelfall selbst.

STERILE WUNDVERBÄNDE

ACHTUNG

- Wenn Sie die Binde zu eng anwickeln, kommt es zu einer gefährlichen Blutstauung.

Sterile Wundauflagen sind 10 x 10 cm groß und verpackt. Sie müssen z. B. mit einer Mullbinde, einem Heftpflasterstreifen oder einem Dreiecktuch fixiert werden.

Praktischer ist das sterile Verbandpäckchen (elastische Mullbinde mit einer darauf festgenähten Wundauflage).

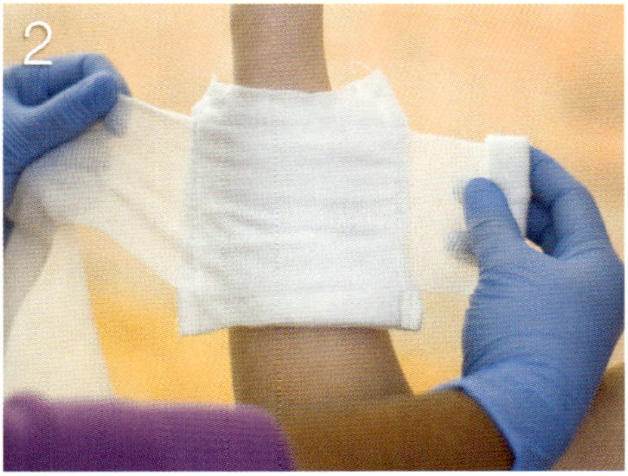

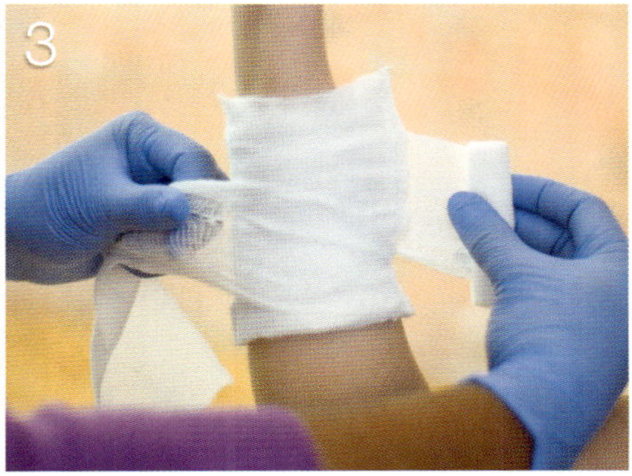

1 Verpackung entfernen. Rollen Sie den Anfang der Binde vorsichtig ab, ohne die Wundauflage zu berühren. Legen Sie die Wundauflage direkt auf die Wunde.

2 Wickeln Sie das kurze Bindenende einmal um das betreffende Körperglied und um die Wundauflage. Lassen Sie das kurze Bindenende dann hängen.

3 Bindenkopf eng an der Extremität entlangführen, BInde langsam abwickeln. Wundauflage mit den Touren vollkommen umschließen. Kurzes Bindenende bleibt hängen.

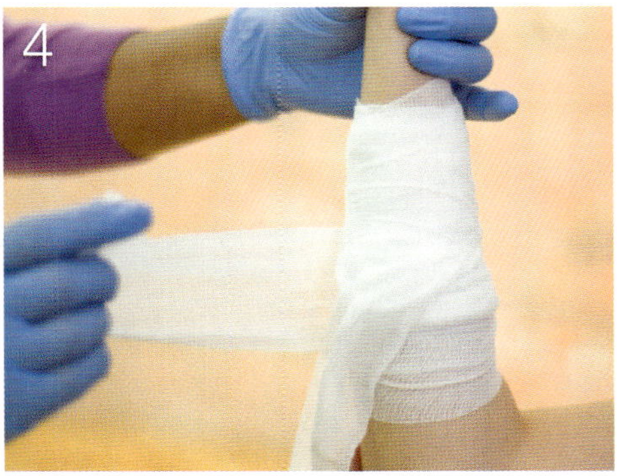

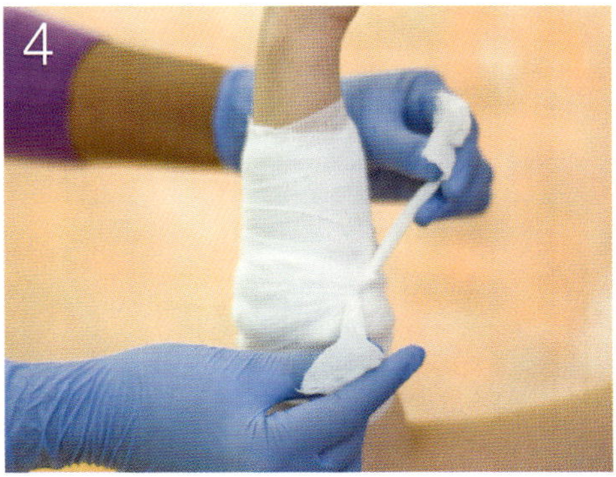

4 Zum Befestigen des Bindenendes können Sie einen Knoten anbringen, das Bindenende mit einem Pflasterstreifen befestigen oder das Ende seitlich unter den Verband stecken.

5 Prüfen Sie, ob die Extremität noch ausreichend durchblutet wird (Nagelbrettprobe S. 224) Andernfalls den Verband lockern. Wenn die Wundauflage verrutscht oder die Binde herunterfällt, verwenden Sie einen neuen Verband!

Wenn Blut durch die Wundauflage oder den ganzen Verband hindurchsickert, legen Sie über dem ersten einen zweiten Verband an.

WUNDSCHNELLVERBÄNDE

Bei kleineren Verletzungen kommt der Wundschnellverband zum Einsatz. Dieser muss wasserdicht sein, wenn der Betroffene mit Lebensmitteln arbeitet. Bei einer Pflasterallergie verwenden Sie ein hypoallergenes Pflaster.

1 Der wundumgebene Hautbereich muss trocken sein

2 Ziehen Sie die Schutzfolie des Pflasters auseinander, aber noch nicht ganz ab. Legen Sie die Wundauflage auf die Wunde

3 Ziehen Sie die Schutzfolien von den Pflasterstreifen ab und drücken Sie diese fest auf die Haut.

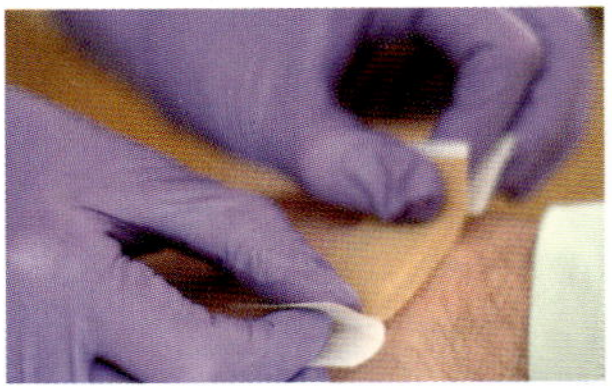

BEHELFSVERBÄNDE

Steht Ihnen kein Verbandmaterial zur Verfügung, müssen Sie mit sauberen, fusselfreien Materialien improvisieren. In einem solchen Fall eignen sich in erster Linie frisch gewaschene Baumwollstoffe (z. B. Geschirrtücher) als Wundauflage.

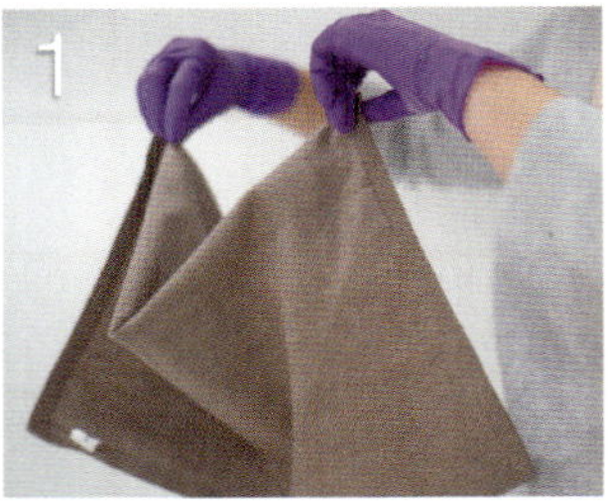

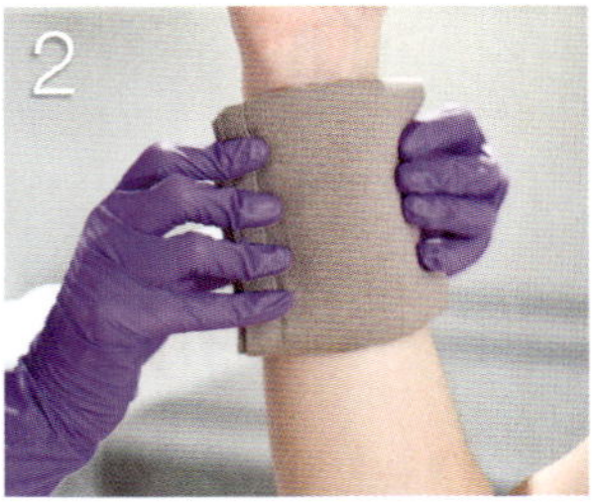

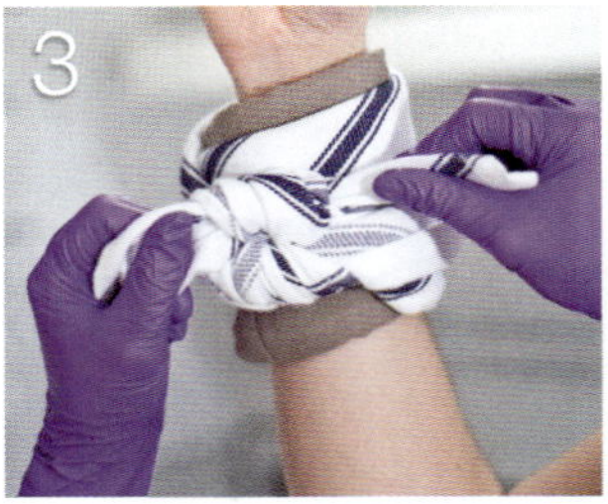

1 Sauberes Geschirrtuch so falten, dass die Innenseite später auf der Wunde aufliegen kann.

2 Legen Sie die Wundauflage direkt auf die Wunde.

3 Die Wundauflage mit einem Kleidungsstück, z. B. einem Schal, befestigen.

KÜHLKOMPRESSEN

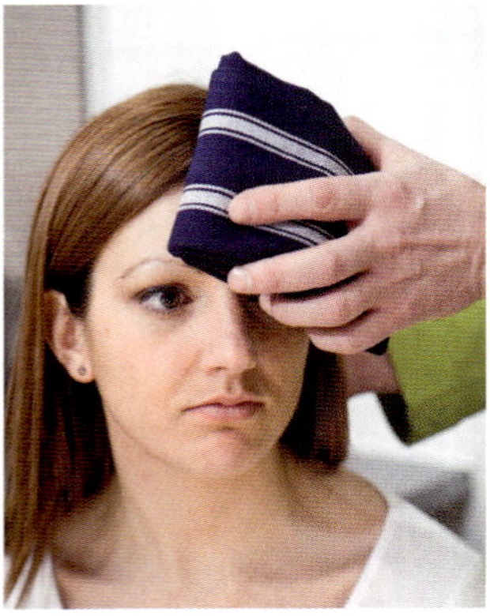

Kälte lindert bei Prellungen oder Verstauchungen die Schwellung und den Schmerz. Verwenden Sie ein Kühlelement oder füllen Sie Eiswürfel in einen Plastikbeutel. Sie dürfen die Kälte niemals ungeschützt auf die Haut bringen, das könnte zu Erfrierungen führen.

1 Der Patient soll sich zur Kälteanwendung hinsetzen oder hinlegen. Das verletzte Körperteil dabei hochlegen. Wickeln Sie das Kühlelement in ein Stofftuch, z. B. ein Handtuch.

2 Legen Sie das Kühlobjekt auf die verletzte Stelle.

3 Verwenden Sie kein Eisspray.

4 Durch leichten Druck wird die Kühlwirkung erhöht.

STÜTZVERBÄNDE

Stützverbände erfüllen viele Funktionen: Sie fixieren Wundauflagen, stillen Blutungen, sie stützen verletzte Gliedmaßen und stellen sie ruhig. Außerdem wirken sie Schwellungen entgegen. In der Ersten Hilfe gibt es zwei Verbandtypen zur Anwendung:

Bindenverbände zur Fixierung von Wundauflagen und zum Stützen von Gliedmaßen sowie Dreiecktuchverbände zum Fixieren von größeren Wundauflagen und zum Ruhigstellen von Gliedmaßen. Wenn Ihnen keine Verbandmaterialien zur Verfügung stehen, müssen Sie mit Alltagsgegenständen improvisieren (gegenüber).

ALLGEMEINE ANWENDUNGSRICHTLINIEN

VOR ANLEGEN EINES VERBANDES

- **Beruhigen Sie den** Patienten und erklären Sie ihm Ihr weiteres Vorgehen.
- **Der Patient soll** eine bequeme, angenehme Haltung im Sitzen oder Liegen einnehmen.
- **Das verletzte Körperteil** stützen.
- **Arbeiten Sie möglichst** immer von der verletzten Seite aus.

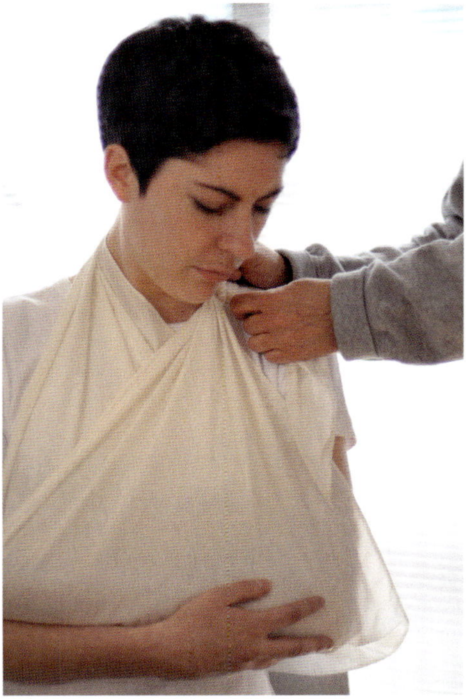

BEIM ANLEGEN DES VERBANDES

- **Wenn der Patient** auf dem Rücken liegt, ziehen Sie den Verband unter den Stellen hindurch, an denen der Patient nicht aufliegt (Nacken, Lenden, Knie und Knöchel). Ziehen Sie den Verband dann unter dem Körper hin und her, bis er an der richtigen Stelle liegt.
- **Wickeln Sie den Verband** straff, aber nicht zu fest. Das betreffende Körperteil muss noch ausreichend durchblutet werden (S. 224).
- **Die Finger- oder Zehennägel** sollen bei jedem Verband sichtbar bleiben, so dass Sie die Durchblutung regelmäßig testen können (S. 224).
- **Sie können einen Verband** mit verschiedenen Techniken verschließen (S. 225).
- **Wenn der Patient** an der betreffenden Extremität Ringe, Armreife, Ketten oder eine Armbanduhr trägt, müssen Sie diese entfernen. Es kann sonst zu gefährlichen Stauungen kommen. Geben Sie dem Patienten die abgenommenen Gegenstände aber immer sofort zurück.

SONDERFORM: RUHIGSTELLUNG AM BEIN

Ruhigstellungsverbände werden bei Verdacht auf Bruch (Fraktur) oder Ausrenkung (Luxation) angelegt.

- **Die betreffende Extremität** beim Anlegen möglichst nicht bewegen.
- **Legen Sie eine Posterung,** z. B. eine Decke, zwischen die Beine oder zwischen Oberarm und Oberkörper.
- **Die Fixierung darf** nicht direkt über der Verletzungsstelle angelegt werden.
- **Verschließen Sie den Verband** auf der unverletzten Seite in der Mitte.

Nach dem Anlegen des Verbandes:

- **Achten Sie in** regelmäßigen Abständen auf die Durchblutung der Extremität.

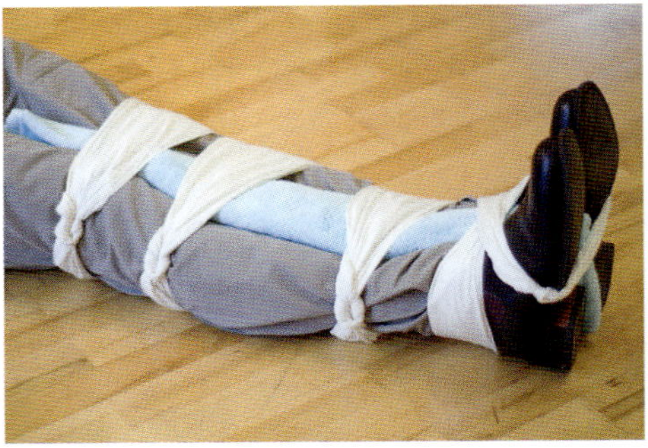

Wickeln Sie die Dreiecktuchkrawatte als 8 um die Füße. Den Beinzwischenraum polstern Sie aus. Verschließen Sie den Verband an der unverletzten Seite.

ÜBERPRÜFEN DER DURCHBLUTUNG

Prüfen Sie nach der Ruhigstellung die Durchblutung der Extremität. Wiederholen Sie diese Prüfung bis zum Eintreffen des Rettungsdienstes regelmäßig alle zehn Minuten. Da verletzte Körperteile anschwellen, kann der Verband bereits nach kurzer Zeit zu eng werden und eine Durchblutungsstörung verursachen. Zunächst staut sich das Blut, später kann sich auch eine Abschnürung entwickeln. Wickeln Sie in diesem Fall den Verband komplett wieder ab und legen Sie einen neuen, lockereren Verband an. Verwenden Sie hierzu neues, steriles Verbandmaterial.

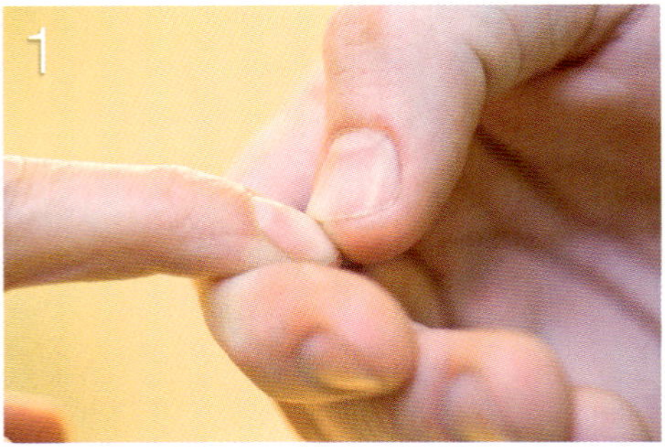

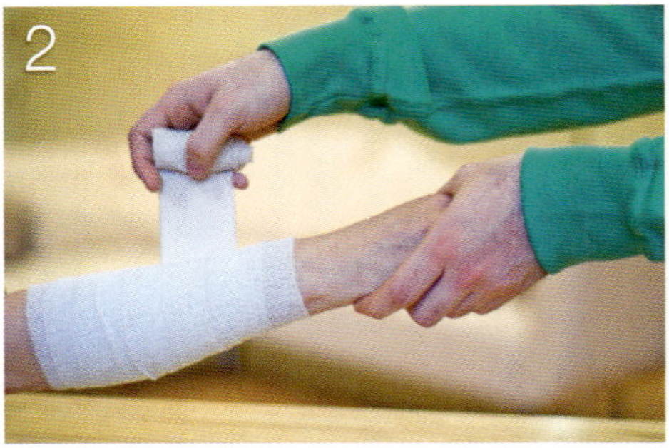

1 Drücken Sie auf den Nagel. Wenn das Nagelbett blass wird, lassen Sie los. Es sollte sich innerhalb einer Sekunde wieder mit Blut füllen und eine rosige Farbe annehmen. Dauert diese Füllphase länger, deutet dies auf eine Durchblutungsstörung hin.

2 Wenn Sie den neuen Verband anwickeln, muss dieser lockerer sein als der alte. Zeigt die erneute Nagelbettprobe keine Verbesserung der Durchblutung, könnte auch ein Kreislaufschock die Ursache für diese Durchblutungsstörung sein.

BINDENVERBÄNDE

Binden stehen Ihnen in verschiedenen Breiten und Materialbeschaffenheiten zur Verfügung:

Mullbinden werden zur Fixierung leichter Wundauflagen eingesetzt. Sie sind grob gewoben, nicht elastisch und eignen sich nicht für Verbände an Gelenken oder als Stützverband. Elastische Binden passen sich der Körperform gut an. Sind sie zu fest angelegt, verursachen sie Durchblutungsstörungen. Sie eignen sich gut als Stütz-, Druck- und Gelenkverband. Haftbinden sind gummierte, selbsthaftende, elastische Binden. Sie dürfen nur ohne Zug angelegt werden, da sie sonst Durchblutungsstörungen verursachen.

BEFESTIGUNG AM BINDENENDE

Es gibt verschiedene Möglichkeiten, das Bindenende zu fixieren: spezielle Verbandklammern (so genannte »Schwiegermütter«), Sicherheitsnadeln, Knotentechniken oder die Befestigung mit Heftpflasterstreifen.

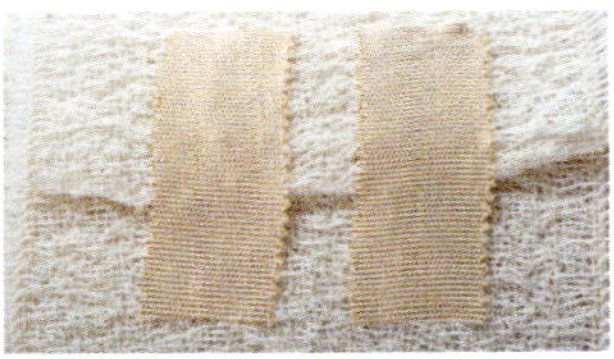

HEFTPFLASTERSTREIFEN
Das Bindenende kann mit Heftpflasterstreifen festgeklebt werden.

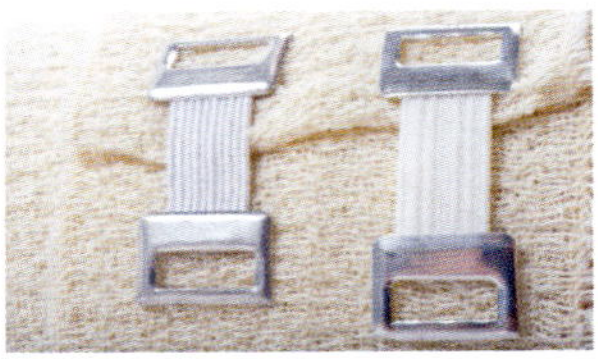

VERBANDKLAMMERN
Bindenenden an Stützverbänden der Beine können mit den mitgelieferten Verbandklammern befestigt werden.

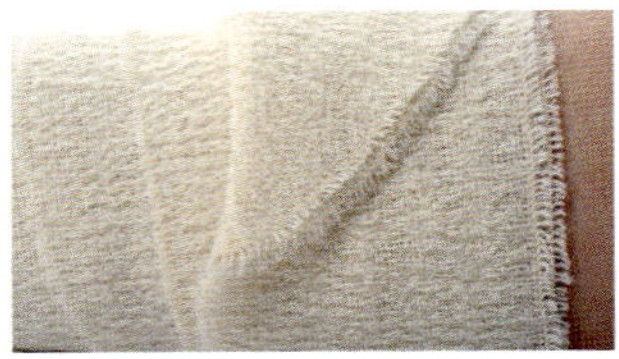

BINDENENDE EINSCHLAGEN
Wenn der Verband angelegt ist, stecken Sie das Ende einfach seitlich unter den angelegten Verband.

SICHERHEITSNADELN
Mit Sicherheitsnadeln können alle Verbandarten befestigt werden. Um eine Verletzung zu verhindern, legen Sie einen Finger zwischen Haut und Verband.

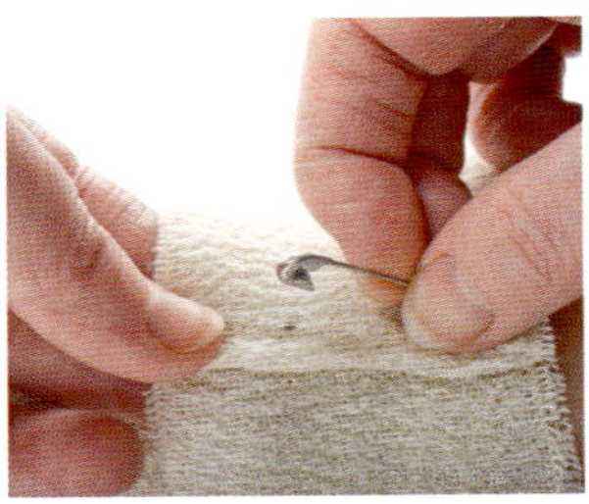

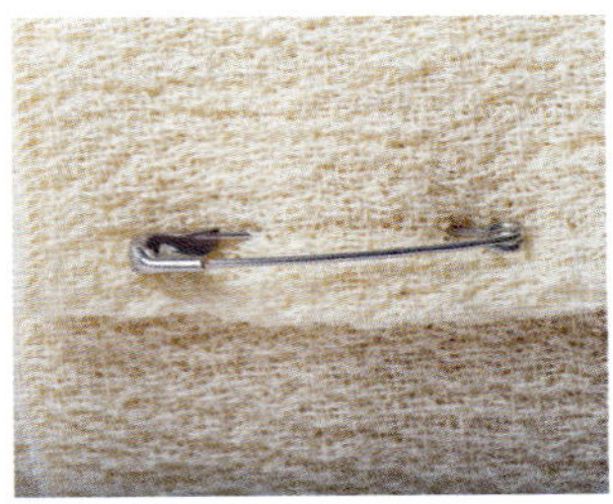

WÄHLEN SIE DIE RICHTIGE VERBANDSGRÖSSE

Bevor Sie einen Bindenverband anlegen, überprüfen Sie, ob die Binde fest genug aufgewickelt ist und ob der Verband die richtige Breite hat. Die Breite richtet sich nach dem zu versorgenden Körperteil.

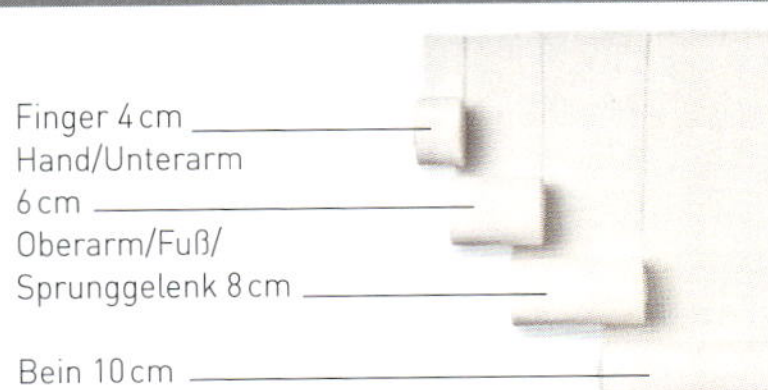

BINDENVERBÄNDE ANLEGEN

Achten Sie auf Folgendes:

- **Man unterscheidet zwischen** dem kurzen Ende des Verbandes und dem aufgerollten Bindenkopf. Halten Sie den Bindenkopf beim Verbinden nach oben.
- **Stellen Sie sich** immer vor den Patienten, (auf die verletzte Seite).
- **Stützen Sie das betreffende Körperteil** in der Position, in der es verbunden werden soll, ab.
- **Führen Sie den Bindenkopf** immer eng am Körper des Patienten. So vermeiden Sie, dass Ihnen die Binde herunterfällt und abrollt.

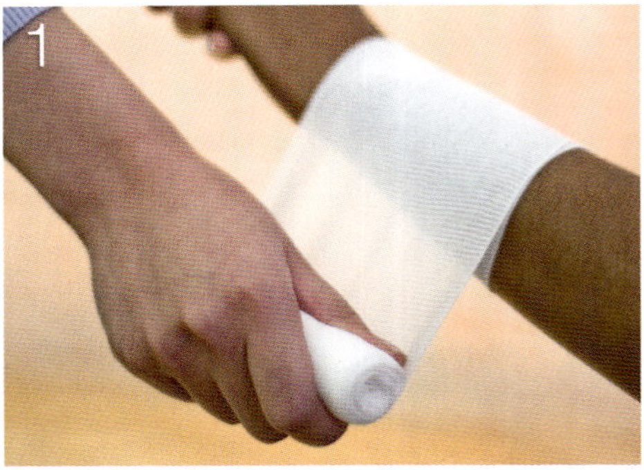

1 Legen Sie das Bindenende neben dem vom Körperstamm entfernten Wundrand auf und wickeln Sie die Binde zirkulär um die Extremität. Es wird immer zum Körperstamm hin gewickelt.Stützen Sie den verletzten Arm und führen Sie den Bindenkopf eng am Körper des Patienten. Der Bindenkopf liegt zum Abrollen immer oben.

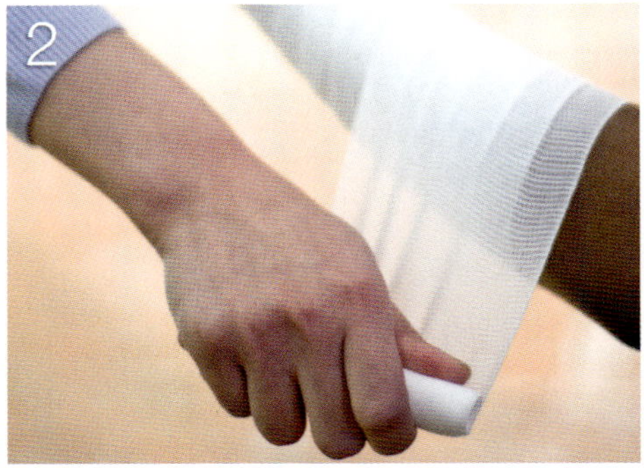

2 Legen Sie den Verband in Spiralgängen um die Extremität. Wickeln Sie dabei von innen nach außen. Jeder neue Bindengang bedeckt den vorherigen zur Hälfte.

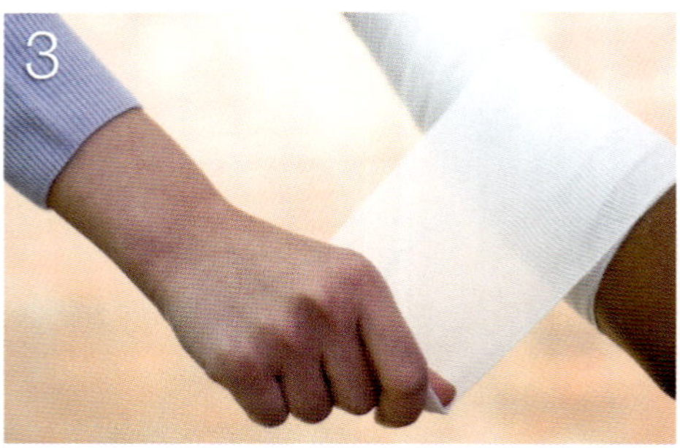

3 Beenden Sie den Verband mit einem geraden Bindengang und befestigen Sie das Ende (S. 225). Wenn der Verband zu kurz ist, benutzen Sie eine weitere Binde und wickeln weiter.

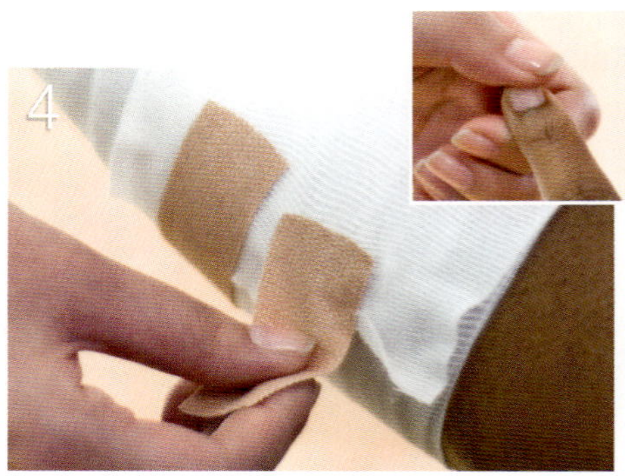

4 Überprüfen Sie mit der Nagelbettprobe immer, ob die Extremität ausreichend durchblutet wird (S. 224). Legen Sie ggf. einen neuen Verband an.

ELLENBOGEN- UND KNIEVERBAND

ACHTUNG

Wenn Sie zu straff wickeln, kann es zu Durchblutungsstörungen kommen!

Elastische Bindenverbände eignen sich gut für Verletzungen am Ellenbogen oder Knie. Mit ihnen kann man Wundauflagen fixieren und die Extremität bei Weichteilverletzungen, wie Verstauchungen oder Prellungen, stützen. Selbsthaftende Bindenverbände haben den Vorteil, dass sie die volle Bewegungsfreiheit im Gelenk ermöglichen, ohne verrutschen zu können.

1 Stützen Sie die Extremität in bequemer Haltung. Knie oder Ellenbogen müssen leicht gebeugt sein. Der Bindenkopf liegt zum Abrollen immer oben.

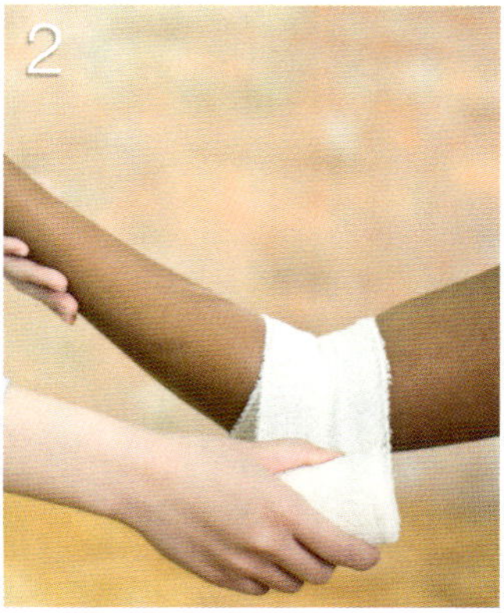

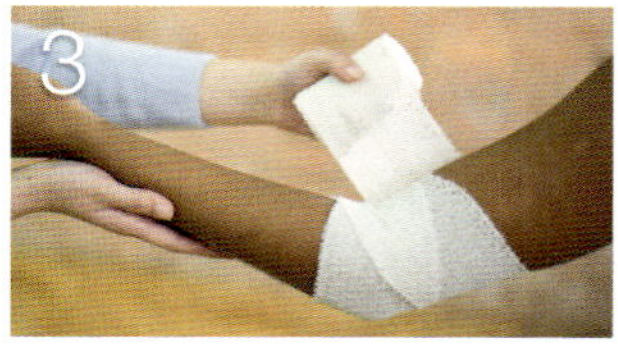

2 Legen Sie das Bindenende auf die Gelenkinnenseite. Wickeln Sie die Binde 2-mal um das Gelenk, so dass das Bindenende nicht mehr wegrutschen kann und das Gelenk bedeckt ist.

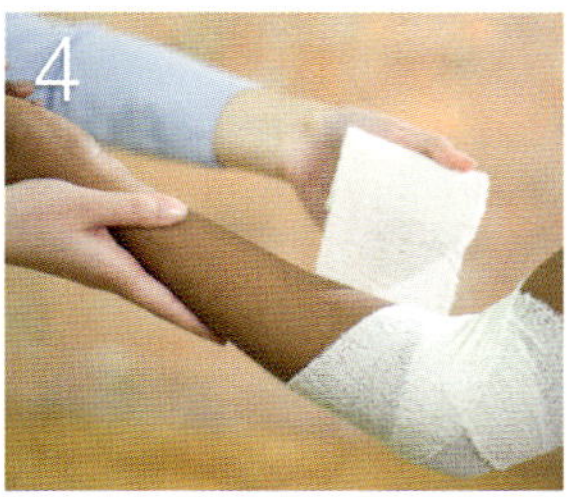

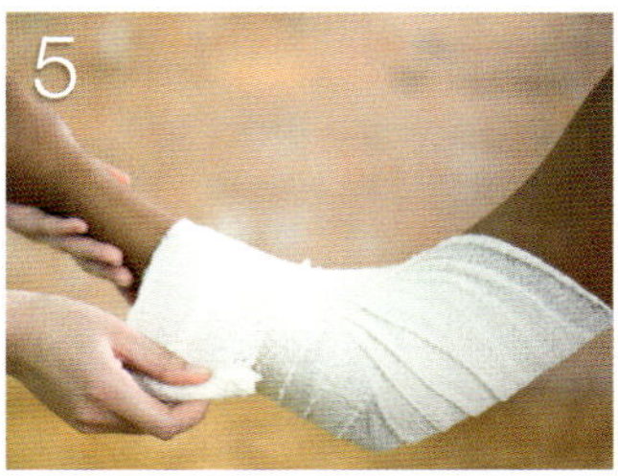

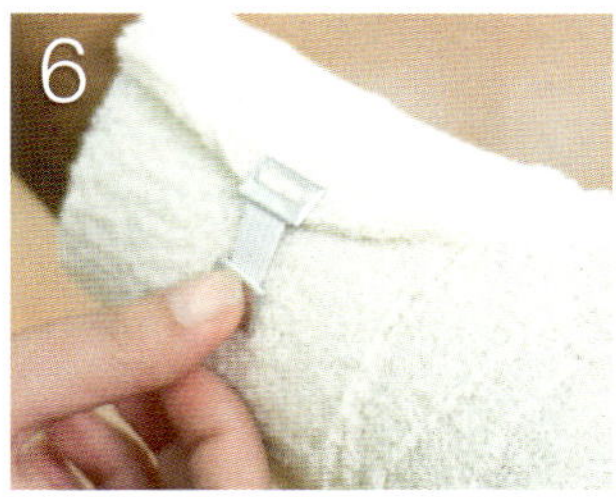

3 Wickeln Sie den dritten Bindengang vom Gelenk kommend um den Oberarm. Überlappen Sie dabei die ersten beiden Bindentouren zur Hälfte.

4 Führen Sie den Bindenkopf von der Innenseite des Oberarms über Kreuz direkt zum Unterarm und umwickeln Sie diesen. Überlappen Sie dabei die ersten beiden Bindentouren zur Hälfte.

5 Wickeln Sie nun diagonal in Form einer Acht nach oben durch die Ellenbeuge um den Oberarm und durch die Ellenbeuge wieder zurück zum Unterarm.

6 Beenden Sie den Verband mit einem geraden Gang und befestigen Sie das Bindenende (S. 225).

7 Überprüfen Sie mit der Nagelbettprobe immer, ob die Extremität ausreichend durchblutet wird (S. 224). Legen Sie einen neuen Verband an, wenn die Durchblutung gestört ist.

HANDVERBAND

Mit einem elastischen Bindenverband können an der Hand Wundauflagen fixiert oder die Gelenke bei Verstauchungen oder Zerrungen gestützt werden. Die Fingernägel bleiben für die Nagelbettprobe frei. Wenn der Daumen nicht verletzt ist, wird er nicht mit verbunden. So behält der Patient die größtmögliche Bewegungsfreiheit.

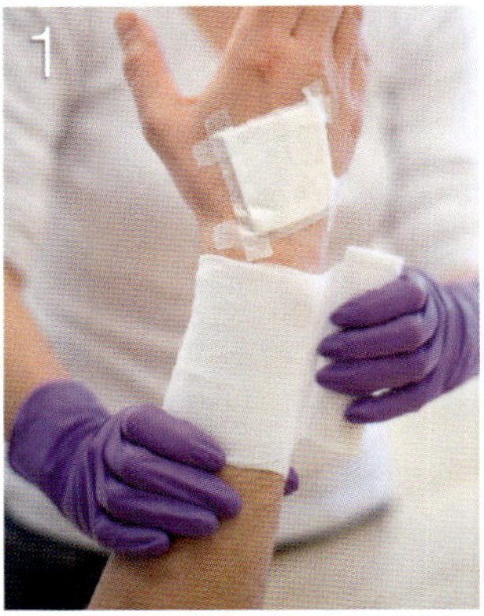

1 Legen Sie das Bindenende nahe des Daumens auf die Innenseite des Handgelenks. Wickeln Sie zwei übereinander liegende Spiralgänge um das Handgelenk.

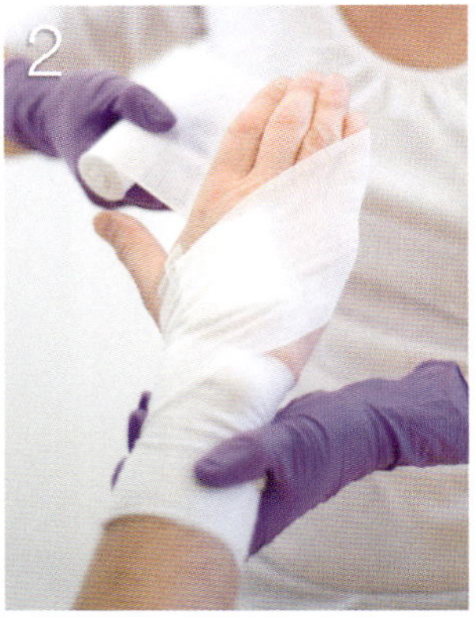

2 Wickeln Sie von der Daumenseite diagonal über den Handrücken zur Kleinfingerseite und durch die Handinnenseite zum Zeigefinger.

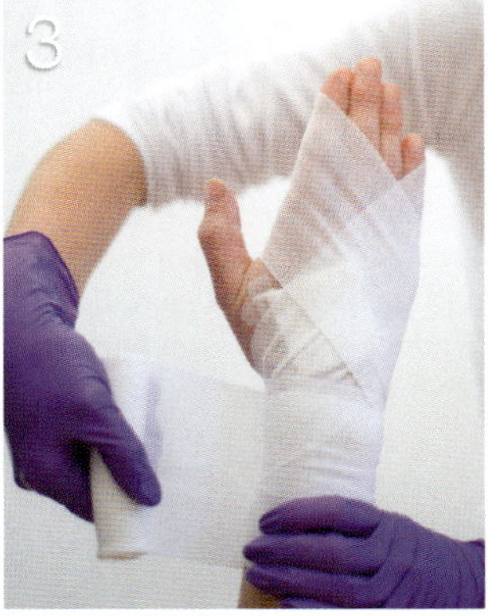

3 Der erste Bindengang soll entlang der Nagelbettkante des Zeigefingers diagonal über den Handrücken zurück zum Handgelenk geführt werden.

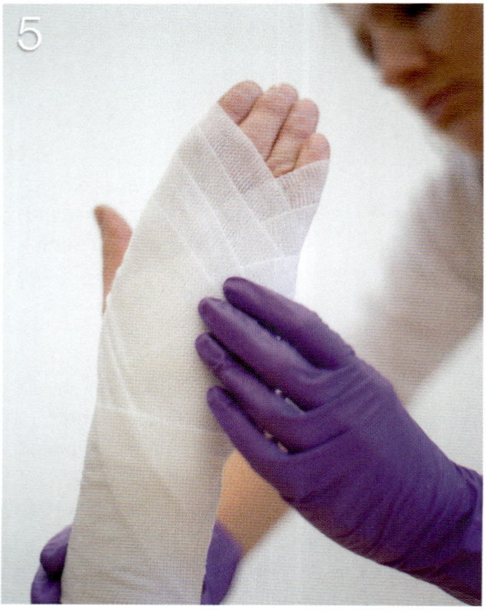

4 Umwickeln Sie das Handgelenk erneut mit einem geraden Bindengang und führen Sie die Binde dann wieder über den Handrücken zur Kleinfingerseite. Überlappen Sie dabei die vorherigen Bindengänge zur Hälfte.

5 Wiederholen Sie diese Schritte, bis die ganze Hand verbunden ist. Führen Sie dann die Nagelbettprobe durch (S. 224). Wenn die Durchblutung gestört ist, kann der Verband zu eng angewickelt sein. Entfernen Sie den Verband und legen Sie einen neuen an.

FUSSVERBAND

Mit einem elastischen Bindenverband können am Fuß Wundauflagen fixiert oder die Gelenke bei Verstauchungen oder Zerrungen gestützt werden.

1

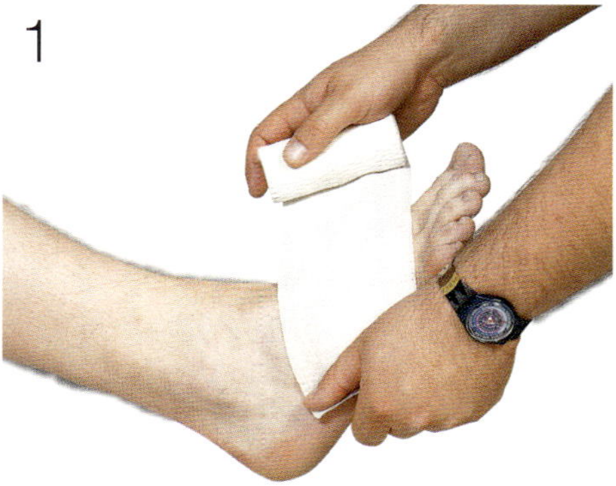

2

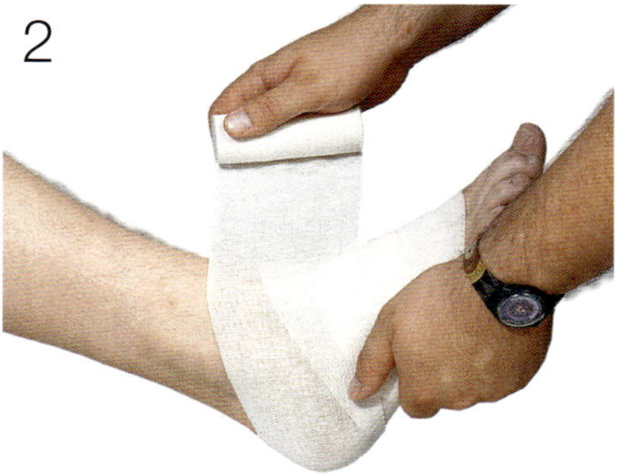

1 Legen Sie das Bindenende an der Kleinzehenseite des Fußrückens an und umwickeln Sie den Fuß mit zwei bis drei halbüberlappenden Bindengängen.

2 Führen Sie den nächsten Bindengang über die Außenknöchelseite um die Ferse herum und im Achtergang über den Fußrücken zurück zur Kleinzehenseite.

3

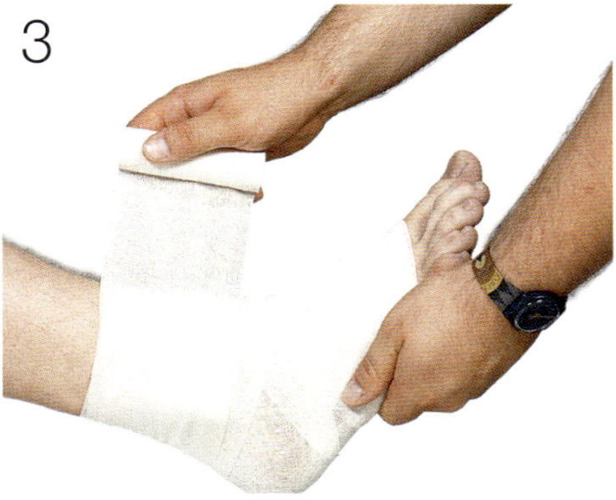

4

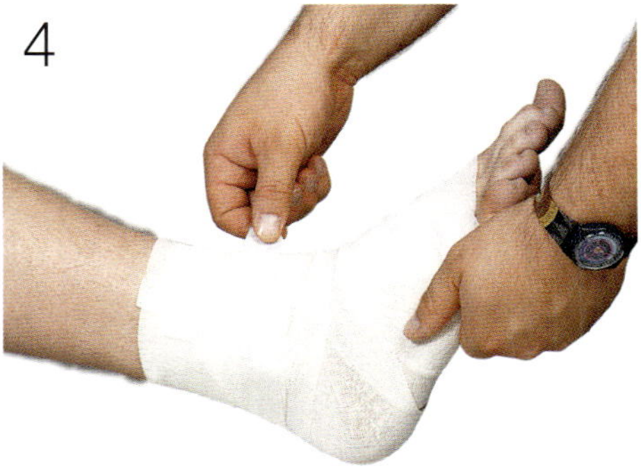

3 Wickeln Sie die Binde im Spiralgang durch die Sohlenseite des Fußes zurück zur Großzehenseite und über den Fußrücken im Achtergang über den Innenknöchel um den Unterschenkel.

4 Wiederholen Sie die Schritte 2 und 3, bis der ganze Fuß verbunden ist, und beenden Sie den Verband an der Unterschenkelseite. Fixieren Sie das Bindenende (S. 225). Führen Sie die Nagelbettprobe durch und legen Sie ggf. den Verband neu an.

DREIECKTUCHVERBÄNDE

Die Einsatzmöglichkeiten eines Dreiecktuchs sind sehr vielfältig. Leider finden heute in den neuen Verbandkästen keine Tücher aus Baumwollstoff mehr Verwendung. Sie wurden durch Tücher aus Fließstoff ersetzt. Diese sind jedoch längst nicht so reißfest wie der Baumwollstoff. Hierauf sollten Sie beim Einsatz von Dreiecktüchern immer achten.

HERSTELLEN EINER DREIECKTUCH-KRAWATTE

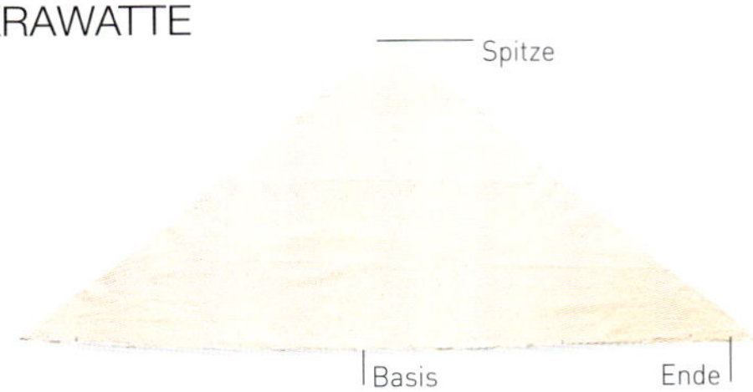

1 Schlagen Sie die Spitze zur Mitte der Basis um. Sie erhalten eine neue, kurze Basis. Falten Sie dann die lange Basis zwei bis drei Finger breit in Richtung der kurzen Basis um.

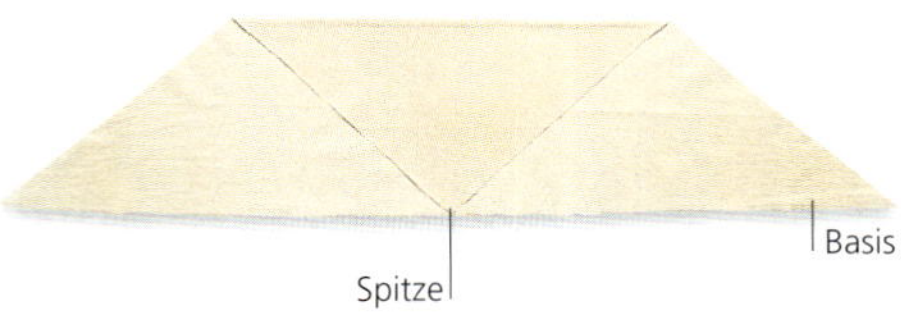

2 Falten Sie nun von der kurzen Basis zwei bis drei Finger breit in Richtung der langen Basis und wiederholen Sie Punkt 1 und 2, bis die beiden Basen aufeinander liegen und das Dreiecktuch zu einer zwei bis drei Finger breiten Krawatte geworden ist.

3 Legen Sie zum Aufbewahren der Krawatte die Enden in der Mitte mehrfach gegeneinander.

Für folgende Zwecke können Sie Dreiecktücher einsetzen:

- **Dreiecktuchkrawatte zum Ruhigstellen** von Extremitäten und für den Druckverband;
- **Fixierung eines Wundverbandes** am Körper;
- **Ruhigstellung des Arms** bei Verletzungen wie Brüchen, Ausrenkungen oder Verstauchungen.

DREIECKTUCHKRAWATTE ALS DRUCKVERBAND

Sie können bei einem Druckverband am Arm oder Bein statt eines Bindenverbandes (S. 225–229) auch eine Dreiecktuchkrawatte verwenden.

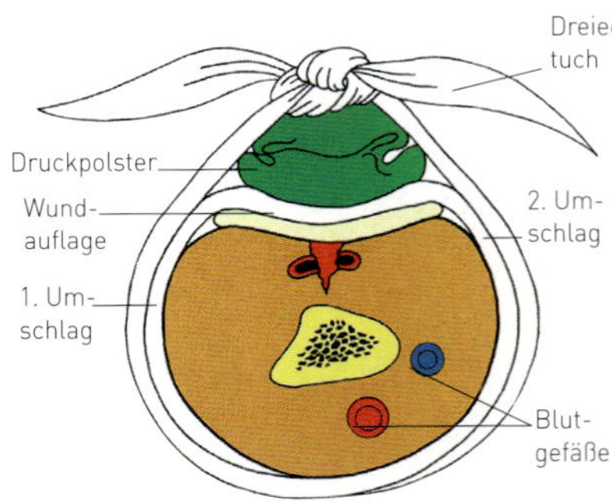

1 Legen Sie hierzu die Mitte der Dreiecktuchkrawatte auf die Wundauflage und schlagen Sie die beiden Enden entgegensetzt um die Extremität. Verknoten Sie die Enden über der Wunde, ohne die Schlaufe fest zuzuziehen. Legen Sie jetzt ein Druckpolster in die Schlaufe und ziehen Sie die Schlaufe fest zu.

2 Schlagen Sie die Enden erneut entgegengesetzt um die Extremität und verknoten Sie die Enden abschließend nochmals miteinander. Prüfen Sie mit der Nagelbettprobe, ob die Extremität ausreichend durchblutet wird (S. 224).

HAND- UND FUSSVERBAND

Für Wunden an Hand oder Fuß, die nicht stark bluten, eignet sich ein Dreiecktuchverband zum Fixieren der Wundauflage. Er ist zur Blutstillung nicht geeignet, da er nur wenig Druck ausübt. Der hier gezeigte Verband kann auch am Fuß angelegt werden. Verknoten Sie die Enden dann am Knöchel.

ANLEGEN EINES ELLENBOGEN- UND KNIEVERBANDES

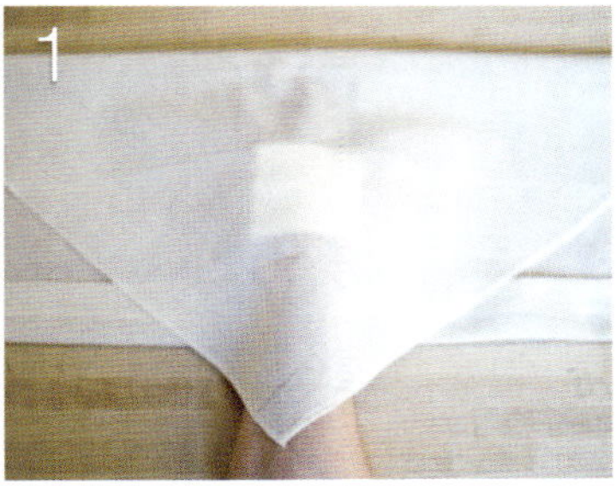

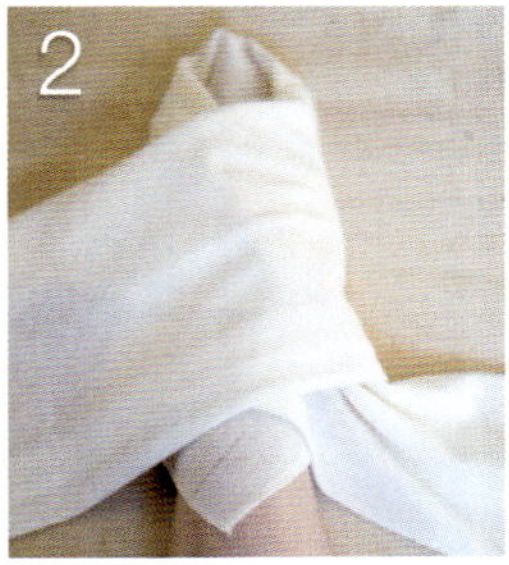

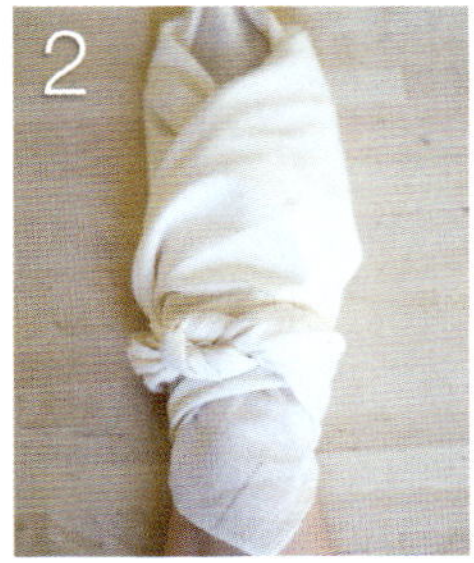

1 **Das Dreiecktuch ausbreiten und die Basis etwa zwei bis drei Finger breit umschlagen. Die verletzte Hand mit den Fingerspitzen zur Spitze auf die Mitte des Tuches legen. Die Wundauflage anbringen. Die Spitze über den Handrücken zum Unterarm schlagen.**

2 **Die gerafften Enden über dem Handgelenk kreuzen. Um das Handgelenk herum wickeln und die Enden miteinander verknoten.**

KNIE- UND ELLENBOGENVERBAND

Sie können zur Fixierung einer Wundauflage auf dem Knie oder dem Ellenbogen einen Dreiecktuchverband anlegen. Mit diesem Verband können Sie nur wenig Druck ausüben. Er ist daher zur Blutstillung nicht geeignet.

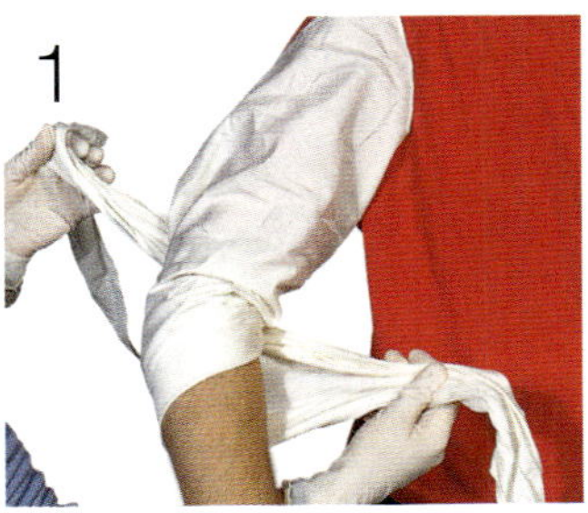

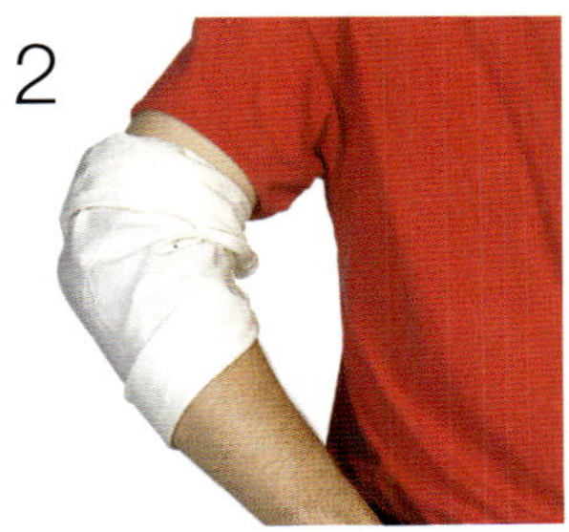

1 **Schlagen Sie die Basis zwei bis drei Finger breit um. Bringen Sie die Wundauflage auf und legen Sie die Umschlagkante an der Unterarmoberseite an. Winkeln Sie hierzu den Ellenbogen leicht an. Raffen Sie die Enden zusammen und wickeln Sie diese über Kreuz durch die Ellenbeuge um den Arm.**

2 **Verknoten Sie die Enden auf der Oberarmaußenseite und schlagen Sie die Spitze um den Knoten. Den gleichen Verband können Sie auch am Knie anlegen.**

SCHULTERVERBAND

Der Einsatz eines Dreicktuchverbandes bietet sich bei Verletzungen der Schulter an, da Bindenverbände hier nur schwer anzubringen sind. Sie benötigen hierzu zwei Dreiecktücher, wovon eines als Dreiecktuchkrawatte Verwendung findet. Es kann nach Anlage des Verbandes zur Blutstillung ein manueller Druck mit der flachen Hand auf die Wundauflage ausgeübt werden.

ANLEGEN EINES SCHULTERVERBANDES

1–3

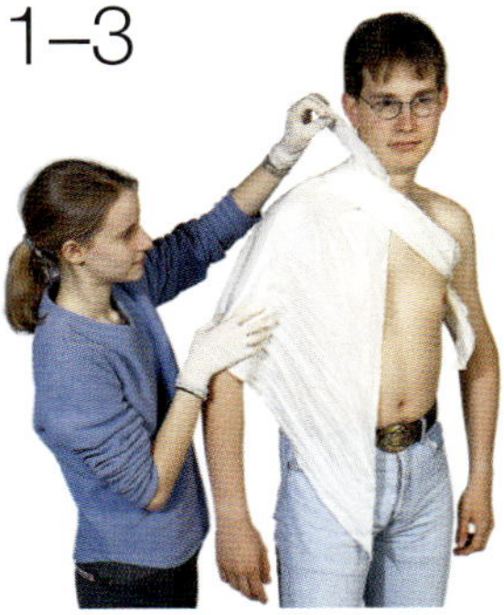

4

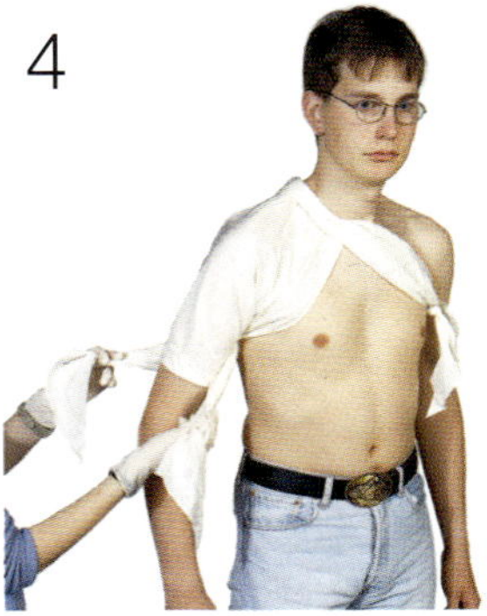

5

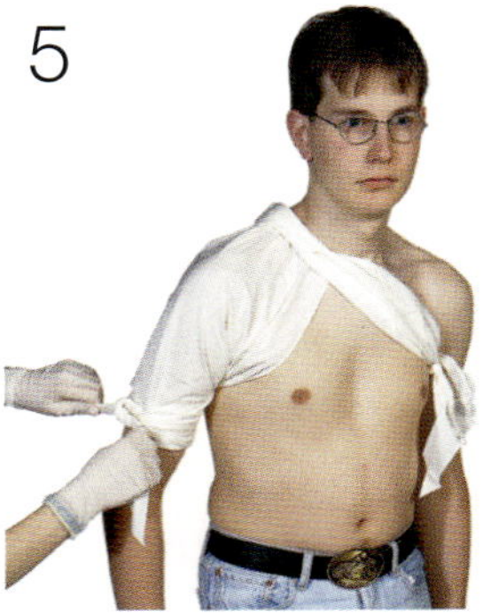

1 Bringen Sie die Wundauflage auf. Legen Sie ein Dreiecktuch ausgebreitet so auf die Schulter, dass die Spitze am Ohr und die Basis quer etwa in der Mitte des Oberarms liegt.

2 Legen Sie die Mitte der Dreiecktuchkrawatte auf die Spitze des ausgebreiteten Dreiecktuchs und wickeln Sie die Spitze mit der Krawatte ein

3 Führen Sie die Enden der Krawatte unter der gegenüberliegenen Achselhöhle zusammen und verknoten Sie die Enden. Der Knoten soll dabei so angebracht werden, dass er den Patienten nicht stört.

4 Raffen Sie die Enden zusammen und wickeln Sie diese über Kreuz um den Oberarm.

5 Verknoten Sie die Enden, ohne dass eine Stauung entsteht.

KOPFHAUBENVERBAND

Wundauflagen auf dem Kopf lassen sich sehr gut und schnell mit einem Kopfhaubenverband befestigen.

Auch mit diesem Verband kann kein Druck zur Blutstillung ausgeübt werden. Auf die Wundauflage des angebrachten Verbandes kann aber ein manueller Druck mit der flachen Hand ausgeübt werden. Eine Alternative stellt ein Bindenverband am Kopf dar (S. 226).

ANLEGEN EINES KOPFHAUBENVERBANDES

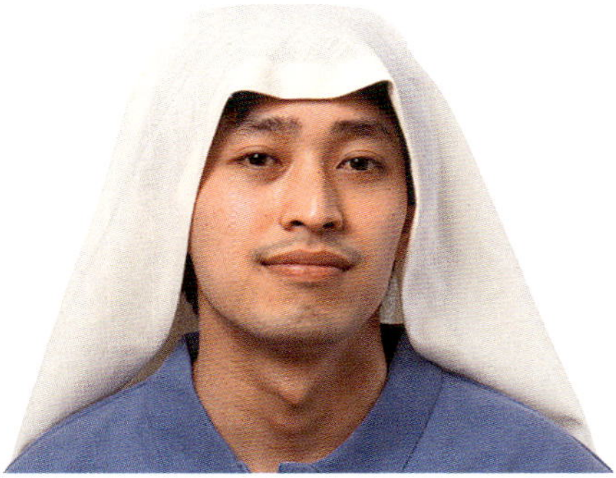

1 Schlagen Sie die Basis einmal um. Legen Sie dann die Mitte der Basis an der Stirn direkt über den Augenbrauen auf. Die Spitze hängt am Hinterkopf herunter.

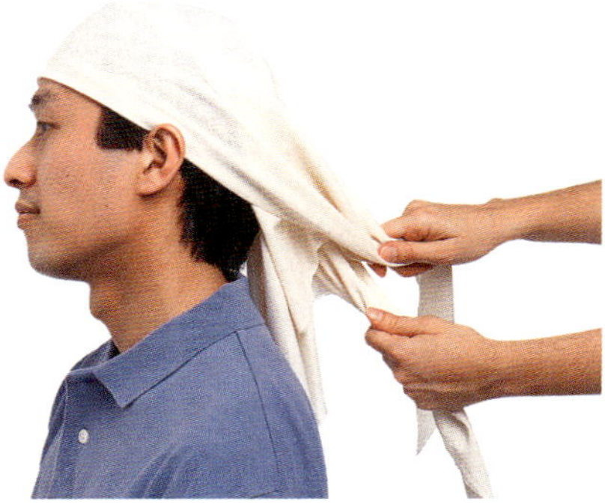

2 Führen Sie die Enden um den Kopf nach hinten. Lassen Sie die Ohren frei. Überkreuzen Sie die beiden Enden im Nacken über der Spitze.

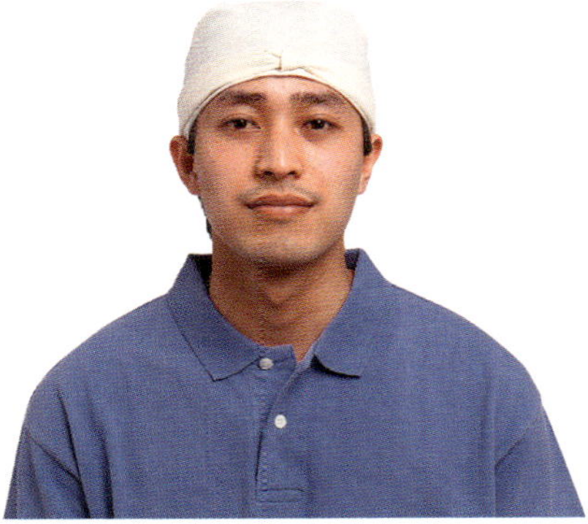

3 Führen Sie die beiden Enden wieder zurück zur Stirn. Verknoten Sie die Enden über der umgeschlagenen Basis auf der Stirn. Stecken Sie die Enden unter den Knoten.

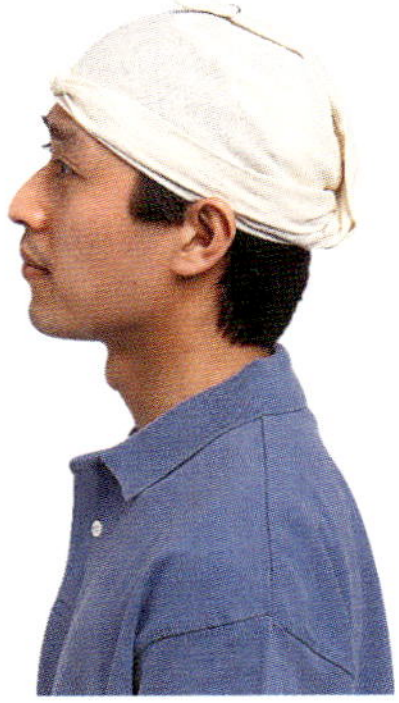

4 Halten Sie den Kopf mit einer Hand fest und ziehen Sie mit der anderen die Spitze fest nach unten. Schlagen Sie die Spitze hoch zur Verbandmitte. Dort können Sie die Spitze mit einer Sicherheitsnadel oder einem Heftpflasterstreifen fixieren.

ARMTRAGETUCH

Zur Erstversorgung von Verletzungen der Schulter oder am Arm kann der gesamte Arm in einem Armtragetuch ruhig gestellt werden. Diese Ruhigstellung dient der Schmerzlinderung und Muskelentspannung. Damit Seitwärtsbewegungen des im Armtragetuch ruhenden Arms vermieden werden, kann der Arm zusätzlich noch mit Dreiecktuchkrawatten am Oberkörper fixiert werden.

ANLEGEN EINES ARMTRAGETUCHS

1 Lassen Sie den Patienten Schmuck wie Ringe, Armbänder oder Uhren von dem betreffenden Arm entfernen und den betroffenen Arm vom Patienten oder einem weiteren Helfer stützen. Dabei soll die Hand höher als der Ellenbogen gehalten werden. Schlagen Sie die Basis einmal um. Legen Sie das Dreiecktuch so zwischen Arm und Oberkörper, dass die Spitze am Ellenbogen liegt und ein Ende auf der gegenüberliegenden Schulter.

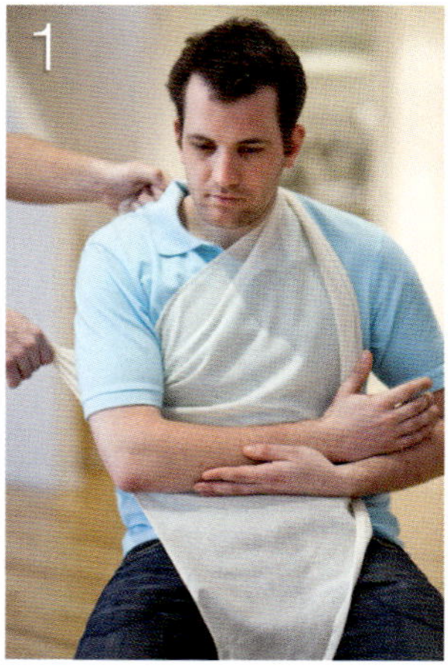

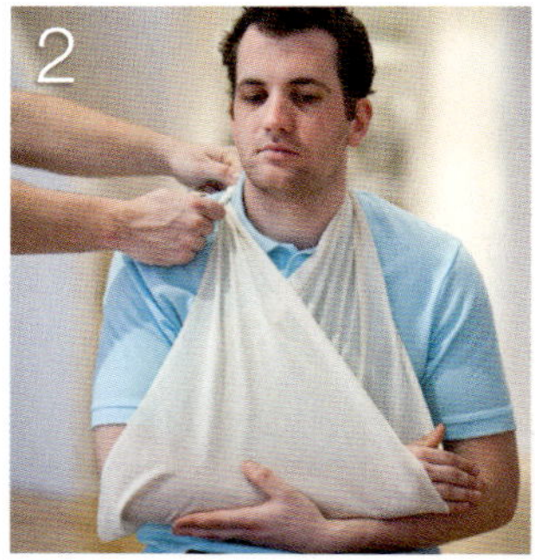

2 Führen Sie das herunterhängende Ende zur Schulter des verletzten Arms.

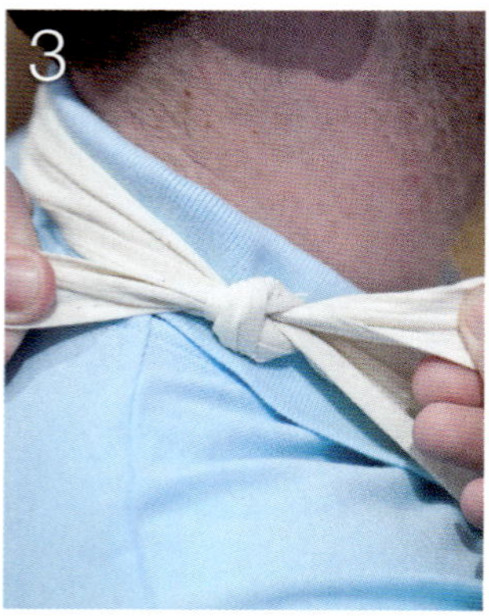

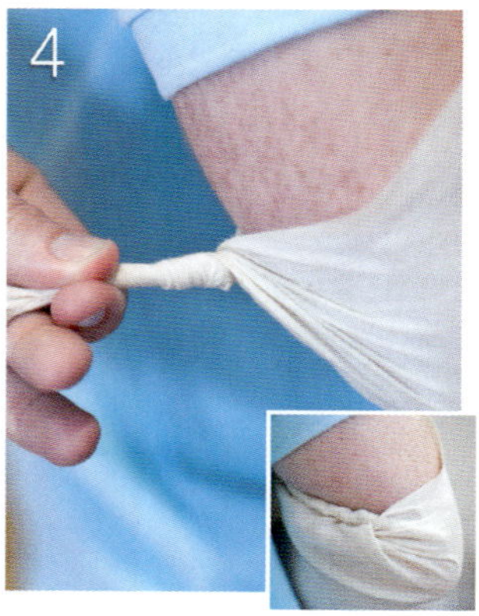

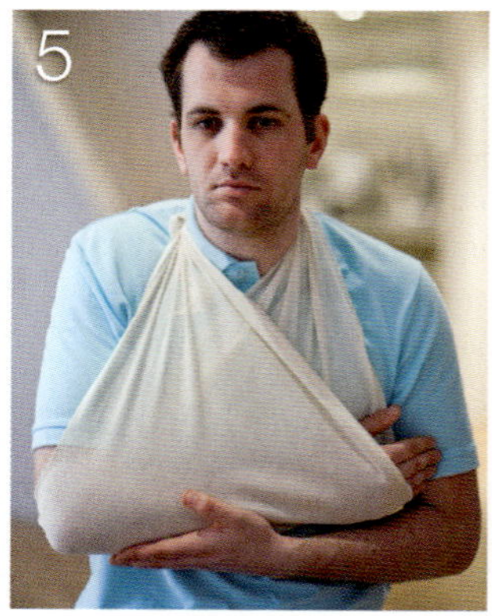

3 Verknoten Sie über der Schulter des verletzten Arms die beiden Enden miteinander.

4 Binden Sie einen Knoten in die Spitze und schlagen Sie den Knoten zum Ellenbogen in den Verband ein. Sie können die Spitze alternativ auch hochschlagen und mit einer Sicherheitsnadel befestigen.

5 Prüfen Sie regelmäßig die Durchblutung des Arms mit der Nagelbettprobe (S. 224).

BEHELFSARMSCHLINGE

Wenn Sie kein Dreiecktuch für ein Armtragetuch zur Verfügung haben (S. 234), können Sie einen verletzten Arm auch mithilfe der Kleidungsstücke des Patienten ruhig stellen.

IMPROVISATION EINES ARMTRAGETUCHES

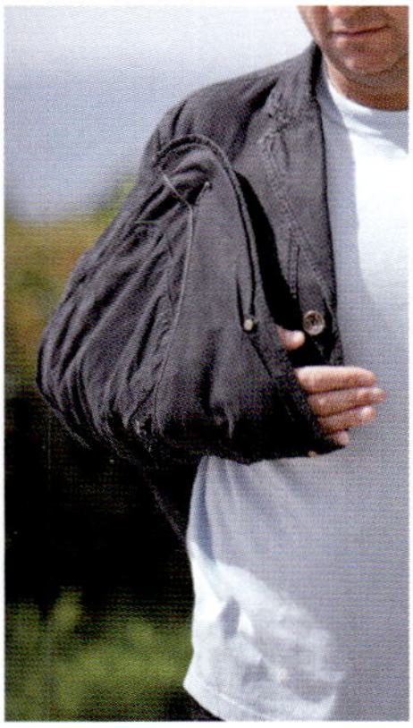

Öffnen Sie das Hemd und ziehen Sie den Saum um den verletzen Arm. Befestigen Sie den Saum mit einer Sicherheitsnadel in Brusthöhe. Die Finger müssen für die Nagelbettprobe herausschauen.

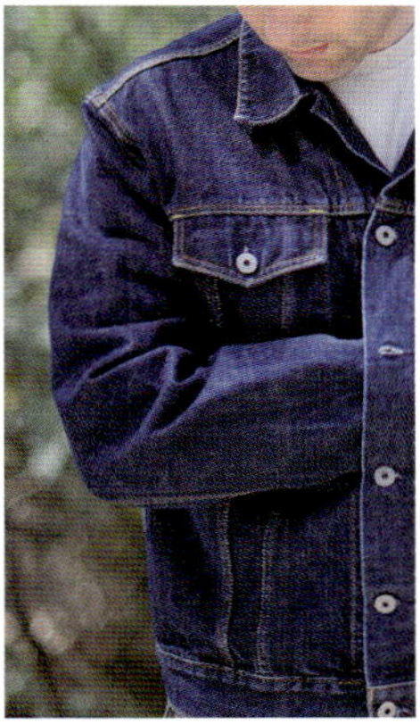

Öffnen Sie an Jacke, Mantel oder Weste die Knöpfe oder den Reißverschluss so, dass der Patient seinen Unterarm in die Jacke stecken kann. Diese Methode bietet sich an, wenn es kalt ist und der Patient bei der links beschriebenen Methode frieren würde.

FIXIERUNG DES ARMTUCHS

Für die meisten Patienten ist es angenehm, wenn sie ihren verletzten Arm selbst halten können. Viele Patienten sind hierzu jedoch nicht in der Lage oder können nach geraumer Zeit den Arm nicht mehr schmerzarm manuell fixieren. In diesen Fällen bietet sich das Armtragetuch an (S. 234).

Bei einigen Verletzungen reicht auch dies nicht aus und Sie müssen das Armtragetuch zusätzlich mit einer Dreiecktuchkrawatte fixieren. Verknoten Sie diese Fixierung stets auf der unverletzten Seite.

16

Notfälle können sich an jedem denkbaren Ort ereignen. Belassen Sie den Notfallpatienten dort, wo Sie ihn antreffen und bewegen Sie ihn nicht unnötig. Besteht jedoch für den Patienten oder die Ersthelfer in der direkten Umgebung eine akute Gefahr, müssen Sie den Patienten aus der Gefahrenzone retten. In ganz seltenen Fällen ist auch der Transport aus unwegsamem Gelände zur weiteren Versorgung des Patienten notwendig.

RICHTLINIEN:
RETTUNG UND TRANSPORT

- Achten Sie auf den Eigenschutz.
- Erklären Sie dem Notfallpatienten stets Ihr weiteres Vorgehen.
- Ist der Patient bewusstlos, bringen Sie ihn schnellstmöglich aus der Gefahrenzone.
- Vermeiden Sie, einen Notfallpatienten alleine zu bewegen, wenn weitere Helfer zur Verfügung stehen.
- Wenn mehrere Helfer beteiligt sind, übernimmt ein Helfer das Kommando.
- Arbeiten Sie immer mit der richtigen Hebetechnik. Achten Sie dabei auf rückenschonendes Arbeiten.

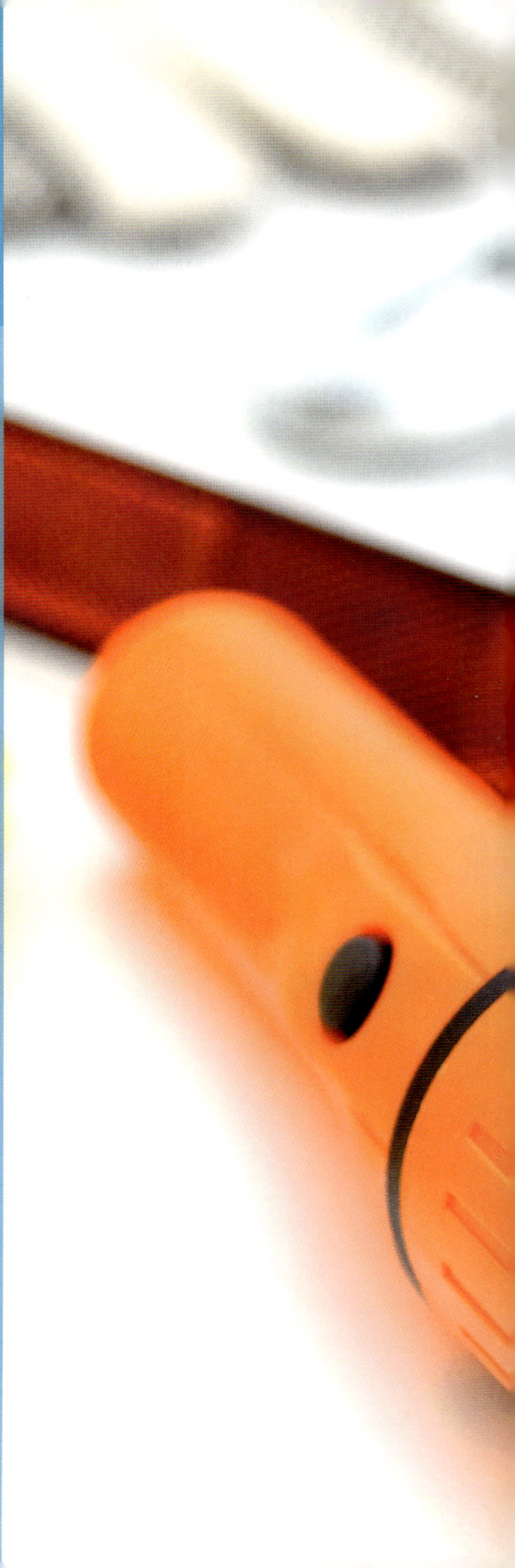

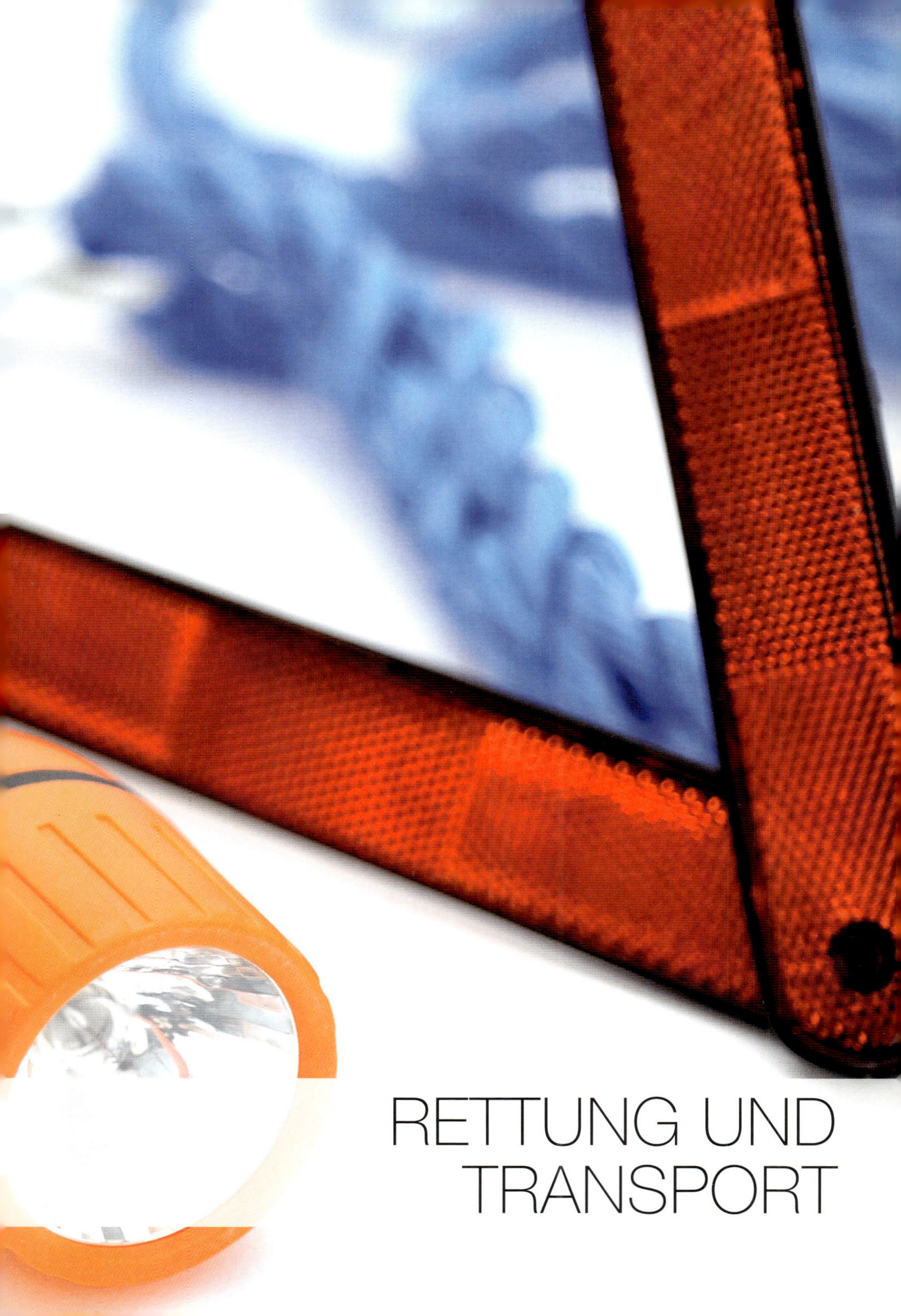

RETTUNG UND TRANSPORT

HEBEN/TRAGEN OHNE HILFSMITTEL

Achten Sie stets darauf, dass Sie sich nicht selbst verletzen. Falsche Bewegungen beim Heben und Tragen eines Notfallpatienten können zu Rückenbeschwerden führen. Planen Sie daher jeden Handlungsschritt im Voraus. Mit welcher Methode Sie einen Notfallpatienten aus der akuten Gefahr retten, hängt von der Situation, dem Zustand des Patienten und der Hilfsbereitschaft weiterer Helfer ab.

Bei mehreren Helfern übernimmt ein Helfer das Kommando. Dieser Helfer sollte folgende Punkte berücksichtigen:

- **Maßnahme:** Ist die Rettung oder der Transport wirklich notwendig? Kann sich der Betroffene selbst bewegen? Wie viele Helfer stehen zur Verfügung? Welche Hilfsmittel stehen zur Verfügung?
- **Patient:** Wie schwer ist der Patient? Welche Verletzungen hat er?
- **Umgebung:** Steht genügend Platz zum Manövrieren zur Verfügung? Wie ist der Untergrund? Wie ist das Gelände beschaffen, durch das der Patient getragen werden muss? Wo könnte man den Patienten zwischendurch kurz absetzen?

RETTUNG UND TRANSPORT MIT EINEM ODER ZWEI HELFERN

ZUSTAND DES PATIENTEN	EIN HELFER	ZWEI HELFER
bei Bewusstsein, gehfähig	▪ Führen des Patienten	▪ Führen des Patienten
bei Bewusstsein, gehunfähig	▪ Huckepack-Methode ▪ Armtrage-Methode (nur Kinder) ▪ Rautek-Rettungsgriff (nur zur Rettung aus akuter Lebensgefahr)	▪ Zwei-Hand-Sitz ▪ Rautek-Rettungsgriff (nur zur Rettung aus akuter Lebensgefahr)
bei Bewusstlosigkeit	▪ Armtrage-Methode (nur Kinder) ▪ Rautek-Rettungsgriff	▪ Rautek-Rettungsgriff

RÜCKENSCHONENDES HEBEN

Viele Menschen heben unbewusst auch schwere Lasten aus dem Rücken heraus. Hierbei besteht die Gefahr, dass sich ein Nerv zwischen den Wirbelkörpern einklemmt. Schlimmstenfalls kann es zu einem Bandscheibenvorfall kommen. Um dies zu verhindern, sollten Sie – auch in Notfallsituationen – die folgenden Regeln zum rückenschonenden Arbeiten berücksichtigen:

- mit geradem Rücken heben
- Last aus der Hocke körpernah aufnehmen
- Last nicht ruckartig bewegen
- Last gleichmäßig verteilen
- Last möglichst mit gestreckten Armen heben
- Verdrehen der Wirbelsäule beim Heben und Tragen von Lasten vermeiden

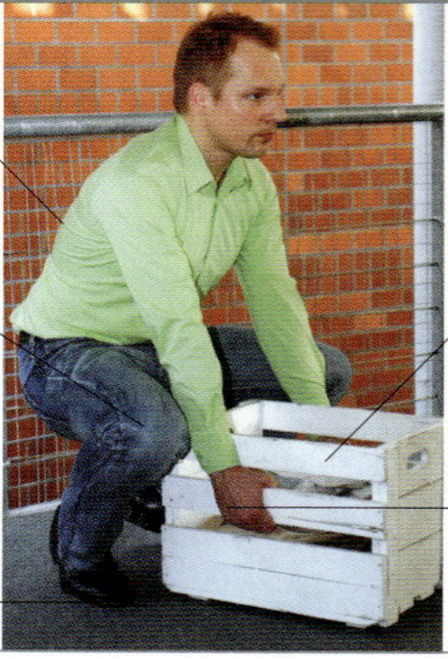
Rücken gerade halten
Knie beugen
Füße hüftbreit auseinander, einen Fuß vorstellen
Gewicht nahe am Körper tragen
Mit der ganzen Hand greifen

TECHNIKEN FÜR EINEN HELFER

Steht Ihnen kein zweiter Helfer zur Verfügung, müssen Sie die Rettungsaktion allein durchführen. Ermuntern Sie den Patienten dazu, mit Ihrer Unterstützung selbst zu gehen (siehe Foto). Tragen Sie den Patienten nur dann, wenn er bewusstlos ist oder eine akute Lebensbedrohung besteht.

FÜHREN EINES PATIENTEN

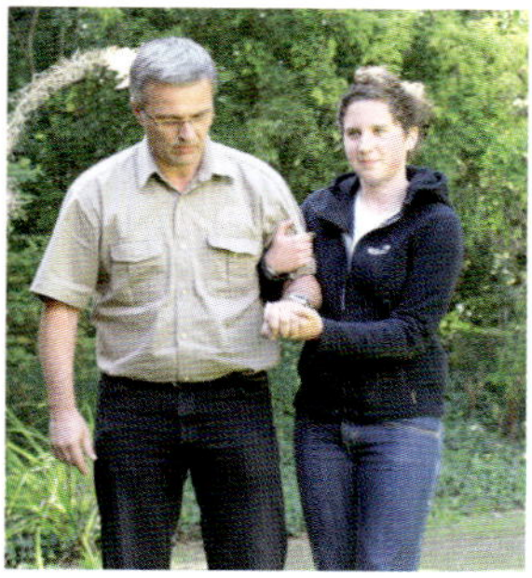

1 Stellen Sie sich auf die verletzte oder schwächere Seite des Patienten. Legen Sie seinen Arm um Ihren Nacken und greifen Sie seine Hand oder sein Handgelenk.

2 Legen Sie Ihren anderen Arm um seine Taille und halten Sie ihn an seiner Kleidung fest.

3 Machen Sie den ersten Schritt mit Ihrem innen stehenden Fuß. Machen Sie kleine Schritte und passen Sie sich dem Tempo des Patienten an.

ARMTRAGE-METHODE

1 Tragen Sie ein Kind vor dem Oberkörper. Legen Sie einen Arm oberhalb der Taille um seinen Oberkörper.

2 Schieben Sie Ihren anderen Arm unter seinen Knien hindurch.

HUCKEPACK-METHODE

1 Hocken Sie sich vor den Betroffenen und wenden Sie ihm Ihren Rücken zu. Er soll seine Arme über Ihre Schultern legen und die Hände vorne verschränken.

2 Umfassen Sie die Oberschenkel des Patienten. Stehen Sie langsam auf.

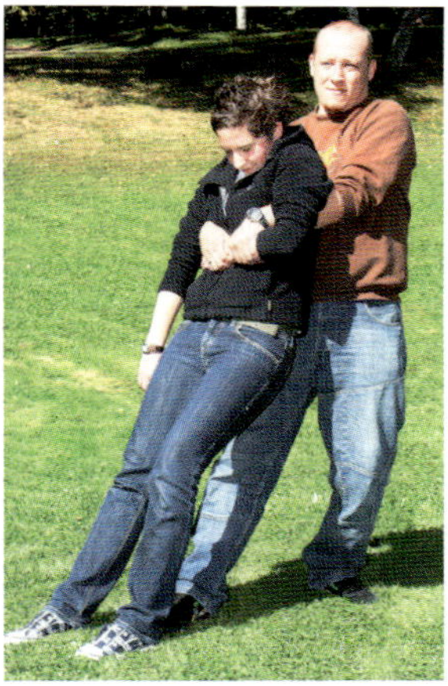

RAUTEK-RETTUNGSGRIFF

1 Hocken Sie sich hinter den Patienten, richten Sie seinen Oberkörper auf und legen Sie diesen gegen Ihren.

2 Greifen Sie durch die Achselhöhlen des Patienten, winkeln Sie einen seiner Unterarme an, legen Sie diesen quer vor den Oberkörper des Patienten und umfassen Sie diesen mit allen Fingern von oben her.

3 Gehen Sie dann mit gebeugten Knien rückwärts und ziehen Sie den Betroffenen aus der Gefahrenzone. Halten Sie dabei Ihre Arme gestreckt.

HEBEN/TRAGEN OHNE HILFSMITTEL

TECHNIKEN FÜR ZWEI HELFER

Wenn Sie zu zweit sind, ist es einfacher, jemanden zu tragen. Natürlich gelten die Sicherheitsregeln auch in diesem Fall. Achten Sie auch zu zweit auf das Einhalten der rückenschonenden Arbeitsweisen. Wenn Sie Ihre Bewegungen abstimmen, vermeiden Sie das rückenbelastende »Gegensteuern« zur Stabilisierung.

ZWEIHANDSITZ

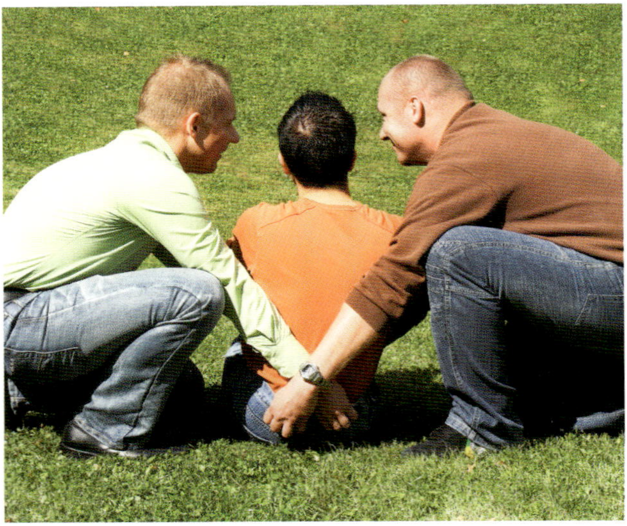

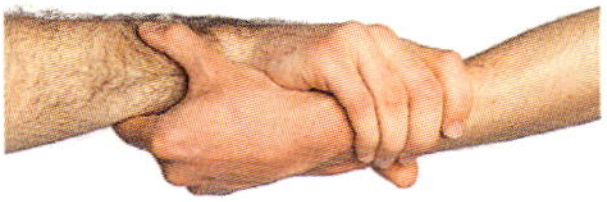

1 Hocken Sie sich rechts und links neben den Patienten. Verkreuzen Sie Ihre Arme hinter dem Rücken des Patienten und ergreifen Sie seinen Hosenbund.

2 Schieben Sie Ihre Hände unter seinen Knien hindurch und umfassen Sie Ihre Handgelenke gegenseitig. Drücken Sie Ihre Unterarme gegen die angewinkelten Oberschenkel des Patienten.

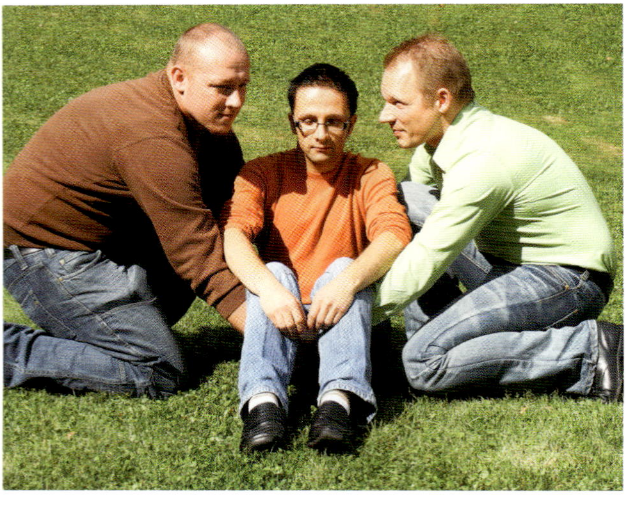

3 Hocken Sie dicht am Patienten. Heben Sie ihn langsam, mit geradem Rücken auf. Bewegen Sie sich dabei gemeinsam.

RAUTEK-RETTUNGSGRIFF

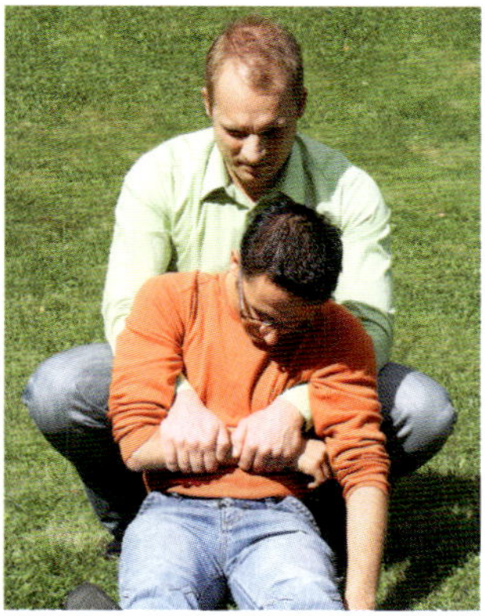

1 Hocken Sie sich hinter den Betroffenen, helfen Sie ihm beim Aufsetzen und legen Sie seinen Rücken gegen Ihren Oberkörper.

2 Greifen Sie durch die Achselhöhlen des Patienten, winkeln Sie einen seiner Unterarme an, legen Sie diesen quer vor den Oberkörper des Patienten und umfassen Sie diesen mit allen Fingern von oben her.

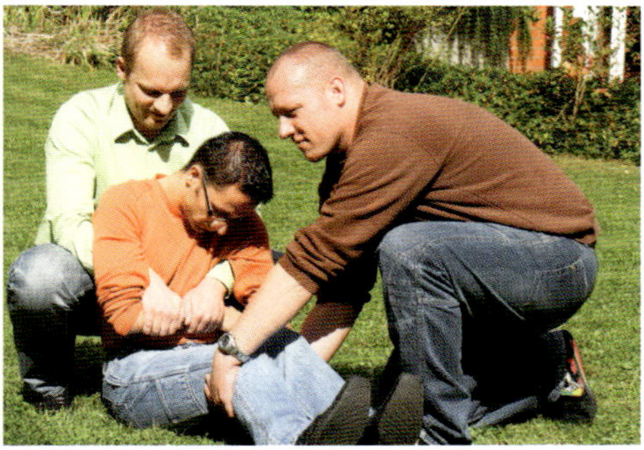

3 Der zweite Helfer hockt sich in Kniehöhe neben den Patienten und greift mit beiden Händen unter den Knien des Patienten hindurch.

4 Durch Verlagerung Ihres Körpergewichts nach hinten richten Sie sich und den Patienten auf.

TRANSPORT MIT HILFSMITTELN

Wenn Ihnen zum Transport eines Notfallpatienten Hilfsmittel zur Verfügung stehen, sollten Sie diese nutzen, wenn Sie mit deren Handhabung vertraut sind. Sie können aber auch mit einfachen Hilfsmitteln improvisieren. Ist der Patient auf einen Rollstuhl angewiesen, sollten Sie den Patienten, wann immer möglich, in seinem Rollstuhl belassen und ihn mit seinem Rollstuhl als Hilfsmittel transportieren.

UMGANG MIT ROLLSTÜHLEN

Es gibt grundsätzlich verschiedene Rollstuhlarten. Neben den Greifreifen-Rollstühlen sind sicherlich die Elektrorollstühle mit Motorantrieb am bekanntesten. Es gibt aber auch spezielle Rollstühle für den Sport, faltbare transportable Rollstühle und Rollstuhl-Fahrrad-Kombinationen. Grundsätzlich gilt: Jeder Rollstuhl kann auch von einem Helfer geschoben werden. Gerade junge Behinderte möchten aber hierauf so oft wie möglich verzichten, um nicht in eine Abhängigkeit zu geraten. Dieser Wunsch muss durch den Ersthelfer unbedingt akzeptiert werden.

TRANSPORT MIT HILFSMITTELN (Fortsetzung)

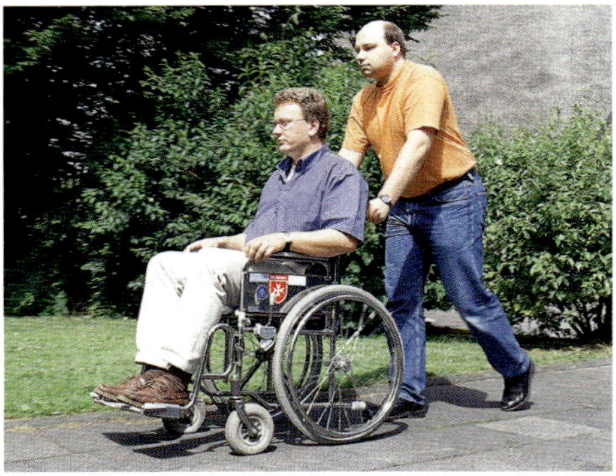

UNTERSTÜTZUNG

Ist ein Patient auf einen Rollstuhl zur Fortbewegung dauerhaft angewiesen, so ist er in seiner allgemeinen Bewegungsfreiheit erheblich eingeschränkt. Absätze oder gar Treppenstufen kann er häufig nur mühsam oder gar nicht ohne fremde Hilfe überwinden. Die hier gezeigten Techniken können selbstverständlich auch in Situationen angewandt werden, die keinen Notfall darstellen.

HINDERNISSE

Kann ein Rollstuhlfahrer ein Hindernis nicht aus eigener Kraft überwinden, ist er auf Ihre Hilfe angewiesen. Stimmen Sie jeden Handlungsschritt Ihrer Hilfe vorher mit dem Rollstuhlfahrer ab. Er ist der »Profi« und kann Ihnen meistens die entsprechenden Handgriffe erklären. In keinem Fall sollten Sie den Rollstuhlfahrer bevormunden!

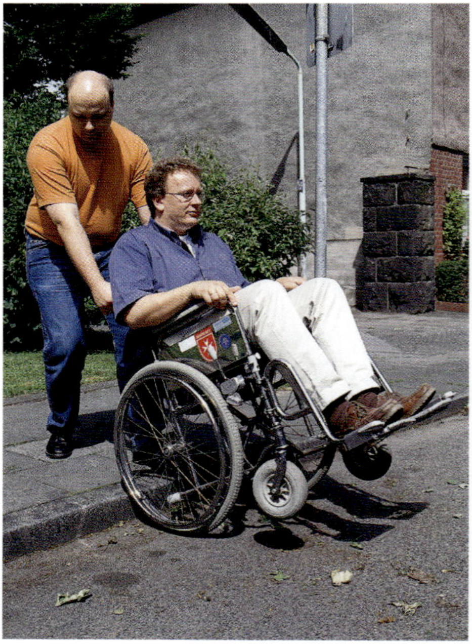

1 **Stellen Sie sich hinter den Rollstuhl und umgreifen Sie die beiden Handgriffe an der Rückenlehne. Stellen Sie den Rollstuhl immer mit den Hinterrädern gegen das Hindernis.**

2 **Treten Sie mit einem Fuß auf die Kippstütze und heben Sie so die Vorderräder an.**

3 **Ziehen Sie den Rollstuhl auf den Hinterrädern auf das Hindernis hinauf.**

TREPPENSTUFEN ÜBERWINDEN

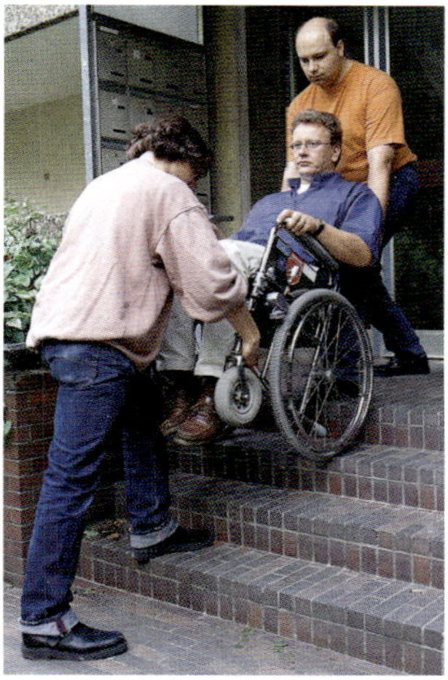

Mehrere Treppenstufen stellen für Rollstuhlfahrer ein unüberwindbares Hindernis dar. Die hier gezeigte Technik kann durch einen zweiten Helfer unterstützt werden. Dieser muss am Fußende des Rollstuhls anfassen. Möchte der Rollstuhlfahrer eine Treppe hinunter gelangen, kann dieselbe Technik in umgekehrter Form angewandt werden.

1 **Stellen Sie sich hinter den Rollstuhl und umgreifen Sie die beiden Handgriffe an der Rückenlehne. Stellen Sie den Rollstuhl immer mit den Hinterrädern gegen die Treppenstufen.**

2 **Treten Sie mit einem Fuß auf die Kippstütze und heben Sie so die Vorderräder an.**

3 **Ziehen Sie den Rollstuhl auf den Hinterrädern Stufe für Stufe langsam hinauf.**

TRAGEN MIT EINEM ARMLEHNENSTUHL

Für den notfallmäßigen Transport über Treppen hinunter steht die Tragetechnik mit einem Armlehnenstuhl zur Verfügung.

Hierzu werden immer zwei Helfer benötigt. Prüfen Sie den Armlehnenstuhl zuvor auf seine Stabilität!

1 **Der Patient nimmt auf dem Armlehnenstuhl Platz und darf nur die Armlehnen greifen.**

2 **Greifen Sie von hinten das Gestänge zwischen Sitzfläche und Rückenlehne, der andere Helfer greift von vorne die vorderen Stuhlbeine unterhalb der Sitzfläche. Kippen Sie zum Anheben den Stuhl auf den hinteren Stuhlbeinen stehend nach hinten.**

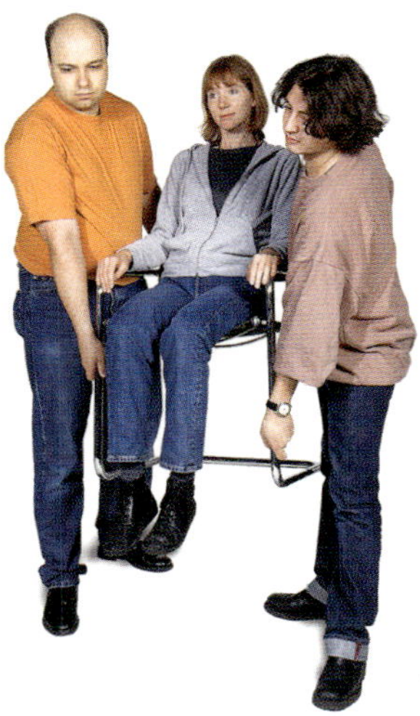

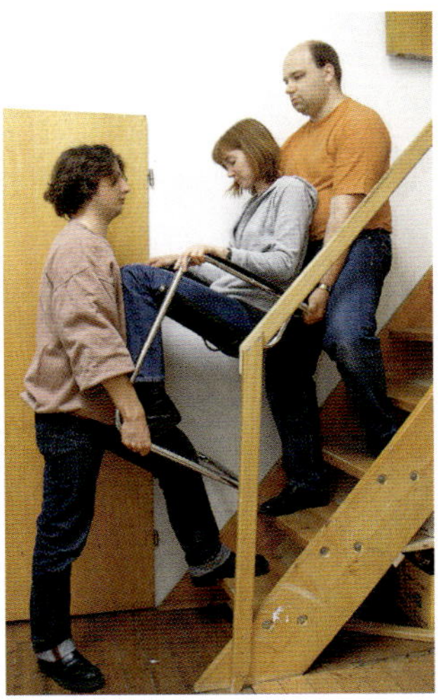

3 **Richten Sie sich nach Absprache zeitgleich mit dem zweiten Helfer auf. Nutzen Sie hierfür die Kraft Ihrer Beine. Tragen Sie den Patienten mit den Füßen voran aus der Gefahrenzone heraus.**

4 **Sie können den Patienten auch im Armlehnenstuhl sitzend die Treppe hinuntertragen.**

TRANSPORT MIT HILFSMITTELN (Fortsetzung)

KRANKENTRAGEN

Eine Krankentrage finden Sie in öffentlichen Gebäuden, Sporthallen, Schulen, größeren Betrieben, Schwimmbädern und Sport- und Freizeitanlagen.

Alternativ kann ein Tragetuch (S. 246) oder eine Schaufeltrage (S. 247) eingesetzt werden. Der Umgang mit der Trage bedarf intensiven Trainings.

ALLGEMEINE REGELN ZUM UMGANG MIT TRAGEN:

- **Kontrollieren Sie** die Tragen regelmäßig auf Verschleißstellen und Funktionstüchtigkeit.
- **Erklären Sie** dem Patienten vor dem Umlagern auf eine Trage stets das weitere Vorgehen.
- **Stellen Sie sicher,** dass der Patient gegen Herunterfallen gesichert ist.

STANDARD-KLAPPTRAGEN (DIN-TRAGEN)

Standard-Krankentragen sind genormt. So ist sichergestellt, dass die Trage in jeden Rettungswagen hineinpasst. Dies kann im Notfall das Umlagern des Patienten ersparen. Diese Tragen bestehen aus einer Liegefläche, die zwischen zwei Holmen aufgespannt wird. Die Querstreben der Holme sind klappbar, sodass die Standard-Klapptrage Platz sparend untergebracht werden kann.

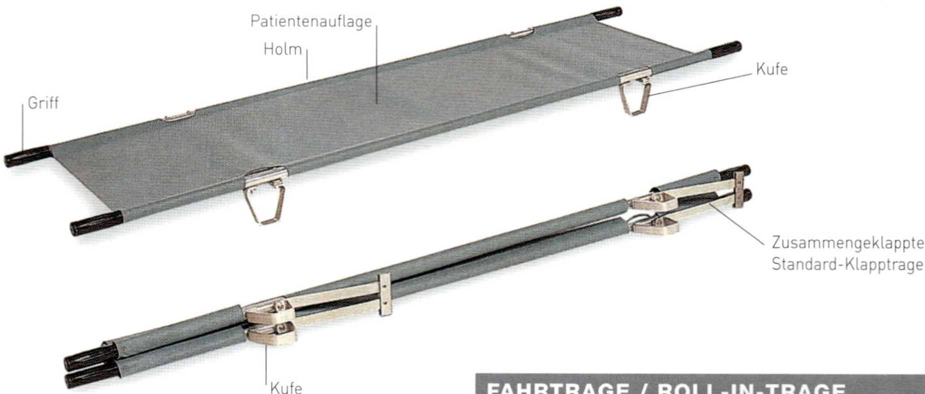

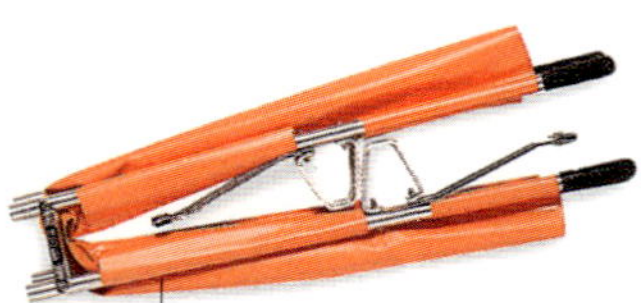

FAHRTRAGE / ROLL-IN-TRAGE

Die Fahrtrage ist eine Spezialtrage für den Rettungsdienst und besitzt neben der Patientenauflage ein Untergestell, auf dem sie gefahren werden kann. Dies dient der Entlastung des Rettungsdienstpersonals. Sie kann durch eine spezielle Einschubvorrichtung von einer Person in den Rettungswagen hineingefahren und herausgezogen werden. Patientenauflage und Untergestell können getrennt werden. So kann sie auch in Gebäuden benutzt werden.

AUFKLAPPEN EINER STANDARD-KLAPPTRAGE

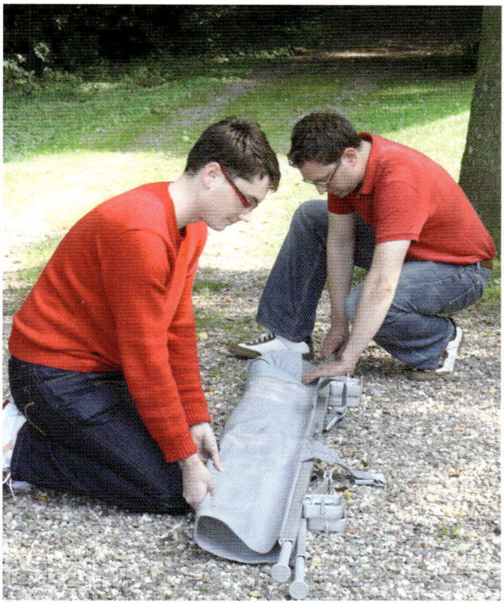

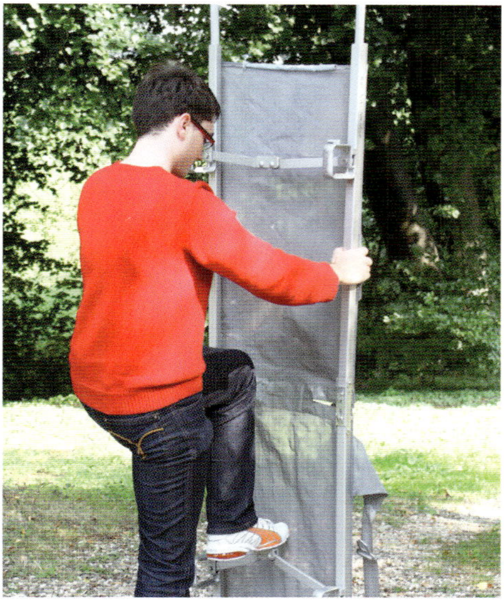

1 Legen Sie die Trage auf die Seite und lösen Sie die Halteriemen. Ziehen Sie die Segeltuchauflage auseinander. Ziehen Sie die Holme auseinander.

2 Stellen Sie die Trage senkrecht auf und treten Sie die Querstrebe bis zum hörbaren Einrasten mit dem Fuß herunter. Die obere Querstrebe ziehen Sie mit der Hand herunter.

ZUSAMMENKLAPPEN EINER STANDARD-KLAPPTRAGE

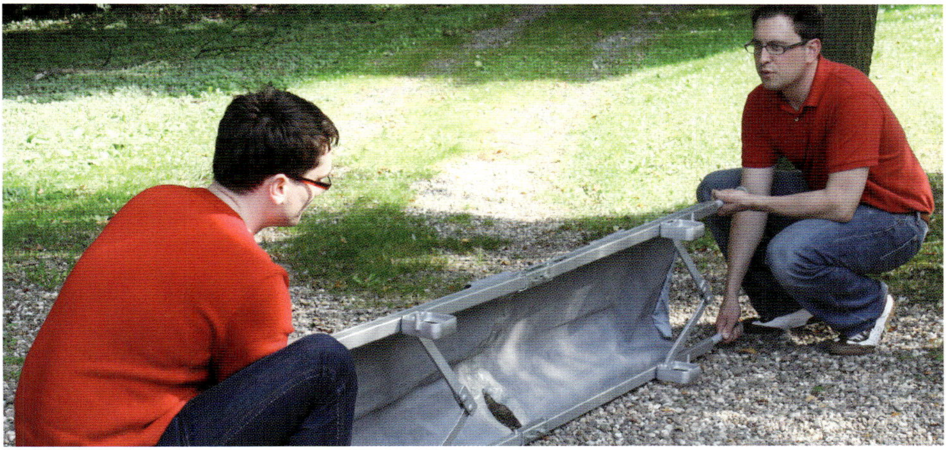

1 Lösen Sie die Rasten mit dem Druckknopfmechanismus an den Scharnieren der Querstreben. Legen Sie die Trage auf einen der Holme und halten Sie sie zu zweit.

2 Legen Sie die Holme aufeinander und raffen Sie die Segeltuchauflage zusammen. Verschnüren Sie diese mit den Haltebändern.

TRANSPORT MIT HILFSMITTELN (Fortsetzung)

TRAGETUCH

Ein Tragetuch ist eine vorgefertigte Behelfstrage. Es besteht aus Segeltuch oder einem Kunststoffmaterial und verfügt an den langen Seiten über mehrere Trageschlaufen.

Siehe auch
Behelfstragen, S. 248

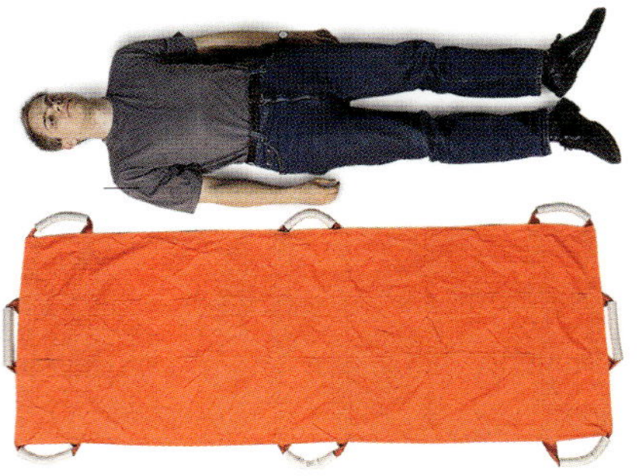

ANWENDEN DES TRAGETUCHS

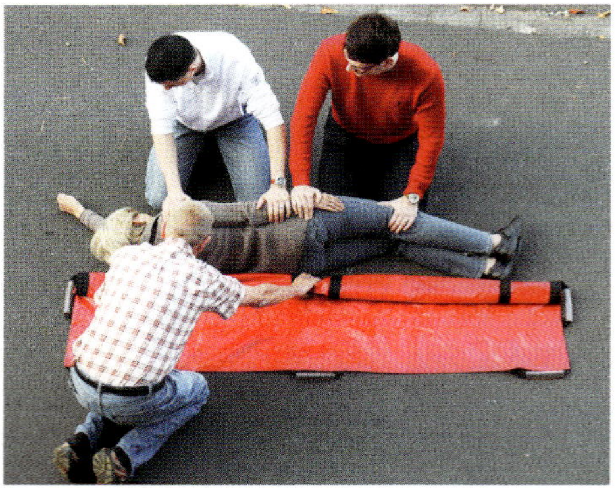

1 Raffen Sie das Tragetuch der Länge nach halb zusammen. Drehen Sie den Patienten zur Seite, um das Tragetuch unter den Patienten zu bringen.

2 Drehen Sie den Patienten jetzt über das Tragetuch auf die andere Seite und ziehen Sie das Tuch unter ihm hervor. Der Patient liegt jetzt auf dem Tragetuch.

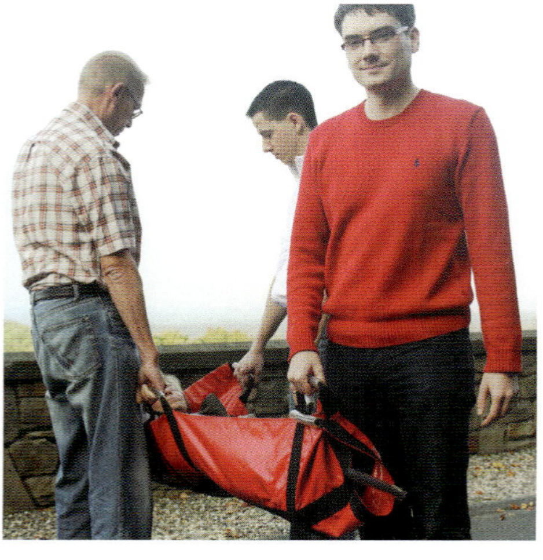

3 Tragen Sie den Patienten im Tragetuch mindestens zu dritt. Ein Helfer übernimmt das Fußende, die beiden anderen nehmen jeweils auf ihrer Seite Kopf und Oberkörper. Stehen mehr als drei Ersthelfer bereit, können sie die Maßnahmen unterstützen.

4 Wenn Sie einen Patienten auf einem Tragetuch die Treppe hinuntertragen wollen, müssen Sie ihn mit den Füßen voran hinuntertragen und dabei auf den Kopf des Patienten achten, damit dieser nicht auf die Stufen schlägt.

SCHAUFELTRAGE

Diese Spezialtrage ist entwickelt worden, um verletzte Patienten möglichst schonend umlagern zu können (z. B. bei Verdacht auf eine Wirbelsäulenverletzung – S. 135–137). Sie lässt sich der Länge nach in zwei Seitenteile (»Schaufeln«) trennen. So kann man den Patienten bewegungsfrei beidseitig unterlagern.

ANWENDEN DER SCHAUFELTRAGE

1 Legen Sie die Schaufeltrage neben den Patienten. Stellen Sie die Länge so ein, dass die Schaufeltrage am Kopf- und Fußende etwas übersteht.

2 Teilen Sie die Trage und legen Sie von jeder Seite eine Tragenschaufel unter den Patienten. Heben Sie dazu den Patienten vorsichtig seitlich an.

3 Verschließen Sie die Schnappverschlüsse am Kopf- und Fußende wieder.

4 Fixieren Sie den Patienten mit Gurten, auch wenn Sie ihn nicht über eine längere Strecke transportieren wollen, sondern nur zum schonenden Umlagern auf eine Krankentrage oder Vakuummatratze mit der Schaufeltrage anheben möchten.

5 Nach dem Transport öffnen Sie die Schnappverschlüsse wieder und ziehen die Schaufeln unter dem Patienten hervor.

WEITERE EINSATZMÖGLICHKEITEN

Wenn man keine anderen Hilfsmittel zur Verfügung hat, kann man die Schaufeltrage auch zum Transport eines Patienten benutzen. In Gebäuden mit engen Treppenhäusern oder bei der Rettung in unwegsamem Gelände ist die Schaufeltrage ebenfalls von Vorteil. Voraussetzung für den Transport auf der Schaufeltrage ist jedoch die ausreichende Fixierung des Patienten.

TRANSPORT MIT HILFSMITTELN (Fortsetzung)

BEHELFSTRAGEN

Stehen keine Hilfsmittel zur Verfügung, können Sie eine Decke als Behelfstrage benutzen. Sie benötigen hierfür allerdings mindestens vier Helfer! Achten Sie darauf, dass jeder Helfer beim Aufheben und Tragen des Patienten fest zugreift, denn Sie haben keine Tragegriffe, sondern müssen an der Decke selbst anfassen.

ANWENDEN EINER DECKE ALS BEHELFSTRAGE

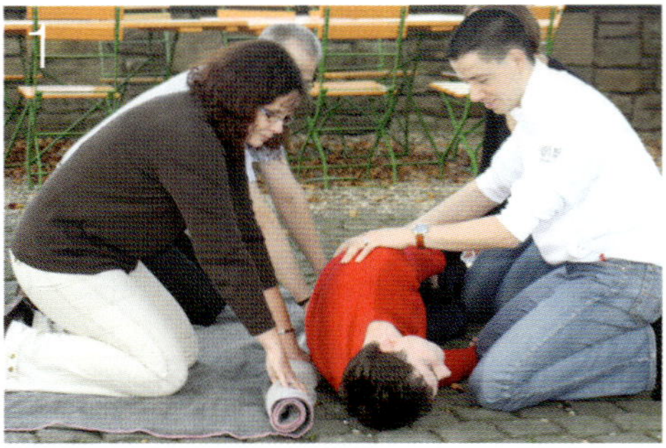

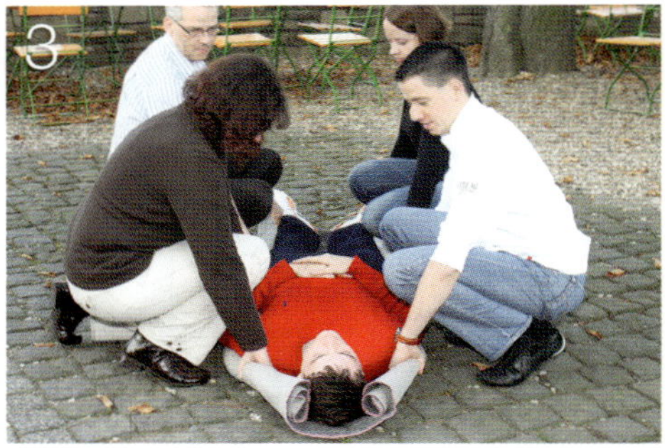

1 Rollen Sie die Decke der Länge nach bis zur Mitte ein. Drehen Sie den Patienten auf die Seite. Legen Sie ihm die Deckenrolle längs an den Rücken.

2 Rollen Sie den Patienten über die Deckenrolle im Rücken auf die andere Seite. Rollen Sie die Decke jetzt soweit aus, dass der Patient in Rückenlage darauf Platz findet.

3 Rollen Sie die Decke von beiden Seiten fest auf und dicht an den Patienten heran. Die Deckenrollen dienen als Griffe.

4 Zu beiden Seiten des Patienten hocken sich jeweils zwei Helfer, einer in Rumpfhöhe, einer in Beckenhöhe. Jeder umfasst mit beiden Händen fest die Deckenrolle.

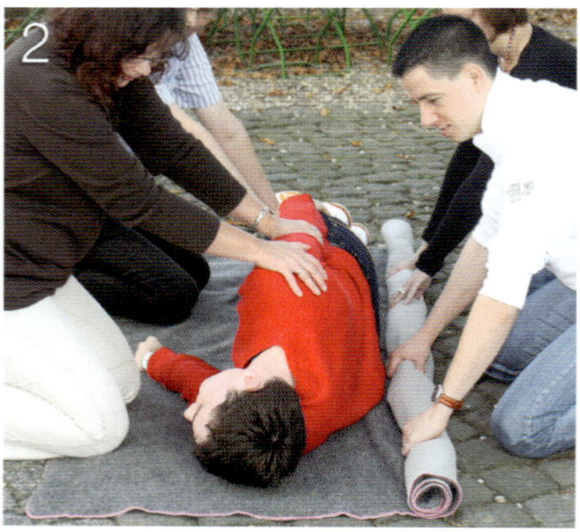

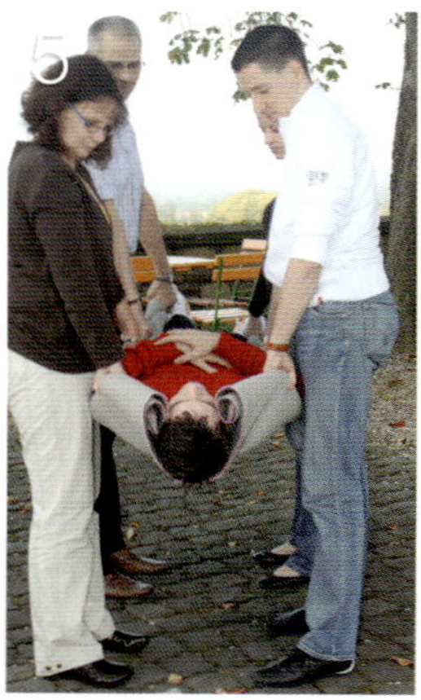

5 Auf Kommando eines Helfers heben alle vier gleichzeitig den Patienten an, indem sie sich zurücklehnen und die Knie durchdrücken.

VORBEREITUNG DER TRAGE MIT EINER DECKE

Die zusätzliche Ausstattung der Trage mit einer Decke schützt den Patienten vor Kälte und ist ein guter Sichtschutz. Legen Sie möglichst immer eine Decke unter den Patienten. Sie erfahren auf dieser Seite die Handgriffe hierfür.

UNTERLEGEN EINER DECKE

1 Legen Sie die ausgebreitete Decke diagonal auf die Trage. Die Spitzen müssen jeweils an den Seiten, am Kopf- und am Fußende überstehen.

2 Legen Sie den Patienten auf die Trage. Schlagen Sie nun als erstes die am Fußende überstehende Spitze hoch und legen Sie diese auf die Unterschenkel.

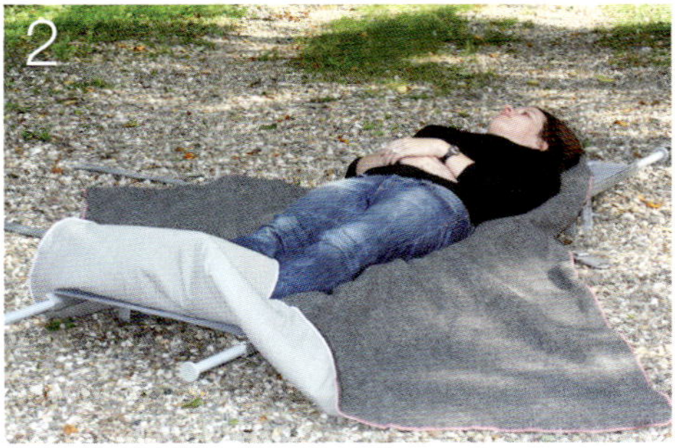

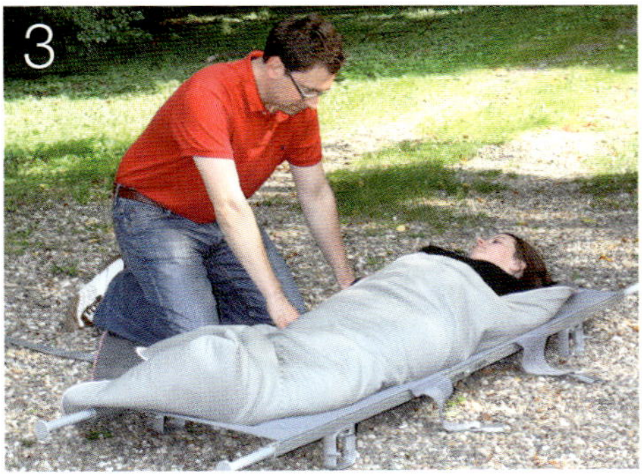

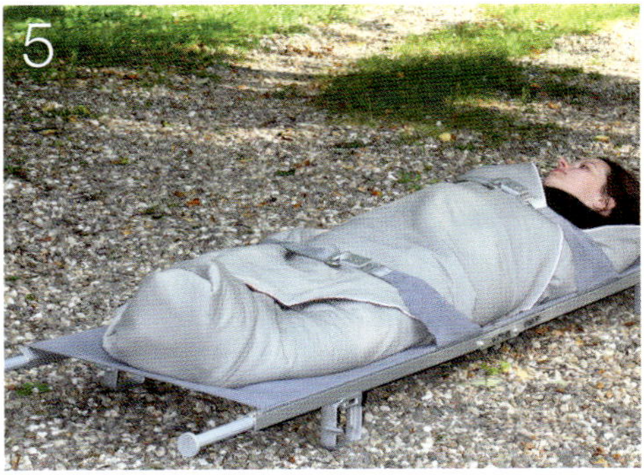

3 Ziehen Sie eine Seite der Decke über den Patienten und stecken Sie diese sicher unter seinem Körper fest.

4 Schlagen Sie nun die andere Seite über seinen Körper und stecken Sie dieses Ende auf der anderen Seite fest.

5 Raffen Sie den Zipfel am Kopfteil zusammen und umpolstern Sie damit den Kopf des Patienten.

TRANSPORT MIT HILFSMITTELN (Fortsetzung)

TRAGEN DER KRANKENTRAGE

Es ist die Aufgabe der Ersthelfer, das Rettungsdienstpersonal beim Patiententransport mit der Krankentrage zu unterstützen.

In Schulen, Betrieben und öffentlichen Gebäuden kann z. B. der Transport auf einer Krankentrage zum Sanitätsraum notwendig sein.

Befolgen Sie stets die Anweisungen des erfahrensten Helfers. Er übernimmt die Führung und koordiniert die Maßnahmen.

GRUNDSÄTZLICH GILT:

- **Der Patient** muss gut fixiert sein.
- **Der Patient** darf sich nicht an Treppengeländern o. Ä. festhalten.
- **Der Patient** wird grundsätzlich mit den Füßen voran getragen. Ausnahme: Wenn der Patient eine Treppe, Schräge oder einen Hang hinaufgetragen wird, ist das Kopfteil oben.
- **Eine Trage** kann zu zweit, dritt oder viert getragen werden.

DURCHFÜHRUNG DES TRAGENTRANSPORTS

1 In diesem Beispiel stehen vier Helfer zur Verfügung. Jeder Helfer stellt sich neben einen der vier Griffe an den Holmen. Der kommandogebende Helfer übernimmt eine Position am Kopfende.

2 Die Helfer hocken sich hin und umfassen je einen Griff. Auf das Kommando »Hebt auf!« richten sich alle Helfer gleichzeitig in den Stand auf. Dabei muss die Trage waagerecht gehalten werden. Achten Sie auf eine rückenschonende Arbeitsweise.

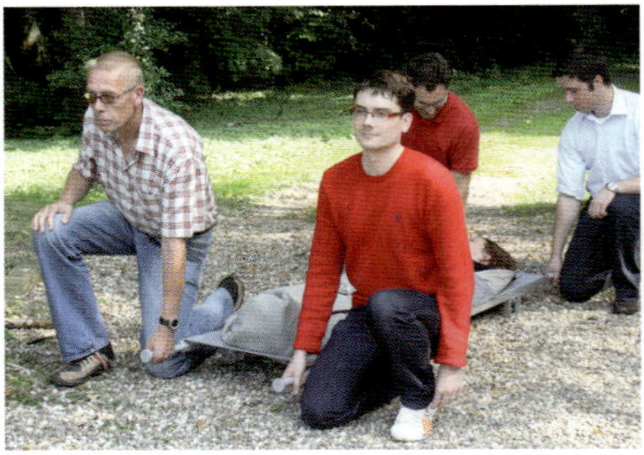

3 Auf das Kommando »Trage marsch!« gehen die Helfer zeitgleich, mit dem jeweils innen stehenden Fuß zuerst, los. Es werden kurze Schritte gemacht. Die Trage wird dicht am Körper getragen.

4 Zum Absetzen bleiben alle Helfer auf das Kommando »Trage halt!« stehen. Auf das Kommando »Setzt ab!« gehen alle gleichzeitig in die Hocke und setzen die Trage ab.

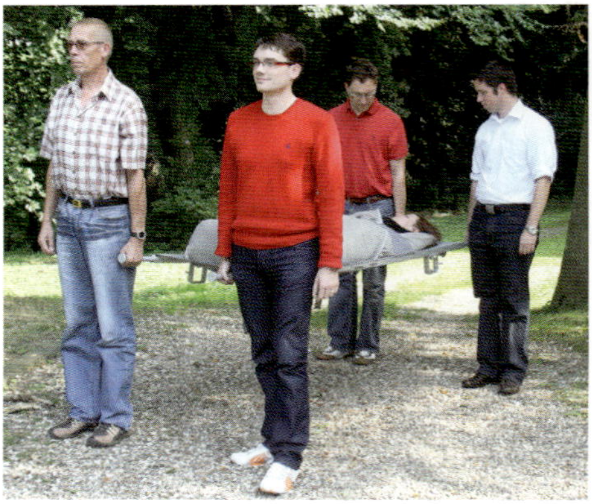

HUBSCHRAUBERRETTUNG

Rettungshubschrauber sind eine wichtige Ergänzung zum bodengebundenen Rettungsdienst. Sie haben in erster Linie die Aufgabe, den Notarzt und den Rettungsassistenten mit ihrer Notfallausrüstung schnellstmöglich zum Patienten zu bringen. Auch Einsätze mitten in der Stadt, zu denen der Hubschrauber auf Garagenhöfen, Straßenkreuzungen oder auch im Vorgarten landet, sind daher keine Seltenheit.

Eine Hubschrauberlandung ist immer ein außergewöhnliches Ereignis. Oft kommen viele Schaulustige zusammen. Sie müssen vor den Gefahren bei Landung und Start des Hubschraubers gewarnt werden.

SICHERHEITSREGELN

1 Der Pilot sucht sich selbst die günstigste Landemöglichkeit. Markieren Sie keine Landefläche, denn die Markierung könnte bei der Landung aufgewirbelt werden.

2 Halten Sie ca. 50 Meter Abstand zum landenden oder startenden Hubschrauber. Halten Sie lose Gegenstände wie Hüte, Brillen, Schirme o. Ä. fest. Sie könnten durch die aufgewirbelte Luft weggeweht werden.

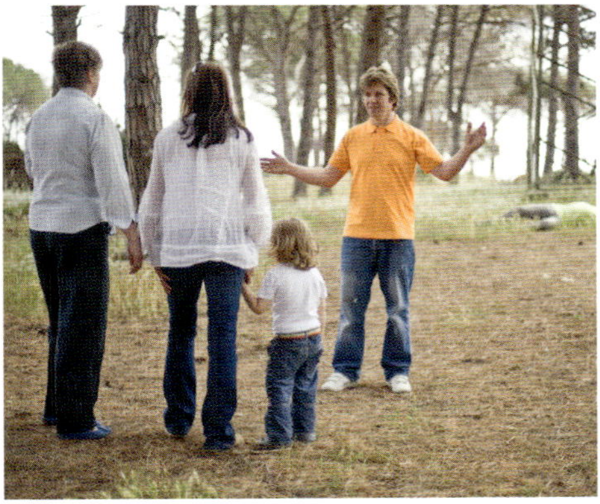

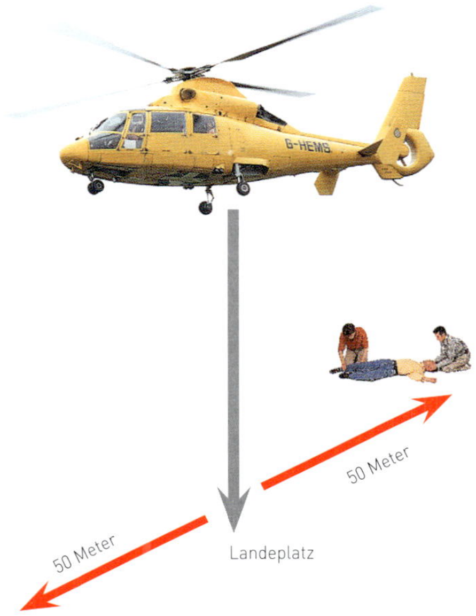

3 Nähern Sie sich niemals bei drehenden Rotoren dem Hubschrauber. Gehen Sie immer nur von vorne an den Hubschrauber heran. Nehmen Sie dabei vorsichtshalber Blickkontakt zum rechts im Hubschrauber sitzenden Piloten auf.

4 Niemals von hinten an den Hubschrauber herantreten! Der Heckrotor dreht sich sehr schnell und ist kaum zu sehen.

5 Grundsätzlich gilt: Immer vorne um den Hubschrauber herumgehen. Ausnahme: An Hängen immer talseitig um den Hubschrauber herumgehen.

6 In einem Abstand von 100 Metern um den Landeplatz herum besteht absolutes Rauchverbot. Es darf kein offenes Feuer entzündet werden!

RECHTSFRAGEN

Einem anderen Menschen Hilfe zu leisten, ist eine rechtmäßige Handlung. Sie ist gerechtfertigt und straflos, selbst wenn die Maßnahme eine strafbare Handlung, beispielsweise eine Körperverletzung, darstellen würde. Trotzdem befürchten viele Menschen, sie könnten strafrechtlich verfolgt werden oder es könnten zivilrechtliche Ansprüche gegen sie geltend gemacht werden, wenn sie Hilfe leisten.

Den einzigen Fehler, den ein Ersthelfer begehen kann, ist es aber, gar nicht zu helfen. Dies kann den Straftatbestand der unterlassenen Hilfeleistung (§ 323c StGB) erfüllen. In diesem Fall muss der Unterlasser mit einer Geldstrafe oder Freiheitsstrafe bis zu einem Jahr rechnen.

Das Absetzen des Notrufs stellt indes bereits eine Hilfeleistung dar und kann somit vor dem Unterlassungsvorwurf schützen.

ZIVILRECHTLICHE ANSPRÜCHE UND HAFTUNGSRECHTLICHE FRAGEN

Grundsätzlich braucht ein Ersthelfer nach geleisteter Hilfe an einem Notfallort dann nicht mit Schadenersatzansprüchen des Patienten zu rechnen, wenn er die ihm bestmögliche Hilfe geleistet oder so sachgerecht gehandelt hat, wie er es im Rahmen der Ersthelferausbildung gelernt hat oder wie es für ihn nach bestem Wissen erforderlich schien. Fehlerhaftes Handeln und Unterlassen des Ersthelfers können diesem nur vorgeworfen werden, wenn er grob fahrlässig oder vorsätzlich gehandelt hat. Nur dies kann zu einer Schadenersatzpflicht des Ersthelfers führen.

Zerschneidet der Ersthelfer im Rahmen der Hilfeleistung beispielsweise die Kleidung des Patienten, um eine Wunde zu versorgen oder verletzt er die Rippen des Patienten bei der Herzdruckmassage, liegt zwar eine Sachbeschädigung bzw. Körperverletzung vor. Der Ersthelfer handelt jedoch, um eine akute Gefahr für Leib oder Leben zu beseitigen oder um ein höheres Gut (körperliche Unversehrtheit, menschliches Leben) zu schützen oder zu erhalten.

In diesen Fällen können gegen den Ersthelfer auch dann keine Schadenersatzansprüche geltend gemacht werden, wenn die Erste-Hilfe-Maßnahme nicht zum gewünschten Erfolg geführt hat. Hier zählt allein die Tatsache, dass man dem Patienten helfen wollte. Schäden, die dabei entstehen, hat der Patient bzw. der Unfallverursacher zu tragen.

GROBE FAHRLÄSSIGKEIT – VORSATZ

Grobe Fahrlässigkeit würde zum Beispiel dann vorliegen, wenn der Ersthelfer die Unfallstelle an einer viel befahrenen Straße nicht absichert, obwohl dies möglich gewesen wäre (Warndreiecke waren vorhanden) und wenn dadurch ein nachfolgendes Fahrzeug in die Unfallstelle hineinfährt. Es hätte rechtlich auch ausgereicht, wenn der Ersthelfer eine andere Person mit der Absicherung der Unfallstelle beauftragt hätte.

Vorsätzlich handelt ein Ersthelfer, wenn er bewusst und gewollt einem anderen Menschen Schaden zufügt. Dies kann im Rahmen der Ersten Hilfe im Regelfall jedoch ausgeschlossen werden.

Erleidet dagegen der Ersthelfer einen materiellen Schaden oder eine Verletzung, ist er gesetzlich unfallversichert. Wegen der Uneigennützigkeit seines Handelns hat der Gesetzgeber sowohl materielle als auch körperliche Schäden des Ersthelfers über die Unfallversicherungsträger der Länder und Gemeinden abgesichert. Betroffene Ersthelfer müssen hierzu einen Antrag stellen.

ANSPRECHPARTNER FÜR SCHADENERSATZANSPRÜCHE

Bei materiellen oder körperlichen Schäden kann sich der Ersthelfer an folgende Behörde wenden:

Unfallkasse des Bundes
Weserstraße 47
D-26382 Wilhelmshaven
Tel.: (0 44 21) 407-0

STRAFRECHTLICHE ASPEKTE

Grundsätzlich macht sich jeder Bürger gemäß § 323c StGB wegen unterlassener Hilfeleistung strafbar, wenn er bei einem Notfall nicht die ihm bestmögliche – seinen Fähigkeiten entsprechende – Hilfe leistet. Die Hilfeleistung wird grundsätzlich sofort erwartet.

DIE PFLICHT ZUR HILFELEISTUNG ENTFÄLLT:

- **wenn eine erhebliche Gefahr** für den Helfer besteht (z. B. muss ein Nichtschwimmer nicht ins tiefe Wasser springen, um einen Verletzten zu retten);
- **wenn der Ersthelfer** andere wichtige Pflichten verletzen müsste (z. B. Aufsichtspflicht einer Erzieherin);
- **wenn die Hilfeleistung** nicht erforderlich ist (z. B. weil eine höher qualifizierte Person anwesend ist und die Maßnahmen übernehmen kann).

Fehlerhaftes Handeln und Unterlassen des Ersthelfers können diesem nur vorgeworfen werden, wenn er grob fahrlässig oder vorsätzlich gehandelt hat. Nur dann können Straftatbestände, wie Sachbeschädigung oder Körperverletzung, verfolgt werden. Hierbei wäre zugunsten des Ersthelfers zu berücksichtigen, dass er in der Ausnahmesituation des Notfalls schnell entscheiden und handeln muss. Durch Fahrlässigkeit können hierbei Fehler gemacht werden. Da die Hilfeleistung in Notfällen nicht zu den Regelleistungen (täglichen Verrichtungen) des Ersthelfers zählt, wird von ihm auch kein absolut fehlerfreies Entscheiden und Handeln erwartet. Seine Entscheidungen und Maßnahmen für oder gegen etwas dürfen jedoch nach allgemeinem Verständnis nicht gegen den »gesunden Menschenverstand« verstoßen. Dies könnte eine grobe Fahrlässigkeit begründen (gegnüber). Eine vorsätzlich falsche Handlungsweise des Ersthelfers, die zu einer Bestrafung führen könnte, kann im Regelfall jedoch ausgeschlossen werden.

GRUNDSÄTZLICH GILT:

Wer Hilfe leistet, kann nur bestraft werden, wenn er vorsätzlich oder grob fahrlässig handelt und dabei dem Patienten oder einem Dritten schadet.

17

Auf den folgenden Seiten sind die wichtigsten und häufigsten Notfallmaßnahmen nochmals im Überblick dargestellt. Dies gibt Ihnen die Möglichkeit, sich im Notfall schneller zurechtzufinden.

Auf der Seite 259 zeigt Ihnen die Rettungskette nochmals in anschaulicher Weise die einzelnen Abschnitte der Hilfeleistung. Die Vorgehensweise beim Auffinden eines erwachsenen Notfallpatienten können Sie ebenfalls aus der Seite 259 ersehen. Die Maßnahmen beim Auffinden eines notfallbetroffenen Kindes finden Sie auf Seite 263.

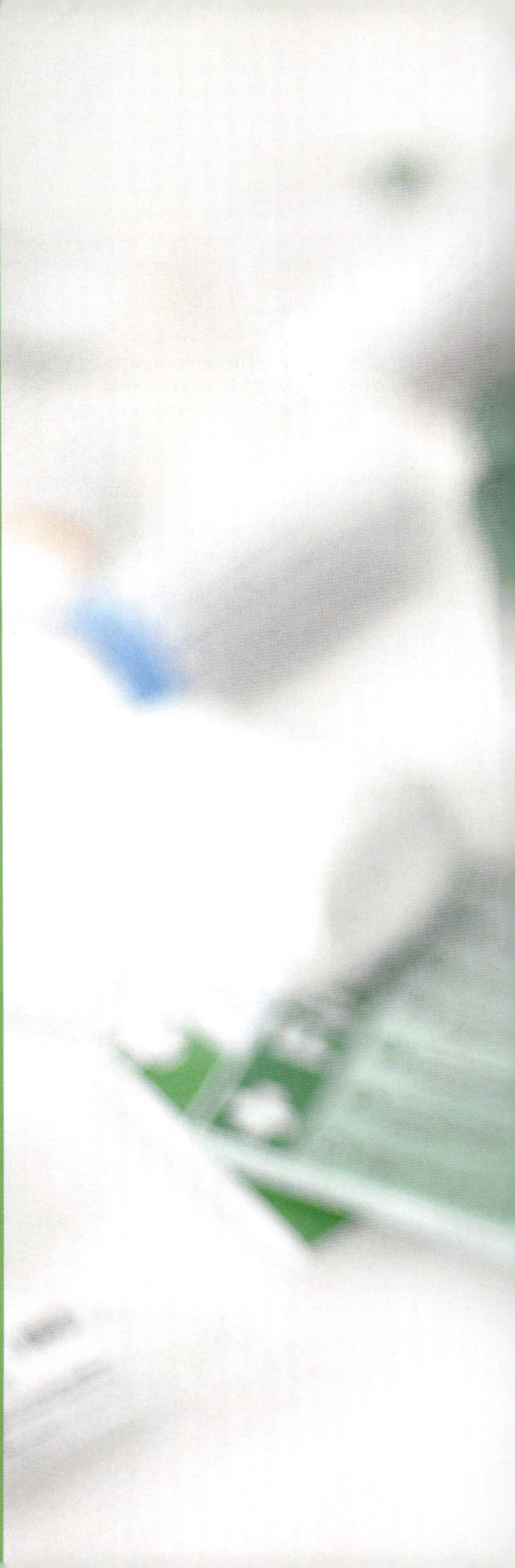

IHRE AUFGABEN

- Gehen Sie schnell und ruhig zur Hilfe.
- Helfen Sie den Verletzten mit den jeweils erforderlichen Maßnahmen, bitten Sie ggf. weitere Personen zur Hilfe.
- Rufen Sie den den Rettungsdienst über ☎112, wenn Sie eine lebensgefährliche Verletzung oder Krankheit vermuten.
- Bringen Sie sich selbst nicht in Gefahr, sichern Sie die Umgebung ab.

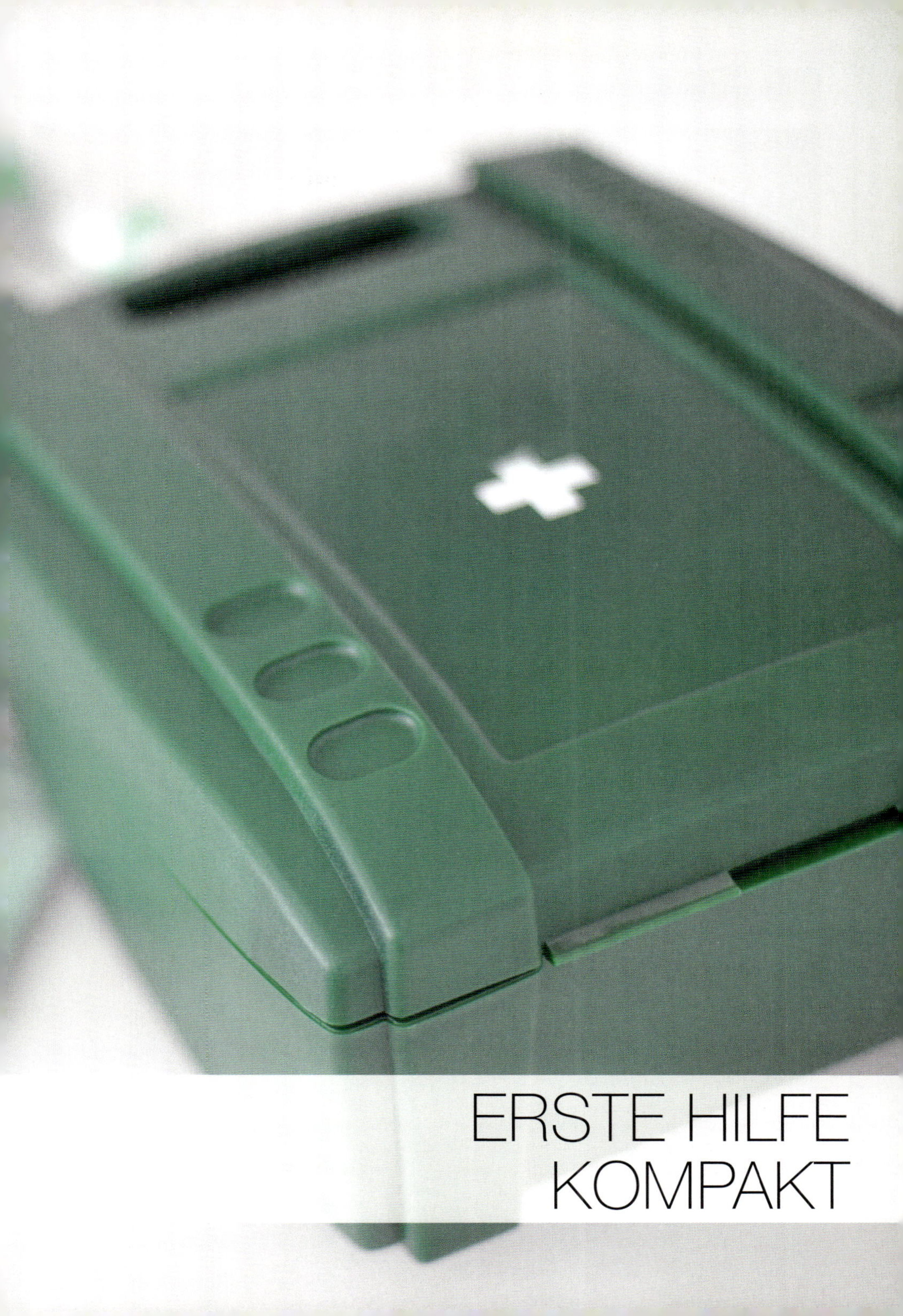

ERSTE HILFE KOMPAKT

NOTFALLDIAGNOSTIK

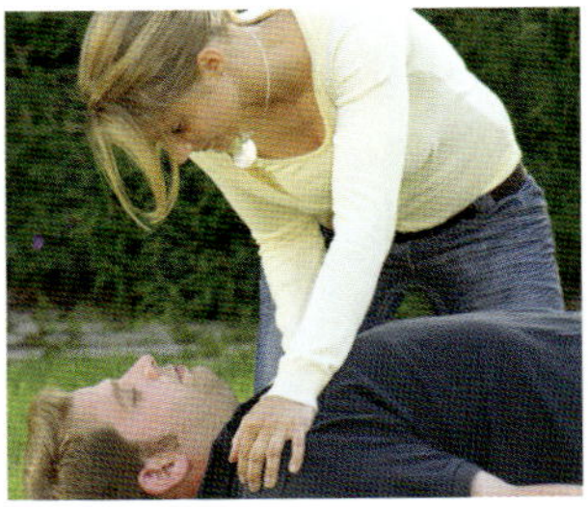

1 BEWUSSTSEIN PRÜFEN

Ansehen – Ansprechen – Anfassen

Sehen Sie sich die Person an.

Sprechen Sie die Person laut mit ihrem Namen oder »Hallo« an.

Rütteln Sie die Person vorsichtig an den Schultern.

Öffnet der Patient seine Augen nicht und gibt Ihnen keine Antwort, ist er bewusstlos.

Ist er ansprechbar, gehen Sie zu Schritt »9« (S. 258).

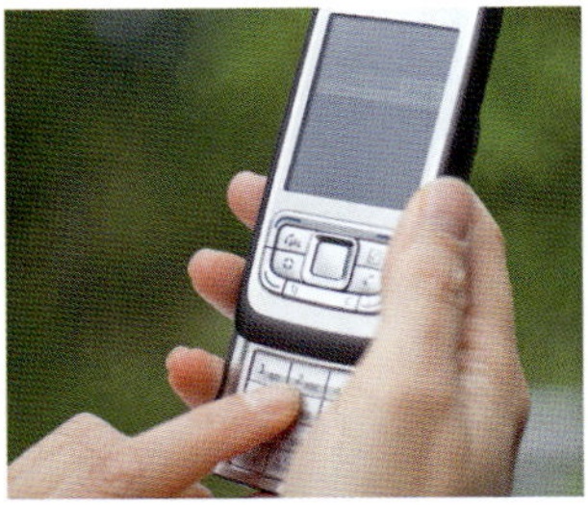

2 NOTRUF ☎112 VERANLASSEN

Beauftragen Sie einen zweiten Helfer, einen Notruf durchzuführen.

Die Notfallmeldung muss folgende Informationen enthalten:

Wo ist der Patient?

Was ist passiert?

Wie viele Personen sind betroffen?

Welche Art der Erkrankung/ Verletzung liegt vor?

Warten auf Rückfragen!

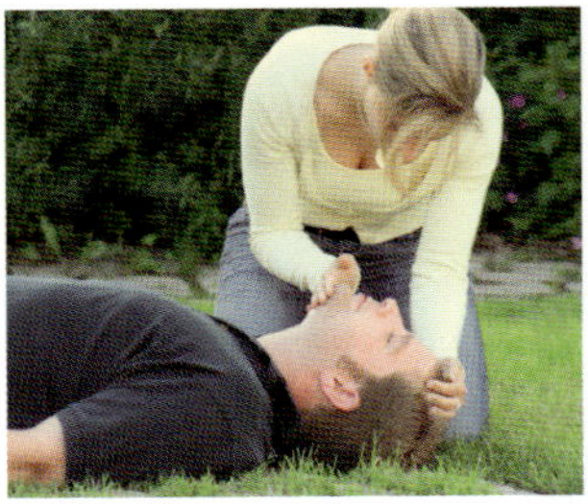

3 ÜBERSTRECKEN DES KOPFES

Legen Sie eine Hand flach unter das Kinn des Patienten.

Platzieren Sie die andere Hand auf der Stirn und überstrecken Sie den Kopf. Heben Sie dabei gleichzeitig den Unterkiefer des Betroffenen an.

7 HERZ-LUNGEN-WIEDER-BELEBUNG

30 Druckmassagen : 2 Beatmungen

Herzdruckmassagen und Beatmungen wechseln sich im Rhythmus 30:2 ab.

Druckmassagen sollen mit einem Arbeitsrhythmus von 100/Min. durchgeführt werden.

Die Maßnahmen werden fortgeführt, bis der Rettungsdienst eintrifft oder ein anderer Helfer die Maßnahmen übernimmt.

8 VERSORGUNG LEBENSBEDROHLICHER VERLETZUNGEN

Wenn der Patient bei Bewusstsein ist oder alle notwendigen lebensrettenden Maßnahmen eingeleitet sind, müssen Sie auch nach einer möglichen äußeren Ursache (Verletzung) suchen.

Leiten Sie dann ggf. weitere Maßnahmen nach Notwendigkeit ein (z. B. Druckverband, S. 230, Schocklage, S. 89) Veranlassen Sie einen Notruf ☎112.

HERZ-LUNGEN-WIEDERBELEBUNG

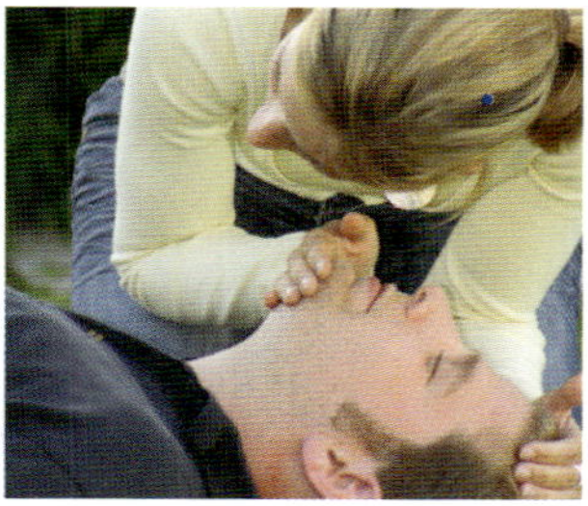

4 ATEMKONTROLLE

Hören – Sehen – Fühlen

Halten Sie den Kopf des Patienten in der überstreckten Position.

Beugen Sie sich mit Ihrem Ohr über die Nase des Patienten und schauen Sie dabei gleichzeitig auf seinen Brustkorb.

Prüfen Sie jetzt durch Hören, Fühlen und Sehen, ob die Atmung vorhanden ist.

Können Sie keine Atmung feststellen, beginnen Sie mit der Herz-Lungen-Wiederbelebung.

Atmet der Patient, gehen Sie zu Schritt »9« (S. 258)

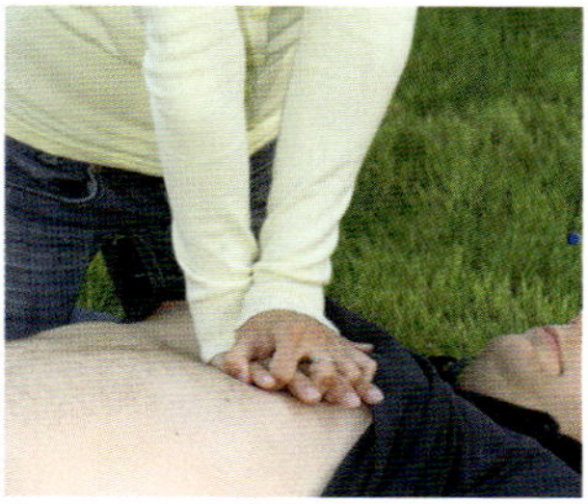

5 HERZDRUCK-MASSAGE

Lagerung des Patienten

Legen Sie den Patienten in Rückenlage auf den Fußboden.

Öffnen oder entfernen Sie die Kleidung des Oberkörpers.

Knien Sie sich in Schulterhöhe dicht neben den Patienten.

Druckpunkte suchen

Legen Sie den Handballen der ersten Hand auf das untere Drittel des Brustbeins. Hier befindet sich der Druckpunkt.

Drucktechnik

Legen Sie die zweite Hand auf die erste und unterstützen Sie so die Druckkraft.

Nur der Handballen darf den Oberkörper berühren.

Verschränken Sie hierzu eventuell die Finger.

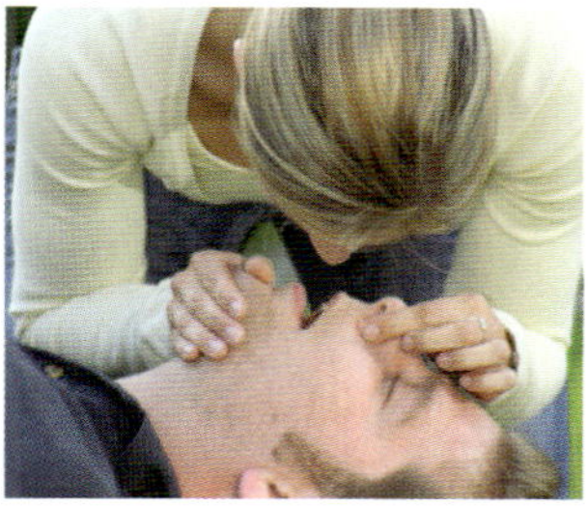

6 MUND-ZU-MUND-BEATMUNG

Lagerung

Knien Sie seitlich an den Kopf des auf dem Rücken liegenden Patienten.

Überstrecken Sie den Kopf und heben Sie den Unterkiefer an.

Verschließen Sie dabei den Mund des Patienten, indem Sie mit Daumen und Zeigefinger der auf der Stirn liegenden Hand die Nase verschließen.

Beatmungstechnik

Atmen Sie normal ein und beugen Sie sich nach vorne über das Gesicht des Patienten.

Umschließen Sie den Mund des Patienten.

Atemvolumen

Blasen Sie Ihre Ausatemluft nun langsam in den Mund des Patienten.

Der Brustkorb des Patienten muss sich deutlich heben.

Achten Sie daher auf den Brustkorb des Patienten.

Atemspende wiederholen

Wiederholen Sie diesen Vorgang.

Weiter mit Schritt »7« (S. 256)

STABILE SEITENLAGE (ERWACHSENER)

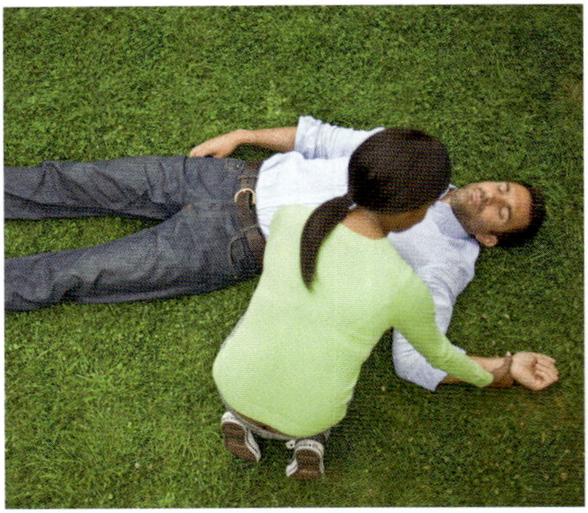

9 Legen Sie den zugewandten Arm des Betroffenen angewinkelt nach oben.

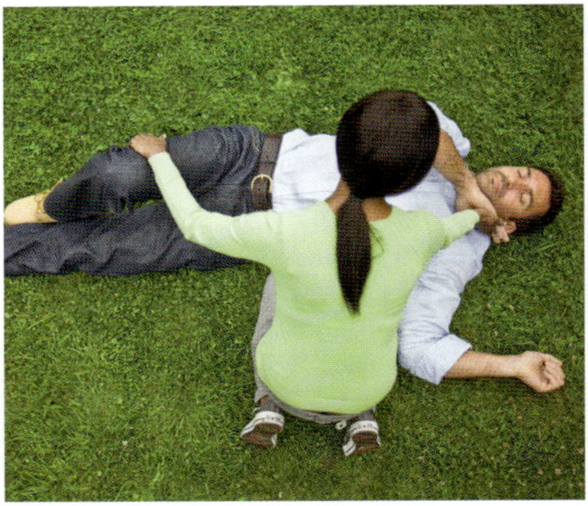

10 Legen Sie die gegenüberliegende Hand mit der Handoberfläche an die Ihnen zugewandte Wange des Betroffenen und halten Sie die Hand dort fest.

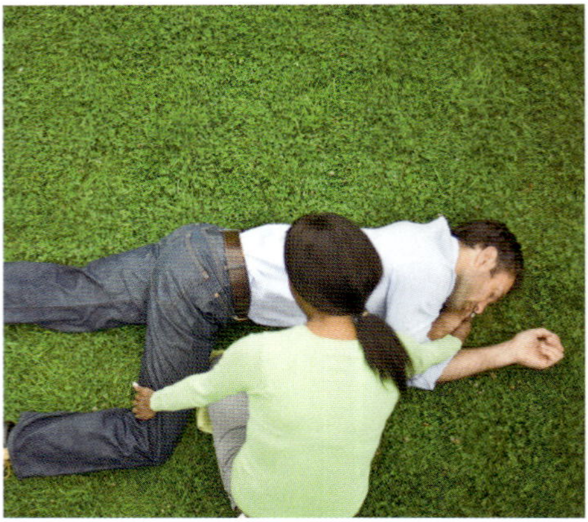

11 Greifen Sie mit Ihrer anderen Hand an den gegenüberliegenden Oberschenkel (nicht im Gelenk) des Betroffenen, winkeln Sie das Bein des Betroffenen an und ziehen Sie damit den Betroffenen zu sich herüber.

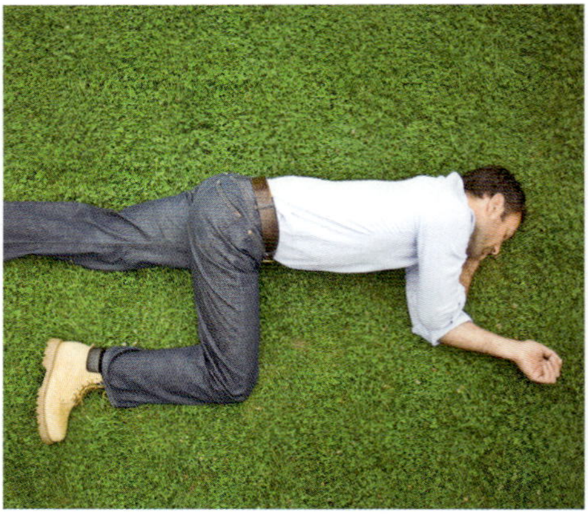

12 Das oben liegende Bein so legen, dass der Oberschenkel im rechten Winkel zur Hüfte liegt. Den Kopf überstrecken, den Mund des Betroffenen leicht öffenen. Wenn nötig, die unter der Wange liegende Hand so korrigieren, dass der Kopf überstreckt bleibt. Zu Schritt »8« gehen und nach lebensbedrohlichen Verletzungen suchen.

RETTUNGSKETTE

KRANKENHAUS

- Notfalldiagnostik
- Notfallbehandlung
- Akutversorgung
- Rehabilitation

WEITERE ERSTE HILFE

- Wärme erhalten
- Lagerung
- seelische Betreuung
- Wunden verbinden
- Verbrennungen kühlen
- Brüche ruhig stellen

RETTUNGSDIENST

- Fortführen der lebensrettenden Maßnahmen
- Stabilisieren der Vitalfunktionen
- schonender und zügiger Transport
- Einleiten der Notfallbehandlung

NOTRUF/SOFORTMASSNAHMEN

- **WO** ist der Patient? (Ort, Straße, Hausnummer) **WAS** ist passiert? (Situation schildern) **WIE VIELE** Patienten? **WELCHE** Symptome? **WARTEN** auf Rückfragen!
- Notfalldiagnostik: Bewusstseinskontrolle – Atemkontrolle – Suche nach Lebenszeichen
- lebensrettende Sofortmaßnahmen: Seitenlage – Herz-Lungen-Wiederbelebung – Druckverband – Schocklage

ABSICHERN/EIGENSCHUTZ

- Ruhe bewahren, Überblick verschaffen
- Absichern der Notfall-/Unfallstelle

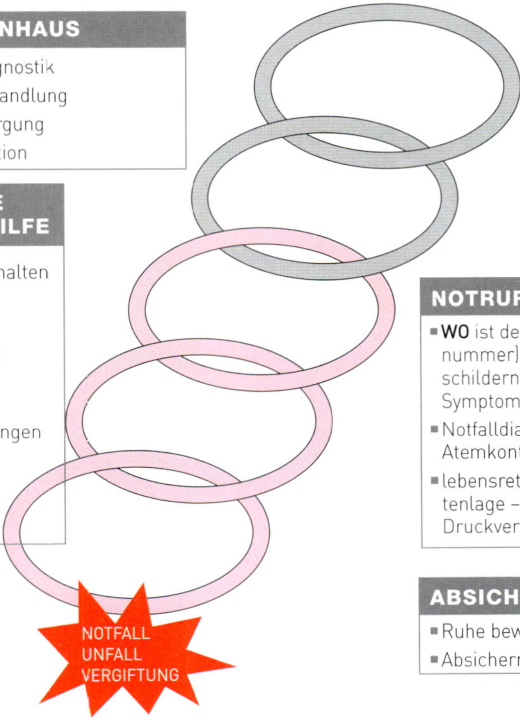

AUFFINDEN EINES ERWACHSENEN

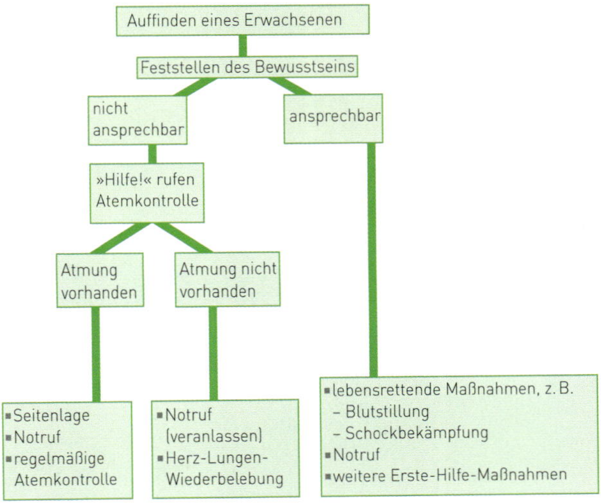

NOTFALLDIAGNOSTIK (KIND UND SÄUGLING)

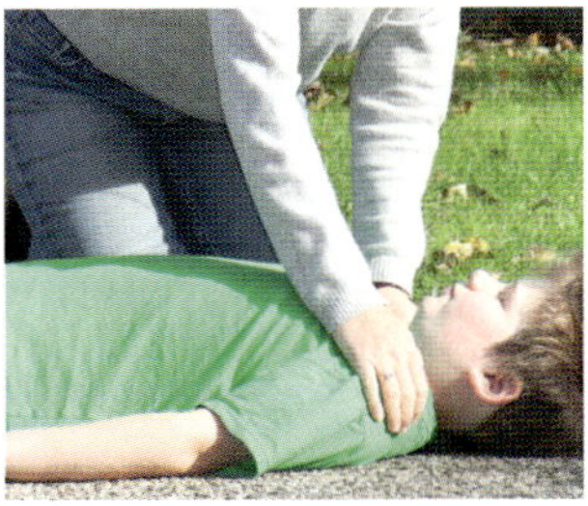

1 BEWUSSTSEIN PRÜFEN

Ansehen – Ansprechen – Anfassen

Sehen Sie sich das Kind an.

Sprechen Sie das Kind laut mit seinem Namen oder »Hallo« an. Rütteln Sie das Kind vorsichtig an den Schultern.

Öffnet das Kind seine Augen nicht und gibt es Ihnen keine Antwort, ist es bewusstlos (S. 261).
Beauftragen Sie einen Helfer, einen Notruf ☎112 durchzuführen!

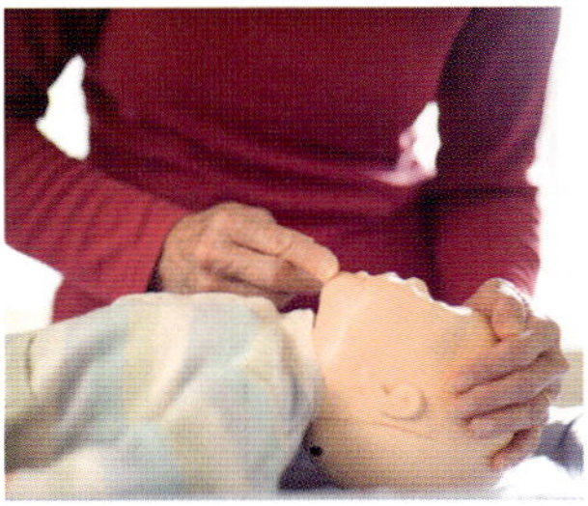

2 ATEMWEGE FREIMACHEN

Bei Säuglingen (0–12 Monate) nur den Unterkiefer anheben.

Bei Kleinkindern (1–7 Jahre) Kopf vorsichtig überstrecken und Unterkiefer anheben.

BAUCH-SEITENLAGE (SÄUGLINGE 0–12 MONATE)

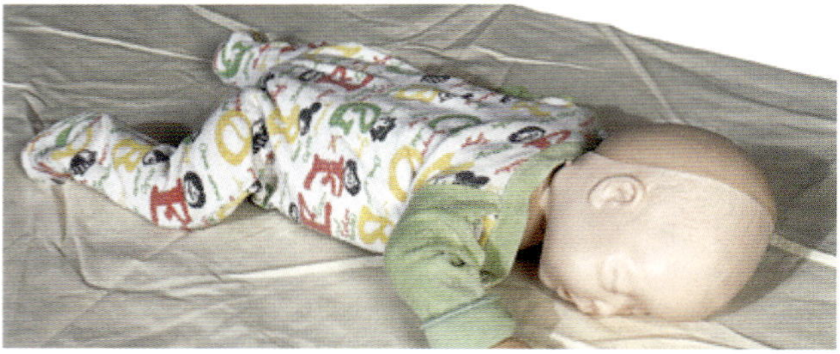

BAUCH-SEITENLAGE BEI SÄUGLINGEN (0–12 MONATE)

Sind Atmung und Puls vorhanden, legen Sie den Säugling in Bauchlage auf einen Tisch (z. B. den Wickeltisch).

Legen Sie kein Kopfkissen unter den Kopf.

Wenden Sie den Kopf zu einer Seite.

Ziehen Sie den Unterkiefer vorsichtig nach vorne und öffnen Sie den Mund.

Prüfen Sie regelmäßig Bewusstsein und Atmung.

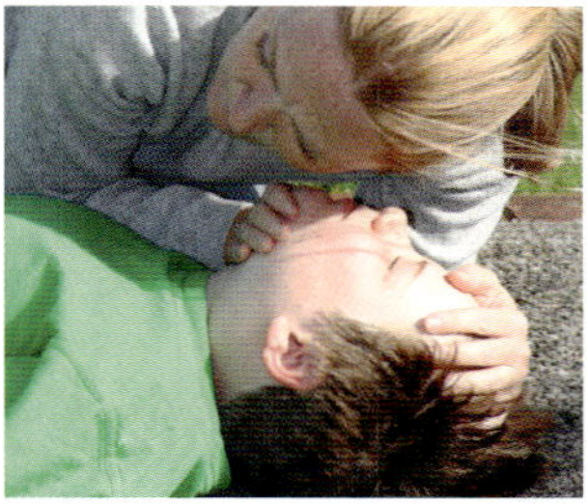

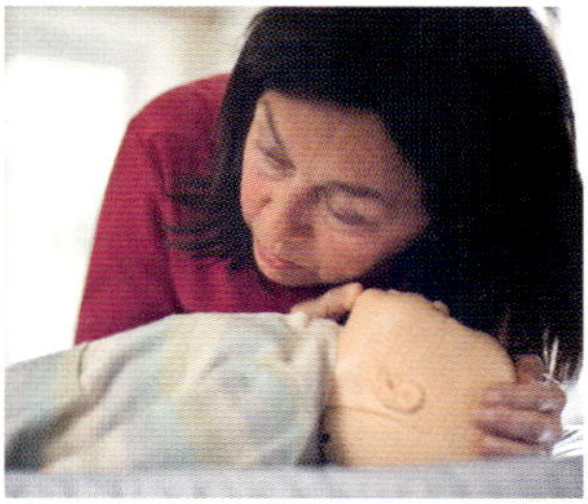

3 ATEM-KONTROLLE

Bei Säuglingen (0–12 Monate) und Kleinkindern (1–7 Jahre)

Hören – Sehen – Fühlen

Halten Sie den Kopf des Patienten in der oben beschriebenen Position.

Beugen Sie sich mit Ihrem Ohr über die Nase und schauen Sie dabei gleichzeitig zum Brustkorb des Patienten.

Prüfen Sie jetzt durch Hören, Fühlen und Sehen, ob Atmung vorhanden ist.

Können Sie keine Atmung feststellen, liegt ein Atemstillstand vor (S. 262).

STABILE SEITENLAGE (KIND)

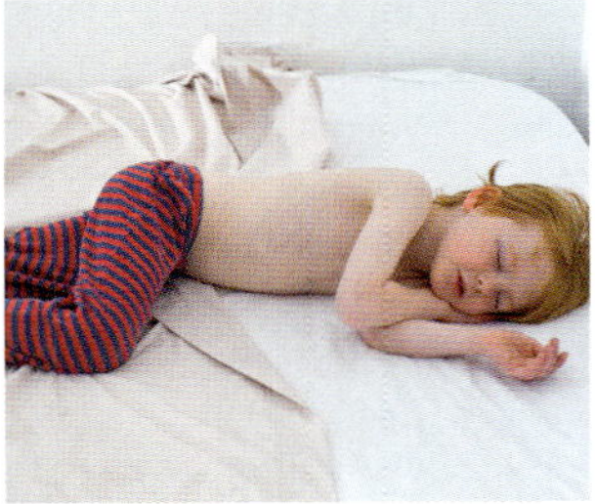

SEITENLAGE BEI KINDERN (1–7 JAHRE)

Sind Atmung und Puls vorhanden, legen Sie das Kind wie einen Erwachsenen in die Seitenlage (S. 258).

Prüfen Sie regelmäßig Bewusstsein, Atmung und Puls.

ATEMSPENDE (SÄUGLING UND KIND)

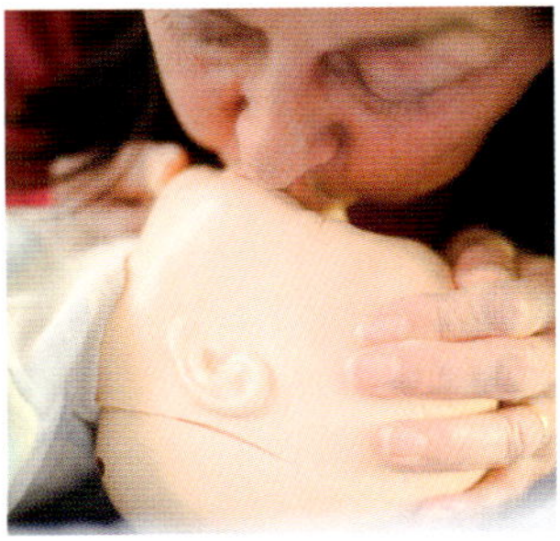

ATEMSPENDE BEI SÄUGLINGEN (0–12 MONATE)

Legen Sie den Säugling in Rückenlage auf einen Tisch; setzen Sie sich auf einen Stuhl. Kopf ganz leicht überstrecken, mit Ihren Lippen Mund und Nase des Säuglings umschließen.

Kinn vorsichtig anheben, vorsichtig so viel Luft einhauchen, wie sich in Ihren Wangentaschen befindet und nur so viel, dass sich der Brustkorb hebt. Wiederholen Sie die Beatmung 5-mal.

Atmung prüfen (S. 65).
Atmung vorhanden: Bauch-/Seitenlage.
Keine Atmung: Herz-Lungen-Wiederbelebung (siehe unten).

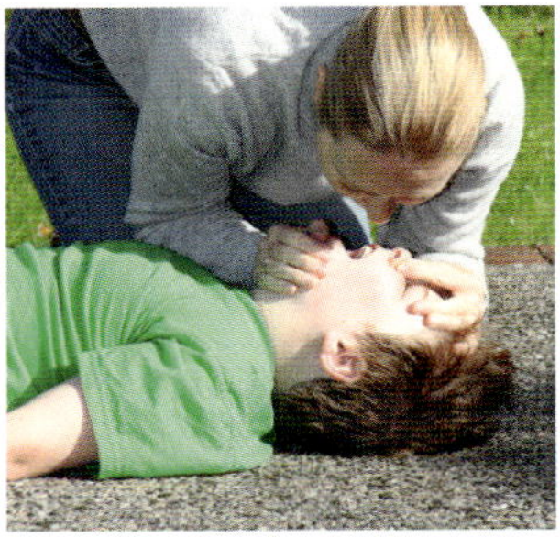

ATEMSPENDE BEI KINDERN (1–7 JAHRE)

Kopf des auf dem Rücken liegenden Kindes vorsichtig überstrecken.

Nase des Kindes wird verschlossen.

Mit Ihrem Mund den Mund des Kindes umschließen.

Vorsichtig soviel Luft einpusten, bis der Brustkorb sich hebt.

Wiederholen Sie die Beatmung zunächst 5-mal.

Prüfen Sie die Atmung (S. 58).

Atmung vorhanden: Seitenlage.

Keine Atmung: Herz-Lungen-Wiederbelebung (S. 262).

HERZ-LUNGEN-WIEDERBELEBUNG

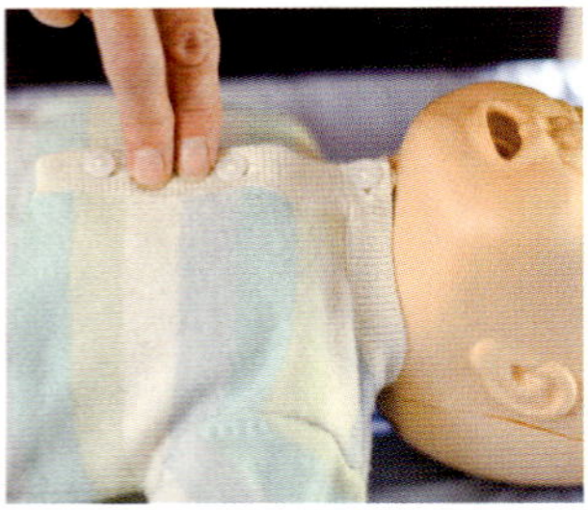

HLW BEI SÄUGLINGEN (0–12 MONATE)

Säugling in Rückenlage auf einer festen Unterlage (z. B. einen Tisch) lagern.

Oberkörper freimachen bzw. entkleiden.

Druckpunkt: unteres Drittel des Brustbeins.

Drücken Sie dort mit zwei Fingern das Brustbein ca. 4 cm tief ein.

Arbeitsrhythmus: 100 Massagen/Min.

Nach jeweils 30 Druckmassagen 2-mal nacheinander beatmen.

Maßnahmen fortsetzen, bis die Atmung wieder einsetzt oder der Rettungsdienst übernimmt.

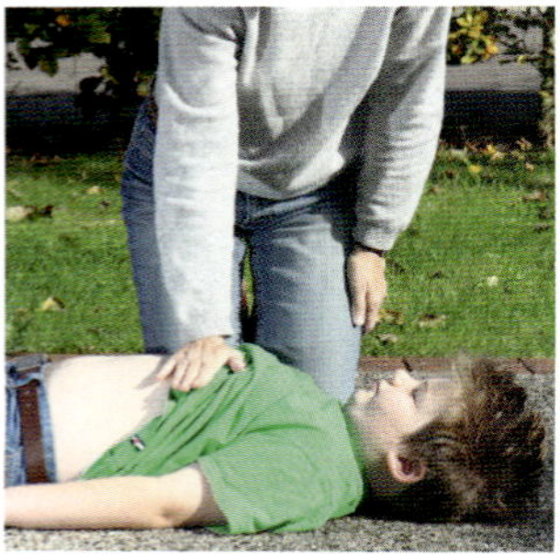

HLW BEI KINDERN (1–7 JAHRE)

Kind in Rückenlage auf einen festen Untergrund (z. B. Fußboden) legen.

Oberkörperbekleidung öffnen.

Druckpunkt: unteres Drittel des Brustbeins.

Drücken Sie dort mit einer Hand das Brustbein ca. 5 cm tief ein.

Arbeitsrhythmus: 100 Massagen/Min.

Nach je 30 Massagen 2-mal beatmen.

Maßnahmen fortsetzen, bis die Atmung wieder einsetzt oder der Rettungsdienst übernimmt.

AUFFINDEN EINES KINDES

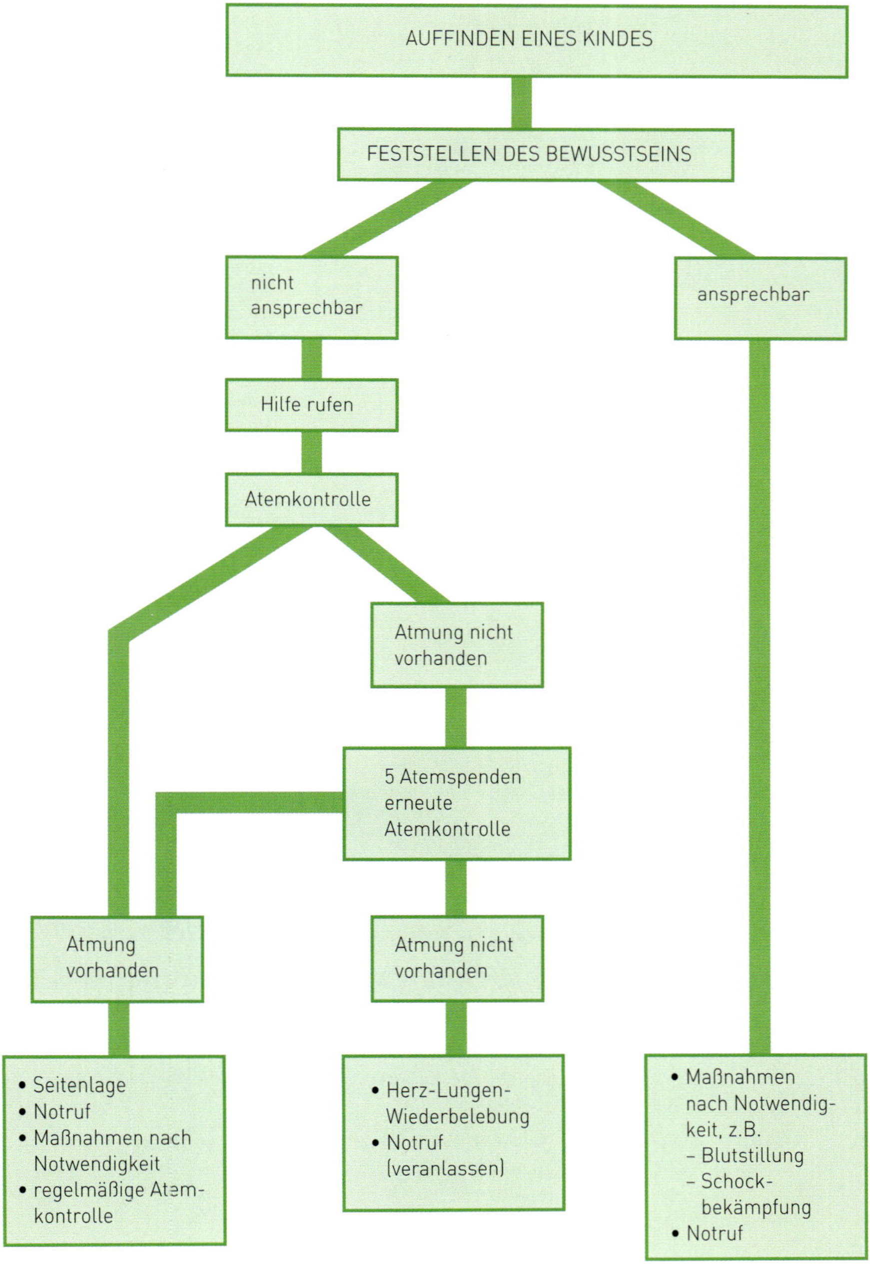

DRUCKVERBAND

ERKENNEN
- Blut fließt oder spritzt aus einer Wunde
- großer Blutverlust sichtbar

ACHTUNG
- Schock
- Bewusstlosigkeit
- Herz-Kreislauf-Stillstand

IHRE AUFGABEN
- Hochhalten
- Abdrücken
- Verbandmaterial aufpressen
- Druckverband anlegen
- NOTRUF ☎112

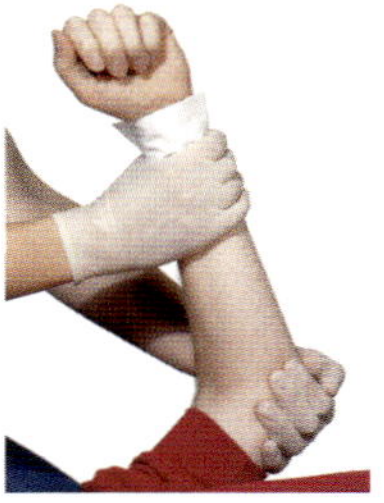

1 WUNDE HOCHLEGEN

Legen Sie den Patienten in Rückenlage.

Halten Sie das betroffene Körperteil hoch.

Rufen Sie einen zweiten Helfer hinzu.

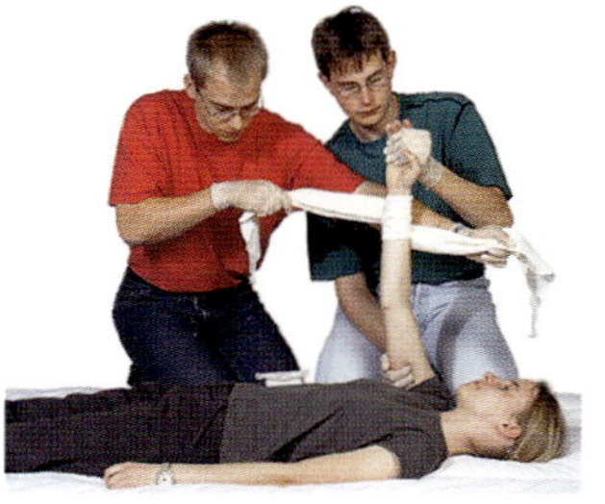

2 ABDRÜCKEN DER BLUTZUFUHR

Bei Verletzungen am Arm:

Zweiter Helfer drückt Blutzufuhr am Oberarm ab.

Puls ist am Handgelenk nicht mehr tastbar, die Blutung kommt zum Stillstand.

SCHOCKLAGE

ERKENNEN
- blasse, kalte Haut
- Frieren
- kalter Schweiß auf der Stirn
- auffallende Unruhe

ACHTUNG
- Bewusstlosigkeit
- Herz-Kreislauf-Stillstand

IHRE AUFGABEN
- Schocklage
- Wärmeerhaltung
- Betreuung
- Kontrolle der Vitalfunktionen
- nicht essen, trinken, rauchen lassen
- NOTRUF ☎112

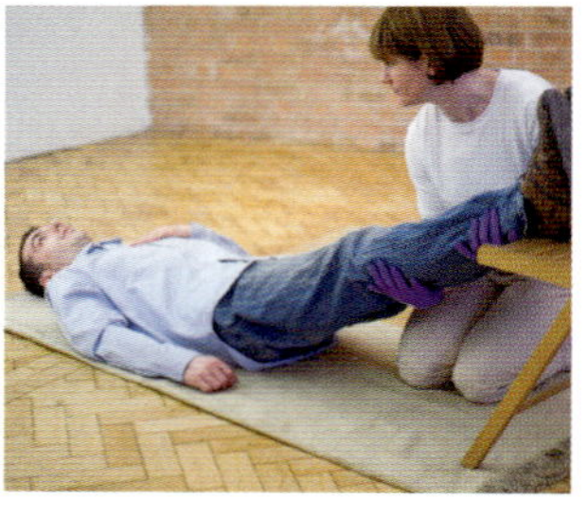

1 URSACHEN BEKÄMPFEN

Ursache für den Schock suchen.

Ggf. blutende Wunde verbinden (z. B. Druckverband). Legen Sie ihn in Rückenlage auf eine Decke, legen Sie seine Beine hoch und beruhigen Sie ihn.

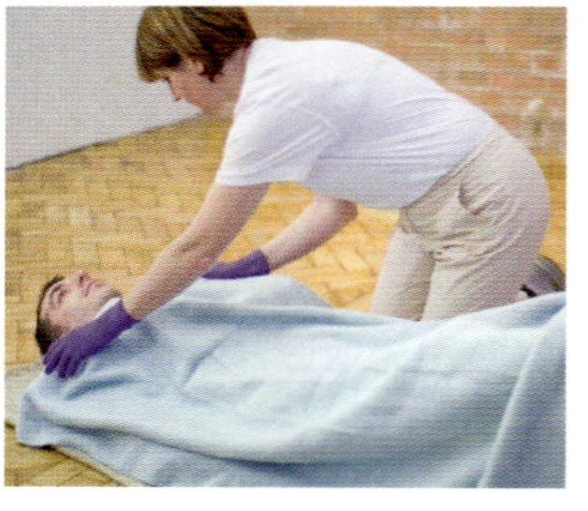

2 ZUDECKEN ZUM WÄRME-ERHALTEN

Lockern Sie beengende Kleidung.

Wärmen Sie den Patienten, indem Sie ihn zudecken.

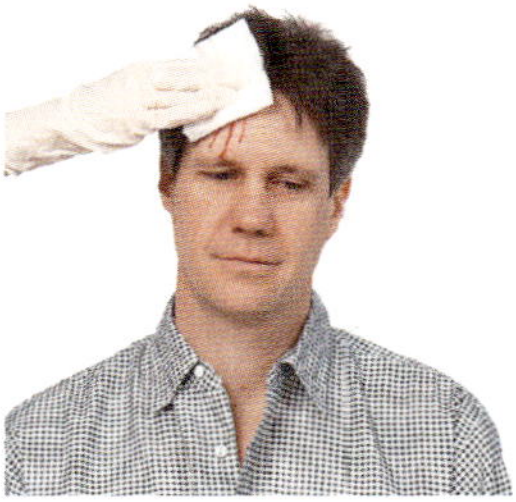

3 AUFPRESSEN DER WUNDAUFLAGE

Bei Verletzungen, die nicht am Arm sind:
Wundauflage wird auf die Wunde gelegt.

Mehrere Wundauflagen direkt in die Wunde pressen.

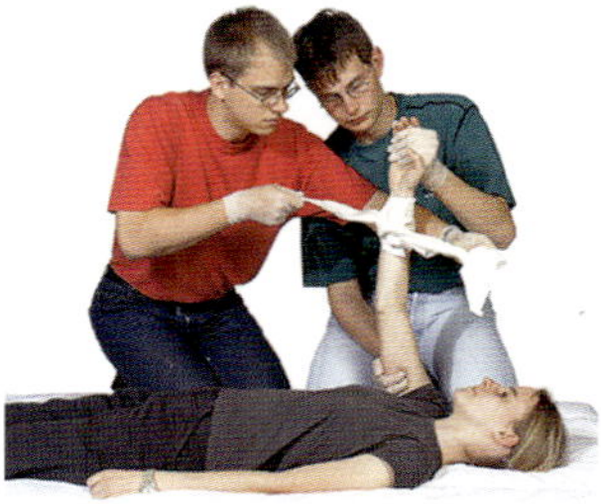

4 DRUCKVERBAND AUFLEGEN

Bei Wunden an Arm, Bein, Rumpf oder Kopf:
Druckverband anlegen, Druckpolster im Verband über der Wunde einlegen.
Verband fest über der Wunde verknoten.
Abdrückung am Arm lösen.

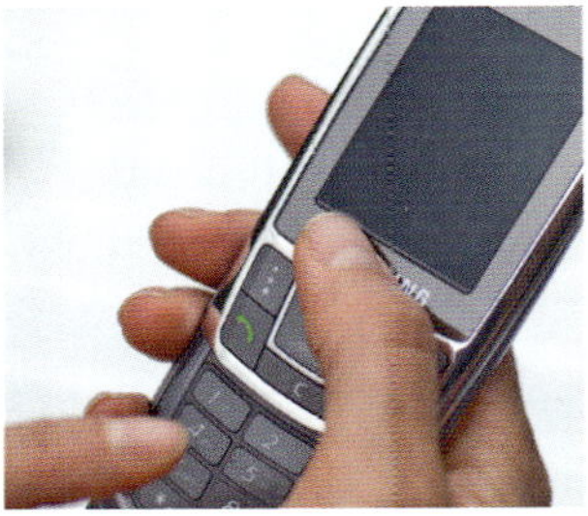

3 NOTRUF ☎112

WO?

WAS?

WIE VIELE?

WELCHE?

WARTEN!

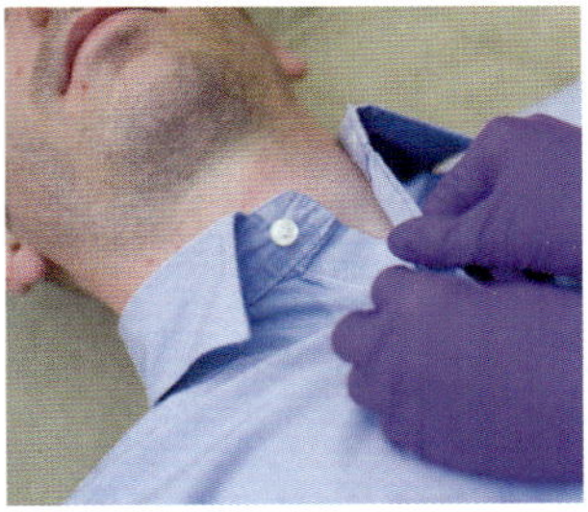

4 VITALFUNKTIONEN ÜBERPRÜFEN

Lockern Sie beengende Kleidung.

Kontrollieren und notieren Sie Ansprechbarkeit und Atmung.

Treffen Sie die weiteren Maßnahmen nach Notwendigkeit (S. 257–264).

ERKENNEN

- plötzlich einsetzende Atemnot
- Husten und pfeifendes Atemgeräusch
- Blauverfärbung der Haut, vor allem der Lippen
- Panik und Fluchtreaktion des Patienten
- Einziehen der Bauchdecke beim Einatemversuch

ACHTUNG

- Bewusstlosigkeit
- Atemstillstand

IHRE AUFGABEN

- Patienten auffordern zu husten
- Oberkörper mit nach unten gerichtetem Kopf über das Knie legen
- mit der flachen Hand zwischen die Schulterblätter schlagen
- bei Misserfolg: Heimlich-Handgriff anwenden
- Notruf ☎112

EINGEATMETE

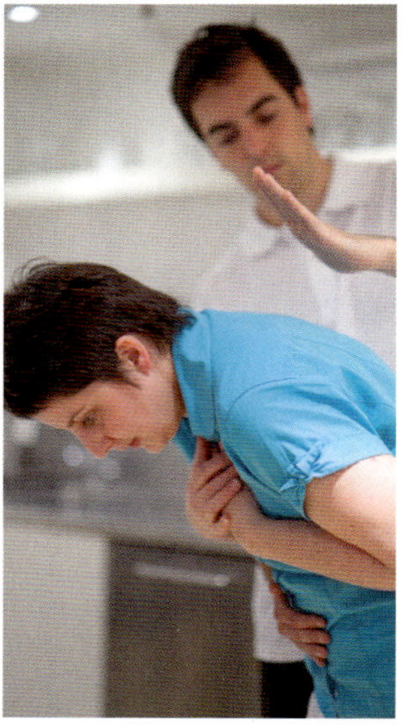

1 ERWACHSENE (AB 8 JAHREN)

Patient soll versuchen, den Fremdkörper auszuhusten. Mit aufgestelltem Bein hinknien, Oberkörper des Patienten über den Oberschenkel legen. Kopf des Patienten erdwärts richten und mit flacher Hand zwischen die Schulterblätter schlagen.

EINGEATMETE FREMDKÖRPER (KIND)

1 MASSNAHMEN BEI KINDERN (1–7 JAHRE)

Kind mit dem Oberkörper bäuchlings quer über einen Unterarm legen. Der Kopf des Kindes ist zum Boden gerichtet. Mit der flachen Hand mehrere kräftige Schläge zwischen die Schulterblätter geben (S. 68).

2 WENN SICH DER ZUSTAND NICHT BESSERT UND DER BETROFFENE ZU ERSTICKEN DROHT

Hinter den Betroffenen stellen, seinen Oberkörper nach vorne beugen und ihn von hinten mit beiden Armen umfassen.

Die Faust einer Hand in den Oberbauchbereich unterhalb des Brustbeins legen.

Mit der anderen Hand die Faust umfassen und bis zu fünfmal ruckartig kräftig nach hinten oben drücken.

3 WENN SICH DER ZUSTAND NOCH IMMER NICHT BESSERT

Wiederholen der dargestellten Maßnahmen im Wechsel (jeweils fünfmaliges Schlagen zwischen die Schulterblätter/Druck in den Oberbauchbereich).

4 BEI BEWUSSTLOSIGKEIT

Betroffenen vorsichtig auf den Boden legen und Notruf veranlassen (falls noch nicht erfolgt). Mit der Herz-Lungen-Wiederbelebung beginnen.

FREMDKÖRPER (ERWACHSENER)

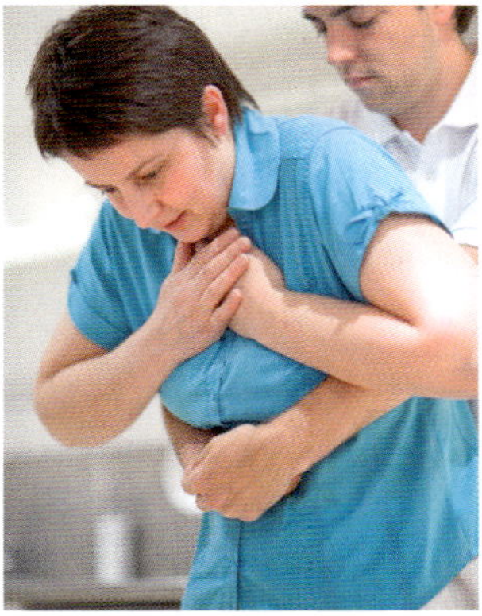

2 WENN SICH DER ZUSTAND NICHT BESSERT UND DER BETROFFENE ZU ERSTICKEN DROHT

Hinter den Betroffenen stellen, seinen Oberkörper nach vorne beugen und ihn von hinten mit beiden Armen umfassen.

Die Faust einer Hand in den Oberbauchbereich unterhalb des Brustbeins legen.

Mit der anderen Hand die Faust umfassen und bis zu fünfmal ruckartig kräftig nach hinten oben drücken.

Wenn sich der Zustand noch immer nicht bessert:

Wiederholen der dargestellten Maßnahmen im Wechsel (jeweils fünfmaliges Schlagen zwischen die Schulterblätter/ Druck in den Oberbauchbereich).

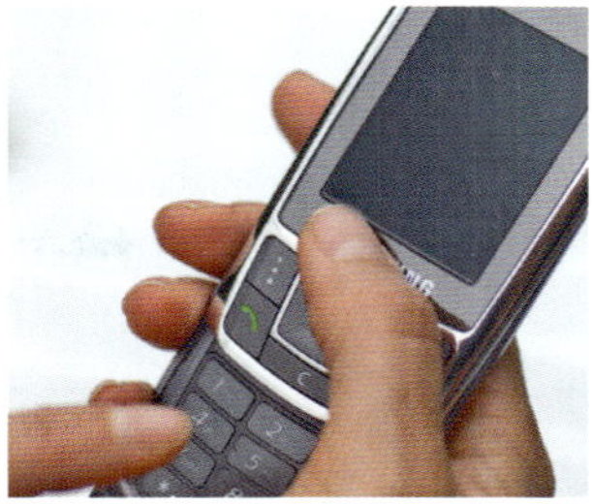

3 WENN DER BETROFFENE BEWUSSTLOS WIRD

Vorsichtig auf den Boden legen und Notruf (veranlassen) – falls noch nicht erfolgt.

Herz-Lungen-Wiederbelebung.

EINGEATMETE FREMDKÖRPER (SÄUGLING)

1 MASSNAHMEN BEI BABYS (0–1 JAHR)

Baby bäuchlings auf einen Unterarm legen. Mit der Hand Kopf des Babys halten, das Gesicht ist erdwärts gerichtet. Mit der anderen, flachen Hand mehrere leichte Schläge auf den Rücken geben (S. 69).

2

Hat sich der Fremdkörper nicht gelöst, legen Sie den Säugling auf den Rücken und drücken Sie 5-mal leicht und schnell nacheinander auf das Brustbein.

3 NOTRUF

Rufen Sie über NOTRUF ☎112 den Rettungsdienst.

4 HERZ-LUNGEN-WIEDERBELEBUNG

Kann der Fremdkörper nicht entfernt werden und wird der Patient bewusstlos, beginnen Sie mit der Herz-Lungen-Wiederbelebung (S. 262).

ASTHMAANFALL

ERKENNEN

- pfeifendes, keuchendes Atemgeräusch
- verlangsamte Ausatemphase
- zunehmende, lebensbedrohliche Atemnot
- Blauverfärbung der Lippen und des Gesichts
- Angstgefühle, kalter Schweiß auf der Stirn

ACHTUNG

- Atemstillstand

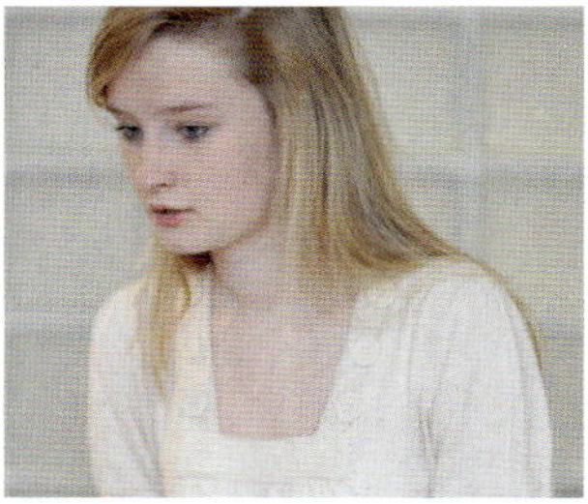

1 LAGERUNG MIT ERHÖHTEM OBERKÖRPER

Sorgen Sie für eine ruhige Umgebung.

Setzen Sie den Patienten mit aufrechtem Oberkörper hin.

Der Patient soll seine Arme aufstützen können.

Öffnen Sie beengende Kleidung.

Öffnen Sie ein Fenster.

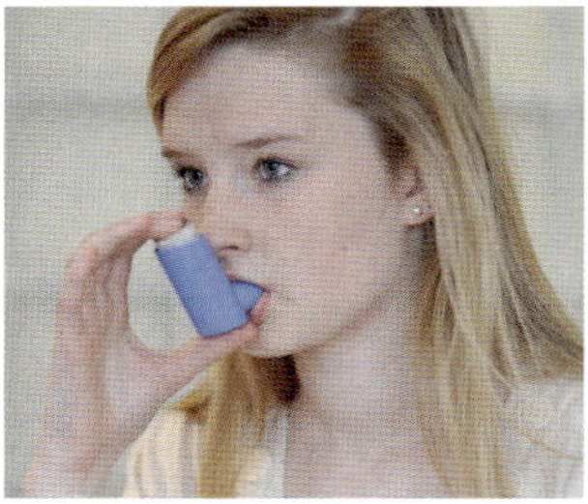

2 BEI DER MEDIKAMENTENEINNAHME UNTERSTÜTZEN

Helfen Sie dem Patienten bei der Einnahme seiner Medikamente.

Schlagen Sie ihm vor, gegen die geschlossenen Lippen auszuatmen (»Lippenbremse«).

HERZINFARKT

ERKENNEN

- heftige Schmerzen unter dem Brustbein
- meist Schmerzausstrahlung im linken Arm oder Unterkiefer
- spürbares Herzrasen
- Atemnot
- Todesangst
- bei Frauen häufig Oberbauchbeschwerden mit Übelkeit und Erbrechen

ACHTUNG

- Herz-Kreislauf-Stillstand

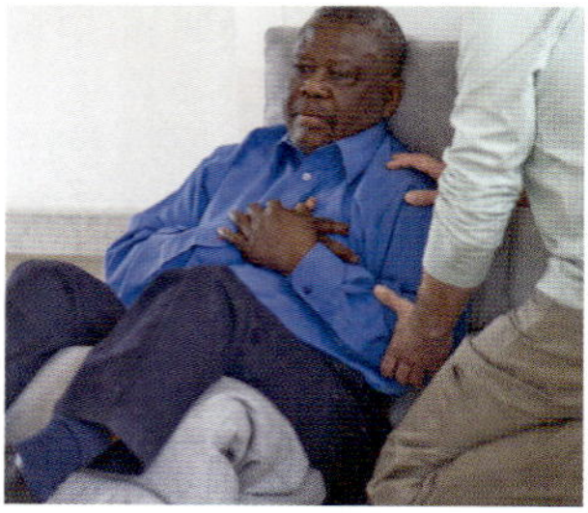

1 OBERKÖRPER AUFRECHT LAGERN

Setzen Sie den Patienten mit aufrechtem Oberkörper hin.

Wirken Sie beruhigend auf den Patienten ein.

Öffnen Sie beengende Kleidung

Öffnen Sie ein Fenster.

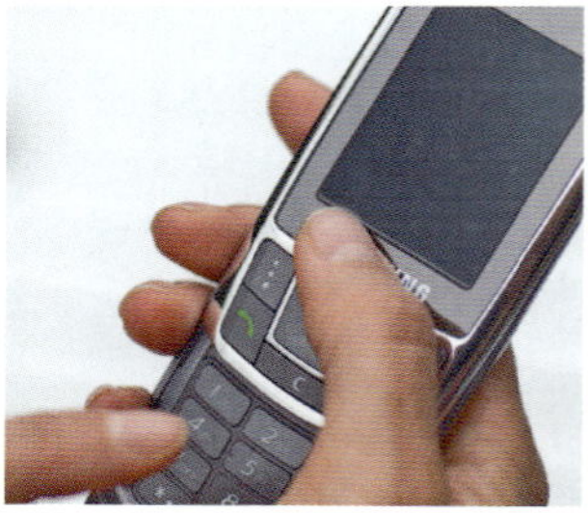

2 NOTRUF ☎112

Rufen Sie sofort über den NOTRUF ☎112 den Rettungsdienst.

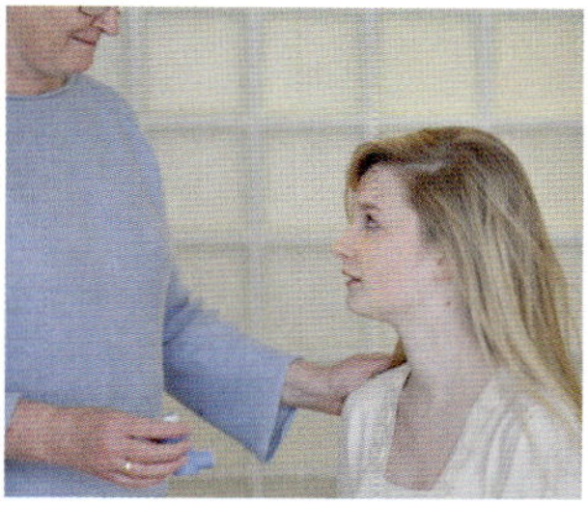

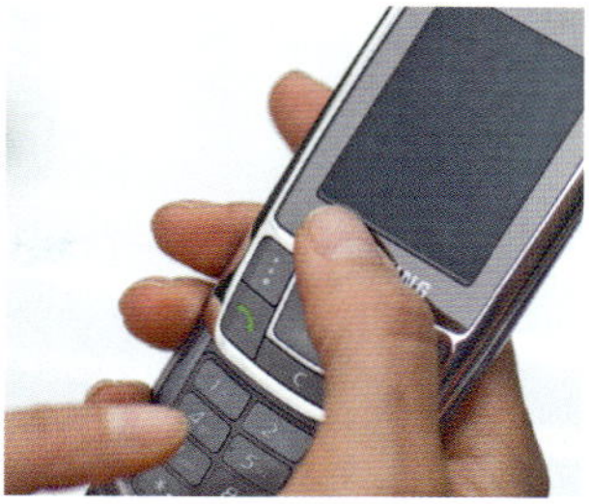

3 BERUHIGUNG UND ÜBERWACHUNG

Beruhigen Sie den Patienten.

Überwachen Sie Bewusstsein und Atmung.

4 NOTRUF ☎112

Rufen Sie über den NOTRUF ☎112 den Rettungsdienst, wenn nach kurzer Zeit noch keine Besserung eingetreten ist.

IHRE AUFGABEN

- für Ruhe sorgen
- Lagerung mit erhöhtem Oberkörper
- beengende Kleidung öffnen
- Fenster öffnen
- Bei der Einnahme eigener Medikamente unterstützen
- »Lippenbremse« benutzen
- Notruf ☎112, wenn nach einigen Minuten keine Besserung eintritt

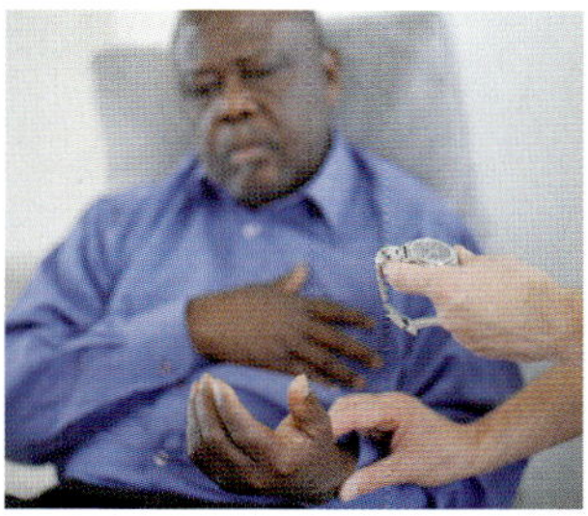

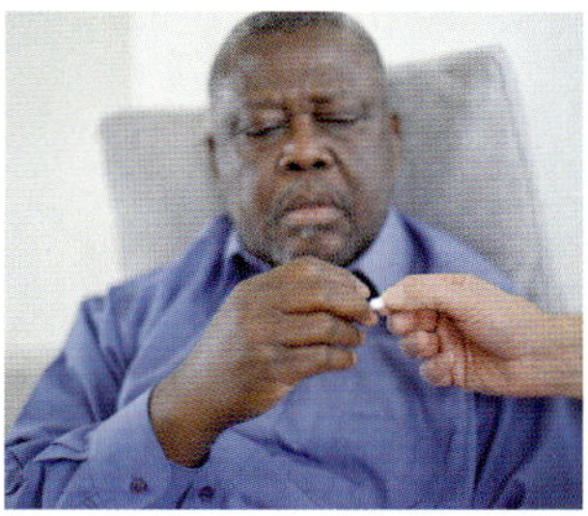

3 VITALZEICHEN ÜBERWACHEN

Prüfen Sie regelmäßig Bewusstsein und Atmung.

4 BEI DER MEDIKAMENTENEINNAHME HELFEN

Hat der Patient Notfallmedikamente für diesen Fall bei sich, helfen Sie ihm bei der Einnahme.

IHRE AUFGABEN

- Patienten beruhigen
- Lagerung mit erhöhtem Oberkörper
- beengende Kleidung öffnen und für Frischluft sorgen
- Rufen Sie über Notruf ☎112 den Rettungsdienst.
- Vitalzeichen überprüfen

SCHLAGANFALL

ERKENNEN

- Lähmung einer Körperhälfte
- unkontrollierter Speichelfluss
- unkontrollierter Abgang von Stuhl und Harn
- Sprachstörungen
- Schluckstörungen
- Bewusstseinseintrübung
- Atemstörung

ACHTUNG

- Bewusstlosigkeit
- Atemstillstand

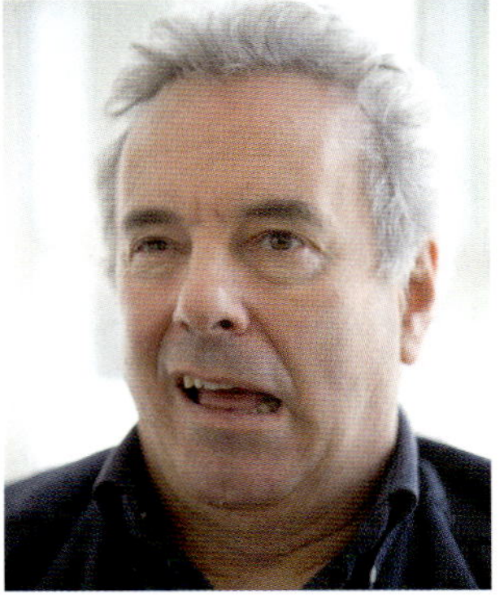

1 PATIENTEN BETREUEN UND BERUHIGEN

Patienten betreuen und beruhigen. Lagern Sie den Patienten flach liegend oder sitzend.

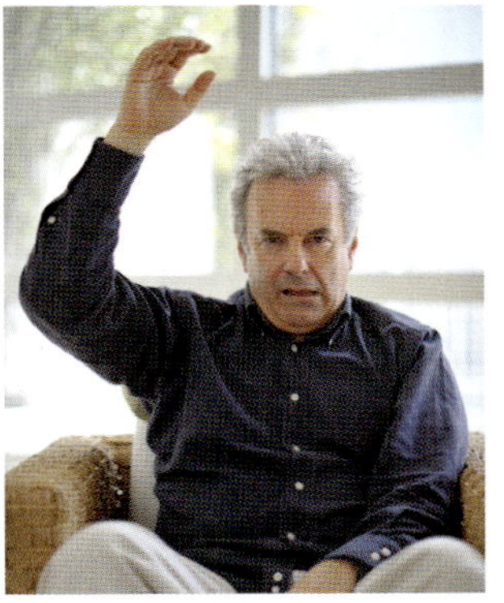

2 FÜR FRISCHLUFTZUFUHR SORGEN

Öffnen Sie beengende Kleidung und sorgen Sie für Frischluft.

KOPFVERLETZUNG

ERKENNEN

- Benommenheit, Übelkeit, Schwindel
- Erbrechen, Erinnerungslücke
- kurzer Bewusstseinsverlust
- blutende Wunde am Kopf

ACHTUNG

- Bewusstlosigkeit
- Schock

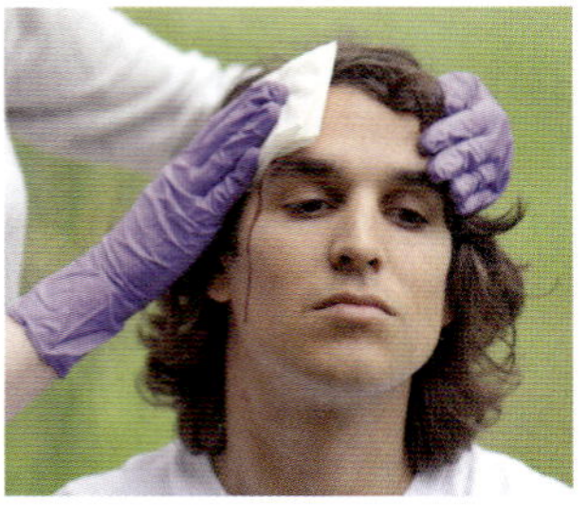

1 BEFRAGUNG DES PATIENTEN

Fragen Sie den Patienten nach Unfallhergang, Zeit, Ort und seinem Namen sowie nach den Beschwerden.

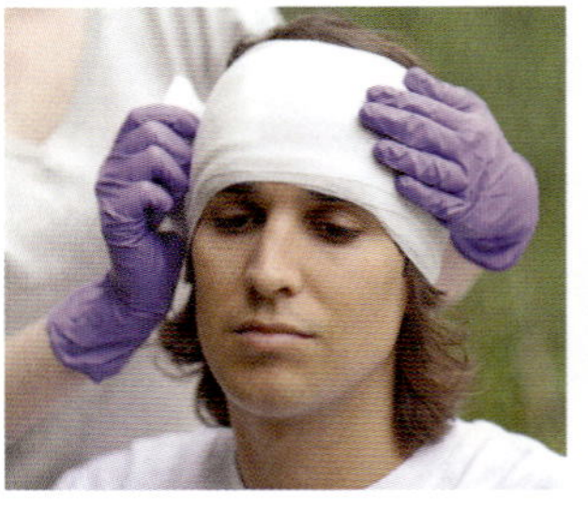

2 WUNDVERSORGUNG

Suchen Sie die Kopfhaut nach einer blutenden Wunde ab und verbinden Sie diese.

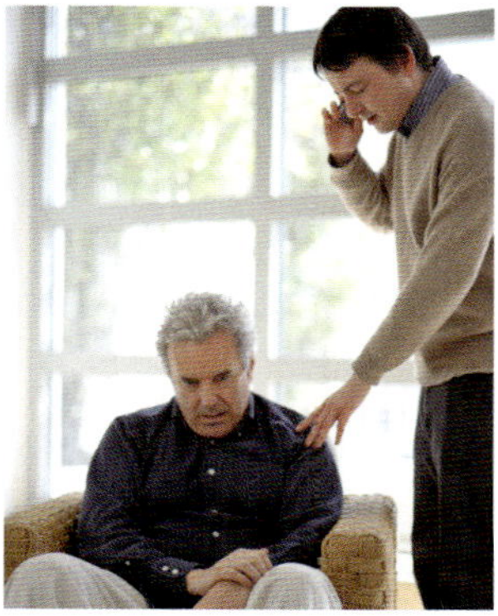

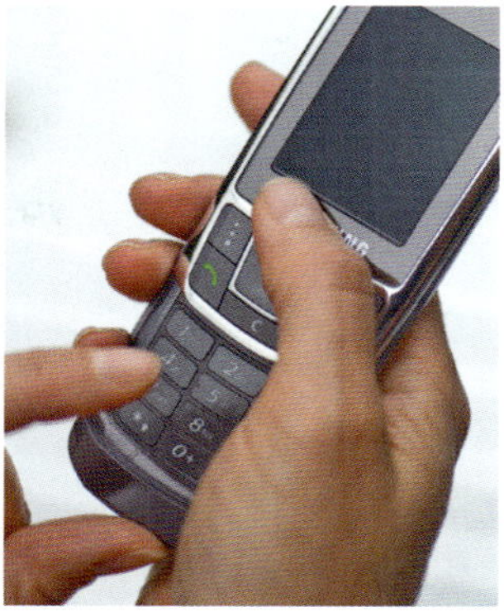

3 MIT DEM PATIENTEN SPRECHEN

Fangen Sie ausfließenden Speichel mit einem Tuch auf. Lassen Sie den Patienten nicht alleine und beruhigen Sie ihn.

4 NOTRUF ☎112

Rufen Sie bei einem Schlaganfall immer sofort den Rettungsdienst!

IHRE AUFGABEN

- Lagerung mit erhöhtem Oberkörper
- Beruhigung des Patienten
- Überwachung der Vitalfunktionen
- Notruf ☎112

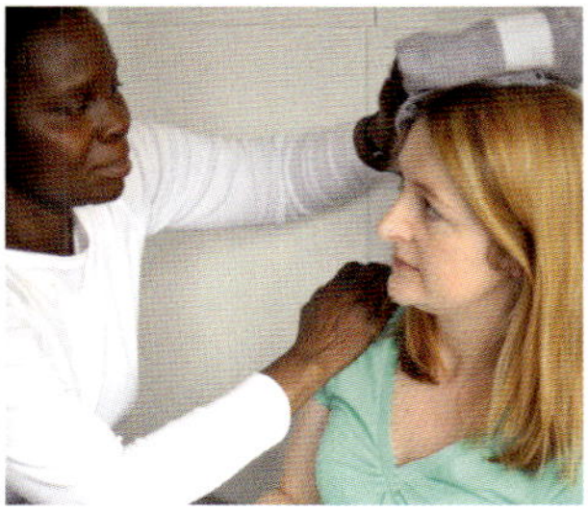

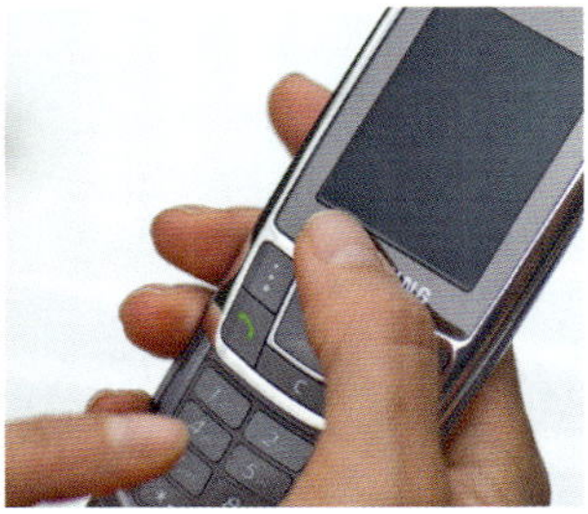

3 LAGERUNG

Richten Sie den Oberkörper des Patienten auf, betreuen und beruhigen Sie ihn. Überwachen Sie auch seine Vitalfunktionen.

4 TRANSPORT ORGANISIEREN

Bei Erbrechen, Benommenheit, Erinnerungslücke oder nach kurzem Bewusstseinsverlust rufen Sie den NOTRUF ☎112

Wenn keine Übelkeit und kein Schwindel vorliegt, kann ein sitzender Transport mit einem Taxi zum Arzt oder in ein Krankenhaus erfolgen, um eine Kopfplatzwunde zu versorgen.

IHRE AUFGABEN

- Wunde verbinden
- Oberkörperhochlagerung
- Betreuung
- Notruf ☎112

KRAMPFANFÄLLE (ERWACHSENE)

ERKENNEN

- plötzliches Umfallen
- reagiert nicht auf Ansprache
- Zucken der Muskeln am ganzen Körper
- ggf. blutiger Speichelfluss aus dem Mund
- ggf. Einnässen
- nach dem Anfall: Bewusstlosigkeit
- fehlendes Erinnerungsvermögen an den Anfall

ACHTUNG

- Bewusstlosigkeit
- Atemstillstand

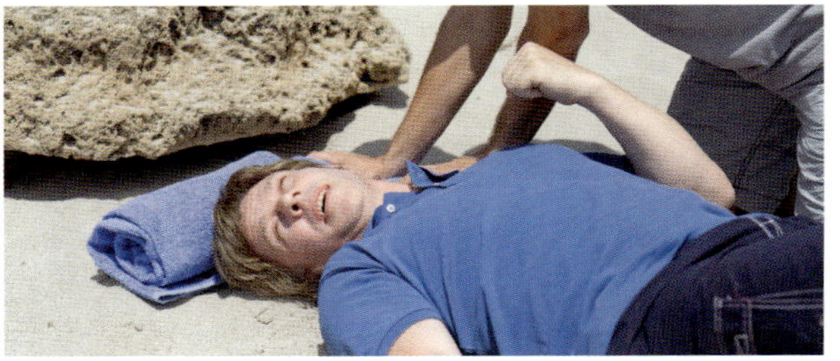

1 VOR VERLETZUNGEN SCHÜTZEN

Stürzenden Patienten wenn möglich abfangen.

Patienten vor Verletzungen während des Anfalls schützen.

Ruhe bewahren.

2 FÜR RUHE SORGEN

Patienten während des Krampfes nicht festhalten.

Patienten vor Licht und Lärm etc. schützen.

Schaulustige wegschicken.

FIEBERKRÄMPFE (KINDER)

ERKENNEN

- Fieber (> 39°C)
- reagiert nicht auf Ansprache
- Zucken der Muskeln am ganzen Körper
- ggf. Einnässen
- nach dem Anfall: Bewusstlosigkeit

ACHTUNG

- Bewusstlosigkeit
- Schock

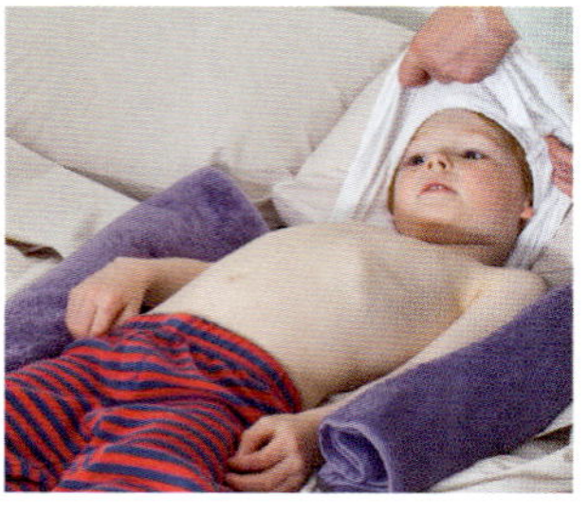

1 VOR VERLETZUNGEN SCHÜTZEN

Stürzendes Kind wenn möglich abfangen.

Kind vor Verletzungen während des Krampfes schützen.

Bei Fieber: Kind entkleiden.

Ruhe bewahren.

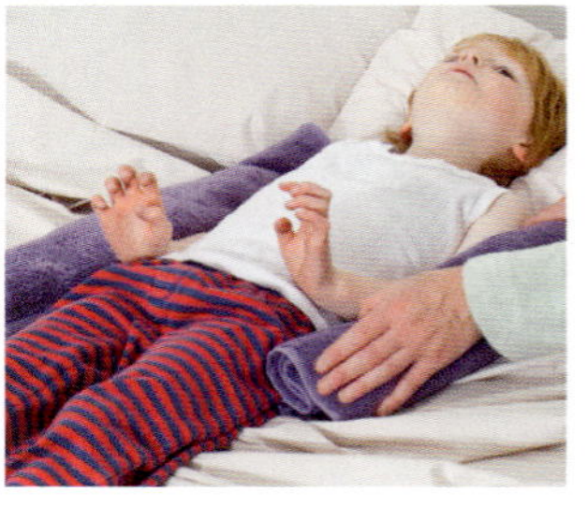

2 FÜR RUHIGE UMGEBUNG SORGEN

Kind während des Krampfes nicht festhalten.

Kopf des Kindes unterpolstern, beengende Kleidung öffnen.

Kind vor Licht und Lärm etc. schützen.

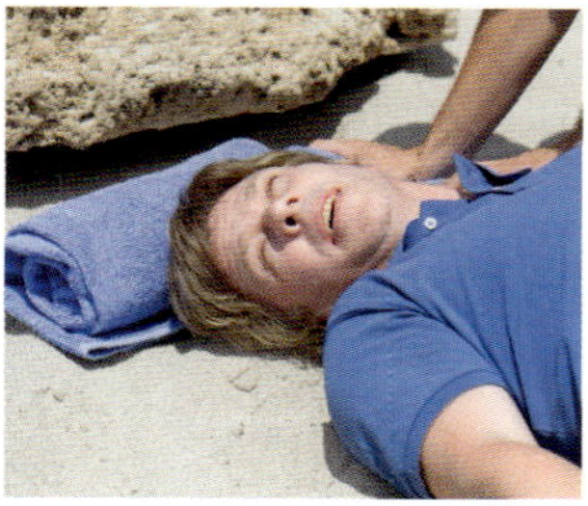

3 KOPF DES PATIENTEN SCHÜTZEN

Kopf des krampfenden Patienten unterpolstern.

Beengende Kleidung öffnen.

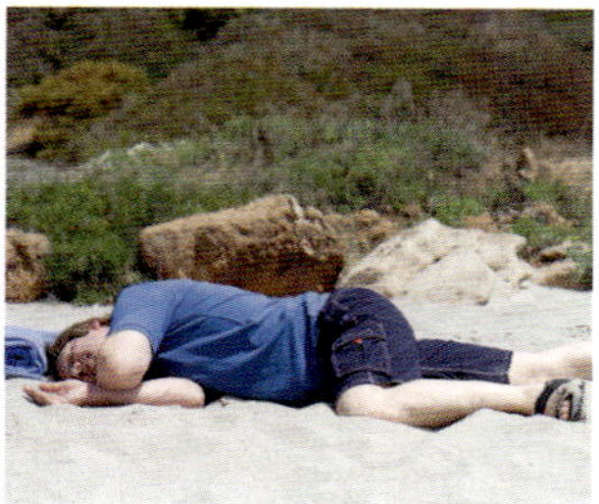

4 NACH DEM KRAMPF

Patienten in die Seitenlage bringen (S. 258).

Vitalfunktionen überwachen.

NOTRUF ☎112, wenn das Anfallsleiden des Patienten nicht bekannt ist oder der Anfall bei bekanntem Anfallsleiden länger als fünf Minuten dauert.

IHRE AUFGABEN

- Patienten vor Verletzungen schützen
- Patienten nicht festhalten
- Seitenlage nach Anfallsende
- Vitalfunktionen überwachen
- ggf. Notruf ☎112

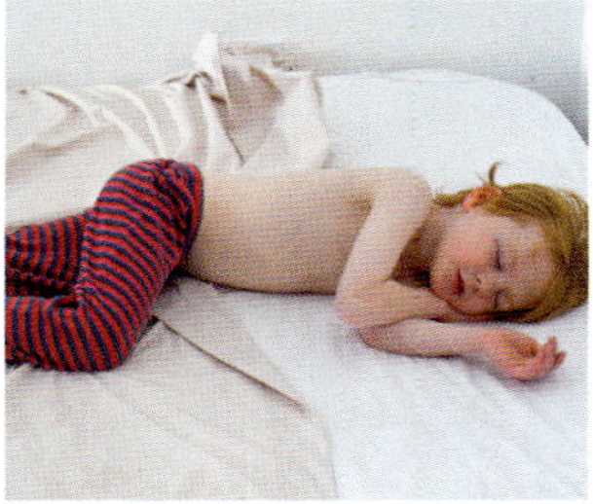

3 NACH DEM KRAMPF

Patienten in die Seitenlage bringen.

Bei Fieberkrampf: Wadenwickel.

Vitalfunktionen überwachen.

NOTRUF ☎112

IHRE AUFGABEN

- Kind vor Verletzungen schützen
- Kind nicht festhalten
- bei Fieber: Wadenwickel
- Bauch-/Seitenlage (< 1 Jahr) oder Seitenlage (1–7 Jahre) nach Anfallsende
- Vitalfunktionen überwachen
- Notruf ☎112

WUNDEN

ERKENNEN
- Hautverletzung
- Blutung

ACHTUNG
- Blutverlust
- Schmerzen
- Entzündungen
- Schock
- Ohnmacht

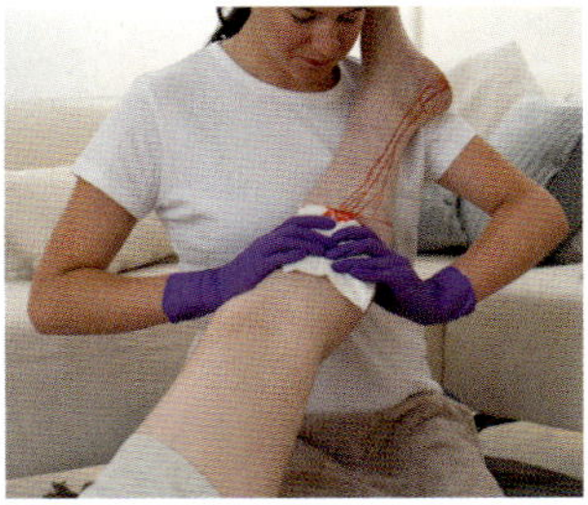

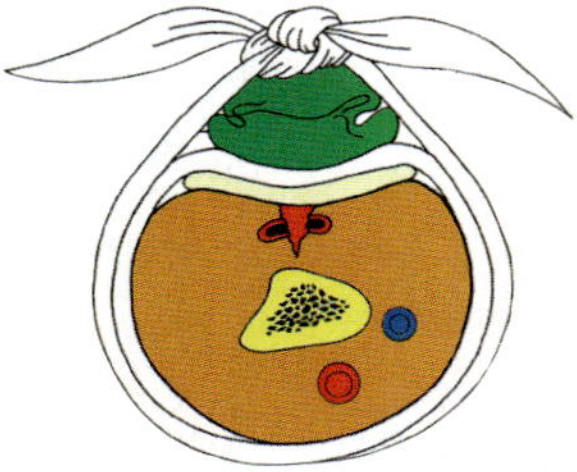

1 WUNDVERBAND ANLEGEN

Anlegen eines sterilen Wundverbandes.

Patienten beruhigen.

2 LEBENSRETTENDE MASSNAHMEN

Bei bedrohlicher Blutung: Druckverband anlegen (S. 264–265).

Bei Schock: Patienten in Schocklage bringen (S. 264–265).

Bei Ohnmacht: Patienten in Schocklage bringen (S. 264–265).

KNOCHENBRÜCHE

ERKENNEN
unsichere Zeichen:
- Schmerzen
- Schwellung
- unbeweglich
- unbelastbar

sichere Zeichen:
- unnatürliche Lage
- unnatürliche Beweglichkeit
- Stufenbildung im Bruchbereich
- sichtbare Knochenenden

ACHTUNG
- Verletzung von Organen
- Verletzung von Nerven und Blutgefäßen
- Durchspießung der Haut
- Infektion eines offenen Bruches
- Fettembolie

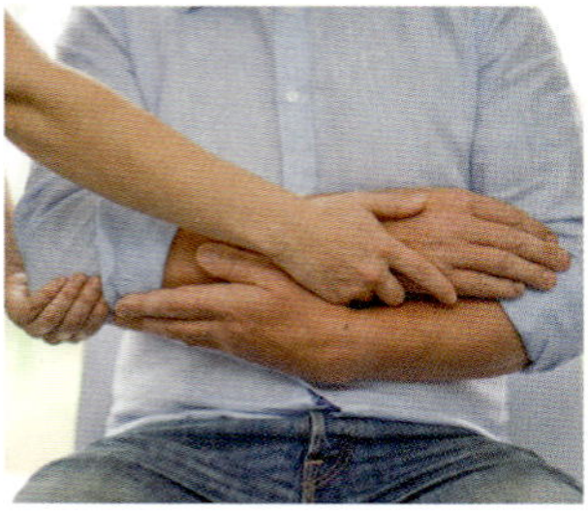

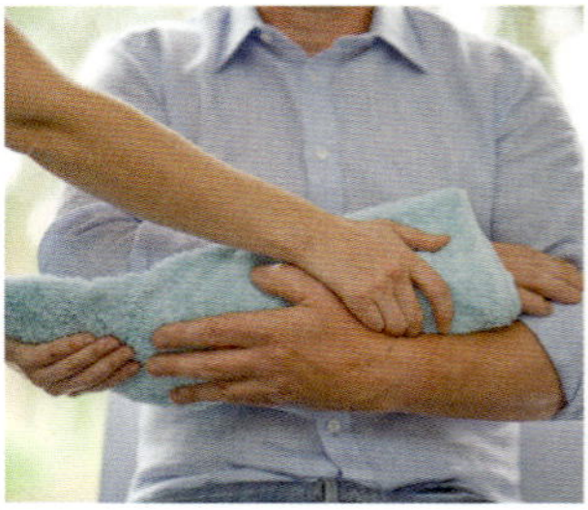

1 BETROFFENES KÖRPERTEIL RUHIG STELLEN

Verletztes Körperteil stützen.

Dem Patienten helfen, das betroffene Körperteil selbst festzuhalten.

2 VERLETZUNG ABPOLSTERN

Den verletzten Bereich mit Handtüchern, Decken oder Kissen umpolstern.

Der Patient soll das betroffene Körperteil nicht mehr bewegen.

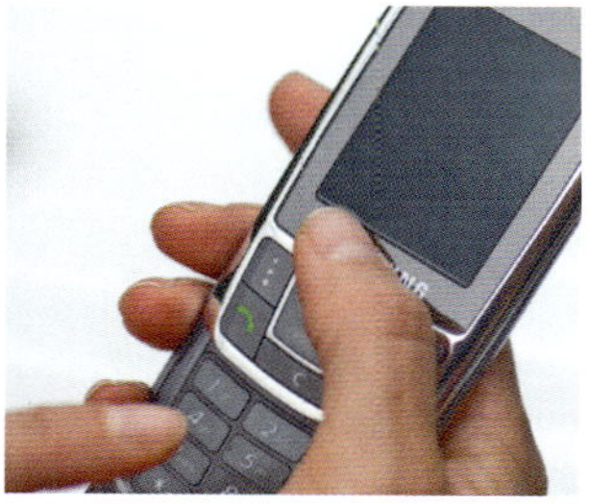

IHRE AUFGABEN

- Ruhigstellen des betroffenen Körperteils
- sterilen Wundverband anlegen
- Wärmeerhalt, Betreuung
- Vitalfunktionen überwachen
- ggf. Druckverband anlegen
- ggf. Schocklage

3 RETTUNGSDIENST RUFEN

Bei bedrohlicher Blutung, Schock oder Ohnmacht: NOTRUF ☎112

Andernfalls kann ein Transport mit dem Taxi zu einem Unfallchirurgen oder ins Krankenhaus erwogen werden. Wichtig: Kopf des Patienten schützen.

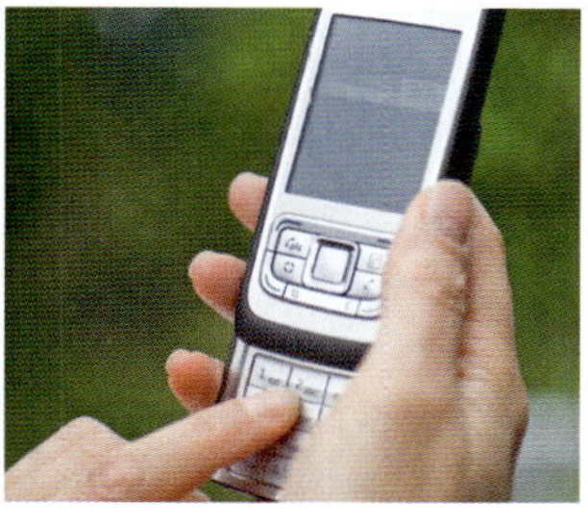

IHRE AUFGABEN

- Ruhigstellung des betroffenen Körperteils
- Umpolsterung
- keimfreier Verband bei offenem Bruch
- ggf. Schocklage
- Notruf ☎112

3 TRANSPORT ORGANISIEREN

Stets den Rettungsdienst über NOTRUF ☎112 rufen, wenn der Patient einen Schock (S. 264–265) hat, nicht laufen kann oder ein offener Bruch vorliegt.

Ist der Patient in der Lage zu laufen, kann auch der Transport mit einem Taxi ins Krankenhaus erwogen werden.

VERBRENNUNGEN

ERKENNEN

- Kontakt mit Flammen, heißen Gegenständen, Flüssigkeiten oder Dämpfen
- heiße Haut
- Hautrötung
- Blasenbildung
- weiße, abgestorbene Haut
- Verkohlung der Haut

ACHTUNG

- Schock
- Bewusstlosigkeit
- Atemstörungen
- bleibende Schäden

1 BRENNENDE KLEIDUNG LÖSCHEN

Brennende Kleidung sofort mit einer Decke ablöschen.

Bei Verbrühungen: Kleidung sofort entfernen.

Bei Verbrennungen/Verbrühungen im Mund-/Rachenraum von außen kühlen: Eis zum Lutschen geben oder mit kaltem Wasser gurgeln lassen.

VERÄTZUNGEN

ERKENNEN

bei Verätzungen der Haut:

- Hautrötung
- Brennen auf der Haut

bei Verätzungen des Verdauungstrakts:

- Schmerzen beim Schlucken
- innerliche Brust- und Bauchschmerzen

bei Verätzungen der Augen:

- Rötung und Brennen der Augen
- verschwommenes Sehen

ACHTUNG

- Schock
- Bewusstlosigkeit
- Atemstörungen
- bleibende Schäden

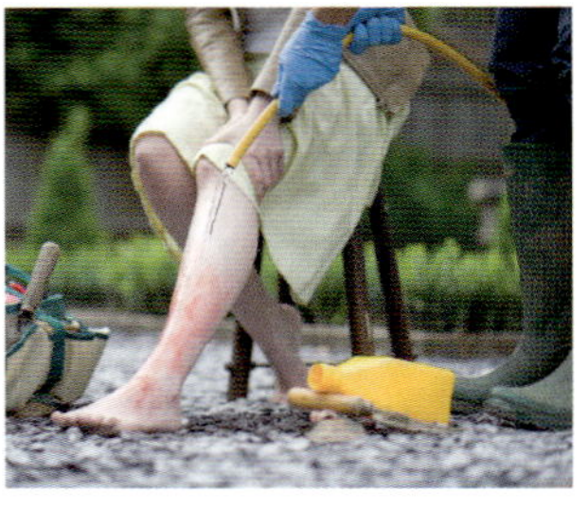

1 MIT WASSER SPÜLEN

Stets auf Eigenschutz achten!

Bei Verätzungen der Haut: sofort mit viel Wasser spülen.

Bei Verätzungen des Verdauungstrakts: sofort schluckweise Wasser zu trinken geben.

Bei Verätzungen des Auges: sofort betroffenes Auge von der Nase nach außen unter fließendem Wasser spülen.

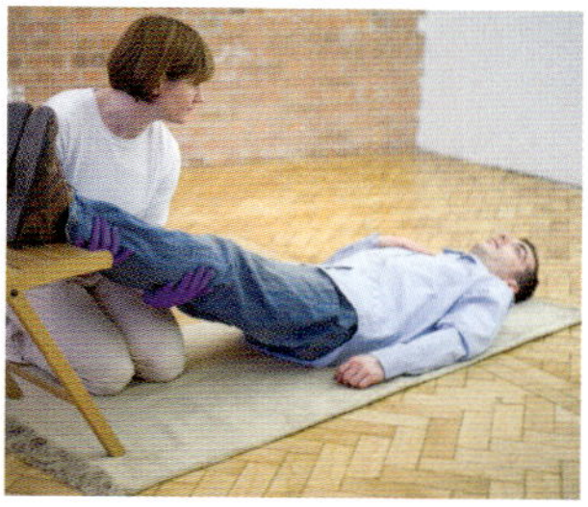

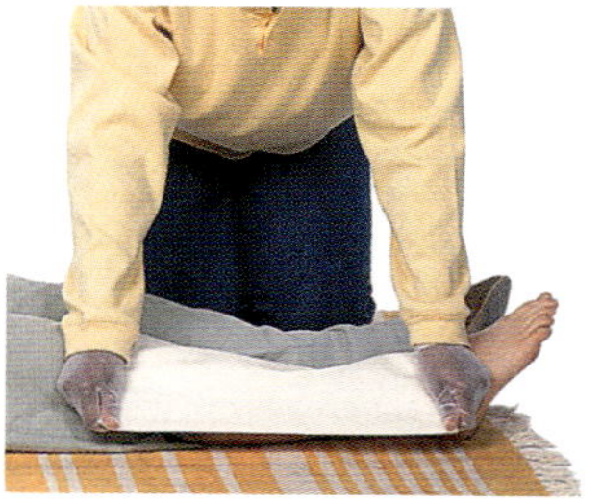

2 SCHOCKLAGE

Patienten zur Schockvorbeugung in die Schocklage (S. 264–265) bringen.

Kleidung, Schmuck möglichst aus dem Wundgebiet entfernen.

Bei Verbrennungen durch heiße Stoffe (Bitumen etc.) auf Eigenschutz achten und auf der Kleidung haftende Brandstoffe sofort entfernen. Auf der Haut haftende Brandstoffe dort belassen.

3 NOTRUF ☎112

Über NOTRUF ☎112 den Rettungsdienst verständigen.

4 WUNDE STERIL ABDECKEN

Keimfreien Verband mit einem Verbandtuch locker und druckfrei anlegen.

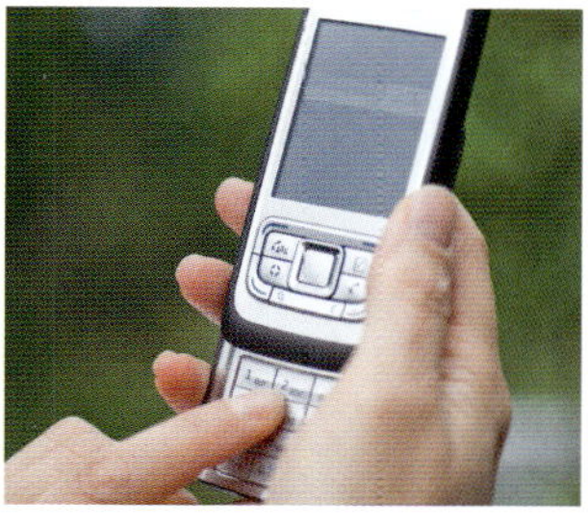

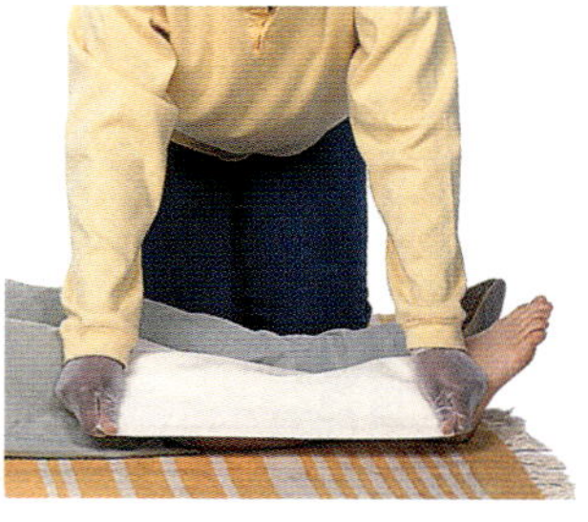

2 NOTRUF ☎112

Rufen Sie über NOTRUF ☎112 den Rettungsdienst.

Spülen Sie den betroffenen Körperteil mindestens 15 Minuten unter fließendem Wasser!

3 VERBAND ANLEGEN

Bei Verätzungen der Haut: keimfreien lockeren Verband mit dem Verbandtuch anlegen.

Bei Verätzungen der Augen: stets beide Augen mit einer Dreiecktuchkrawatte verbinden und Patienten nicht allein lassen.

IHRE AUFGABEN

- Eigenschutz beachten!
- sofort mit viel Wasser spülen
- Notruf ☎112

VERGIFTUNGEN

ERKENNEN
- Übelkeit, Erbrechen, Durchfall
- plötzliche Bauchschmerzen
- Kopfschmerzen, Schwindel
- Pulsfrequenzveränderungen
- Bewusstseinseintrübung
- Atemstörung

ACHTUNG
- Bewusstlosigkeit
- Atemstillstand
- Herz-Kreislauf-Stillstand

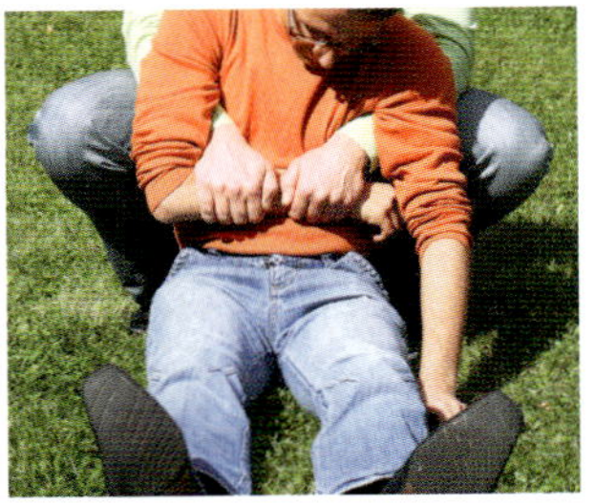

1 RETTUNG AUS AKUTER GEFAHR

Eigenschutz geht vor!

Patienten aus akuter Gefahr retten.

2 LEBENSRETTENDE MASSNAHMEN

Seitenlage bei Bewusstlosigkeit (S. 258, 261)

Herz-Lungen-Wiederbelebung bei Herz-Kreislauf-Stillstand (S. 257, 262)
Atemspende bei Atemstillstand (S. 257, 262)

Schocklage bei Schock (S. 258)

ALLERGISCHE REAKTIONEN

ERKENNEN
- zunehmende Atembeschwerden bis hin zur Atemnot
- Hautrötung, Schwellung, Quaddelbildung
- Angst

ACHTUNG
- Schock
- Atemstillstand
- Herz-Kreislauf-Stillstand

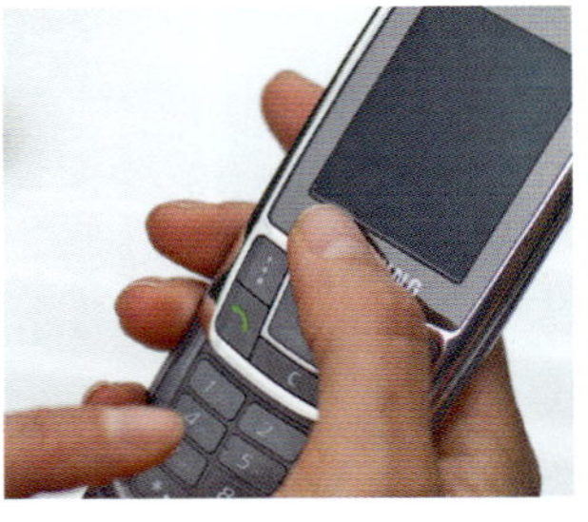

1 NOTRUF ☎112

Rufen Sie schnellstmöglich über NOTRUF ☎112 den Rettungsdienst.

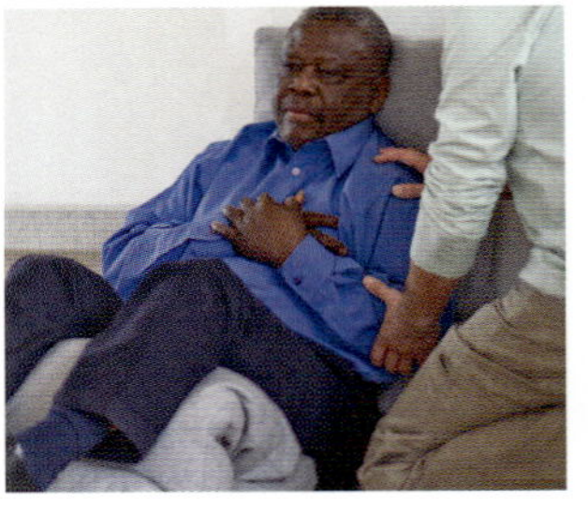

2 LAGERUNG MIT ERHÖHTEM OBERKÖRPER

Öffnen Sie beengende Kleidung.

Lagern Sie den Patienten mit erhöhtem Oberkörper.

Bei Schockzeichen: Schocklage!

Decken Sie den Patienten mit einer Decke zu.

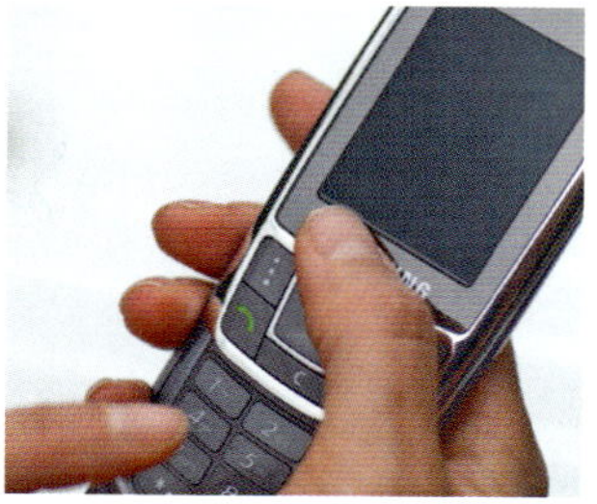

3 GIFT ENTFERNEN ODER VERDÜNNEN

Je nach Aufnahmeweg und Art des Giftes entfernen oder mit Wasser verdünnen.

Bei schäumenden oder ätzenden Substanzen nicht mit Wasser verdünnen oder zum Erbrechen bringen.

Gift sicherstellen und dem Rettungsdienst mitgeben.

4 NOTRUF ☎112

Über den NOTRUF ☎112 den Rettungsdienst rufen.

Vitalfunktionen überwachen.

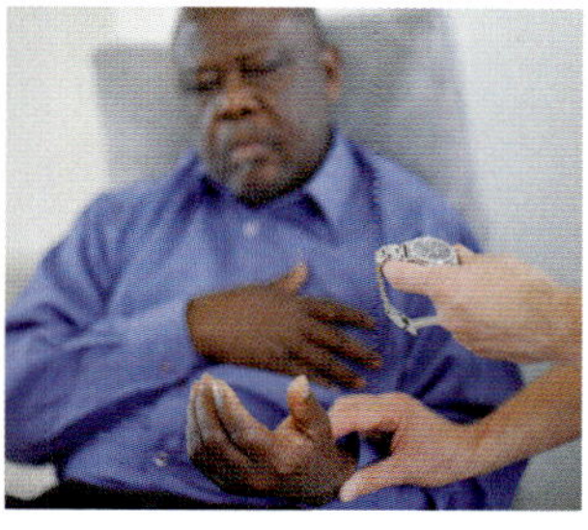

3 VITALZEICHEN ÜBERPRÜFEN

Kontrollieren Sie regelmäßig Bewusstsein, Atmung und Puls.

Beruhigen Sie den Patienten.

Helfen Sie dem Patienten bei der Einnahme seiner Medikamente.

PSYCHIATRISCHE NOTFÄLLE

ERKENNEN

- Angst
- Aggression
- Unruhigsein
- Niedergeschlagenheit
- Antriebslosigkeit
- Wahn
- Verwirrtheit
- Überdrehtsein

ACHTUNG

- Verletzungsgefahr
- Panikreaktionen
- Selbsttötungsgefahr

IHRE AUFGABEN

- Gespräch suchen
- Verständnis zeigen
- intensive Betreuung
- Haus- oder Nervenarzt hinzurufen
- Notruf ☎112 nur bei Selbst- oder Fremdgefährdung

1 URSACHEN

Persönlichkeitsspaltung (Schizophrenie)

Niedergeschlagenheit (Depression)

Überdrehtheit (Manie)

Verwirrtheit

Entzugssyndrom

Drogenpsychose

Selbsttötungsversuch

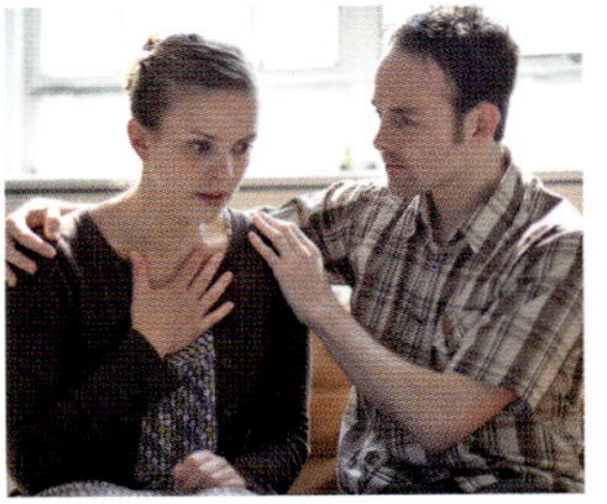

2 BETREUUNG

Patienten nicht allein lassen.

Gespräch mit dem Patienten suchen.

Keine Beurteilung der Situation abgeben.

Einfühlendes Verständnis für das Empfinden des Patienten zeigen.

Vertrauen des Patienten gewinnen.

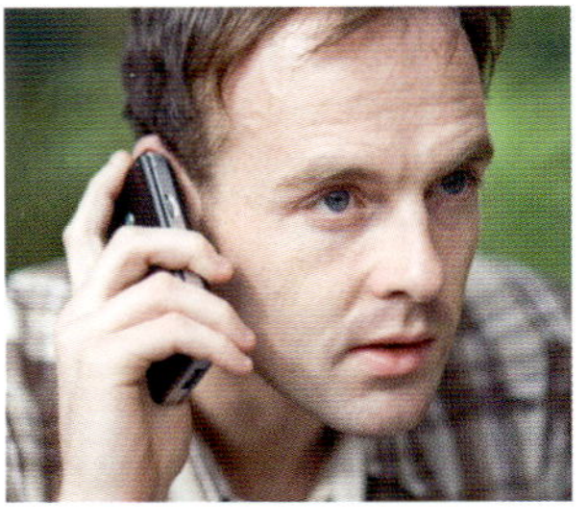

3 HILFE HOLEN

Haus- oder Nervenarzt telefonisch verständigen und sofortigen Besuch vereinbaren.

Bei akuter Selbst- oder Fremdgefährdung: NOTRUF ☎112

REGISTER

A

Abdrücken
einer Blutung 99
Abfallentsorgung 18
Acetylsalicylsäure-vergiftung 194
Alkoholvergiftung 195
Allergische Reaktionen 213, 278, 279
Alveolen
siehe Lungenbläschen
Amphetaminvergiftung 194
Amputation 100
Angehörige 15
Angina pectoris 93
Aorta 44, 86, 87
Appendix 211
Armlehnenstuhl 243
Armtrage-Methode 239
Armtragetuch 234
Arterie 44, 86, 96
Asthma bronchiale 73, 83, 213, 268, 269
Atemkontrolle 32, 47, 58, 64, 68, 257, 261
Atemnot 68, 73, 75, 76, 80, 91,92
Atemspende 44, 45
Kinder 59, 262
Mund-zu-Maske 51
Mund-zu-Mund 50, 257
Mund-zu-Nase 51
Mund-zu-Stoma 51
Säugling 64, 262
Atemstillstand 50, 51, 58, 59, 64, 65, 257, 260, 261
Atemvorgang 73
Atemwege 72
Anschwellen 75
Eingeatmete
Fremdkörper 68, 69, 266, 267
Störung 74
Verbrennung 163
Vergiftung 78
Atmung
äußere 70ff.
innere 70ff.
Auge 184
Fremdkörper 186
Verätzung 171
Verletzung 106
Ausrenkung 123
Austreibungsphase 204

B

Badeunfall *siehe* Wasser-rettung
Bagatellwunde 102
Bänderverletzung 124
Bandscheibe 117, 135
Barbituratvergiftung 194
Bauchatmung 72
Bauchorgane, freiliegende 110
Bauchschlagader 87
Bauchschmerzen 110, 211
Bauch-Seitenlage 67, 260
Bauchspeicheldrüse 158
Bauchwunde 110
Becken 116
Bruch 139
Behelfsarmschlinge 235
Behelfstrage 248
Beinahe-Ertrinken 77
Bewusstlosigkeit 74, 150
Sofortmaßnahmen
Erwachsene 48
Sofortmaßnahmen
Kinder und Säuglinge 67
Bewusstseinsverlust
siehe Ohnmacht
Bienengift 213
Bindegewebsbänder 119
Bindehaut 184
Bindenverbände 225
Bizeps 118
Blähungen 211
Blasensprung 204
Blinddarmentzündung 211
Blitzschlag 26
Blut 44, 70, 84, 85, 86, 87, 95
Verlust 88, 94, 96
Blutdicke 86
Bluterguss 94, 97, 106, 109, 140
Bluterkrankheit 96
Blutgerinnsel 150
Blutgerinnung 96
Bluthochdruck 107
Blutkörperchen 44, 96
Blutplättchen 87
Blutung
Art 97
bedrohliche 98, 264, 265
innere 90
aus einer Krampfader 111
aus dem Mund 108
aus der Nase 107
aus dem Ohr 109
aus der Scheide 110
in der Schwangerschaft 205
Blutvolumen 86
Blutzellen 87
Blutzucker 158, 159
Bodycheck 37
Borreliose 113
Brandbekämpfung 24
Brandblase 164, 167
Bronchien 72
Bronchiolen 72
Bronchitis 73
Brustatmung 72
Brustbein 68, 80, 116
Brustenge *siehe* Angina pectoris
Brustkorb 80, 116
Verletzung 80, 134

C

Cholera 215

D

Defibrillation 45, 54, 55, 62
Depression 200
Diabetes mellitus
siehe Zuckerkrankheit
Diabetisches Koma 159
Diastole 87
Dickdarm 211
Digitalthermometer 178
Diphterie 215
Dosieraerosol 83
Drehgelenk 119

Drehgelenk 119
Dreiecktuchverband 230
Drogenpsychose 201
Druckverband 99, 100, 264, 265
Dünndarm 211
Durchfall 212

E

Ecstasy 194
Eigelenk 119
Eigenschutz 16, 17, 18
Eingeklemmte Personen 23
Einmalhandschuhe 102
Elle 116
Ellenbogen
  Verband 227, 231
  Verletzung 131
Empfindungen
  erfragen 35
Entbindung
  siehe Geburt
Entkleiden 39
Entzündung 102
Epidermis 162
Epiglottitis 83
Epilepsie 155
Erbrechen 194, 212
Erfrierung 181
Erinnerungslücke 105
Erkältung 210
Ersthelfer 14
Eustachische Röhre 185

F

Fahrlässigkeit, grobe 253
Fahrtrage 244
Fehlgeburt 110
Fersenbein 124
Feuer 24
Fibrin 96
Fieber 208
Fieberkrämpfe 157
Fingerknochen 116
Fingerverletzung 133
Fokaler Krampfanfall 156
Fremdkörper
  Atemwege
    Erwachsene 68, 266, 267
  Atemwege
    Kinder 68, 266, 267
  Auge 186
  Haut 189
  Nase 187
  Ohr 187
  Wunden 103, 188
Fruchtwasser 205
Frühsommer-Meningo-Enzephalitis (FSME) 113
  Impfung 214, 215
Fuß
  Verband 229, 231
  Verletzung 145
Fußwurzelknochen 116

G

Gänsehaut 162
Gasvergiftung 78
Geburt 204
Gedächtnisbrücke 152
Gehirn 148, 149
Gehirnerschütterung 152
Gelbfieber 214, 215
Gelenke 119
Gelenkflüssigkeit 119
Gelenkkapsel 119, 123
Gelenkpfanne 129
Generalisierter Krampfanfall 155
Gesichtsfraktur 126
Giftinformationszentren 193
Giftpflanzen 197
Grippe 210
  Impfung 214, 215
Großhirn 149
Grünholzfraktur 120

H

Haar 162
Haemophilus-influenzae-Typ-b-Impfung 214, 215
Hafte 117
Halbseitenlähmung 154
Halsschlagader 86
Halsschmerzen 210
Hämatom
  siehe Bluterguss
Hämoglobin 87
Hand
  Verband 228, 231
  Verletzung 133
Handgelenksbruch 132
Handwurzelknochen 116
Harnblase 139
Harnwege 139
Hausstaubmilbenallergie 213
Haut 162
  Blaufärbung 68, 74, 76, 90
  Verätzung 170
Heben
  rückenschonendes 238
Helmabnahme 40
Hepatitis 16, 214, 215
Heroin 194
Herz 44, 45, 80, 83, 87
Herzdruckmassage
  Erwachsene 52, 257
  Kinder 60, 262
  Säuglinge 66, 262
Herzinfarkt 92, 268, 269
Herzklappen 87
Herz-Kreislauf-Stillstand 45, 52, 60, 66
Herz-Kreislauf-System 86
Herz-Lungen-
  Wiederbelebung
    Erwachsene 50, 257
    Kinder 60, 262
    Säuglinge 66, 262
Herzmuskel 86, 87, 92
Herzrhythmusstörungen 44, 77, 169, 192
Herzscheidewand 87
Heuschnupfen 73, 213
Hirndruck 151
Hirnnerven 148
Hirnstamm 149
Hitzeerschöpfung 177
Hitzeschäden 177
Hitzschlag 178
Hochspannung 26
Hörnerv 185
Hubschrauberrettung 251
Huckepack-Methode 238
Hüftgelenk 116
Hustenreiz 68
Hyperglycämie 158, 159
Hyperventilation 73, 82
Hypoglycämie 142, 143

Infektionsschutz 16, 17, 220
Informationsweitergabe 41
Infrarot-Ohrmessgerät 178
Insektengiftallergie 213
Insektenstich 75, 91
Insulin 158
Integralhelm 40
Ischiasnerv 148
Jochbeinverletzung 126

K

Kahnbein 116, 132
Kälteschäden 175
Kammerflimmern 54, 92
Kapillaren 86, 94
Kehldeckel 72, 83
Kehlkopf 72, 77
Keuchhusten
  siehe Pertussis
Kinderlähmung 215
Klebstoffvergiftung 194
Kleinhirn 149
Knie
  Verletzung 142
  Verband 227, 231
Kniescheibe 116, 142
Knöchelverletzung 144
Knochen 118
  Bruch 120, 274, 275
Knochenenden, herausragende 122
Knochenmark 118
Knorpel 119
Kohlendioxid 44, 72, 82
  Vergiftung 78
Kohlenmonoxid
  Vergiftung 78, 163
Kokain 194
Kontaktekzem 213
Kopf
  Platzwunde 105, 270, 271
  Schmerzen 209
  Überstrecken 47
  Verletzung 151, 270, 271
Kopf-bis-Fuß-Untersuchung
  siehe Bodycheck
Kopfhaubenverband 233
Kopf-Tieflage 89
Körperoberfläche 165
Körpertemperatur 176
  Messung 178
Krampfaderblutung 111
Krampfanfall 155, 272, 273
  Kinder 272, 273
  in der Schwangerschaft 205
Krankentrage 244
Krankheitserreger 104
Krankheitszeichen 35
Kreislauf 44
Kreislaufschock 88
Kreuzbein 117
Kugelgelenk 119
Kühlkompresse 222

L

Lähmung 123
Lauge 170
Lebensmittelvergiftung 196
Leber 192
Lederhaut 162, 184
Leukämie 96
Lichtverblitzung 172
Lidkrampf 106
Linse 184
Liquor 149
LSD 194
Luftdruckveränderung 210
Luftröhre 44, 72, 83
Lunge 44, 70, 71, 80, 86, 87, 116
Lungenbläschen 44, 72
Lungenemphysem 73
Lungenentzündung 73
Lungenflügel 72, 80
Lungenkapillaren 72
Luxation
  siehe Ausrenkung

M

Magengeschwür 90
Manie 200
Masern 215
Massenanfall 29
Mastdarm 211
Medikamente
  Allergie 213
  im Notfall 41
  Vergiftung 194
Mehrfachbrüche 133
Meningokokken 215
Menstruationsblutung 110
Migräne 209
Mittelfußknochen 116
Mittelhandknochen 116
Morphin 194
Mullkompresse 108
Mumps 215
Muskel
  Riss 124, 141
  Zerrung 138, 141
Mutterkuchen 205
Mutterpass 204

N

Nabelschnur 205
Nachgeburtsphase 205
Nagelbettprobe 224
Nährstoffe 85, 86, 88
Nahrungsmittelallergie 72, 213
Nase 44, 72, 126, 185
  Blutung aus der 107
  Fremdkörper 187
Nasenbeinverletzung 126
Nervensystem 148, 149
  Peripheres 148, 149
  Vegetatives 72, 148, 149
  Zentrales 148, 149
Nesselsucht 213
Neutralstellung 137
Nieren 192
Nierenversagen 101
Notfallarmband 34
Notfalldiagnostik
  Erwachsene 47, 256
  Kinder 57, 260, 261
  Säuglinge 64
Notruf 30

O

Oberarmknochen 116, 129
  Bruch 130
Oberhaut 162, 184
Oberschenkelknochen 116
  Bruch 120
Ohnmacht 93
  in der Schwangerschaft 205
Ohr 185
  Fremdkörper 187
  Schmerzen 109, 210

Ohrmuschel 185
Osteoporose 140

P

Paracetamolvergiftung 194
Parasympathikus 149
Patella
  siehe Kniescheibe
PECH-Formel 124, 145
Pertussis 215
Pfählungsverletzung 188
Pilzvergiftung 197
Pinzette 103, 113, 189
Plasma 87
Pleuraspalt 72
Pneumokokken 215
Pneumothorax 74, 80, 96
Poliomyelitis 215
Pseudokrupp 82
Psychiatrische Notfälle 199
Pumpspray 92
Pupille 106, 184

Q

Quaddelbildung 91
Quetschung 97, 101
Quetschwunde 97, 101, 102

R

Rachen 44, 72
Radgelenk 119
Rauchentwicklung 25
Rauchvergiftung 78
Rautek-Rettungsgriff 20, 239, 241
Rechtsfragen 252, 253
Rectum
  siehe Mastdarm
Reiseapotheke 214
Reisekrankheit 214
Reizgasverätzung 171
Reizüberlastung 150
Repositionierung 131
Rettungskette 31, 259
Rippen 44, 68, 72, 80, 116
  Serienbruch 134
  Verletzung 134
Risswunde 97, 102
Roll-in-Trage 244
Rollstuhl 242–243
Röteln 215
Rücken
  Schmerzen 138
  Verletzung 135
Rückenmark 116, 123, 135, 148, 149

S

Salmonellen 196
Sattelgelenk 119
Sauerstoff 44, 70, 88, 92
Sauerstoffgabe 74
Sauerstoffmangel 74
Säure 170
Schädel 117
  Prellung 152
Schädeldach 126
Scharniergelenk 119
Schaufeltrage 247
Scheidenblutung 110
  in der Schwangerschaft 205
Schenkelhalsbruch 120
Schienbein 116
Schizophrenie 201
Schlafmittelvergiftung 194
Schlaganfall 154, 270
Schlaganfallzentrum 154
Schleimhäute 75, 83, 91, 94
Schleudertrauma 138
Schlüsselbein 68, 116
  Bruch 128
Schnittwunde 97
Schock,
  anaphylaktischer 73, 91
Schocklage 89, 100, 264, 265
Schulter
  Ausrenkung 123, 129
  Schmerzen 124
  Verband 232
Schulterblatt 116
Schürfwunde 97, 102
Schusswunde 97
Schwangerschaft 203
  Störungen 205
Schwerhörigkeit 109
Schweißdrüse 162
Sehnenverletzung 124
Sehnerv 184
Sehstörungen 106
Seitenlage, stabile
  Erwachsene 48, 258
  Kinder 67, 261
  bei Wirbelsäulenverletzung 136, 137
Selbsttötungsabsicht 76, 201
Skelett 116
Skelettmuskeln 118
Sofortmaßnahmen 19, 33, 42 ff.
Sonnenbrand 172
Speiche 116
Speiseröhre 184
Spinalnerv 148
Spiritusvergiftung 194
Splitterverletzung 189
Sportverletzung 124
Sprunggelenksverletzung
  siehe Knöchelverletzung
Staphylokokken 196
Starkstrom 27
Steißbein 117
Stichwunden 97, 102
Stickstoff 44
Stimmbänder 72
Stimmritze 77
Strangulation 76
Stressbewältigung 15
Strommarken 169
Stromunfall 26
Stützverbände 223
Subluxation 138
Sympathikus 149
Systole 87

T

Talgdrüse 162
Taubheitsgefühl 101
Tetanus 102, 104
  Impfung 215
Thorax *siehe* Brustkorb
Tierbisse 102, 112
Tollkirsche 196
Tollwut 112
  Impfung 215
Tragentransport 250
Tragetuch 246
Traubenzucker 158, 159
Trizeps 118
Trommelfell 109, 185

Traubenzucker 158, 159
Trizeps 118
Trommelfell 109, 185
Typhus 215

U

Überdehnung 124
Überzuckerung 159
Unterarmknochen 116
Unterarmverletzung 132
Unterhaut 162, 184
Unterkiefer 116, 117, 126
  Verletzung 127
Unterkühlung 179
Unterschenkel
  Verletzung 143
Unterschenkelknochen 116
Unterzuckerung 159
Urin 159

V

Varizellenimpfung 215
Venen 44, 87, 96, 111
Verätzung 164, 276, 277
  Auge 171
  Haut 170
Verbandklammer 225
Verbandmaterial 218
Verbrennung 163, 276, 277
  Atemwege 168
  Behandlung 166
  Flächenausdehnung 164
  Strom 169
Verbrühung 75, 163
Verdachtsdiagnose 34
Verdauungstrakt 192
Vergiftung 190, 278, 279
  Alkohol 195
  Drogen 194
  Haushaltsmittel 194
  Lebensmittel 196
  Medikamente 194
  Pflanzen 197
Verkehrsunfall 22
Verletzungszeichen 35
Verwirrtheit 200
Vestibularapparat 185
Vitalfunktionen
  Kontrolle
    Erwachsene 32, 47
    Kinder 57
    Säuglinge 63
Vorgeschichte 34
Vorhof 87

W

Wadenbein 116, 124
Wadenkrampf 210
Wadenwickel 208
Wasserrettung 28
Wehen 204
Weichteilverletzung 124
Wespengiftallergie 213
Wiederherstellungschirurgie 91
Wirbelkörperbruch 135
Wirbelsäule 116, 117
  Verletzung 67, 135
Wirbelsäulenkanal 148
Wunddesinfektionsmittel 102, 113
Wundheilung 96
Wundinfektion 104
Wundstarrkrampf
  siehe Tetanus
Wundverband 220
  Behelfsverband 222
  Schnellverband 222
  steriler 221

Z

Zahn
  ausgeschlagener 108
  Schmerzen 210
Zähneklappern 162
Zahnrettungsbox 108
Zeckenbiss 113
Zehenknochen 116
Zerrung 124
Zuckerkrankheit 158
Zug ausüben 121
Zweihandsitz 239
Zwerchfell 44, 72, 73, 80
Zyanidvergiftung 7

DANK

Dieses Erste-Hilfe-Handbuch wurde von einem Team von Mitarbeitern verschiedener Hilfsorganisationen verfasst. Grundlagen sind die »Leitlinien für die Wiederbelebung 2010 des European Resuscitation Council (ERC)« sowie die »Eckpunkte der Bundesärztekammer für die Reanimation 2010«.

FOLGENDE AUTOREN UND FACHBERATER WAREN AN DER ENTSTEHUNG DIESES BUCHES BETEILIGT:

Ina Baaken (Malteser Hilfsdienst), Tobias Immenroth, Stefan Markus (Malteser Hilfsdienst), Dr. Magaret Austin (St. John Ambulance), Rudy Crawford (Andrew's Ambulance Association), Dr. Vivien Armstrong (British Red Cross), Dr. Tony Lee und Dr. Lotte Newman (St. John Ambulance), Dr. J. Gordon Paterson.

DANK DER AUTOREN

Jim Dorman, Training Manager, und Stewart Simpson, Training Adviser, St. Andrew's Ambulance Association; Alison Stevens, Marketing Information Manager, St. John Ambulance; Lyn Covey und Chris Pickin, Technical Support Officers, Ken Sharpe, Technical Support Manager, und Joslyn Kofi Opata, Administrator British Red Cross; Dr. Peter Beaumont; Steven Hines.

DANK DES VERLAGES

Cardiac Science für das Leihen des AED, Frith Manor Riding Stables, Simon Tuite für die Unterstützung beim Lektorat, Steve Woosnam-Savage für die Unterstützung beim Design, Steve Willis für seine grafische Unterstützung, Caroline Hunt, Diana Vowles, Dorothy Frame.

Dorling Kindersley dankt folgenden Personen, die für die Bilder gemodelt haben:
Lyndon Allen, Gillian Andrews, Kayko Andrieux, Mags Ashcroft, Nicholas Austin, Neil Bamford, Jay Benedict, Joseph Bevan, Bob Bridle, Gerard Brown, Helen Brown, Jennifer Brown, Val Brown, Michelle Burke, Tamlyn Calitz, Tyler Chambers, Evie Clark, Tim Clark, Junior Cole, Sue Cooper, Linda Dare, Julia Davies, Simon Davis, Tom Defrates, Louise Dick, Jemima Dunne, Maria Elia, Phil Fitzgerald, Alex Gayer, John Goldsmid, Stephen Hines, Nicola Hodgson, Clare Joyce, Jennifer Irving, Dan James, Megan Jones, Dallas Kidman, Carol King, Andrea Kofi-Opata, Andrews Kofi-Opata, Edna Kofi-Opata, Joslyn Kofi-Opata, Tim Lane, Libby Lawson, Wren Lawson-Foley, Daniel Lee, Crispin Lord, Danny Lord, Harriet Lord, Phil Lord, Gareth Lowe, Mulkina Mackay, Ethan Mackay-Wardle, Ben Marcus, Catherine McCormick, Alfie McMeeking, Cath McMeeking, Archie Midgley, David Midgley, Gary Moore, Sandra Newman, Matt Robbins, Dean Morris, Eva Mulligan, Priscilla Nelson-Cole, Emma Noppers, Phil Ormerod, Julie Oughton, Andrew Roff, Ian Rowland, Phil Sergeant, Vicky Short, Gregory Small, Emily Smith, Sophie Smith, Bev Speight, Silke Spingies, David Swinson, Hannah Swinson, Laura Swinson, Becky Tennant, Laura Tester, Pip Tinsley, Daniel Toorie, Adam Walker, Jonathan Ward, David Wardle, Dion Wardle, Angela Wilkes, Liz Wheeler, Jenny Woodcock, Nigel Wright, Nan Zhang.

Models in Deutschland:
Michael Braun, Volkmar Brockhausen, Michael Hensgen, Janine Hofmann, Christian Kimpen, Matthias Krause, Torsten Krause, Helmut Kretschmann, André Luhn, Anja Markus, Vera Metze, Claudia Michler, Michael Raab, Laura Rathmann, Andreas Rieger, Christian Schneider, Marco Schubert, Marion van der Pütten, Jan Winkelmann

BILDNACHWEIS

BILDNACHWEIS
Dorling Kindersley dankt den folgenden Personen und Agenturen für die freundliche Genehmigung zum Abdruck ihrer Bilder:

Beate Fellner S. 202–203

fotolia.com: Thaut-Images, S. 84–85; Sebastian Duda: S. 160–161

Getty Images: Andrew Boyd 174–75.

Paul Hartmann AG: S. 218, 219

Malteser Hilfsdienst: S. 40, 96, 97, 113, 188 unten, 230, 231 unten, 232, 240 oben rechts, 242, 243, 244, 246: 1. 2 und 4. von links

Stefan Markus, Malteser Hilfsdienst: S. 6, 9, 150, 165, 238, 239, 240, 241, 245, 246, 247, 248, 249, 250, 256, 257, 260 oben links, 261 oben links, 262 2. und 4. von oben, 278 oben links

Außerdem bei DK erschienen:

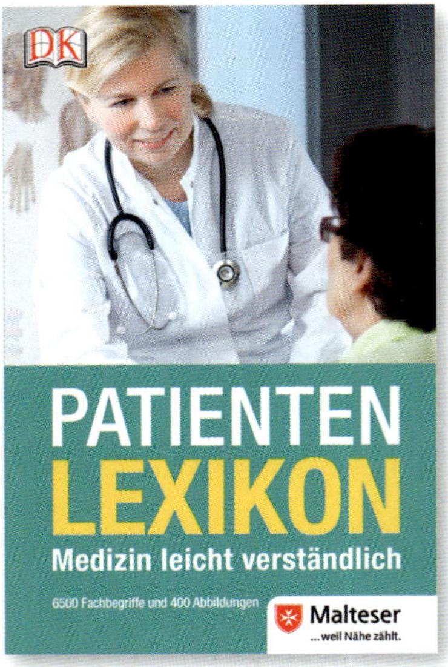

608 Seiten, 400 farbige Abbildungen
€ 14,95 (D) / € 15,40 (A) / sFr 21,90
ISBN 978-3-8310-2466-7

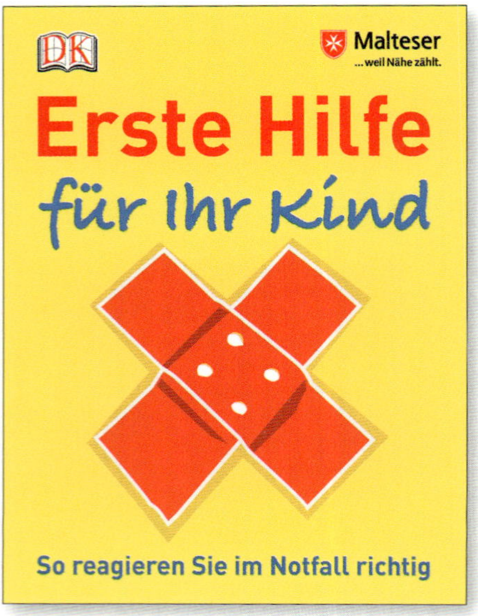

128 Seiten, 300 Farbfotografien
€ 12,95 (D) / € 13,40 (A) / sFr 18,90
ISBN 978-3-8310-2370-7